T. Junginger

A. Perneczky

C.-F. Vahl

C. Werner

(Hrsg.)

Grenzsituationen in der Intensivmedizin

Entscheidungsgrundlagen

T. Junginger
A. Perneczky
C.-F. Vahl
C. Werner
(Hrsg.)

Grenzsituationen in der Intensivmedizin

Entscheidungsgrundlagen

Mit 12 Abbildungen und 21 Tabellen

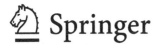 Springer

Prof. Dr. Theodor Junginger
Klinik und Poliklinik für Allgemein- u.
Abdominalchirurgie
Johannes Gutenberg-Universität Mainz
Langenbeckstr. 1, 55131 Mainz

Prof. Dr. Christian-Friedrich Vahl
Klinik und Poliklinik für Herz-, Thorax- u.
Gefäßchirurgie
Johannes Gutenberg-Universität Mainz
Langenbeckstr. 1, 55131 Mainz

Prof. Dr. h.c. Axel Perneczky
Neurochirurgische Klinik und Poliklinik
Johannes Gutenberg-Universität Mainz
Langenbeckstr. 1, 55131 Mainz

Prof. Dr. Christian Werner
Klinik für Anästhesiologie
Klinik der Johannes Gutenberg-Universität Mainz
Langenbeckstr. 1, 55131 Mainz

ISBN-13 978-3-540-75819-8 Springer Medizin Verlag Heidelberg

Bibliografische Information der Deutschen Nationalbibliothek
Die Deutsche Nationalbibliothek verzeichnet diese Publikation in der Deutschen Nationalbibliografie;
detaillierte bibliografische Daten sind im Internet über http://dnb.d-nb.de abrufbar.

Springer Medizin Verlag
springer.de
© Springer Medizin Verlag Heidelberg 2008

Planung: Ulrike Hartmann, Heidelberg
Projektmanagement: Gisela Schmitt
Copy-Editing: Michaela Mallwitz, Tairnbach
Layout und Umschlaggestaltung: deblik Berlin
Satz: TypoStudio Tobias Schaedla, Heidelberg

SPIN: 12068463

Gedruckt auf säurefreiem Papier   2122 – 5 4 3 2 1 0

Vorwort

Die Intensivmedizin war in vielen Bereichen die Voraussetzung für Fortschritte in der Medizin: Schwere Erkrankungen wurden beherrschbar und immer ausgedehntere operative Eingriffe an immer kränkeren Patienten möglich. Andererseits führen die Möglichkeiten der Intensivmedizin zu Grenzsituationen, in denen der Organismus zwar durch Ersatz der Funktion der erkrankten Organe am Leben gehalten werden kann, Aussicht auf Wiederherstellung jedoch nicht mehr oder kaum noch besteht. Diese Grenzsituationen, gekennzeichnet durch den Übergang einer möglicherweise reversiblen Erkrankung in den irreversiblen Prozess des Sterbens, beinhalten eine Vielzahl offener Fragen, die das Bild des Menschen vom Leben und Sterben ebenso betreffen wie medizinische, juristische, soziale, ökonomische, psychologische und spirituelle Aspekte.

Im Zentrum stehen der Patient, dessen Autonomie zu verwirklichen ist, und der für das Wohl des Patienten verantwortliche Arzt, dessen Aufgaben auch unter den Bedingungen der Intensivmedizin vorgegeben sind: Leben zu erhalten, Gesundheit wiederherzustellen, Leiden zu lindern und das Sterben zu begleiten.

Die besondere Problematik der Grenzsituationen der Intensivtherapie liegt darin, dass sie nicht mit den tradierten Vorstellungen vom Lebensende und Sterben vergleichbar und damit die bisherigen Erfahrungen nicht mehr anwendbar sind. Der Tod ist kein Geschick mehr, sondern scheint beeinflussbar und damit manipulierbar. Dies erzeugt Unsicherheit und Angst und führt zur Suche und Forderung nach Orientierung und nach Regeln für diesen komplexen Bereich.

Während in den meisten Ländern mit Zunahme der Möglichkeiten der Intensivmedizin auch deren Begrenzung offen diskutiert und angewendet wird und umfangreiche Untersuchungen hierzu vorliegen, wird dieses Thema in Deutschland nicht oder vorwiegend unter dem Aspekt einer unerlaubten Sterbehilfe gesehen. Beides wird jedoch der Problematik, insbesondere den betroffenen Patienten und den an der Behandlung Beteiligten, nicht gerecht.

Ziel eines von den Kliniken für Anästhesie, Allgemein- und Abdominalchirurgie, Herz-, Thorax- und Gefäßchirurgie sowie Neurochirurgie der Johannes-Gutenberg-Universität Mainz veranstalteten Symposiums war es, einerseits diese Grenzsituationen der Intensivmedizin im Erwachsenenalter auszuleuchten und andererseits das Problem der Sterbehilfe und die Erfahrungen benachbarter Länder nach der dort erfolgten Liberalisierung der Sterbehilfe darzulegen, um eine offene Diskussion in Gang zu bringen. Darauf gestützt und ergänzt durch weitere Beiträge ist, ohne Anspruch auf eine vollständige Darstellung, der vorliegende Band entstanden, in der Hoffnung, den auf der Intensivstation Tätigen eine Hilfe bei den zu treffenden Entscheidungen zu sein, den interdisziplinären Erfahrungsaustausch und wissenschaftliche Untersuchungen anzuregen und um letztlich zu einer allgemein akzeptierten ärztlichen Praxis in Grenzsituationen der Intensivmedizin zu kommen.

Unser Dank gilt den Autoren für ihre große Bereitschaft, an diesem Projekt mitzuwirken, und dem Springer-Verlag, insbesondere Frau Hartmann, die diese Idee aufgriff und realisierte.

Mainz, Januar 2008

Prof. Dr. T. Junginger
Prof. Dr. Dr. h.c. A. Perneczky
Prof. Dr C.-F. Vahl
Prof. Dr. C. Werner

Inhaltsverzeichnis

Autorenverzeichnis

Albers, J., Dr.
Johannes Gutenberg-Universität
Mainz, Klinik und Poliklinik für
Herz-, Thorax- u. Gefäßchirurgie,
Langenbeckstr. 1, 55131 Mainz

Anselm, R., Prof. Dr.
Universität Zürich, Zentrum für
Religion, Wirtschaft u. Politik
Schleuchzer Str. 21 (SCH1.101),
CH-8006 Zürich

Boldt, J., Prof. Dr.
Klinikum der Stadt Ludwigshafen,
Klinik für Anästhesiologie u.
Operative Intensivmedizin
Bremserstr. 9,
67063 Ludwigshafen

Boly, M., Dr.
Coma Science Group, Cyclotron
Research Centre, Sart Tilman-B30,
University of Liège
B-4000 Liège

Bosshard, G., Priv.-Doz. Dr.
Institut für Rechtsmedizin,
Universität Zürich
Winterthurerstr. 190/Bau 52,
CH-8057 Zürich

Boveroux, P., Dr.
Coma Science Group, Cyclotron
Research Center, University of
Liège, Belgium and Neurology
Department, CHU Sart Tilman
University Hospital
B-4000 Liège

Bruno, M.-A.
Coma Science Group, Cyclotron
Research Center, University of
Liège, Belgium and Neurology
Department, CHU Sart Tilman
University Hospital
B-4000 Liège

Dreyer, M., Prof. Dr.
Johannes Gutenberg-Universität
Mainz, Philosophisches Seminar,
Saarstr. 21, 55099 Mainz

Fauth, U., Priv.-Doz. Dr.
Abt. für Anästhesie u. Intensivme-
dizin, Rotes-Kreuz-Krankenhaus
Hansteinstr. 29, 34121 Kassel

Faymonville, M.-E., Prof. Dr.
Anesthesiology Dept., CHU Sart
Tilman University Hospital
B-4000 Liège

Gosseries, O.
Coma Science Group, Cyclotron
Research Center, University of
Liège, Belgium and Neurology
Department, CHU Sart Tilman
University Hospital
B-4000 Liège

Grundmann, R.T., Prof. Dr.
Kreiskliniken Altötting-Burghausen
Krankenhausstr. 1,
84489 Burghausen

Höfling, W., Prof. Dr.
Forschungstelle Recht des
Gesundheitswesens, Institut für
Staatsrecht
Albertus Magnus Platz,
50923 Köln

Holubarsch, J.
Klinik u. Poliklinik für Allgemein- u.
Abdominalchirurgie, Johannes
Gutenberg-Universität Mainz,
Langenbeckstr. 1, 55131 Mainz

Jochemsen, H., Prof. Dr.
Lindeboom Instituut
Postbus 224 NL-6710 BE Ede

Jonen-Thielemann, I., Dr.
Dr. Mildred Scheel Haus,
Universitätsklinikum Köln
Kerpener Str. 62, 50924 Köln

Junginger, T., Prof. Dr.
Klinik u. Poliklinik für Allgemein- u.
Abdominalchirurgie, Johannes
Gutenberg-Universität Mainz,
Langenbeckstr. 1, 55131 Mainz

Kerz, T., Dr.
Neurochirurgische Intensivstation,
Klinik für Neurochirurgie, Johannes
Gutenberg-Universität Mainz,
Langenbeckstr. 1, 55131 Mainz

Körner, U., Prof. Dr.
Charité, Medizinische Fakultät
Tucholskystr. 2, 10098 Berlin

Krämer, W., Prof. Dr.
Lehrstuhl Wirtschafts- u.
Sozialstatistik Fachbereich Statistik,
Technische Universität Dortmund
Vogelpothsweg 78,
44221 Dortmund

Laureys, S., Prof. Dr.
Coma Science Group, Cyclotron
Research Centre, Sart Tilman-B30
University of Liège
Sart Tilman-B30 B-4000 Liège

Lipp, V., Prof. Dr.
Juristisches Seminar, Georg-
August-Universität Göttingen
Platz der Göttinger Sieben 6,
37073 Göttingen

Lehmann, K., Kardinal
Bischofsplatz 2a, 55116 Mainz

Majerus, S., Dr.
Center for Cognitive and
Behavioural Neuroscience,
University of Liège
B-4000 Liège

Nauck, F., Prof. Dr.
Abt. Palliativmedizin, Zentrum
Anaesthesiologie, Rettungs- u.
Intensivmedizin, Georg-August-
Universität Göttingen
Robert-Koch-Str. 40,
37075 Göttingen

**Oduncu, F.S., Priv.-Doz.
Dr. med. Dr. phil., M.A., E.M.B.**
Klinikum der Universität München,
Campus Innenstadt – Medizinische
Klinik, Abt. Hämatologie u.
Onkologie
Ziemssenstr. 1, 80336 München

Paul, N.W., Prof. Dr.
Institut für Geschichte, Theorie u.
Ethik der Medizin, Johannes Guten-
berg-Universität Mainz
Am Pulverturm 13, 55131 Mainz

Pfeffer, S.
Albstr. 26, 72581 Dettlingen

Pichlmaier, H., Prof. Dr. Dr.
Lindenallee 5a, 50968 Köln

Roth, W., Dr.
Klinik u. Poliklinik für Allgemein- u.
Abdominalchirurgie, Johannes
Gutenberg-Universität Mainz,
Langenbeckstr. 1, 55131 Mainz

Schara, J., Dr.
Am Freudenberg 21,
42119 Wuppertal

Schlimm, K.
Sprecher des Ausschusses Betreu-
ungsrecht im Kölner Anwaltsverein
Hansaring 45 – 47, 50670 Köln

Schnakers, C., Dr.
Coma Science Group, Cyclotron
Research Center, University of
Liège, Belgium and Neurology
Department, CHU Sart Tilman
University Hospital
B-4000 Liège

Taupitz, J., Prof. Dr.
Institut für Medizinrecht
Universität Mannheim,
Schloss-Westflügel W 210,
68131 Mannheim

Trinh, T.T., Dr.
Klinik u. Poliklinik für Allgemein- u.
Abdominalchirurgie, Johannes
Gutenberg-Universität Mainz,
Langenbeckstr. 1, 55131 Mainz

Vahl, C.-F., Prof. Dr.
Klinik und Poliklinik für Herz-, Tho-
rax- u. Gefäßchirurgie, Johannes
Gutenberg-Universität Mainz,
Langenbeckstr. 1, 55131 Mainz

Vanhaudenhuyse, A.
Coma Science Group, Cyclotron
Research Center, University of
Liège, Belgium and Neurology
Department, CHU Sart Tilman
University Hospital
B-4000 Liège

Verrel, T., Prof. Dr.
Kriminologisches Seminar der
Universität Bonn, Westturm 5 OG
(Juridicum)
Adenauerallee 24–42, 53113 Bonn

Weilemann, S., Prof. Dr.
Medizinische Klinik II
Universitätsklinik Mainz,
Vergiftungszentrale
Langenbeckstr. 1, 55131 Mainz

Winkler, E., Dr.
Medizinische Klinik u. Poliklinik III,
Ludwig-Maximilian-Universität-
Campus Grosshadern
Marchioninistr. 15, 81377 München

Teil I   Der Patient in Grenzsituationen

Bewusstseinsstörungen – Diagnose und Prognose

S. Laureys, M.-E. Faymonville; M. Boly, C. Schnakers, A. Vanhaudenhuyse, M.-A. Bruno, P. Boveroux, O. Gosseries, S.Majerus

> Ein schwerer akuter Hirnschaden kann zu verschiedenen klinischen Daseinsformen führen, welche den Hirntod, das Koma, vegetative (VS), minimal bewusste (MCS) oder Locked-in (LIS)-Zustände umfassen. Einige dieser Zustände sind irreversibel, andere vorübergehend. Im Folgenden sollen die nosologischen Definitionen dieser klinischen Entitäten und ihre klinische Bewertung dargestellt werden. Daneben soll die Notwendigkeit zusätzlicher Untersuchungen wie Elektroenzephalographie (EEG) und funktionelles »neuroimaging« zur Objektivierung der Diagnose und Beurteilung der Prognose aufgezeigt werden.

Die zwei Dimensionen des Bewusstseins: Erweckbarkeit und Wahrnehmung

Bewusstsein hat viele Facetten, und beinhaltet zwei Dimensionen: die Erweckbarkeit oder Wachheit (Niveau des Bewusstseins) und die Wahrnehmung (Inhalt des Bewusstseins). Man muss wach sein, um wahrzunehmen (REM-Schlaf und luzides Träu-men sind Ausnahmen). ◨ Abb. 1.1 zeigt, dass unter normalen physiologischen Umständen Wachheit und Inhalt des Bewusstseins positiv korrelieren (mit Ausnahme des Träumens während des REM-Schlafs).

Patienten in pathologischem oder pharmakologischem Koma (z. B. Vollnarkose) sind bewusstlos, da sie nicht erweckbar sind. Der vegetative Status (VS; auch Wachkoma oder apallisches Syndrom genannt) ist ein dissoziativer Bewusstseinszustand und betrifft Patienten, die scheinbar wach sind, denen aber jeglicher Nachweis eines »bewussten« oder »gewollten« Verhaltens fehlt.

Wahrnehmung ist eine subjektive Erfahrung einer Einzelperson, und ihre klinische Beurteilung ist begrenzt auf die Bewertung der motorischen Patientenreaktion. Die Erforschung von Bewusstseinsstörungen hat eine bislang weitgehend unterschätzte Bedeutung für die Erkenntnis des menschlichen Bewusstseins. Im Gegensatz zu anderen bewusstlosen Zuständen wie Vollnarkose und Tiefschlaf (wobei eine Beeinträchtigung der Erweckbarkeit nicht von einer Beeinträchtigung der Wahrnehmung unterschieden werden kann) ist der vegetative Status charakterisiert durch eine Trennung von Erweckbarkeit und Wahrnehmung (■ Abb. 1.2). Diese Störung bietet auch eine einzigartige Gelegenheit, die neuronale Korrelate der bewussten Wahrnehmung zu erforschen.

Wesentlich ist hier die Trennung von Patienten, die sich in der klinischen Grauzone zwischen vegetativem und minimal bewusstem Status (MCS) befinden. Das Locked-in-Syndrom (LIS) ist eine seltene und schreckliche Situation, in der Patienten, die aus ihrem Koma erwacht sind, die volle Wahrnehmung besitzen, jedoch aufgrund einer Lähmung stumm und immobil bleiben. Hier sprechen wir auch von einer »Pseudostörung des Bewusstseins«.

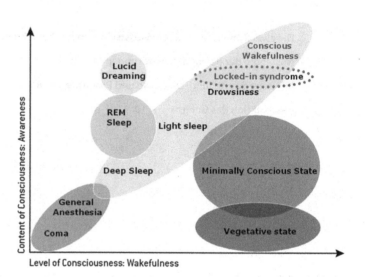

■ **Abb. 1.1.** Vereinfachte Darstellung der zwei Hauptdimensionen des Bewusstseins: das Niveau des Bewusstseins (Erweckbarkeit oder Wachheit) und der Inhalt des Bewusstseins (Wahrnehmung). Übernommen von Laureys, S. (2005). The neural correlate of (un)awareness: lessons from the vegetative state. *Trends Cogn Sci* **9**, 556–559

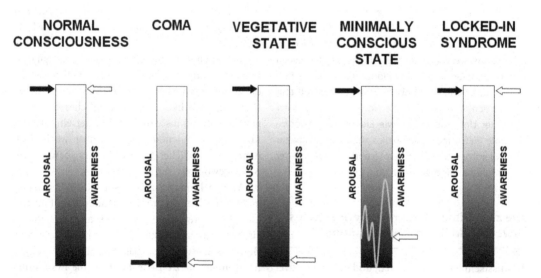

■ **Abb. 1.2.** Graphische Darstellung der zwei Dimensionen des Bewusstseins: Erweckbarkeit (schwarzer Pfeil) und Wahrnehmung (weißer Pfeil) und ihre Veränderungen in Koma, vegetativem Status, minimalem Bewusstseinszustand und im Locked-in-Syndrom. Nach Laureys, S., A.M. Owen, and N.D. Schiff (2004). Brain function in coma, vegetative state, and related disorders. *Lancet Neurol* **3**, 537–546

Die Erweckbarkeit wird unterstützt durch neuronale Populationen im Bereich des Hirnstamms (z. B. das retikuläre Aktivierungssystem), die direkt oder über nicht-spezifische Thalamuskerne mit kortikalen Neuronen kommunizieren. Deshalb können sowohl ein fokaler Schaden des Hirnstamms, als auch ein diffuser Schaden der Hirnhemisphären zu Erweckbarkeitsstörungen führen. Die Beurteilung des Augenöffnens und der Hirnstammreflexe sind ein Schlüssel zur klinischen Einschätzung der funktionellen Integrität der neuronalen Systeme der Erweckbarkeit. Wahrnehmung hängt von der Unversehrtheit des zerebralen Cortex und seiner subkortikalen Verbindungen ab (Schädigungen in teilweise verschiedenen Hirnregionen sind verantwortlich für die verschiedenen Wahrnehmungsstörungen, die wir hier beschrieben haben), wobei ihr präzises neuronales Korrelat noch aufzuklären bleibt. Deshalb gibt es zurzeit auch kein validiertes objektives Messinstrument für das Bewusstsein.

Die Einschätzung der multiplen Dimensionen des Bewusstseins und ihrer Störungen erfordern die Interpretation von klinischen Zeichen, die hauptsächlich auf der Beurteilung der Reaktionen des Patienten (und ihrer Abwesenheit) auf den Untersucher oder die Umgebung beruhen. Hirntod, Koma, VS, MCS und LIS werden ausschließlich über klinische Kriterien definiert. Aus diesem Grund wurden Punktesysteme für eine standardisierte Beurteilung des Bewusstseins bei hirngeschädigten Patienten entwickelt (s. u.).

den Tod des Hirnstamms, da der Hirnstamm die Durchgangsstation für fast alle hemisphärischen Ein- und Ausgänge darstellt, und das Zentrum für die Atemfunktionen und die Erzeugung von Erweckbarkeit (eine essentielle Bedingung für bewusste Wahrnehmung) beinhaltet. Die klinische Beurteilung des Hirntods ist dennoch einheitlich und beruht auf dem Verlust aller Hirnstammreflexe und dem Beweis des dauerhaften Atemstillstandes (nach standardisierten Apnoetests) bei einem anhaltend komatösen Patienten (◘ Tab. 1.1). Die Ursache des Komas sollte geklärt sein und andere beeinflussende Faktoren wie Hypothermie, Drogen, Elektrolyt- und endokrine Störungen sollten ausgeschlossen worden sein.

Der Hirntod ist klassischerweise durch eine massive Gehirnläsion (z. B. Trauma, intrakranielle Blutung oder Anoxie) verursacht, welche den intrakraniellen Druck auf Werte über den arteriellen Blutdruck anhebt, die intrakranielle Durchblutung damit zum Stillstand bringt und den Hirnstamm durch Einklemmung schädigt. Unter Verwendung der Hirnstammformulierung des Todes können demnach außergewöhnliche, aber existierende Fälle massiver Hirnstammläsionen (meist eine Blutung), die den Thalamus und zerebralen Kortex verschonen, als Hirntod trotz intakter intrakranieller Zirkulation deklariert werden. Folglich kann ein Patient mit einer primären Hirnstammläsion (welche keinen erhöhten intrakraniellen Druck entwickelt) theoretisch nach den in England und in Indien geltenden Kriterien als tot erklärt werden,

Nosologie der Bewusstseinsstörungen

Hirntod

Hirntod bedeutet menschlicher Tod, festgelegt anhand neurologischer Kriterien. Die aktuelle Definition von Tod ist der dauerhafte und globale Stillstand der entscheidenden Funktionen des Organismus (z. B. neuroendokrine und homöostatische Regulation, Kreislauf, Atmung und Bewusstsein). Um den Hirntod feststellen zu können, verlangen die meisten Länder den Tod des ganzen Gehirns, einschließlich des Hirnstamms, aber einige (z. B. Großbritannien und Indien) beziehen sich nur auf

◘ **Tab. 1.1.** Hirntodkriterien (Richtlinien der American Academy of Neurology)

- Vorliegen eines Komas
- Nachweis der Ursache des Komas
- Ausschluss anderer Ursachen wie Hypothermie, Drogen, Störung der Elektrolyten, endokrine Störungen u.a
- Fehlende Hirnstammreflexe
- Fehlende motorische Antworten
- Apnoe
- Eine wiederholte Beurteilung in 6 Stunden wird empfohlen, wobei diese Zeitspanne willkürlich zu sehen ist
- Bestätigende Labortests nur bei unklarer klinischer Beurteilung

nicht jedoch nach den Kriterien, die in anderen Ländern angewendet werden.

Koma

Ein Koma ist gekennzeichnet durch Nichterweckbarkeit (Ausfall der Erweckbarkeitssysteme; dies wird klinisch beurteilt durch die fehlende Augenöffnung nach Stimulation, und Ausschluss einer bilateralen Ptosis) und den Verlust des Wahrnehmungsvermögen. Schlaf-Wach-Zyklen fehlen, bei VS-Patienten können diese jedoch wieder beobachtet werden. Um ein Koma eindeutig von Synkope, Erschütterung oder anderen Zuständen der vorübergehenden Bewusstlosigkeit zu unterscheiden, muss das Koma für mindestens eine Stunde andauern. Im Allgemeinen beginnen komatöse Patienten, die überleben, innerhalb von 2 bis 4 Wochen wach zu werden und nach und nach zu Bewusstsein zu kommen. Es gibt zwei Hauptursachen für ein Koma: (1) Ein bihemisphärischer und diffuser Schaden des Cortex oder der weißen Substanz (2) Hirnstammläsionen, die die bilateral retikulären Erweckbarkeitssysteme beeinträchtigen (z. B. Pontomesenzephalisches Tegmentum und/oder paramediane Thalami).

Vegetativer Status

Der vegetative Status (auch Wachkoma oder apallisches Syndrom genannt) wurde 1972 durch Bryan Jennett und Fred Plum definiert und beschreibt Patienten, die zwar aus ihrem Koma aufwachen (d. h. sie öffnen spontan oder unter Stimulation ihre Augen), aber sich oder die Umwelt nicht wahrnehmen und nur motorische Reflexantworten zeigen (◘ Tab. 1.2). Gemäß dem Oxford English Dictionary beschreibt »vegetativ« einen »organischen Körper, der in der Lage ist zu wachsen und sich zu entwickeln, ohne Gefühle und Gedanken«.

Es ist wichtig, den persistierenden vom permanenten vegetativen Status zu unterscheiden. Die Abkürzung PVS für beide Zustände ist verwirrend. »Persistierender VS« wird als vegetativer Status definiert, der einen Monat nach dem

◘ **Tab. 1.2.** Kriterien des vegetativen Status (Richtlinien der US Multi-Society Task Force on Persistent Vegetative State)

- Kein Nachweis von bewusster Selbstwahrnehmung oder Wahrnehmung der Umgebung und die Unfähigkeit mit anderen zu interagieren
- Kein Nachweis aufrechterhaltener, reproduzierbarer, zielgerichteter oder gewollter Reaktionen auf visuelle, auditive, taktile oder schädliche Reize
- Kein Nachweis von Sprachverständnis oder Sprachäußerung
- Intermittierende Wachheit nachgewiesen durch Schlaf-Wach-Zyklen
- Ausreichend erhaltene autonome Funktionen des Hypothalamus und des Hirnstamms, die das Überleben mittels medizinischer und pflegerischer Betreuung erlauben
- Darm- und Blaseninkontinenz
- Variabel erhaltene Hirnnerven- und spinale Reflexe

akuten Hirnschaden immer noch vorhanden ist. Dies bedeutet jedoch nicht, dass der Zustand irreversibel ist.

1994 legte die »US Multi-Society-Task Force on PVS« fest, dass der Zustand von VS-Patienten drei Monate nach einem nichttraumatischen Hirnschaden und 12 Monate nach einem traumatischen Hirnschaden als »permanent« angesehen werden kann. Nur in Fällen von permanentem VS kann es aufgrund ethischer und juristischen Erwägungen gerechtfertigt sein, eine Therapiebegrenzung zu erwägen. Essentiell ist es, dass erfahrene Untersucher das Fehlen jeglicher Zeichen eines bewussten Empfindens wiederholt feststellen oder standardisierte Beurteilungs-skalen verwenden, ehe sie die Diagnose des VS stellen.

Minimaler Bewusstseinsstatus (MCS)

2002 veröffentlichte die Aspen Neurobehavioral Conference Workgroup die diagnostischen Kriterien für MCS, um Patienten vom VS abzugrenzen. MCS-Patienten zeigen begrenzte, aber klar erkennbare Zeichen der Wahrnehmung von sich oder ihrer Umgebung auf einer mehr oder weniger reproduzierbaren Basis (◘ Tab. 1.3). Das Auftreten eines MCS ist charakterisiert durch das

☐ Tab 1.3. Kriterien des minimalen Bewusstseinsstatus (Aspen Neurobehavioral Conference Workgroup)

Deutlich erkennbarer Nachweis von bewusster Selbstwahrnehmung und Wahrnehmung der Umgebung auf einer reproduzierbaren Basis anhand mindestens einer der folgenden Verhaltensweisen:	
Zielgerichtetes Verhalten (einschließlich Bewegungen oder affektives Benehmen), welches in Relation zu relevanten Reizen steht und nicht durch Reflexaktivität verursacht wird wie:	▬ Verfolgende Augenbewegungen oder Fixation als direkte Antwort auf mobile Reize oder plötzlich auftauchende Reize ▬ Lächeln oder Weinen als Antwort auf verbale oder visuelle emotional bedeutsame Stimuli, aber nicht für neutrale Reize ▬ Greifen nach Objekten und Zusammenhang zwischen der Lokalisation eines Objekts und der Greifrichtung ▬ Halten und Berühren von Gegenständen in einer Art und Weise, die sich der Größe und Schärfe des Objektes anpasst ▬ Vokalisation oder Gesten als direkte Reaktion auf den linguistischen Inhalt von Fragen
Befolgen einfacher Befehle	
Gestikulierende oder verbale Ja/Nein-Antworten (ungeachtet der Richtigkeit)	
Verständliche verbale Geste	
Den minimalen Bewusstseinszustand zu verlassen, erfordert den zuverlässigen und konstanten Nachweis von mindestens einer der folgenden Verhaltensweisen:	
Funktionelle interaktive Kommunikation: richtige Ja/Nein-Antworten auf sechs von sechs Fragen, die die Orientation und Basissituationen betreffen (zweimal hintereinander beurteilt)	Beispiele: Fragen wie ▬ »Sitzt Du?« oder ▬ »Zeige ich an die Decke?«
Sachgemäßes Benutzen zweier verschiedener Objekte, zweimal hintereinander beurteilt	Beispiele: ▬ das Führen eines Kamms zum Kopf oder ▬ Führen eines Bleistifts zu einem Stück Papier

Wiedererlangen (rudimentärer) kommunikativer Fähigkeiten oder durch das gewollte Benutzen von Objekten. Eine weitere Verbesserung des Bewusstseinszustands ist wahrscheinlicher als bei VS-Patienten. Dennoch können einige Patienten dauerhaft im MCS verbleiben, wobei derzeit noch keine Einigung über die Definition eines permanenten MCS besteht.

»Akinetischer Mutismus« (ein Zustand charakterisiert durch starke Bewegungs-, Sprach-, und Gedankenarmut ohne Erweckbarkeitsstörung oder Schädigung des efferenten motorischen Trakts) ist ein überholter Begriff, der nicht mehr verwendet werden sollte. Es handelt sich um eine Subkategorie des minimalen Bewusstseinszustands (MCS).

Locked-in-Syndrom

Der Terminus Locked-in-Syndrom (Pseudokoma) wurde 1966 durch Fred Plum und Jerome Posner eingeführt. Patienten in diesem Zustand sind sowohl an allen vier Gliedmassen als auch im Mund- und Gesichtsbereich gelähmt, verursacht durch die Unterbrechung der kortikospinalen und kortikobulbären Bahnen des Hirnstamms. Das Syndrom beschreibt Patienten, die erweckbar und wach sind, aber keine Efferenzen ausführen können (z. B. keine Möglichkeit der Sprachproduktion, Gliedmaßen- oder Gesichtsbewegungen). Locked-in Patienten besitzen jedoch normalerweise die Fähigkeit, vertikale Augenbewegungen und Blinzeln zu benutzen, um ihre Wahrnehmung innerer und

◘ Tab 1.4. Kriterien des Locked-in-Syndroms (American Congress of Rehabilitation Medicine)

- Aufrechterhaltene Augenöffnung (bilaterale Ptosis sollte als komplizierender Faktor ausgeschlossen werden)
- Tetraplegie oder Tetraparese
- Aphonie oder Hypophonie
- Kommunikation durch vertikale oder laterale Augenbewegungen oder Blinzeln des oberen Augenlids um Ja/nein-Antworten zu signalisieren
- Erhaltene Wahrnehmung der Umgebung

äußerer Reize mitzuteilen. Akute, vaskuläre, bilaterale und ventrale Ponsläsionen sind die häufigste Ursache. Diese Patienten bleiben oft für einige Tage oder Wochen komatös, bedürfen einer künstlichen Beatmung und wachen dann allmählich auf. Sie bleiben jedoch gelähmt und stimmlos, und ähneln oberflächlich beobachtet einem Koma oder vegetativen Status. ◘ Tab. 1.4 beinhaltet die klinischen Kriterien des LIS. Das Syndrom kann auf der Basis der Ausdehnung der motorischen Schädigung unterteilt werden als

- klassisches LIS (charakterisiert durch die totale Immobilität bis auf vertikale Augenbewegungen oder Blinzeln);
- inkomplettes LIS (einige freiwillige Restbewegungen sind möglich); und
- totales LIS (bestehend aus kompletter Immobilität einschließlich aller Augenbewegungen, verbunden mit intaktem Bewusstseinsvermögen).

Klinische Beurteilung, Diagnose und Prognose

Bewusstseinsskalen

1974 veröffentlichten Graham Teasdale und Bryan Jennett die »Glasgow Coma Scale« (GCS). Dieses standardisierte Instrument zur Diagnostik von Erweckbarkeit und Wahrnehmung gilt als Standard in der Komaforschung. Die GCS hat drei Komponenten:

- Öffnen der Augen,
- verbale Reaktionen und
- motorische Reaktionen.

Einige Experten sind der Meinung, dass die Beurteilung der spontanen und stimulationsausgelösten Augenöffnung die Integrität des Hirnstamms und der Erweckbarkeitssysteme nicht ausreichend untersucht und haben Komaskalen, welche die Untersuchung von Hirnstammreflexen beinhalten, vorgeschlagen. Diese Skalen sind in der Regel jedoch komplexer und weniger verbreitet als die GCS. Zum Beispiel vervollständigt die »Glasgow-Liège Scale« (GLS) die GCS mit fünf Hirnstammreflexen (z. B. frontoorbikulare, okkulozephalische, Pupillen- und okkulokardiale Reflexe). Die zunehmende Anwendung von Intubation und mechanischer Beatmung erlauben keine Beurteilung der verbalen Komponente der GCS bei vielen Komapatienten. Vor kurzem wurde daher die Full Outline of Un-Responsiveness scale (FOUR; ein Akronym für die Anzahl der getesteten Komponenten: Augen-, motorische Funktion, Atemfunktion und Hirnstammreflexe) vorgeschlagen; diese Skala beinhaltet einen Handpositionstest (z. B. den Patienten auffordern eine Faust, »Daumen hoch«-Zeichen oder »Sieges«-Zeichen zu machen) als Alternative für die verbale Komponente der GCS.

GCS, GLS und FOUR-Skalen sind bei der Einschätzung chronischer Bewusstseinsstörungen nicht verlässlich. Für diese Patienten sind die Coma Recovery Scale-Revised (CRS-R), Sensory Modality Assessment and Rehabilitation Technique (SMART) oder Wessex Head Injury Matrix (WHIM) empfindlichere Skalen. Die CRS-R ist eine kürzlich entwickelte Skala und erlaubt, speziell zwischen VS und MCS zu differenzieren. Die Struktur der CRS-R ist der der GCS ähnlich, ihre Subskalen sind jedoch detaillierter, um subtilere Zeichen der Wiedererlangung der Wahrnehmung zu erfassen.

Hirntod

Da viele Regionen des supratentoriellen Gehirns, einschließlich Neocortex, Thalamus und Basalganglien nicht genau hinsichtlich ihrer klinischen Funktionen bei einem komatösen Patienten getestet werden können, messen die meisten Bedsidetests zur Diagnostik des Hirntods nur die Funktionen des Hirnstamms (wie kranielle Nervenreflexe und Apnoetest). Seit der ersten Definition des Hirntodes vor nahezu 50 Jahren hat kein Patient, der mit Apnoe im Koma lag und basierend auf neurologischen Kriterien für tot erklärt wurde, jemals das Bewusstsein wiedererlangt.

Zusätzliche neurophysiologische Tests wie Elektroenzephalographie (EEG), ereignisbezogene Potentiale (ERP), Angiographie, Doppler Ultraschall, oder Szintigraphie bestätigen verlässlich und objektiv die klinische Diagnose.

Koma

Das Management und die Prognose des Komas hängen von vielen Faktoren, wie Ätiologie, dem allgemeinen klinischen Zustand des Patienten, Alter, klinischen Zeichen und zusätzlichen Untersuchungen ab. Nach 3 Tagen Beobachtung sprechen das Fehlen von Pupillen- oder Kornealreflexen, eine stereotypische oder fehlende motorische Antwort auf Reize, ein isoelektrisches oder abgeschwächtes EEG-Profil, das Fehlen bilateraler kortikaler Reaktionen auf sensomotorische evozierte Potentiale und (bei anoxischem Koma) biochemische Marker, wie erhöhte Werte der Enolase im zerebralen Serum, für eine schlechte Prognose. Visuelle und auditive evozierte Potentiale des Hirnstamms besitzen nur eingeschränkte prognostische Aussagekraft.

Die Prognose von traumatischen Komaüberlebenden ist günstiger als die anoxischer Patienten. Eine Aussage zur Prognose von toxischen, metabolischen und infektiösen komatösen Zuständen ist nicht zuverlässig möglich. Von vielen Fällen unerwarteter Wiedererlangung des Bewusstseins wurde berichtet.

Vegetativer Status

Während Koma und Hirntod charakteristischerweise akute Zustände darstellen, die nicht länger als Tage oder Wochen anhalten, können vegetative und minimale Bewusstseinszustände zu chronischen Daseinsformen werden. Anders als hirntote oder komatöse Patienten können sich vegetative Patienten bewegen. Studien haben gezeigt, dass

es bei diesen Patienten schwierig ist, zwischen automatischen und gewollten Bewegungen zu unterscheiden. Dies kann zu einer Unterschätzung der Zeichen von Wahrnehmung und folglich zu einer Fehldiagnose führen. So ist bekannt, dass bei unzureichender Diagnostik einer von drei »vegetativen« Patienten in Wirklichkeit bei Bewusstsein ist – zumindest bei minimalem Bewusstsein.

> ❽ Ärzte tendieren häufig dazu, fälschlicherweise die Diagnose des vegetativen Status bei älteren dementen Heimpatienten zu stellen.

Die klinische Prüfung der fehlenden Wahrnehmung ist wesentlich problematischer und unsicherer als die Überprüfung der fehlenden Erweckbarkeit, der Hirnstammreflexe und der Apnoe im irreversiblen Koma. Wenn VS-Patienten eine angemessene medizinische Behandlung erhalten, d. h. künstlich ernährt werden und ausreichend Flüssigkeit erhalten, können sie mehrere Jahre überleben. Während der letzten Jahre wurde intensiv nach einem objektiven Test, der zuverlässig die Prognose vegetativer Individuen voraussagen kann, gesucht. Im Gegensatz zum Koma und Hirntod haben wir bislang keine validierten diagnostischen und prognostischen Marker für Patienten in einem VS.

Die Chancen der Erholung hängen vom Patientenalter, der Ätiologie (ungünstig bei anoxischen Ursachen) und der Dauer im vegetativen Status ab. Jüngste Daten zeigen, dass eine Schädigung des Corpus callosum und des Hirnstamms eine schlechte Prognose bei traumatischem VS bedeuten.

Minimaler Bewusstseinsstatus

Da Kriterien für den MCS erst kürzlich eingeführt wurden, gibt es nur wenige klinische Studien zu Patienten in diesem Zustand. Es ist schwierig zwischen minimal bewussten und vegetativen Patienten zu unterscheiden, weil beide minimale Reaktionen vorzeigen, die aber nur bei minimal bewussten Patienten ein gewolltes und teilweise bewusstes Verhalten darstellen.

Der VS ist das eine Ende des Spektrums der Wahrnehmungsstörungen. Die Abgrenzung des

MCS erfordert die wiederholte Beurteilung durch erfahrene Untersucher. Ähnlich wie für den VS hat eine traumatische Ätiologie eine bessere Prognose als ein nicht-traumatischer (anoxischer) MCS. Vorläufige Daten zeigen, dass die Prognose besser ist als bei VS.

Locked-in-Syndrom

Im akuten Locked-in-Syndrom kann die augengesteuerte Kommunikation aufgrund der schwankenden Erweckbarkeit und der limitierten Kontrolle der freiwilligen Augenbewegungen schwierig sein. In mehr als die Hälfte der Fälle ist es die Familie und nicht der Arzt, die zuerst merkt, dass der Patient etwas wahrnimmt. Dementsprechend wird die Diagnose im Schnitt erst nach mehr als 2,5 Monaten gestellt. In manchen Fällen dauert es 4–6 Jahre, bis wache und wahrnehmende Patienten, eingeschlossen in einem bewegungslosen Körper als »bei Bewusstsein« erkannt wurden.

Einige Memoiren, von Locked-in-Patienten geschrieben, zeigen sehr gut die Schwierigkeit der Erkennung des Syndroms. Eindrucksvolle Beispiele sind »Look up for yes« von Julia Tavalaro und »Only the eyes say yes« von Phillippe Vigand.

Während die motorische Regeneration im LIS sehr begrenzt ist, kann die Lebenserwartung (bei adäquater medizinischer Versorgung) mehrere Jahrzehnte betragen. Sensorisch evozierte Potentiale sind keine verlässlichen Prädiktoren der Prognose, motorisch evozierte Potentiale lassen die potentielle motorische Regeneration besser einschätzen. Mit Hilfe einer Augen-kontrollierten Computer-basierten Kommunikationstechnologie können die Patienten ihre Umgebung kontrollieren, einen Wortprozessor, gekoppelt an einen Sprachsynthesizer benutzen und Zugang zum Internet bekommen.

Außenstehende nehmen oft an, dass die Lebensqualität bei LIS-Patienten so eingeschränkt ist, dass ihr Leben nicht lebenswert sei. Kürzlich durchgeführte Untersuchungen lehren uns jedoch, dass chronische LIS-Patienten über eine erhebliche Lebensqualität berichten, sodass eine aktive Sterbehilfe nur selten gefordert wird.

Restfunktion des Gehirns

Hirntod

Bei Hirntod zeigt das EEG eine fehlende elektrokortikale Aktivität (d. h. es findet sich ein isoelektrisches EEG) mit einer Sensitivität und Spezifität von etwa 90%. Dadurch wird das EEG zum verlässlichsten und aufgrund seiner ubiquitären Verfügbarkeit, zum bevorzugten Diagnosetest des Hirntods. Somatosensorisch evozierte Potentiale zeigen typischerweise den Stillstand auf der cervikomedullären Ebene. Hirnstamm-evozierte Potentiale zeigen normalerweise nur eine verzögerte Welle I (mit Ursprung im kochlearen Nerv). Zerebrale Angiographie und transkranielle Dopplersonographie dokumentieren mit einer sehr hohen Sensitivität und einer 100% Spezifität das Fehlen des zerebralen Blutflusses bei Hirntod. In ähnlicher Weise zeigen Gehirndarstellungen mit Radionukliden wie Single Photon Emission-CT und PET das »Schädelhohlraumzeichen«, welches das Fehlen neuronaler Funktionen im gesamten Gehirn bestätigt (■ Abb. 1.3).

Eine maximale Intensivtherapie bei hirntoten Patienten führt immer zum Bild des sogenannten »Respiratorgehirns«: Nach etwa einer Woche kommt es zur Autolyse und Verflüssigung des Gehirns.

Koma

Die elektrische Aktivität des Gehirns, gemessen mit dem EEG, tendiert dazu, mit zunehmender Komatiefe nichtreaktiv und langsamer zu werden, unabhängig von der zugrunde liegenden Ursache. Wie erwähnt, weist das bilaterale Fehlen kortikaler Potentiale (z. B. N20 Wellen, die nach ca. 20 ms auftreten) auf eine schlechte Prognose hin. Sind kortikale Potentiale vorhanden, können sogenannte endogene Ereignis-abhängige Potentiale aufschlussreich sein. Eine »mismatch negativity«, d. h. eine negative Komponente, ausgelöst nach 100–200 ms in Folge einer plötzlichen Unregelmässigkeit in einer monotonen Sequenz auditiver Stimuli (z. B. ein »oddball paradigm«) zeigt das Vorhandensein einer automatischen Informations-

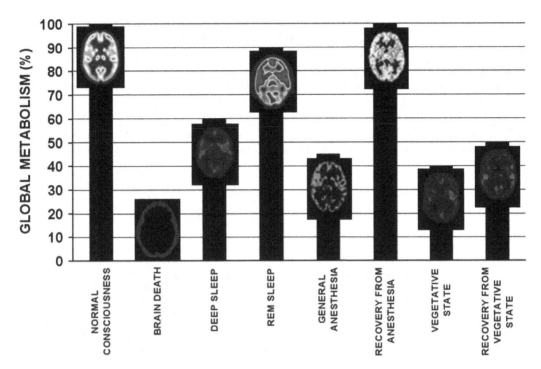

Abb. 1.3. Zerebraler Metabolismus bei bewusster Erweckbarkeit, bei Hirntod, tiefem Schlaf, REM-Schlaf, Allgemeinanästhesie, vegetativem Status und im Wachzustand ohne bewusste Wahrnehmung (bei VS)
Anmerkung: Die Wiedererlangung des Bewusstseins aus dem vegetativen Status kann ohne wesentliche Zunahme des gesamten kortikalen Metabolismus stattfinden, was bedeutet, dass für das Entstehen von Wahrnehmung einige Gehirnregionen wichtiger sind als andere. Mit freundlicher Genehmigung von Mike Alkire et al. (1999) Functional brain imaging during anesthesia in humans: effects of halothane on global and regional cerebral glucose metabolism. *Anesthesiology* **90**, 701–709 for the images on halothane induced loss of consciousness

verarbeitung an, die mit der Wiedererlangung des Bewusstseins (zumindest des minimalen Bewusstseins) einhergeht.

Der zerebrale Metabolismus beträgt bei Komaüberlebenden im Durchschnitt 50–70% der Normalwerte und korreliert wenig mit dem Niveau des Bewusstseins, gemessen anhand der GCS bei schwer kopfverletzten Patienten. Eine weitgehende Abnahme des zerebralen Metabolismus darf nicht unbedingt mit einem Koma gleichgestellt werden. Wenn bei einer Narkose Pharmaka bis zur Reaktionslosigkeit verabreicht werden, entspricht die resultierende Reduktion des Gehirnmetabolismus der bei pathologischem Koma. Eine vorübergehende metabolische Senkung beobachtet man auch während des Tiefschlafs, charakterisiert durch langsame EEG-Wellen. In diesem täglich eintretenden physiologischen Zustand kann der kortikale zerebrale Metabolismus auf etwa 40% der Norm fallen – während im REM-Schlaf der Metabolismus zu normalen Wachwerten zurückkehrt (Abb. 1.3).

Vegetativer Status

Im vegetativen Status zeigt das EEG meist eine diffuse Verlangsamung (das heißt einen generalisierten polymorphen delta- oder theta-Rhythmus), nur gelegentlich handelt es sich um ein sehr stark abgeschwächtes oder ein isoelektrisches Bild. Bei vegetativen Patienten können somatosensorisch evozierte Potentiale erhaltene primäre kortikale Potentiale aufzeigen und auditive Hirnstamm-evozierte Potentiale oft auf erhaltene Hirnstamm-potentiale deuten. Endogen evozierte Potentiale, die zum Beispiel die Antwort des Gehirns auf komplexe auditive Reize wie den Namen des Patienten (verglichen mit anderen Namen) messen, erlauben die Aufzeichnung einer sogenannten P300-Komponente (eine positive Welle, welche nach ca. 300 ms ausgelöst wird, wenn der Patient ein Zielstimulus unter mehreren regelmässig erscheinenden Reize wiedererkennt). Die Anwendung emotional bedeutsamer Stimuli wie der eigene Name erhöht die Chance eine P300-Antwort bei hirngeschädigten Patienten zu erhalten. Allerdings ist die P300-Komponente kein verlässlicher Marker für das Vorhandensein bewusster Wahrnehmung (◘ Abb. 1.4).

Im Gegensatz zum irreversiblen Koma oder Hirntod zeigen vegetative Patienten einen zwar

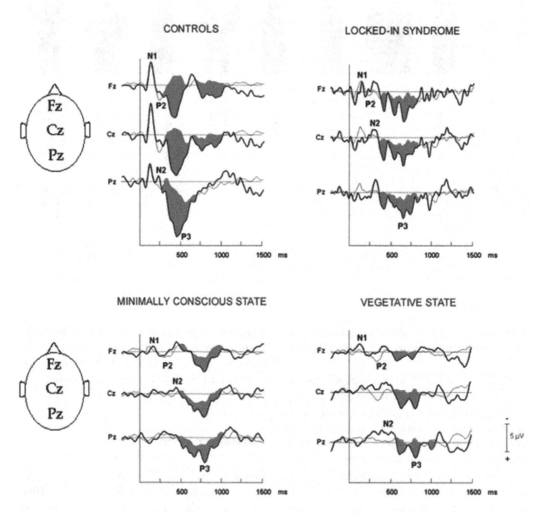

◘ **Abb. 1.4.** Endogene ereignisbezogene Potentiale auf den eigenen Namen der Versuchsperson (dicke Markierung) und auf andere Vornamen (dünne Markierung) bei 5 gesunden Kontrollpersonen, 4 Locked-in-Syndrom-Patienten, 6 Patienten in minimalem Bewusstseinszustand und 5 Patienten in vegetativem Status. Anmerkung: Die unterschiedliche P300-Komponente (graue Fläche) kann auch in einigen gut dokumentierten VS-Patienten (welche sich nie wieder erholt haben) beobachtet werden und ist folglich kein verlässlicher Indikator für Wahrnehmung. Nach Perrin, F., et al. (2006). Brain response to one's own name in vegetative state, minimally conscious state, and locked-in syndrome. *Arch Neurol* **63**, 562–569 wesentlich reduzierteren (40–50% des Normwertes), aber keinen komplett fehlenden kortikalen Metabolismus. Bei einigen vegetativen Patienten, die anschließend das Bewusstsein wiedererlangt haben, zeigte der Glukose-Metabolismus keine wesentlichen Veränderungen (◘ Abb. 1.3). Folglich ist das Verhältnis zwischen den verschiedenen Ebenen des Bewusstseins und das Vorhandensein oder Fehlen der bewussten Wahrnehmung nicht absolut. Es scheint eher so, dass einige Gehirnregionen wichtiger als andere für die bewusste Wahrnehmung sind.

Anatomisch-pathologische Merkmale in anoxischem VS umfassen multifokale laminare kortikale Nekrosen, eine diffuse Leukoenzephalopathie und Nekrosen der Thalami. Bei VS nach offener Schädelverletzung beobachtet man einen diffusen Schaden der weißen Substanz mit neuronalem Verlust in Thalamus und Hippocampus. Jedoch erlauben es diese Post-mortem-Studien nicht, eine detaillierte regionale Topografie für den VS-typischen zerebralen Schaden zu erhalten. Analysen des Typs »voxel-based-morphometry« von metabolischen PET-Daten haben eine metabolische Dysfunktion in einem umfassenden frontoparietalen Netzwerk identifiziert: betroffen sind bilaterale laterale frontale Regionen, parieto-temporale und posterior-parietale Areale, mesofrontale Areale und der Praecuneus (◘ Abb. 1.5), bekannt als die Regionen die im Ruhezustand beim gesunden Gehirn am aktivsten sind.

Bei einigen anderen Zuständen zeigen Patienten nur eine reflexartige oder automatische motorische Aktivität, während sie wach zu sein scheinen. Bei vorübergehenden Trübungen der bewussten Wahrnehmung (charakterisiert durch kurze Episoden der Reaktionslosigkeit und des Starrens, häufig begleitet von ziellosem Augenblinzeln und Schmatzen) haben funktionelle MRT-Studien eine Abnahme der Blutsauerstoffkonzentration in einem umfassenden frontoparietalen Netzwerk, ähnlich wie bei VS-Patienten gezeigt. Bei Epilepsien im Bereich der Temporallappen, »komplex-partielle« Anfälle, die das Bewusstsein beeinträchtigen – während automatische Aktivitäten wie Herumnesteln, Herumtasten oder Augenrollen erhalten sind – haben Single Photon Emission CTs ähnliche ausgeprägte De-

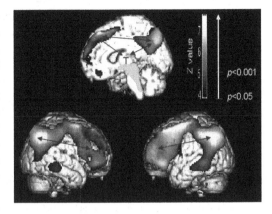

◘ **Abb. 1.5.** Das Kennzeichen des vegetativen Status ist eine metabolische Dysfunktion eines weitgespannten kortikalen Netzwerkes, welches mediale und laterale präfrontale und parietale multimodale assoziative Areale umfasst. Dies beruht entweder auf einem direkten kortikalen Schaden oder auf einer thalamo-kortikalen Unterbrechung (dargestellt anhand der Pfeile). Ebenso charakteristisch für den vegetativen Status ist der herabgesetzte Metabolismus des Hirnstamms (die pedunculopontine retikulare Formation, den Hypothalamus und das basale Vorderhirn einschließend, T in der oberen Abbildung), die erhaltene Erweckbarkeit und die erhaltenen autonomen Funktionen des Patienten. Nach Laureys, S. (2005). The neural correlate of (un)awareness: lessons from the vegetative state. *Trends Cogn Sci* **9**, 556–559

aktivierungen im frontalen und parietalen assoziativen Cortex gezeigt. Im Gegensatz dazu ist eine Temporallapenepilepsie mit mehr oder weniger erhaltenem Bewusstsein (genannt »einfach partiell«) nicht von solchen frontoparietalen Dysfunktionen begleitet.

Ein anderes Beispiel einer vorübergehenden Reaktionslosigkeit mit erhaltenem automatischem Verhalten kann man bei Schlafwandlern beobachten. Wiederholt wurden Deaktivierungen in großen Arealen der frontalen und parietalen Assoziationsrinde mittels SPECT-Bildgebung während des Schlafwandelns beobachtet. Insgesamt weisen diese Untersuchungen auf die kritische Rolle des frontoparietalen assoziativen Cortex bei der Generierung der bewussten Wahrnehmung hin.

Jedoch scheint eine bewusste Wahrnehmung nicht nur an die Aktivität in diesem globalen kortikalen Netzwerk, sondern auch an die funktionellen Verbindungen innerhalb dieses Systems und mit dem Thalamus gekoppelt zu sein. Lang-

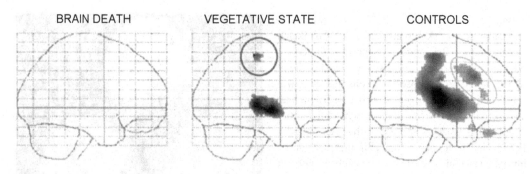

◘ Abb. 1.6. Somatosensorische Stimuli hoher Intensität versagen in der Induktion jeglicher subkortikalen oder kortikalen neuronalen Aktivität in irreversiblem Koma mit klinisch fehlenden Hirnstammreflexen (z. B. Hirntod). Im vegetativen Status können subkortikale (oberer Hirnstamm und Thalamus), aber auch kortikale (primärer somatosensorischer Cortex, Kreis) Aktivität beobachtet werden. Jedoch ist diese erhaltene kortikale Aktivität begrenzt auf den primären Kortex und versagt in der Erreichung höher geordneter oder assoziativer Cortices, von denen sie funktionell getrennt ist. Bei gesunden Kontrollprobanden, die die Reize als schmerzhaft empfanden, resultierte die Stimulation in einer ausgedehnten neuronalen Netzwerk-Aktivität (die sogenannte »Schmerz Matrix«) einschließlich des vorderen Cortex cingularis (Ellipse). Daten nach Laureys, S. et al. (2002) Cortical processing of noxious somatosensory stimuli in the persistent vegetative state. *Neuroimage* **17**, 732–741 and shown on »glass brains«

kettige frontoparietale und thalamokortikale (mit nichtspezifischen intra-laminaren Thalami) funktionelle Unterbrechungen wurden im VS identifiziert. Außerdem hängt die Wiedererlangung des Bewusstseins von der funktionellen Wiederherstellung dieses frontoparietalen Netzwerks und der thalamo-kortikalen Verbindungen ab.

Am relevantesten ist die Frage nach der möglichen Empfindung und Kognition bei vegetativen Patienten. Bei gut dokumentierten VS-Patienten verursachte eine elektrische Stimulation, die als schmerzhaft von Kontrollprobanden erlebt wurde, eine Aktivierung des Hirnstamms, des Thalamus und des primär sensomotorischem Cortex. Andere Regionen, die in der Hierarchie der Schmerzempfindung höhergestellt sind, einschließlich des vorderen Cortex cingularis, wurden aber nicht aktiviert (◘ Abb. 1.6). Wichtig ist hier, dass der aktivierte Cortex isoliert und funktionell von dem frontoparietalen Netzwerk abgeschnitten war, was einer bewussten Empfindung entgegensteht.

In ähnlicher Weise konnte herausgefunden werden, dass auditive Stimulation im VS primär den auditiven Cortex aktiviert, aber nicht höhergestellte multimodale Areale. Die Aktivierung des primären Cortex bei wachen, aber nicht wahrnehmenden Patienten bestätigt die frühere Hypothese von Crick und Koch (basierend auf Studien der visuellen Wahrnehmung bei Affen), dass neuronale Aktivität in der primären Rinde notwendig, aber nicht ausreichend für die bewusste Wahrnehmung ist.

Minimaler Bewusstseinsstatus

PET-Studien, die den zerebralen Ruhemetabolismus messen, können nicht verlässlich zwischen vegetativen und minimal bewussten Individuen unterscheiden. Die funktionelle Bildgebung kann hier von großer Wichtigkeit sein, um zwischen den verschiedenen Aktivitätsmustern, die durch Reizvorgaben hervorgerufen werden, bei den verschiedenen klinischen Entitäten zu unterscheiden. Komplexe auditive Reize mit emotionaler Bedeutung, wie persönliche Erlebnisse oder der eigene Name, aktivieren kortikale Areale der Sprachverarbeitung, was man während der Präsentation bedeutungsloser Reize im MCS nicht beobachtet hat. Eine solche Hierarchie der auditiven Informationsverarbeitung bei MCS-Patienten, zeigt dass es auf den Inhalt ankommt, wenn man MCS-Patienten anspricht, wobei die Untersuchungen oft nicht am Krankenbett durchführbar sind.

Andererseits müssen Ergebnisse der funktionellen zerebralen Bildgebung mit großer Vorsicht als Beweis oder Gegenbeweis der bewussten Wahrnehmung bei ernsthaft hirngeschädigten Patienten bewertet werden, da ein umfassendes Verständnis der neuronalen Grundlagen des Bewusstseins fehlt.

Kürzlich hat Adrian Owen aus Cambridge versucht »Willen ohne Aktion« in nicht-kommunikativen hirngeschädigten Patienten zu identifizieren. Er hat Patienten während einer mentalen Bildgebungsaufgabe gescannt. Es ging darum, reproduzierbare und spezifische Aktivierungen bei Patienten zu beobachten, während sie Aufgaben durchführen. Wird diese spezifische Aktivierung beobachtet, dann bedeutet dies, dass der Patient fähig ist, die mentale Aufgabe durchzuführen, was wiederum eindeutig eine bewusste Wahrnehmungsfähigkeit zeigt. Negative Ergebnisse unter den gleichen Bedingungen können jedoch nicht als Beweis für eine fehlende bewusste Wahrnehmung dienen.

In einem Ausnahmefall eines US-Patienten wurde eine aufgabenspezifische Aktivität beobachtet, was unzweifelhaft für eine bewusste Wahrnehmung spricht, trotz fehlenden verlässlichen verhaltensmotorischen Zeichen einer freiwilligen Interaktion mit der Umgebung. Interessanterweise erlangte der Patient etwas später sein Bewusstseinsvermögen wieder.

Auch andere Studien konnten nachweisen, dass VS-Patienten mit untypischen Gehirnaktivitätsmustern in der funktionellen Bildgebung später klinische Zeichen der Wiedererlangung des Bewusstseins zeigten – wenn auch manchmal erst viele Monate später.

Mit Hilfe der MRI-Diffusions-Tensor-Bildgebung kann die Integrität der weißen Substanz gemessen werden. Die Untersuchungen erweitern unser Verständnis von den Gehirnmechanismen, die der Wiedererlangung des Bewusstseins bei VS unterliegen. Ein Team um Nicholas Schiff von der Cornell University benutzte kürzlich die Diffusions-Tensor-Bildgebung um das erneute Wachsen von Axonen im Gehirn von Terry Wallis zu zeigen, einem Mann aus Arkansas, der in einem posttraumatischen MCS war und der 2003 nach 19 Jahren Stille wieder zu sprechen begann.

Locked-in-Syndrom

Typischerweise ist bei LIS das EEG relativ normal (oder nur sehr wenig verlangsamt) und reagiert auf externe Reize, nur gelegentlich wurde auch ein nicht-reaktiver Alpha-Rhythmus (z. B. »Alpha-Koma«-Muster) beobachtet. Kognitive evozierte Potentiale und Gehirn-Computer-Schnittstellen können bewusste Wahrnehmung dokumentieren und erlauben Kommunikation in extremen Fällen von komplettem LIS. Die Frage nach dem Kognitionsvermögen im LIS war lange unklar. Kürzlich wurden standardisierte neuropsychologische Batterien verwendet und für ein augengesteuertes Kommunikations-verfahren validiert. Für das klassische LIS, verursacht durch eine Hirnstammläsion, haben diese Studien ein normales Vermögen im Bereich der Aufmerksamkeit, des Gedächtnis, der exekutiven Funktionen, und des Sprachverständnis gezeigt.

Die PET Bildgebung hat eine signifikant höhere metabolische Aktivität in den Gehirnen von LIS-Patienten im Vergleich zu VS-Patienten nachgewiesen. Verfahren wie die »voxel-based morphometry« haben gezeigt, dass alle kortikalen Areale einen normalen Metabolismus beim klassischen LIS besitzen. Umgekehrt wurde eine Hyperaktivität in den bilateralen Amygdala bei akutem LIS beobachtet, aber nicht bei chronischem LIS. Die Amygdala Kerne sind beteiligt am Empfinden von Emotionen, vor allem an negativen Emotionen wie Furcht und Angst. Das Fehlen einer reduzierten metabolischen Funktion in allen Arealen der grauen Substanz unterstreicht die Tatsache, dass LIS-Patienten unter einer reinen zentralmotorischen Störung leiden und ihre komplette intellektuelle Kapazität wiedererlangt haben oder wiedererlangen werden.

Die zunehmende Aktivität in den Amygdala kann mit der schrecklichen Situation einer intakten bewussten Wahrnehmung in einem stummen, aber fühlenden Menschen zusammenhängen. Bei der Betreuung dieser Patienten soll man sich dieses Zustandes stark bewusst sein, sein Verhalten am Patientenbett anpassen und eine pharmakologische angsthemmende Therapie in Erwägung ziehen.

❯ Fazit

Hirntod, komatöse, vegetative und minimale Bewusstseinszustände stellen verschiedene pathologische Veränderungen der beiden Dimensionen des Bewusstseins, der Erweckbarkeit und der Wahrnehmung, dar.

Am Krankenbett ist die Beurteilung der bewussten Wahrnehmung und Empfindung unter diesen Bedingungen schwierig und manchmal auch falsch. Elektrophysiologische und funktionelle neurologische bildgebende Verfahren können die regionale Verteilung des zerebralen Metabolismus unter verschiedenen Formen der passiven Stimulation und während aktiver mentaler Aufgaben objektivieren. Diese Untersuchungen verbessern unser Verständnis der neuronalen Grundlagen von Erweckbarkeit und bewusster Wahrnehmung und beeinflussen Diagnosestellung, Prognose und Behandlung von Bewusstseinsstörungen.

Zurzeit werden weitere Daten gesammelt und methodologische Validierungen durchgeführt. Erst nach ihrer Auswertung können funktionelle neurologische bildgebende Untersuchungen für den klinischen Einsatz vorgeschlagen werden, um die Grauzone zwischen bewussten und bewusstlosen Überlebenden nach akutem Hirnschaden aufzuklären.

Websites

www.comascience.org

Literatur

American Congress of Rehabilitation Medicine (1995). Recommendations for use of uniform nomenclature pertinent to patients with severe alterations of consciousness. *Arch. Phys. Med. Rehabil.* **76**, 205–209

Bernat, J.L. (2006). Chronic disorders of consciousness. *Lancet* **367**, 1181–1192

Giacino, J.T., et al. (2002). The minimally conscious state: Definition and diagnostic criteria. *Neurology* **58**, 349–353

Giacino, J.T., Hirsch, J., Schiff, N., and Laureys, S. (2006). Functional neuroimaging applications for assessment and rehabilitation planning in patients with disorders of consciousness. *Arch Phys Med Rehabil* **87**, 67–76

Laureys, S. (2005). The neural correlate of (un)awareness: lessons from the vegetative state. *Trends Cogn Sci* **9**, 556–559

Laureys, S. (2005). Science and society: death, unconsciousness and the brain. *Nat Rev Neurosci* **6**, 899–909

Laureys, S., Owen, A.M., and Schiff, N.D. (2004). Brain function in coma, vegetative state, and related disorders. *Lancet Neurol* **3**, 537–546

Laureys, S., et al. (2005). The locked-in syndrome : what is it like to be conscious but paralyzed and voiceless? *Prog Brain Res* **150**, 495–511

Majerus, S., Gill-Thwaites, H., Andrews, K., and Laureys, S. (2005). Behavioral evaluation of consciousness in severe brain damage. *Prog Brain Res* **150**, 397–413

Owen, A.M., et al. (2006). Detecting awareness in the vegetative state. *Science* **313**, 1402

Perrin, F., et al. (2006). Brain response to one's own name in vegetative state, minimally conscious state, and locked-in syndrome. *Arch Neurol* **63**, 562–569

Schiff, N.D., et al. (2005). fMRI reveals large-scale network activation in minimally conscious patients. *Neurology* **64**, 514–523

Tavalaro, J. and Tayson, R., *Look up for yes.* 1997, New York, NY: Kodansha America, Inc

The Multi-Society Task Force on PVS (1994). Medical aspects of the persistent vegetative state (1). *N. Engl. J. Med.* **330**, 1499–1508

The Quality Standards Subcommittee of the American Academy of Neurology (1995). Practice parameters for determining brain death in adults (summary statement). *Neurology* **45**, 1012–1014

Vigand, P. and Vigand, S., *Only the eyes say yes (original title: Putain de silence).* 2000: Arcade Publishing

Voss, H.U., et al. (2006). Possible axonal regrowth in late recovery from the minimally conscious state. *J Clin Invest* **116**, 2005–2011

Das Erleben der Intensivmedizin

J. Schara

Was ist und was soll Intensivmedizin?

In der Intensivmedizin werden Kranke behandelt, deren Vitalfunktionen lebensbedrohlich gestört oder gefährdet sind. Neben der kontinuierlichen Überwachung der Vitalfunktionen kommt bei der Intensivtherapie die kontinuierliche – und meist sehr aufwendige – Behandlung gestörter Organfunktionen hinzu, ebenso die kontinuierliche intensive Pflege. In den nunmehr 5 Jahrzehnten ihrer Entwicklung sind Intensivstationen zu einer essentiellen Komponente moderner Hochleistungskrankenhäuser geworden, ohne die viele medizinische Spitzenleistungen undenkbar wären. Dies gilt für den operativen Bereich, wo sie zur Reduktion der perioperativen Morbidität und Letalität chirurgischer Risikopatienten unverzichtbar sind und bestimmte Operationen überhaupt erst ermöglichen. Es gilt ebenso für den internistisch konservativen Bereich, die Neuromedizin und die neonatologisch-pädiatrische Intensivmedizin: Überall helfen Intensivstationen mit hohem Einsatz an personeller Kompetenz und Ausschöpfung aller diagnos-

tischer und therapeutischer Möglichkeiten Leben zu retten und die Grenzen der Medizin voran zutreiben [1]

Die Intensivmedizin vereint Ärzte, Pflegende und viele an der im medizinischen Bereich tätigen Berufsgruppen zu einem Behandlungsteam. Aufgabe dieses Teams ist, die gestörten lebenswichtigen Organfunktionen des Patienten solange zu unterstützen oder zu ersetzen, bis der Organismus diese Funktionen wieder selbst erfüllen kann. Pointiert gesagt ist **Intensivtherapie** nur **eine Hilfe zur Selbsthilfe für den gestörten Organismus.** Der Zweck der Intensivtherapie ist dann erreicht, wenn sich die Vitalfunktionen des Patienten soweit erholt haben, dass sie auch ohne Überbrückungshilfen wieder erfolgreich arbeiten [2].

Die Furcht des Patienten vor der Intensivmedizin

Intensivmedizin wurde erstmals zu Beginn der 50er Jahre des vorigen Jahrhunderts in den skandinavischen Ländern, vorwiegend in Dänemark und Schweden, als Beatmungstherapie für Poliomyelitiskranke etabliert. Als die Poliomyelitisepidemie auch nach Deutschland übergriff, wurden auch hier spezielle Beatmungsstationen eingerichtet [3]. Beatmungsmaschinen waren vorwiegend großformatige und laute Geräte wie der »Engström Respirator«, mit dessen Hilfe die Lunge des Patienten rhythmisch aufgeblasen wurde, oder die ursprünglich zur Therapie von Tauchunfällen konstruierte »Eiserne Lunge« der Firma Dräger, im Volksmund »Schneewittchensarg« genannt. In diesem durchsichtigen Apparat wurde der Beatmungspatient bis zum Hals eingeschlossen und sein Thorax rhythmisch durch einen im »Sarg« aufgebauten Überdruck zusammengepresst. Solche Maschinen bauten beim Patienten ein erhebliches Angstpotential auf.

Heute ist die Belastung intensivtherapiepflichtiger Patienten noch höher. Eine effiziente Behandlung beatmungspflichtiger Patienten erfordert nicht nur die ständige Kontrolle aller Beatmungsparameter, sie erfordert gleichermaßen die ständige Kontrolle aller physiologischen und pathophysiologischen Körperdaten des Patienten, sodass im Verlauf der weiteren Therapieentwicklung wohl immer effizientere und anfangs auch kleinere Beatmungsgeräte konstruiert wurden, für eine erfolgreiche Therapie sich aber in gleichem Maße als notwendig erwies, immer noch mehr Messdaten zu erheben. Dazu kamen die heute so vielfältigen Möglichkeiten einer notwendigen oder auch nur unterstützenden medikamentösen Therapie. So messen wir bei einem schwerkranken Intensivpatienten, unabhängig von oft mehrmals täglich erhobenen Laborwerten, bis zu dreißig verschiedene physiologische Parameter und versorgen ihn intravenös über viele, manchmal 10 und mehr gleichzeitig laufende Infusions- und Medikamentenpumpen. Mithin, ein beatmeter Intensivpatient – und fast jeder Schwerkranke wird beatmet – ist verborgen unter Apparaten und Apparaturen, sodass er für den Beobachter kaum noch als Mensch, als *patiens*, als Leidender, wahrzunehmen ist. So kam es nicht von ungefähr, dass die Intensivmedizin in der Öffentlichkeit als »Apparatemedizin« verunglimpft wurde. Das mag auch daran gelegen haben, dass, besonders in den Anfangsjahren der Entwicklung mit ihren plötzlich sichtbaren Erfol-

gen zur Lebenserhaltung (auch um jeden Preis), erfolgreiche Lebensverlängerungen hin und wieder auch als Sterbens*verhinderungen* gesehen werden konnten und die öffentliche Kritik an einer *fast* alles vermögenden Medizin immer lauter wurde. In diesem Zusammenhang sprach 1968 der wortgewaltige Tübinger, später Hamburger Theologe Thielicke von einem »Terror der Humanität«, der sich der modernen Medizin über die Techniken der Intensivmedizin bemächtigt habe [4]. Eine solche Furcht ist in der Öffentlichkeit noch immer weit verbreitet und führt noch immer in der Bevölkerung zu diffusen Ängsten vor dieser aufwendigen modernen Medizin, was sich in vielen sogenannten »Patiententestamenten« als Aufforderung »*keine* Intensivtherapie« niederschlägt. Natürlich denkt anders, wer einer aufwendigen Intensivtherapie Leben und Gesundheit verdankt.

Nach einer Studie von Nydahl [5] fühlten sich 2/3 der von ihm befragten Intensivpatienten gut aufgehoben, aber 1/3 fanden ihre Situation Besorgnis erregend, und sie fühlten sich hilflos.

Die Belastung des Patienten auf der Intensivstation

Die Belastungen des Patienten in der Intensivmedizin sind erheblich. Nach Hannich [6] erlebten Patienten einer Intensivstation die folgenden Aspekte als Belastung:

- Sorge um die Gesundheit und die weitere Zukunftsgestaltung (76,5%),
- Krankheits- und Schwächegefühl (72%),
- Angewiesensein auf fremde Hilfe (68,6%),
- Starke Durstgefühle (59,8%),
- Orientierungsschwierigkeiten (57,2%),
- Beatmung (60%),
- Schlafmangel (49,4%),
- Absaugen (47,6%),
- Starke Schmerzen (42,6%).

Angst und Orientierungsprobleme

Man hat lange geglaubt, ein schwerkranker Intensivpatient, der analgosediert und beatmet wird, habe keine Erinnerung an diese Zeit seiner »Bewusstlosigkeit«. Aber schon 1975 erschien ein persönlicher Erfahrungsbericht vom Begründer der Intensivmedizin in Großbritannien, J.S. Robinson [7]. Nach einem wegen Verdacht auf Hirntumor durchgeführten Angiogramm, kam es bei Robinson zu einer basalen Hirngefäßthrombose, sodass er bewusstlos auf seine eigene Station eingeliefert und tagelang beatmet werden musste. Wie fast alle schwerkranken beatmeten Patienten hatte Robinson kaum eine Erinnerung an seine Zeit als Intensivpatient. Er hat aber, als er nach dem Aufwachen aus der Bewusstlosigkeit wieder sprechen konnte, seine Frau gebeten, alle seine Äußerungen aufzuschreiben und versucht, sich mit Hilfe seiner Frau später zurück zu erinnern.

Das für ihn schlimmste Gefühl war *Angst*. Nicht Angst vor der Welt der »monströsen Maschinen« sondern Angst vor der Zukunft, mehr noch als vor dem Tod. Grund für das Angiogramm, das zum Versagen seiner Atmung geführt hat, war ja der Verdacht auf Hirntumor. Aber niemand habe sich die Mühe gemacht, ihm zu sagen, dass sich dieser Verdacht nicht bestätigt habe. Von dem Gedanken an die Möglichkeit eines Hirntumors gequält, habe er keinen Lebenswillen mehr gehabt.

Als Robinson schon zwei Tage lang wieder bei Bewusstsein war, habe man ihn immer noch für bewusstlos gehalten und sich beständig in Hörweite über seine Fortschritte unterhalten. Das habe ihn geängstigt. Und geängstigt habe ihn auch, als sich eine Gruppe von Ärzten an seinem Bett über einen anderen schwerkranken Patienten unterhielt. Er konnte nicht unterscheiden, dass man über einen anderen sprach und bezog auch das auf sich.

❽ **Aus diesem Bericht ergab sich schon frühzeitig unsere Forderung: Am Patienten *mit* dem Patienten sprechen und nicht *über* ihn [8].**

Als Robinson wieder bei Bewusstsein war, hatten seine Kollegen das Gefühl, ihm immer wieder detaillierte Erklärungen über seinen Zustand zu schulden. Er hörte dem geduldig zu, verlangte dann aber ein Blatt Papier, auf das er nichts weiter schrieb als das bekannte four-letter-word »shit« – dies als Kommentar für alle wortreichen Ausführungen.

Das größte psychische Problem Robinsons war aber seine zunehmende Erschöpfung und der Verlust seines Orientierungsvermögens und seines Zeitgefühls. Intensivtherapie kennt keinen Tag/Nacht-Rhythmus. Ständig brennt Licht, ständig piepen Überwachungsgeräte, schnaufen Beatmungsgeräte, zischen Blutdruckmesspumpen. Der Geräuschpegel lässt Ruhe nicht zu, eben so wenig wie die ständig notwendigen pflegerischen Manipulationen. In der Routine der Station gibt es keinen Wechsel außer dem Schichtwechsel.

Auch in neueren Untersuchungen [6, 10, 11]. wird immer wieder darauf hingewiesen, dass der **Intensivpatient die fehlende Orientierungslosigkeit für Raum und Zeit als äußerste Belastung der Therapie empfindet.** »Nicht zu wissen, wo man ist und was passiert ist, das war von allem das Schlimmste«, heißt es in einem Erfahrungsbericht [9].

Analgosedierung und Awareness

Um den Stress abzubauen, dem der Intensivpatient dadurch und durch Schlafentzug ausgesetzt ist, werden Intensivpatienten, selbst wenn sie bewusstlos erscheinen, heute analgosediert. Sie sollen weder Schmerzen durch therapeutische, diagnostische und pflegerische Maßnahmen haben, (durch Magensonde, Intubation, unphysiologische Lagerungen etc.), noch sollen sie psychisch durch Angst oder Wacherleben leiden. Analgosedierung ist eine Dauernarkose, aber wie für jede Narkose ist die Bestimmung der Narkosetiefe auch hier problematisch. Der Grad der Analgosedierung ist in der Regel abhängig von der Schwere der Erkrankung und dem Wachheitsgrad und dem Bewusstseinszustand des Patienten, aufwendig ermittelt aus dem EEG oder – unsicherer – ermittelt nach dem Glasgow-Coma-Scale oder anderen mehr oder weniger aussagekräftigen Beurteilungshilfen. Dabei wird gemessen, wie der analgosedierte Patient auf äußerlich gesetzte Reize reagiert. Aus seinen Reaktionen wird auf den Zustand seines Bewusstseins geschlossen [10]. Es hat sich aber gezeigt, dass auch **bewusstlos erscheinende beatmete analgosedierte Patienten durchaus äußere Wahrnehmungen haben können** (von »inneren« ist später zu reden). Das Phänomen »äußere Wahrnehmung« trotz Narkose ist aus der Anästhesie als

»Awareness«-Phänomen bekannt, insbesondere, seitdem Allgemeinnarkosen ohne volatile Anästhetica als TIVA (Totale intravenöse Anästhesie) mit kurzwirkenden Sedativa und Analgetica im Dauertropf durchgeführt werden. Patienten sprechen oft von sich aus nicht über das Erleben intraoperativer Wachphasen, da sie nicht sicher differenzieren können, ob sie wirklich wach waren oder nicht [10].

Vorbestehende emotionale Probleme, Einstellungen, Ängste, vorbestehende psychiatrische Erkrankungen und Verhaltensstörungen beeinflussen die emotionalen Reaktionen auf Anästhesie und Operation [11]. Hier spielt die eingangs erwähnte vorgefasste Patientenangst vor der Intensivbehandlung eine Rolle. Insbesondere sind Pressemeldungen zur Intensivmedizin nicht hilfreich, wenn sie durch Meldungen über technische Pannen, Fehlbehandlungen durch Ärzte, Versäumnisse in der Überwachung oder gar über »Todesschwestern«, deren »Machtwillen« [12]. ein Intensivpatient ausgeliefert sein könnte, ein falsches Bild von der Intensivmedizin verbreiten. Entscheidend für den Patienten ist ja, dass er sich, einmal der Intensivmedizin überantwortet, nicht mehr wehren kann, dass auch alle seine Vorverfügungen nicht mehr gelten könnten, da sie möglicherweise der behandlungsimmanenten Situation nicht entsprechen.

Ein Teil der von Awareness Betroffenen verarbeitet die intraoperative Wachheit nur schlecht und entwickelt postoperative Stresssymptome. Die meisten Betroffenen berichten über Gefühle von Lähmung, Muskelschwäche, zum Teil auch über Schmerzen oder auch über mitgehörte negative Kommentare zu ihrer Erkrankung oder Person. Spätfolgen sind bekannt. Von 45 befragten Patienten mit »Awareness«- Erlebnissen hatte knapp die Hälfte Spätsymptome in Form von Schlafstörungen, Alpträumen, plötzlichem Wiederbeleben der Situation oder Ängstlichkeit [13, 14].

Postoperative Verwirrtheitszustände

Problematisch durch »inneres« Erleben sind Verwirrtheitszustände (Durchgangssyndrome), wie sie hin und wieder als Stressreaktion nach schweren Operationen in kritischem Zustand oder als Ent-

zugsdelir bei Alkohol- oder Neuroleptika- und Schlafmittelentzug, gelegentlich auch in höherem Alter bei gestörter Hirnfunktion auftreten. **Durchgangssyndrome sind akute exogene Psychosen bei Störungen des Wachbewusstseins,** deren unterschiedliche Ausgestaltung zwar weitgehend mit der Schwere des zugrundeliegenden Krankheitsbildes aber nicht mit deren Ursache korreliert [15]. So erzählt ein betroffener Patient von schrecklichen Erlebnissen wie Folterung (»Chinesen« hätten ihm die »Haut abgezogen«), Fesselung, Schmerzen, aber auch über positive Erlebnisphasen wie Reisen in entfernte Räume. Er sei davon aber nicht beunruhigt gewesen im Sinne von »ich bin verrückt geworden«. Er habe ja alles »ganz real erlebt«, nicht als wirren Traum. Beunruhigend sei jedoch gewesen, dass diese Situationen von »jetzt auf gleich« aufgetreten seien. Insgesamt aber sei alles »schrecklich, scheußlich, schmerzhaft« gewesen. Er habe daher sofort nach Hause gewollt, aber man habe ihn gehindert, aus dem Bett zu steigen.

Ein anderer Patient glaubte sich im Mittelalter auf einem Schlachtfeld. Er stellte sich tot, um nicht den Feinden zum Opfer zu fallen. Die Töne des Respirators deutete er als Pferdeschnaufen, andere Geräusche assoziierte er mit dem Rasseln von Schwertern, Säbeln und weiteren Waffen. Durch den Einsatz von Musiktherapie gelang es, ihm Sicherheit zu vermitteln und seine Starre zu beenden [9].

Eine 25-jährige Patientin erzählt von ihrer Aufwachphase nach der Herzoperation: »Ich hatte das Gefühl, aufzuwachen und wusste überhaupt nicht, was eigentlich los war. Ich spürte, dass ein ganz großes, tief einschneidendes Ereignis passiert sein musste. Wo ich war, konnte ich mir auch nicht erklären. Ich vernahm ungewöhnliche Betriebsamkeit um mich herum. Die Geräusche konnte ich aber nicht einordnen. Diese Phase kam mir unheimlich lange vor. Immer wieder war ich mal wieder weg und schlief wieder ein. Und jedes Mal fragte ich mich wieder, wo bin ich, was ist passiert. Das war ja überhaupt das Schlimmste, ich hatte ja überhaupt keine Ahnung« [9].

Untersuchungen von Schnapper [16] und Tosch [17] ergaben, dass sich zwischen 40 und 50% der befragten Patienten an ihren Zustand im Koma erinnerten. In beiden Studien berichteten die Patienten von Gefühlen des Gefangenseins, gepaart mit Verfolgungswahn. Dem Personal wurde die Rolle von Gefängniswärtern oder von Verbrechern mit Masken zugeordnet.

Aus dem Koma erwachte Patienten, die ihre Erinnerung beschreiben, vermischen oft Traumbilder und Phantasien mit wirklichen Eindrücken. Wahrnehmen heißt: Informationen über die Umwelt und über den eigenen Zustand aufnehmen und verarbeiten. Störungen der Wahrnehmung führen zu Fehlinterpretationen der empfangenen Informationen [18]. **Reizarmut und/oder Reizüberflutungen – beides entscheidende Faktoren in Intensivstationen – führen zu Wahrnehmungsstörungen,** die sich in Unruhezuständen, Aggressivität oder innerem Rückzug äußern.

Solche Erlebnisse werden heute zu mildern gesucht durch ständige Ansprache der Patienten, auch wenn sie bewusstlos erscheinen – bei jeder Behandlung, Umlagerung, beim Betten, bei der Körperpflege. Das ist eine individuelle Ansprache mit Informationen zu Tag, Stunde, zu abgelaufener Operation, zu Verlauf und Zustand. Wichtig ist nicht nur die Ansprache, wichtig ist auch Berührung. **Gerade bei Bewusstlosen ist Hautkontakt noch wichtiger als verbaler.**

Robinson sprach davon, dass für ihn der einzige Orientierungspunkt in seiner Orientierungslosigkeit der Besuch seiner Frau war. »Die Besuche eines geliebten Menschen bleiben wie klare Inseln im Gedächtnis«, schreibt er. »Die Anwesenheit meiner Frau war die beste psychologische Therapie, besonders, da sie von der dramatischen Not der Situation unbeeindruckt schien. Ihre Vertrauen-weckende Gegenwart war mir eine große Beruhigung.«

Auch diese Mitteilung veränderten unsere frühen Besuchs*verbote*, (die ihren Grund in falsch verstandenen Hygienevorstellungen hatten), zu **Besuchs*geboten*** [19].

Angehörige sind, wenn sie mit dem technischem Übermaß und der pflegerischen Effizienz der Intensivstation und dem Zustand, in dem sie ihre Angehörigen dort vorfinden, erstmals konfrontiert werden, geschockt. Eingehende, einfühlende Aufklärungsgespräche stabilisieren auch sie, und sie können dadurch auch ihre Angehörigen stabilisieren.

Habituation und basale Stimulation

Andere Orientierungsstörungen, die in schweren Identitätskrisen münden können, sind Folgen von Habituation [10]. *Habituation* ist am besten zu übersetzen mit *Gewöhnung* an gleichbleibende Wahrnehmungsstörungen, die durch *Habituation* abgeschwächt bis völlig unterdrückt werden können. (Das Gegenteil ist *Sensitivierung*].

Den Begriff *Habituation* führte William *Thorpe* 1944 in die verhaltensbiologische Terminologie ein und definierte ihn als »*eine Aktivität des Zentralnervensystems die dazu führt, dass angeborene Antworten auf schwache Stör- und Warnreize abnehmen, wenn der Reiz über längere Zeitspannen andauert, jedoch keine unvorteilhaften Auswirkungen hat*« [20]. In der gleichbleibenden Belastung, dem der Intensivpatient ausgesetzt ist, reduzieren sich alle Reize. Es kommt zu Wahrnehmungsstörungen, Veränderungen des Körpergefühls infolge massiver Inaktivität, denen sich der Intensivpatient durch Ersatzhandlungen wie: In die Luft greifen, Nesteln, sich an den Pflegenden festhalten, zu entziehen versucht. Solche Unruhezustände werden oft durch vermehrte Sedierung bekämpft, wodurch der Patient noch mehr in seiner Beweglichkeit und Körperwahrnehmung eingeschränkt wird. Hier kann die Therapie der *Basalen Stimulation* helfen [21].

Basale Stimulation bedeutet: Aktivierung der Wahrnehmungsbereiche und Anregung primärer Körper- und Bewegungserfahrungen wie auch Herausbildung einer individuellen nonverbalen Kommunikation bei Menschen, deren Eigenaktivität aufgrund ihrer mangelnden Bewegungsfähigkeit eingeschränkt ist und deren Fähigkeit zur Wahrnehmung und Kommunikation erheblich beeinträchtigt ist. Mit einfachsten Möglichkeiten wird dabei versucht, den Kontakt zu diesen Menschen aufzunehmen, um ihnen den Zugang zu ihrer Umgebung und ihren Mitmenschen zu ermöglichen. Dazu werden in der Betreuung oder Pflege Wahrnehmungserfahrungen angeboten wie: Das Spüren des eigenen Körpers über die Haut als Kontaktstelle, die Empfindungen der eigenen Lage im Raum (Koordination) und das Kennenlern des eigenen Inneren (z. B. der Muskulatur]. Alle fünf Sinne werden dabei angesprochen. Sehen, Hören (durch Musiktherapie), Schmecken, Fühlen, Riechen [22].

❯ **Fazit**

Ängste zum Augenblick und zur Zukunft, Orientierungsprobleme zu Zeit und Ort sowie das Gefühl, gefangen zu sein sind belastende und prägende Elemente für Patienten in der Intensivmedizin. Wesentliche Hilfe bietet das beruhigende, eingehend informative und für Laien verständliche Gespräch mit dem Patienten (auch wenn der *bewusstlos* zu sein scheint) und mit seinen Angehörigen. Dies gilt nicht nur für Pflegende, es gilt auch für den Arzt.

Literatur

1. van Aken A (2005) Editorial. Intensivmedizin up2date 1: 1
2. Weissauer W, Opderbecke H W (1973) Tod, Todeszeitbestimmung und Grenzen der Behandlungspflicht. Rhein Ärztebl Heft 9: 364–503
3. Lawin P (1964) Neuorganisation einer Anästhesieabteilung mit Wachstation in einem alten Krankenhaus. Krankenhausarzt 37: 32
4. Thielicke H (1968) Wer darf leben? Der Arzt als Richter. Rainer Wunderlich-Hermann Lains, Tübingen
5. Nydahl P (1996) Wie erleben Patienten die Intensivstation. Eine pflegerische Studie. Intensiv 6: 243–288, (zit.n. 9)
6. Hannich H J (1993) Worunter leiden Intensivpatienten besonders? in: Neander K, Meyer G, Friesacher H (Hrsg) Handbuch der Intensivpflege. Ecomed, Landsberg, S. 1–7
7. Robinson J S (1975) Psychologische Auswirkungen der Intensivpflege (persönlicher Erfahrungsbericht]. Anästhesist 24: 416–418
8. Schara J (1981) Aufforderung zu einer humanen Intensivtherapie. Die Schwester/Der Pfleger 20: 638–643
9. Schreiner M, Weiss G (2004) Was Patienten in der Intensivstation wahrnehmen und erleben. Pflegezeitschrift 3: 4–9
10. Brunke A (2007) Erfahrungen, Erlebnisse und Erleben des analgosedierten, beatmeten Patienten. Intensiv 15: 166–172
11. Moser R I (2003) Postoperative Verwirrtheitszustände in: List W, Osswald P M, Hornke I (Hrsg) Komplikationen und Gefahren in der Anästhesie, 4.Auflage. Springer, Berlin Heidelberg S. 123–130
12. FAZ v. 19.04.2007 Nr.91, S. 9 »So denkt mancher Pfleger«. Krankenschwester vor Gericht
13. Ahlheim B (2004) Wach trotz Narkose – Erlebtes macht oft psychische Probleme. Ärzte Zeitung Nr. 22, 6./7. Februar
14. v..Lutterrotti N (1944) Hautnah miterlebte Operationen, FAZ v. 16.06
15. Binder H, Wimberger D (1995) Neurologische Intensivmedizin in: Benzer H, Burchardi H, Larsen R, Suter P M (Hrsgb) Intensivmedizin 7. Auflage, Springer Berlin Heidelberg New York, S. 806–825
16. Schnapper N (1975) The psychological implications of severe trauma. Emotional sequelae to unconsciusness. The Journal of Trauma 15: 94–98 (zit n. 9)
17. Tosch P (1988) Patients recollections of their posttraumatic coma. The Journal of neuroscience nursing 20: 223 (zit.n. 9)
18. Nydahl P, Bartoszek G (2003) Basale Stimulation – Neue Wege in der Pflege Schwerstkranker. Urban und Fischer München Jena (zit. n. 10)
19. Schara J (1991) Intensivtherapie: Faszination und Desillusionierung. Anästh Intensivmed 32: 159–167
20. Wikipedia (2007) Habituation, Stand vom 09.07.2007
21. Bienstein B, Fröhlich A (2003) Basale Stimulation in der Pflege – Grundlagen. Kallmeyer Düsseldorf
22. Wikipedia (2007) Basale Stimulation, Stand vom 23.10.2007

Nah-Tod-Erfahrungen

U. Fauth

> Mit der Entwicklung der Möglichkeiten der Notfallmedizin in den letzten drei Jahrzehnten hat die Anzahl von Patienten, die lebensbedrohliche Situationen unbeschadet überleben, deutlich zugenommen. Zusammen mit einem in den 70er Jahren aufgetretenen großen Interesse der Öffentlichkeit an paranormalen Phänomenen dürfte dies die Erklärung sein, dass ein Phänomen, das seit Jahrtausenden bekannt ist, nun auch Zugang in die wissenschaftliche Literatur gefunden hat.

Wir sprechen vom sog. Nah-Tod-Erlebnis (»near-death experience«; NDE), der Beschreibung von visuellen und akustischen Wahrnehmungen durch Personen nach lebensbedrohlichen oder anderen Extremsituationen. Die Wahrnehmungen werden zu einem Zeitpunkt erlebt, in dem objektiv kein Bewusstsein vorhanden ist, das Erlebte scheint sich teilweise jenseits der Realität zu bewegen.

Geschichte

Der erste systematische deutschsprachige Beitrag zu Nah-Tod-Erfahrungen datiert auf das Jahr 1892. Im »Jahrbuch des Schweizer Alpenclubs« schilderte Heim 30 Fälle von überlebten Absturzerlebnissen, einschließlich eines selbst erfahrenen Absturzes im Jahr 1871 am Säntis [35]. Er schreibt: »… Was ich in 5 – 10 Sekunden gedacht und gefühlt habe, lässt sich in zehnmal mehr Minuten nicht erzählen. Alle Gedanken und Vorstellungen waren zusammenhängend und sehr klar, keineswegs traumhaft verwischt … Dann sah ich, wie auf einer Bühne aus einiger Entfernung, mein ganzes vergangenes Leben in zahlreichen Bildern sich abspielen. Ich sah mich selbst als die spielende Hauptperson. Alles war wie verklärt von einem himmlischen Lichte, und alles war schön und ohne Schmerz, ohne Angst, ohne Pein. Auch die Erinnerungen an sehr traurige Erlebnisse waren klar, aber dennoch nicht traurig… Erhabene und versöhnende Gedanken beherrschten und verbanden die Einzelbilder, und eine göttliche Ruhe zog wie herrliche Musik durch meine Seele… Objectives Denken und subjectives Fühlen gingen gleichzeitig nebeneinander vor sich. Dann hörte ich einen dumpfen Aufschlag, und mein Sturz war zu Ende.«

Aus der sehr detaillierten Schilderung der eigenen Erlebnisse wird deutlich, dass es dem Autor nicht um eine wissenschaftliche Aufarbeitung des

Themas ging. Seine Absicht wahr vielmehr, Angehörige von durch Absturz getöteten Bergsteigern den Trost zu vermitteln, dass es sich nicht um einen »schrecklichen Tod«, sondern um ein zwar mit dem Lebensende verbundenes, aber beglückendes Erlebnis handele.

In den folgenden Jahrzehnten blieben Erwähnungen des Phänomens in der wissenschaftlichen Literatur sporadisch (Bozzano, 1906 [7]; Hyslop, 1908 [37]; Barrett, 1926 [2]).

Erst mit dem Erscheinen der populärwissenschaftlichen Monographie »Life After Life« von R. Moody [50] setzte ein regelrechter Boom auf Dokumentation und Erforschung von Nah-Tod-Erlebnissen ein. 1978 erfolgte die Gründung der International Association for Near-Death Studies, gefolgt von der Gründung weiterer wissenschaftlicher und nicht-wissenschaftlicher Vereinigungen. Die Anzahl der Publikationen in der systematischen Literatur fand um 1980 einen Höhepunkt mit rund 15 Veröffentlichungen pro Jahr.

Das Angebot an Buchveröffentlichungen im populärwissenschaftlichen und esoterischen Sektor ist mittlerweile unüberschaubar, die Bemühung um eine nüchterne, ausgewogene und vor allem von persönlichen Überzeugungen des Autors unabhängige Darstellung jedoch sehr unterschiedlich ausgeprägt.

Systematische Beschäftigungen mit dem Phänomen haben hingegen sehr schnell gezeigt, dass eine allgemein gültige Definition des Phänomens ebenso problematisch ist wie eine einheitliche Darstellung der Phänomenologie. »The investigation of the NDE is at an early descriptive stage, and there is no generally agreed definition, nor is there agreement on whether it is best considered as one complex and polymorphic state or as a number of distinct entities« bringt Roberts [69] dieses Problem zum Ausdruck.

Phänomenologie

Die erste systematische Darstellung des Phänomens stammt von Ring [67], der 102 Personen strukturiert interviewte und dabei die **6 Komponenten** eines »typischen« NDE definierte. In den meisten, vor allem auch in der Laienliteratur exemplarisch zitierten Schilderungen von Betroffenen lassen sich diesen Grundbestandteilen des sogenannten Core-NDE identifizieren.

Die Patienten schildern keinen oder nur für einen kurzen Moment auftretenden Schmerz und keine sonstigen körperlichen Missempfindungen. Ein Gefühl von Friede und Ruhe tritt ein, das im Gegensatz zu der bedrohlichen Situation und der Reaktion der anwesenden Personen steht. Im weiteren Verlauf des NDE wird von einem Teil der Betroffenen eine **Trennung vom physischen Körper** beschrieben. Der Patient sieht seinen Körper von außen, meist von oben aus einer Entfernung von wenigen Metern. Medizinischen Bemühungen am Körper werden teilweise erstaunlich exakt, teilweise aber auch unzutreffend dargestellt [5, 83].

Die **Umgebung** erscheint den Betroffenen **normal, jedoch hell erleuchtet**. Das Hören ist prägnant, das Denken wird als sehr scharf, analytisch distanziert und außerordentlich schnell geschildert [69].

Ein weiterer typischer Bestandteil des NDE ist ein **Tunnel-Erlebnis**. Die Patienten beschreiben die Bewegung durch einen zylindrischen, meist dunklen, leeren, üblicherweise horizontal verlaufenden Raum. **Am Ende dieses Tunnels wird ein helles Licht beschrieben**, das in den meisten Fällen jedoch nicht erreicht wird [6, 12, 17].

Verlässt der Betroffene diesen Tunnel am anderen Ende, findet er sich in einer sehr vielfältig beschriebenen unwirklichen Welt [47]. Hier können **Kontakte mit Freunden**, verstorbenen **Verwandten** oder **auch nicht bekannten Personen** zustande kommen. Wenn eine Kommunikation geschildert wird, dann ist diese in aller Regel nonverbal.

Unabhängig von den auf Trennung von Körper und Geist bezogenen Phänomenen wird oft ein sog. **Lebensrückblick** geschildert. Die Betroffenen erleben einen zeitrafferartig zusammengefassten filmähnlichen Überblick über wichtige Ereignisse ihres Lebens. Die Kapitel dieses Lebensrückblickes können sequenziell, aber auch parallel nebeneinander vor dem Auge des Betrachters ablaufen, ohne jedoch dadurch zu verwirren. Auftreten und Gestaltung eines Lebensrückblickes scheinen teilweise von der auslösenden Situation abzuhängen, eine kulturelle Prägung ist typisch.

Diese Bausteine eines NDEs treten in variabler Zusammenstellung, jedoch meist in der genannten, typischen *Reihenfolge* auf. Die Häufigkeit des Vorkommens dieser Bestandteile nimmt in dieser Reihenfolge ab: Fast alle Betroffenen schildern das Gefühl von Schmerzlosigkeit, Frieden und Ruhe, die wenigsten Betroffenen erleben einen Kontakt mit anderen Personen [47, 67].

Auch *unangenehme Nah-Tod-Erlebnisse* scheinen möglich zu sein. Greyson schildert den Fall eines Patienten, der nach Suizidversuch durch Erhängen ein bedrohliches Nah-Tod-Erlebnis hatte, das erst durch die Intervention der Ehefrau beendet wurde. »I saw my body hanging in the rope. I was terrified, could see and hear, but it was different – hard to explain. Demons were all around me, I could hear them but could not see them. They chattered like Blackbirds ...« [31].

Allen Stufen des typischen NDE ist die lebendige, sinnvolle Qualität des Erlebten gemeinsam. Oft wird eine gesteigerte Klarheit und Intensität der visuellen und akustischen Perzeption geschildert, ungewöhnlich schnelle Denkprozesse sowie ein Gefühl der Transzendenz von Raum und Zeit [59].

Prävalenz

Die Häufigkeit von NDE in der Bevölkerung ist umstritten. Nach Royse [73] geben 70% aller Geistlichen in Nordamerika an, mindestens einmal einen NDE-Bericht aus ihrer Gemeinde aufgenommen zu haben. Eine oft zitierte Untersuchung von Gallup [21] gibt an, dass 5% der amerikanischen Bevölkerung bereits ein NDE oder ein NDE-ähnliches Erlebnis hatten. Nach Sabom [76] hatten 42% der Patienten in medizinisch kritischen Situationen ein NDE, in einer vergleichbaren Untersuchung von Ring [67] hatte ebenfalls knapp die Hälfte der Patienten nach kritischer medizinischer Intervention ein Nah-Tod-Erlebnis. Dagegen gibt Locke eine Rate von 22% an [48].

Weitere Untersuchungen, deren Fokus nicht auf medizinischen Notsituationen liegt, geben ebenfalls Häufigkeiten zwischen 24% (Vietnamveteranen nach kritischer Situation) und 40% [81, 84] an.

Als gegenwärtig zuverlässigste Erhebung gilt eine Arbeit von van Lommel [83]. In einer multizentrischen Befragung von 344 konsekutiven Patienten nach Herzstillstand mit erfolgreicher Reanimation fanden sich 41 Patienten (12%), die ein moderates bis tiefes NDE hatten. 82% der Patienten hatten keinerlei Erinnerungen, 6% unklare, den Kriterien eines NDEs nicht genügende schemenhafte Erinnerungen. Sowohl die Reihenfolge der NDE-Komponenten als auch deren relative Häufigkeit entsprechen den von Ring publizierten Daten. Ausnahme ist die relative Seltenheit eines Lebensrückblicks (13%). Van Lommel interpretiert die relativ hohen Zahlen der älteren Literatur eher als Folge einer nicht repräsentativen Auswahl der befragten Personen. Selbst die in der eigenen Untersuchung gefundene Häufigkeit von 18 bzw. 12% (Core-NDE) nach Reanimation werden vom Autor als eher hoch eingeschätzt. Die tatsächliche Häufigkeit nach Herz-Kreislauf-Stillstand wird auf 5–10% der betroffenen Patienten geschätzt. Damit ergibt sich ein erheblicher Widerspruch zu älteren amerikanischen Felduntersuchungen, die solche Zahlen für die Gesamtbevölkerung angeben.

In einer weiteren aktuellen Studie fanden sich unter 1595 Patienten einer kardiologischen Einheit, von denen sieben Prozent einen Herzstillstand erlitten hatten, 10 Prozent NDE-Ereignisse [29]. Auch diese Zahlen sprechen eher gegen die in der älteren Literatur genannten großen Häufigkeiten.

Methoden der Erforschung

Da sich das Nah-Tod-Erlebnis einer zeitnahen Untersuchung meist entzieht, gestaltet sich die Datenerhebung im Rahmen wissenschaftlicher Untersuchungen überaus schwierig. Zur Verfügung stehen die Nacherzählungen von Erinnerungen an ein Nah-Tod-Erlebnis. Da diese Untersuchungen zum Teil auf der Befragung von Personen basieren, die über Anzeigen in überregionalen Zeitungen für die Untersuchungen gewonnen werden, liegen die ausgewerteten Nah-Tod-Erlebnisse teilweise mehrere Jahrzehnte zurück. Die Varianz der Schilderungen macht sehr deutlich, dass die publizierten Fallzahlen eine repräsentative Abbildung des Phänomens nicht zulassen, wenngleich die Intensität der Erinnerung vom zeitlichen Abstand zum Erlebnis unabhängig zu sein scheint [30, 45]. Ein weiteres Problem ist sicherlich die unterschiedliche Fähigkeit der befragten Personen, das Erlebte zu verbalisieren.

Eine prospektive Datenerhebung ist aus leicht nachvollziehbaren Gründen nicht möglich. Dies beschreiben Bates und Stanley [3] sehr treffend mit den Worten: »It is hard to conceive of circumstances that would justify the arteficial induction of the physiological states associated with near death experiences.«. Eine nicht beabsichtigte Auslösung von Nah-Tod-Erlebnissen im Rahmen eines Studiendesigns wurde allerdings von Lempert [44] beschrieben. Durch Hyperventilation und Valsalva-Manöver wurde bei 42 gesunden Erwachsenen eine maximal 22 Sekunden anhaltende Synkope provoziert. Danach schilderte knapp die Hälfte der Versuchspersonen ein Nah-Tod-Erlebnis-ähnliches Phänomen. Dabei fanden sich alle typischen Komponenten eines NDEs, und die relative Häufigkeit entsprach der in der Literatur für »echte« Nah-Tod-Erlebnisse beschriebenen Zahl.

Interessant ist die Frage, ob ein Nah-Tod-Erlebnis tatsächlich immer nur in der tatsächlichen Nähe des Todes auftritt. Owens et al. [63] untersuchten die Nah-Tod-Beschreibung von 28 Personen nach tatsächlich lebensbedrohlichen Situationen, und verglichen diese Zahlen mit Nah-Tod-Erlebnis-Schilderungen von 30 Personen, die sich zwar nach eigener Einschätzung ebenfalls akut vital bedroht waren, objektiv jedoch keiner akuten Gefahr ausgesetzt waren. Überraschenderweise fanden sich keine Unterschiede in der Häufigkeit des Auftretens des Tunnelphänomens, positiver Emotionen und dem Körperaustrittsphänomen. Lediglich die Häufigkeit eines Lebensrückblickes war nicht signifikant unterschiedlich.

Begünstigende Faktoren

Unfälle, schwere Erkrankungen und Suizide sind typische Situationen, in denen Nahtoderlebnisse auftreten können. Dagegen wurden NDE in Zusammenhang mit einer Anästhesie bisher nicht beschrieben [47], Gleiches gilt für die schwere Hypoglykämie [82]. Weitere potenzielle Einflussfaktoren wie Alter, Bildung, Beruf, Familienstand, sozioökonomischer Status, religiöser Hintergrund haben sich als nicht relevant erwiesen [27, 29, 32, 43, 48, 62, 76].

Uneinheitliche Angaben finden sich zu Alter und Geschlecht [29, 83]. Diese Faktoren scheinen allerdings keine wesentliche Bedeutung zu haben. Erwähnenswert ist eine bei Männern geringere Bereitschaft, über Nah-Tod-Erlebnisse zu berichten.

Eine umfangreiche Datensammlung zu Nah-Tod-Erlebnissen bei Suizidversuchen publizierte Rosen [72], der alle Selbstmordversuche an der Golden Gate Bridge und der San Francisco-Oakland Bay Bridge untersuchte. Alle befragten Überlebenden berichteten über ein Gefühl von Ruhe und Frieden, einen Verlust des Zeitgefühls, teilweise ein Gefühl von Transzendenz und/oder Wiedergeburt. Von einem Lebensrückblick wurde von keinem der Betroffenen berichtet.

Greyson leistete 1983 einen wesentlichen Beitrag zur quantitativen Beschreibung von NDE und ihrer Komponenten [25]. Aus der Beschreibung von 88 Nah-Tod-Erlebnissen wurde ein vorläufiger Fragebogen mit 33 Eigenschaften erstellt, die mit 16 standardisierten Fragen erfasst werden können. Ziel dieser Arbeit war die Differenzierung von Nah-Tod-Erlebnissen vom hirnorganischen Psychosyndrom sowie unspezifischen Stressantworten. Der Fragebogen umfasst Fragen zur Kognition (subjektives Empfinden von zeitlichen Zusammenhängen), Affektion (Friede, Wohlbefinden, Harmonie etc.), Paranormalität der Wahrnehmung sowie dem Gefühl von Transzendenz (Betreten übernatürlicher Welten etc.). Der aus den Antworten berechnete Score erlaubt die Abgrenzung eines NDE gegen andere neurologisch-psychiatrische Phänomene.

Differenzialdiagnose

Wesentliche differenzialdiagnostische Überlegungen betreffen pharmakologische Einflüsse sowie psychopathologische Zustände. Auch transzendentale Meditationstechniken können Gemeinsamkeiten mit Nah-Tod-Erlebnissen haben. Nach Literaturlage erweist sich das Fehlen der Begleitphänomene »Tunnelerlebnis« und »lichthafte Wesen« als Unterschied zu echten NDE.

LSD und andere psychedelische Drogen rufen Halluzinationen hervor, die Ähnlichkeiten mit Elementen des Nah-Tod-Erlebnisses haben (Landschaften, Begegnung mit spirituellen Personen [79]). Ein Tunnelphänomen kann durch Äther erzeugt werden [17], Ketamin scheint typische Körperaustrittsphänomene hervorrufen zu können [71], auch Effekte von Canabis können Ähnlichkeit mit NDE-Phänomenen haben [80].

Die Frage, ob Körperaustrittsphänomene im Rahmen eines Nah-Tod-Erlebnisses einen lebendigeren und realeren Charakter haben als pharmakogene Persönlichkeitsveränderungen, ist umstritten [3]. Die Depersonalisation als Differenzialdiagnose zu Körperaustrittsphänomenen scheint als »subjektiv unangenehmer Zustand einer veränderten Empfindung, in der die Person fühlt, dass sie unwirklich ist, einen Mangel an persönlicher Identität, und zu Gefühlen unfähig ist« in der emotionalen Färbung deutlich different zum Nah-Tod-Erlebnis zu sein [18].

Auch durch außergewöhnliche Situationen ausgelöste Erregungszustände können eine dem Nah-Tod-Erlebnis ähnliche Symptomatik hervorrufen. So beschreibt Walker [85] den Fall einer Patientin, die im Rahmen einer Myelographie eine Hyperventilation mit anschließender kurzer Bewusstlosigkeit erlebte. Die Patientin schilderte im Anschluss an das Ereignis sehr plastisch eine Begegnung mit verstorbenen Angehörigen und singenden Engelchören.

Bhowmick schildert den Fall eines Patienten mit einem über 20 Jahre regelmäßig wiederkehrenden Postvagotomiesyndrom, welches ebenfalls mit NDE-ähnlichen Erlebnissen einherging [4].

Der Einfluss des kulturellen Kontextes wurde von Osis und Haraldson [62] untersucht. In einem Vergleich von 442 weißen Amerikanern und 435 Amerikanern indianischer Abstammung mithilfe semistrukturierter Fragebögen ergaben sich im Wesentlichen Unterschiede bei der Identifizierung der Erscheinungen von Personen sowie der Benennung religiöser Gestalten. Versucht man eine Zuordnung der Kernbestandteile eines Nah-Tod-Erlebnisses zu den Gruppen »kulturspezifisch« und »kulturübergreifend«, scheinen insbesondere die Bestandteile »andere Welten« und »Begegnung mit Personen« kulturell unabhängig zu sein.

Erwartungsgemäß hat Religiosität einen Einfluss, insbesondere in der Interpretation des Erlebten [42]. Religiöse Personen empfinden das Gefühl des Körperaustritts eher als Verlassen des Geistes, das Gefühl von Friede und Zeitlosigkeit als »die Ewigkeit«. Die Begegnung mit Jesus und anderen Personen aus dem christlichen Personenkreis findet sich ebenfalls naturgemäß nur bei entsprechend religiös geprägten Personen [14]. Insgesamt ist jedoch festzustellen, dass Häufigkeit und Phänomenologie von NDE bei nichtreligiösen beziehungsweise religiösen Personen unterschiedlicher Konfession ohne nennenswerte Unterschiede sind [14].

Erklärungsmodelle

Drei Gruppen von Theorien zur Erklärung von Nah-Tod-Erlebnissen lassen sich unterscheiden: **organische Theorien, psychologische Theorien und spirituelle Theorien.**

Organische Ursachen

Die Kenntnis über die Eigenschaften des klinischen Todes (Funktionsverlust von Cortex nach einigen Sekunden, nach 1 – 2 Minuten des Hirnstammes) und dessen Übergang in den biologischen Tod (irreversible Schäden am ZNS nach ca. 5 Minuten = Hirntod) prägt die organischen Theorien.

Neurophysiologische Zusammenhänge zwischen bestimmten Hirnarealen und paranormalen Erlebnissen sind lange bekannt. Bereits 1955 berichtete Penfield von Körperaustrittsphänomenen, die sich durch elektrische Stimulation im Bereich des Temporallappens erzeugen lassen [64]. In Übereinstimmung hiermit zeigen NDE-Patienten vermehrt epileptiforme Aktivitäten im Temporallappen [8]. Gleiches gilt für spontane Krampfpotenziale in diesem Bereich, wie der Fallbericht eines 16-jährigen Mädchens mit Temporallappenepilepsie und rezidivierenden Körperaustrittsphänomenen [46] zeigt. Endorphine erniedrigen die Krampfschwelle in Temporallappen und limbischem System und könnten so die gleichen Effekte hervorrufen wie eine Hypoxie [20]. Dies könnte auch die Tatsache erklären, dass NDE nicht an das Vorliegen einer Hypoxie gebunden ist [74].

Die organischen Theorien beschäftigen sich jedoch im Wesentlichen mit der Frage, inwieweit Hypoxie und Hyperkapnie ein NDE triggern bzw. für dieses verantwortlich sein können. Dies könnte beispielsweise durch eine direkte Aktivierung des Temporallappens oder indirekt durch Effekte im Mittelhirn (serotoninerge neuronale Verbindungen) oder aber direkt durch hypoxiebedingte regionale Störungen der Signalverarbeitung und -interpretation erfolgen. Diese Vorgänge können zur Ausschüttung von Neurotransmittern, insbesondere von Endorphinen, führen, die bekanntermaßen positiv gefärbte Erlebnisse hervorrufen können [10, 11]. Zusammenhänge mit dem REM-Schlaf, dem Arousal-System des Gehirns und der Funktion des Nucleus ceruleus sowie der Funktion des NMDA-Rezeptorkomplexes (Antagonismus begünstigt NDE, dissoziative Anästhesie und Schizophrenie) wurden ebenfalls untersucht [39, 40].

Auch das Tunnelphänomen wurde als ischämiebedingte Einengung des Gesichtsfeldes bei Hypoperfusion im Bereich der Arteria cerebri posterior interpretiert [46]. Zweifelsohne ist eine zerebrale Hypoxie in der Lage, positive Gefühle von Wohlbefinden und Stärke, einen Verlust kritischer Wertung sowie Halluzinationen und Delusionen mit Themen von Sterben und Leben nach dem Tod hervorzurufen. Das NDE als Produkt eines Gehirns im Sauerstoffmangel ist daher denkbar [70]. Dies erklärt allerdings nicht die Tatsache, dass Nah-Tod-Erlebnisse, wie schon oben ausgeführt, durchaus auch in Situationen ohne zerebrale Hypoxie auftreten können [35].

Psychologische Ursachen

Die psychologischen Erklärungsversuche gehen zurück auf Publikationen von Pfister 1930, der sich mit »Schockdenken und Schockphantasien bei höchster Todesgefahr« beschäftigte [65]. Nach

Pfister versucht »eine mit einer potenziell unentrinnbaren Gefahr konfrontierte Person, diese unangenehme Realität aus dem Bewusstsein auszuschließen und sie durch angenehme Phantasien zu ersetzen, die sie davor schützen, durch den emotionalen Schock gelähmt zu werden«. In diesem Kontext kann das Gefühl des Friedens als eine zielgerichtet auf eine erhöhte Überlebenswahrscheinlichkeit durch Erhalt der Energiereserven durch Vermeidung von Panik ausgelöste Reaktion interpretiert werden. Körperaustrittsphänomene sind nach diesen Modellen eine Verleugnung der eigenen Verwundbarkeit und Abhängigkeit vom bedrohten physischen Körper. So soll bei fortgeschrittener Einschränkung des sensorischen Inputs das Gehirn die für sein Funktionieren benötigten Sinneseindrücke selbst generieren [26].

Problematisch an dieser Interpretation des NDE als phylogenetisch sinnvoller Überlebensmechanismus ist allerdings die Tatsache, dass NDE-auslösende Situationen – und insbesondere das Überleben einer solchen – zu selten auftritt, als dass sich das Nah-Tod-Erlebnis als Selektionsvorteil hätte manifestieren können [38]. Zwar mag dieses als Mechanismus gesehen werden, das Sterben »angenehm« zu gestalten – es bleibt allerdings die Frage nach dem Warum einer solchen Entwicklung. »Nature does nothing for nothing« bemerkt James [38] und kommt zu der Frage, welcher Vorteil darin zu sehen ist, dass Vorgänge im limbischen Systemen den Vorgang des Sterbens »glücklich und ruhig« gestalten. Er zieht den Schluss, dass eine »wohlmeinende Gottheit« (benevolent deity) mitwirken müsse.

Spirituelle Erklärungsversuche

Während E. Kübler-Ross sehr klar den Standpunkt einnimmt, dass »Moodys Arbeiten bestätigen, was uns seit 2000 Jahren gelehrt wird: Dass es ein **Leben nach dem Tod** gibt«, nehmen andere Protagonisten der NDE-Forschung durchaus differenziertere Standpunkte ein. So geben Moody, Ring und Franklin zwar an, persönlich an ein ewiges Leben zu glauben, lehnen jedoch die NDE-Forschung als Beweis hierfür, und auch als glaubwürdigen Weg für seine Erforschung, ab. Harpur [33] sieht ein

NDE dagegen zwar nicht als Beweis für ein Leben nach dem Tod, jedoch immerhin als Hinweis darauf, dass transzendentale Vorgänge eine Rolle spielen. Skeptischer äußert sich Siegel [79]: »The resultant experience can be interpreted as evidence that people survive death, but it may be more easily understood as a dissociative hallucinatory activity of the brain«. Als rein biologisches Phänomen einer unter Wiederbelebungsmaßnahmen gestörten Hirnfunktion sieht hingegen Negowski das Nah-Tod-Erlebnis [55–57]. Eine eher pragmatische Sicht vertritt Alcock [1] mit der Feststellung, dass »Dying iteself may not be such an unpleasant experience ...«

Nahe liegend ist die Kombination von einzelnen Aspekten dieser drei Modelle. In diesem Sinne kann das Nah-Tod-Erlebnis als komplexe dissoziative Halluzination interpretiert werden, die aus der Situation einer zerebralen Stimulation, gekoppelt mit einer funktionellen Desorganisation des Teils des ZNS ist, welches die einlaufenden Stimuli reguliert, kombiniert mit einer Überlagerung mit internen Bildern. Der Sinn des NDEs mag als adaptiver Prozess gesehen werden, um Sicherheit, Geborgenheit und Integration im Angesicht der Desintegration zu gewährleisten [79]. Hier befinden wir uns allerdings weit im Bereich der Spekulation.

Konsequenzen von NDE

Nah-Tod-Erlebnisse führen zu Änderungen in Einstellungen, Werten, Glaubensinhalten und Verhalten von betroffenen Personen. Noyes [58] berichtet auf der Datenbasis von 138 Nah-Tod-Erlebnissen nach lebensbedrohlichen Situationen von einer Reduktion von Angst vor dem Tod (41%), einem Gefühl der Unverwundbarkeit (21%) und dem Gefühl des Auserwähltseins von bzw. einer Bevorzugung durch Gott.

Auch Flynn [19] fand bei 21 Nah-Tod-Erlebnissen eine reduzierte Angst vor dem Tod, eine erhöhte Sorge um Andere und einen verstärkten Glauben an Gott und dessen Bedeutung im eigenen Leben.

Solche an sich plausiblen Veränderungen lassen sich allerdings nicht immer statistisch belegen. In einer Untersuchung von Greyson [24] an 89 NDE-

Betroffenen im Vergleich zu 175 Kontrollpersonen mithilfe eines strukturierten Fragebogens wurden die Bereiche »Spiritualität«, »Altruismus«, »Selfactualization« und »persönlicher Erfolg im Leben« quantifiziert. Nur im Fragencluster »Erfolg« fand sich in der NDE-Gruppe ein etwas geringer ausgeprägter Score, während die anderen untersuchten Bereiche keine Unterschiede zwischen den beiden Gruppen erkennen ließen. Der Autor kommt daher zu dem Ergebnis, dass sich trotz der hier dokumentierten eher marginalen Unterschiede insgesamt die Breite der anekdotisch berichteten Unterschiede nicht bestätigen lässt.

Klinische Probleme

Während für den Betroffenen selbst ein erlebtes NDE ganz überwiegend mit positiven Erinnerungen und einer positiven Prägung des Bewusstseins einhergeht, ergeben sich Probleme oft aus der Reaktion der persönlichen Umgebung. So werden von Betroffenen positive Veränderungen im Sinne einer übernatürlichen Geduld und Toleranz bis hin zu Wunderheilungen und prophetischen Fähigkeiten erwartet. Die zwangsläufige Enttäuschung dieser Erwartungen führt zur Ablehnung durch die Umgebung bis hin zur erhöhten Scheidungsrate [19], auch wegen weit auseinanderklaffender persönlicher Gewichtung der materiellen Aspekte des Lebens.

Einige Patienten können auch ärgerlich oder enttäuscht über ihre Rettung angesichts eines überaus positiv erlebten Nah-Tod-Erlebnisses reagieren [13, 41, 68].

Spekulationen, dass das in der Öffentlichkeit mit positiven Emotionen verbundene NDE einen Suizid attraktiver machen können [27], haben sich nicht bestätigt. Vielmehr löst ein stattgehabtes NDE oft eine starke antisuizidale Einstellungsänderung aus [23, 72].

Da Personen nach Nah-Tod-Erlebnissen oft medizinisch behandelt werden, muss medizinisches Personal, insbesondere Mitarbeiter auf Intensivstationen, über das Phänomen des NDE informiert, ggf. auch psychologisch geschult sein.

Zwar geben nach einer Untersuchung von Orne [61] 70% von in den Bereichen Intensiv- und

Notfallmedizin eingesetzten amerikanische Pflegekräfte an, mit dem Phänomen des NDE vertraut zu sein. Die Fähigkeit, dieses Wissen in der Praxis umzusetzen, scheint allerdings eher gering zu sein. 40% der untersuchten Personen waren nicht in der Lage, Patienten, die ein NDE erlebt hatten, zu helfen [34].

Clark [13] gibt **Vorschläge zum klinischen Umgang** mit solcher Patienten, die sich mit gängigen Vorstellungen zum Umgang mit Intensivpatienten decken. Hierzu gehört z. B. das **Aufrechterhalten der Realitätsorientierung** auch des bewusstlosen Patienten **durch eine persönliche Ansprache**, die der eines wachen Patienten entspricht. Patienten sollen **über die Möglichkeit, ein NDE erlebt zu haben, aufgeklärt bzw. angesprochen werden** [60]. Finden sich Hinweise auf ein stattgehabtes NDE, wird empfohlen, möglichst frühzeitig ein entsprechendes **Gespräch** mit dem Patienten zu **initiieren**.

Die Unterstützung des Patienten in der Verarbeitung des Erlebten soll sich **auch** auf **den Umgang mit Familienangehörigen** erstrecken [15]. Insbesondere muss dem Patienten die Angst genommen werden, in einem Gespräch über das Erlebte mit Partner und Familie zurückgewiesen oder für verrückt erklärt zu werden. Im Gegenzug müssen entsprechende Gespräche auch mit Angehörigen geführt werden, um eine Akzeptanz der vom Betroffenen geäußerten Erfahrungen zu erreichen und ein Gespräch innerhalb der Familie zu erleichtern [9, 13, 16, 52, 66, 78].

Therapeutische Ansätze

Soweit eine Therapie überhaupt erforderlich erscheint, wird empfohlen, den Betroffenen darin zu bestärken, das Erlebte zu verbalisieren. Dabei sollte die rein reflektorische Betrachtung einer interpretierenden vorgezogen werden. Bedarfsweise können spezielle Techniken wie Hypnose, künstlerische Betätigung, Gruppenpsychotherapie, Mitarbeit in Selbsthilfegruppen und Meditation angewendet werden. In Einzelfällen kann bei depressiver Komorbidität eine Pharmakotherapie indiziert sein [28].

Ebenfalls in Einzelfällen können Maßnahmen der psychosozialen Rehabilitation erforderlich sein.

So berichtet Greyson [28] von einem Patienten, der nach erlebtem NDE nicht mehr in der Lage war, seinem Beruf als Polizist nachzukommen. Eine Änderung des beruflichen Aufgabengebietes war erforderlich.

Ein eindrucksvolles Beispiel für eine langfristige Behandlungsbedürftigkeit nach NDE beschreibt Greyson [28]. Er berichtete von einem Patienten, der als Kind ein Nah-Tod-Erlebnis hatte, das eine Reihe von offensichtlich in der Zukunft gelegenen, teilweise unangenehmen oder belastenden Situationen beinhaltete. Als dies dem Betroffenen im Alter von 20 Jahren anlässlich der Beerdigung seiner Mutter bewusst wurde, entwickelte sich eine langandauernde Angststörung aus der Befürchtung, dass weitere Komponenten seines sehr lebhaft erinnerten Nah-Tod-Erlebnisses in der Zukunft ebenfalls Realität werden könnten.

Nah-Tod-Erlebnisse bei Kindern

Vereinzelt werden Nah-Tod-Erlebnisse auch bei Kindern beobachtet. Ihre besondere Faszination liegt darin, dass eine Beeinflussung der Schilderung der Erlebnisse durch Vorkenntnisse aus Berichterstattungen in den Medien als eher unwahrscheinlich angesehen werden kann.

In besonderer Weise hat sich Morse [53] mit diesem Themenkomplex beschäftigt. So untersuchte der Autor 11 junge Patienten im Alter zwischen 3 und 16 Jahren nach kardiopulmonaler Reanimation. 7 dieser Kinder berichteten über Nah-Tod-Erlebnisse, die den klassischen Kriterien standhielten. Auch die Häufigkeitsverteilung der einzelnen Komponenten entsprach der in einem Vergleichskollektiv erwachsener Nah-Tod-Erlebnis-Betroffener. 6 der 7 Kinder schilderten ein Körperaustrittsphänomen, 4 ein Tunnelerlebnis. 3 Kinder berichteten über Begegnung mit Personen, ein Kind mit einem verstorbenen Angehörigen. Lebensrückblicke fehlten in den Schilderungen, ein Gefühl des Friedens wurde nur von 3 Kindern genannt. Nur eines der untersuchten Kinder hatte zuvor schon einmal von Nah-Tod-Erlebnissen gehört.

Weitere beeindruckende Einzelfallberichte von Morse [51, 54], Herzog [36] und Manley [49] zeigen, dass Wiederbelebungsmaßnahmen von betroffenen Kindern intensiv und außerordentlich realitätsnah erlebt und erinnert werden. Eine Kommunikation mit dem Kind während der Reanimationsbedingungen erscheint vor diesem Hintergrund unerlässlich zu sein.

Der Fallbericht eines 7-jährigen Kindes mit erfolgreicher Reanimation nach Süßwasserertrinken und erloschenen Hirnstammreflexen demonstriert die Bedeutung des religiösen Hintergrundes und der Erziehung im Elternhaus. Das Kind berichtete von der Begegnung mit einer Frau namens Elisabeth, einem Spaziergang zum Himmel und einer Begegnung mit dem himmlischen Vater und Jesus [51].

Das Auftreten eines Nah-Tod-Erlebnisses selbst bei Säuglingen erscheint vor dem Hintergrund einer Publikation von Herzog und Herrin [36] nicht auszuschließen. Ein 6 Monate altes Kind, das im Rahmen eines hämolytisch-urämischen Syndroms in kritischem Zustand intensivmedizinisch versorgt wurde, entwickelte einige Monate nach Entlassung angesichts einer Röhre bei einem Einkaufsmarkt eine Panikattacke. Dieses Verhalten wiederholte sich in den nächsten Monaten mehrmals. Als das Kind im Alter von 3½ Jahren von der Mutter erfuhr, dass die Großmutter gestorben sei, antwortete es: »Will grandma have to go through the tunnel at the store to get to see God?«

❯ Fazit

Schilderungen von Nah-Tod-Erlebnissen finden sich seit Jahrhunderten sporadisch in der Literatur. Das gehäufte Auftreten als Folge der modernen Notfallmedizin sowie ein ausgeprägtes Interesse der Öffentlichkeit an paranormalen Phänomenen rückten dieses Gebiet auch in das Zentrum eines wissenschaftlichen Interesses. Zusammenfassend lässt sich feststellen, dass Nah-Tod-Erlebnisse meist einem bestimmten Muster mit typischen Komponenten (dunkler Tunnel, helles Licht am Ende des Tunnels, Begegnung mit Personen, Verlassen des eigenen Körpers und Lebensrückblick) folgen. Die Vielfältigkeit der Ausgestaltung sowie der auslösenden Situationen, aber auch der medizinischen Begleitumstände, legt nahe, dass ein einheitliches Erklärungsmodell dem Phänomen nicht gerecht wird.

Hinzu kommen Einzelfallerlebnisse, die sich einer rein naturwissenschaftlichen Herangehensweise vollständig entziehen (Körperaustrittsphänomene mit detaillierten Beschreibungen außerhalb der Lokalisation des eigenen Körpers [77], Blick in die Zukunft [75]). Einfache Erklärungen, wie z. B. von Gordon [22] formuliert, die z. B. das helle Licht am Ende des Tunnels als die Untersuchungsleuchte des Notfallmediziners bei der Hirnstammreflexdiagnostik ansehen, sind hier eher als amüsante Begleitmusik zu einem durchaus ernsthaften Thema zu werten. So müssen wir zum gegenwärtigen Zeitpunkt zugestehen, dass die Entscheidung, ob man das Phänomen Nah-Tod-Erlebnis als Fehlfunktion des Gehirns oder aber als Beweis für eine Seele und ein Leben nach dem Tod ansieht, der persönlichen Einstellung überlassen bleibt.

Für die klinische Praxis bleibt festzuhalten, dass wir uns in jedem Fall der Versorgung eines akut lebensgefährlich erkrankten Patienten der Tatsache bewusst sein müssen, dass dieser die Situation sehr realitätsnah erleben kann. Und auch wenn dieses Erlebnis im Nachhinein als durchaus angenehm gefärbt geschildert wird, stellt es doch für den Betroffenen ein einschneidendes Erlebnis dar, das tiefgreifende Änderungen der Wertevorstellungen und Lebenseinstellungen haben kann. Ein entsprechendes Verhalten in solchen Situationen [49] sowie die Berücksichtigung im Umgang mit betroffenen Personen im Rahmen der Intensivmedizin sind erforderlich.

Literaturverzeichnis

1. Alcock JE. Pseudo-science and the soul. Essence 1981; 5: 65–76

2. Barret W. Death Bed Visions. London: Methuen, 1926

3. Bates BC, Stanley A. The epidemiology and differential diagnosis of near-death experience. Am J Orthopsychiatry 1985; 55: 542–9

4. Bhowmick BK. Recurrent near-death experience with post-vagotomy syndrome. J R Soc Med 1991; 84: 311

5. Blackmore SJ. Beyond the body. An investigation of out of body experiences. London: Heinemann, 1982

6. Blackmore SJ, Troscianko TS. The physiology of the tunnel. J Near-Death Stud 1989; 8: 15–28

7. Bozzano E. Apparitions of deceased persons at death-beds. Ann Psych Sci 1906; 3: 67–100

8. Britton WB, Bootzin RR. Near-death experiences and the temporal lobe. Psychol Sci 2004; 15: 254–8

9. Bucher L, Wimbush FB, Hardie T, Hayes ER. Near death experiences. Critical care nurses' attitudes and interventions. Dimens Crit Care Nurs 1997; 16: 194–201

10. Carr D. Pathopsychology of stress-induced limbic lobe dysfunction: a hypothesis for NDEs. Anabiosis 1982; 2: 75–89

11. Carr D. Endorphins at the Approach of Death. Lancet 1981; 1(8218): 390

12. Chari CTK. Parapsychological reflections on some tunnel experiences. Anabiosis 1982; 2: 110–31

13. Clark K. Clinical intervention with near-death experience. In: Greyson B, Flynn C P, eds. The Near-Death Experience: Problems, Prospects, Perspectives. Springfield: Charles C. Thomas, 1984

14. Dlin BM. The experience of surviving almost certain death. Adv Psychosom Med 1980; 10: 111–8

15. Dlin BM, Stern A. Survivors of cardiac arrest: the first few days. Psychsom 1974; 15: 61–7

16. Dougherty CM. The near-death experience as a major life transition. Holist Nurs Pract 1990; 4: 84–90

17. Drab KJ. The tunnel experience: reality or hallucination? Anabiosis 1981; 1: 126–52

18. ischer R. A Dictionary of Mental Health. London: Granada, 1980

19. Flynn CP. Meanings and implications of NDE transformations, some preliminary findings and implications. Anabiosis 1982; 2: 3–13

20. Frenk H, McCarty BC, Liebeskind JC. Different brain areas mediate the analgesic and epileptic properties of enkephalin. Science 1978; 200: 335–7

21. Gallup G, Proctor W. Adventures in immortality: A look beyond the threshold of death. New York: McGraw-Hill, 1982

22. Gordon BD. Near-death experience. Lancet 1989; 2(8677): 1452

23. Greyson B. Near-death experiences and attempted suicide. Suicide Life Threat Behav 1981; 11: 10–6

24. Greyson B. Near-death experiences and personal values. Am J Psychiatry 1983; 140: 618–20

25. Greyson B. The near-death experience scale. Construction, reliability, and validity. J Nerv Ment Dis 1983; 171: 369–75

26. Greyson B. The psychodynamics of near death experiences. J Nerv Ment Dis 1983; 171: 376–81

27. Greyson B. Incidence of near-death experiences following attempted suicide. Suicide Life Threat Behav 1986; 16: 40–5

28. Greyson B. The near-death experience as a focus of clinical attention. J Nerv Ment Dis 1997; 185: 327–34

29. Greyson B. Incidence and correlates of near-death experiences in a cardiac care unit. Gen Hosp Psychiatry 2003; 25: 269–76

30. Greyson, B. Consistency of near-death experience accounts over two decades: Are reports embellished over time? Resuscitation 73, 407–411. 2007. Ref Type: Journal (Full) Ref ID: GREYSON2007

31. Greyson B, Bush NE. Distressing near-death experiences. Psychiatry 1992; 55: 95–110

32. Greyson B, Stevenson I. The phenomenology of near-death experiences. Am J Psychiatry 1980; 137: 1193–6

33. Harpur T. Near-death experience denied. CMAJ 1992; 147: 1315–6

34. Hayes ER, Waters LD. Interdisciplinary perceptions of the near-death experience: implications for professional education and practice. Death Stud 1989; 13: 443–53

35. Heim A. Notizen über den Tod durch Absturz. Jahrbuch des Schweizer Alpenclub 1892; 27: 327–37

36. Herzog DB, Herrin JT. Near-death experiences in the very young. Crit Care Med 1985; 13: 1074–5

37. Hyslop JH. Psychical research and the resurrcetion. New York: Small, Maynard & Co, 1906

38. James PF. Near-death experiences. Lancet 1989; 1110–1

39. Jansen KL. Neuroscience and the near-death experience: roles for the NMSA-PCP receptor, the sigma receptor and the endopsychosins. Med Hypotheses 1990; 31: 25–9

40. Jansen KL. Near death experience and the NMDA receptor. Br Med J 2003; 298: 1708

41. Jung CG. Memories, Dreams, Reflections. New York: Random House, 1961

42. Kellehear A. Culture, biology, and the near-death experience. A reappraisal. J Nerv Ment Dis 1993; 181: 148–56

43. Kohr RL. Near death experiences,altered states, and Psi-sensitivity. Anabiosis 1983; 3: 157–76

44. Lempert T, Bauer M, Schmidt D. Syncope and near-death experience. Lancet 1994; 344: 829–30

45. Lester D. Depth of near-death experiences and confounding factors. Percept Mot Skills 2003; 96: 18

46. Lewis DW, Watson ME. Explaining the phenomena of near-death experiences. Am J Dis Child 1987; 141: 828

47. Lindley JH, Bryan S, onley B. Near death experiences in a Pacific North West American population: the evergreen study. Anabiosis 1981; 1: 104–25

48. Locke TP, Shontz FC. Personality correlates of the near-death experience: a preliminary study. J Amer Soc Psychical Res 1983; 77: 311–8

49. Manley LK. Enchanted journeys: near-death experiences and the emergency nurse. J Emerg Nurs 1996; 22: 311–6

50. Moody RA. Life after Life. New York: Bantam, 1975

51. Morse ML. A near-death experience in a 7-year-old child. Am J Dis Child 1983; 137: 959–61

52. Morse ML. Near-death experiences of children. J Pediatr Oncol Nurs 1994; 11: 139–44

53. Morse ML, Castillo P, Venecia D, et al. Childhood near-death experiences. Am J Dis Child 1986; 140: 1110–4

54. Morse ML, Conner D, Tyler D. Near-death experiences in a pediatric population. A preliminary report. Am J Dis Child 1985; 139: 595–600

55. Negovsky VA. On the idealistic conception of clinical death. J Philosophical Sci 1981; 4: 510

56. Negovsky VA. Reanimatology today: Some scientific and philosophic considerations. Crit Care Med 1982; 10: 130–3

57. Negovsky VA. Postresuscitation disease. Crit Care Med 1988; 16: 942–6

58. Noyes R. Attitude changes following near-death experiences. Psychiatry 1980; 43: 234–42

59. Noyes R, Kletti R. Depersonalization in the face of life-threatening danger: a description. Psychiatry 1976; 39: 19–27

60. Oakes AR. Near-death events and critical care nursing. Top Clin Nurs 1981; 3: 61–78

61. Orne RM. The meaning of survival: the early aftermath of a near-death experience. Res Nurs Health 1995; 18: 239–47

62. Osis K, Haraldsson E. Deathbed observations by physicans and nurses: a cross-cultural survey. J Amer Soc Psychical Res 1977; 71: 237–59

63. Owens JE, Cook EW, Stevenson I. Features of »near-death experience« in relation to whether or not patients were near death. Lancet 1990; 336: 1175–7

64. Penfield W. The role of the temporal cortex in certain psychical phenomena. J Ment Sci 1955; 101: 451–65

65. Pfister O. Shockdenken und Shock-Phantasien bei höchster Todesgefahr. Int Z Psychoanalyse 1930; 16: 430–55

66. Puntillo KA. The meaning of survival: the early aftermath of a near-death experience. AACN Nursing Scan in Critical Care 1993; 6: 4–5

67. Ring K. Life at Death: A scientific investigation of the near death experience. New York: Coward, McCann and Geoghegan, 1980

68. Ring K. Near-death studies: an overview. In: Greyson B, Flynn C P, eds. The Near-Death Experience: Problems, Prospects, Perspectives. USA: Charles Thomas, 1984

69. Roberts G, Owen J. The near-death experience. Br J Psychiatry 1988; 153: 607–17

70. Rodin EA. The reality of death experiences. A personal perspective. J Nerv Ment Dis 1980; 168: 259–63

71. Rogo DS. Ketamine and the near death experience. Anabiosis 1984; 4: 87–96

72. Rosen DH. Suicide survivors: a follow-up study of persons who survived jumping from the Golden Gate and San Francisco-Oakland Bay Bridges. West J Med 1975; 122: 289–94

73. Royse D, . The near death experience: a survey of clergy attitudes and knowledge. J Pastoral Care 1985; 39: 31–42

74. Saavedra-Aguilar JC, Gomez-Jeria JS. A neurobiological model for near-death experiences. J Near-Death Stud 1989; 7: 205–22

75. Sabom MB. Recollections of Death. London: Corgi, 1982

76. Sabom MB. Recollections of Death: a Medical Investigation. New York: Harper and Row, 1982

77. Sabom MB. Light and death: One doctors fascinating account of near-death experiences. Michigan: Zondervan Publishing House, 1998: 37–52

78. Schoenbeck SB. Exploring the mystery of near-death experiences. Am J Nurs 1993; 93: 42–6

79. Siegel RK. The psychology of life after death. Am Psychol 1980; 35 (10): 911–31

80. Siegel RK, Hirschman AE. Hashish near-death experiences. Anabiosis 1984; 4: 69–86

81. Sullivan RM. Combat-related near-death experiences: a preliminary investigation. Anabiosis 1984; 4: 143–52

82. Thomas DJB, Rosen SD. Near-death experiences. Lancet 1991; 337: 116

83. van Lommel P, van Wees R, Meyers V, Elfferich I. Near-death experience in survivors of cardiac arrest: a prospective study in the Netherlands. Lancet 2001; 358: 2039–45

84. Vicchio S. Some logical problems and questions for further study. Anabiosis 1981; 1: 66–87

85. Walker FO. A nowhere near-death experience: heavenly choirs interrupt myelography. JAMA 1989; 261: 3245–6

Teil II   Philosophie, Theologie und Ethik

Der Tod: Ende oder Anfang der Philosophie?

M. Dreyer

Der Tod als Skandalon menschlichen Nachdenkens

Auf den ersten Blick scheint die im Titel formulierte Alternative sehr leicht entscheidbar zu sein.[1]

Der Tod als das Lebensende ist selbstverständlich auch das Ende der Philosophie. Denn Philosophie ist das Produkt menschlicher Tätigkeit. Tätigkeiten verlangen zu ihrem Vollzug Leben als Grundlage. Folglich kann es dort keine Philosophie geben, wo es kein Leben mehr gibt.

Mit dieser Überlegung könnte der Beitrag schon beendet sein, wenn diese richtige und zweifelsohne sehr einleuchtende und einfache Antwort nicht etwas übersehen würde. Der Mensch als das Subjekt allen Nachdenkens und damit auch des Philosophierens unterscheidet sich nämlich dadurch von allen anderen Lebewesen, dass er den Tod nicht nur als Ende seines Lebens erleidet, sondern um diesen Tod als Ende seines Lebens weiß und darüber sprechen kann. Erich Fried hat diesen Gedanken prägend in einem Gedicht zum Ausdruck gebracht: »Ein Hund, der stirbt und der weiß, dass er stirbt wie ein Hund, und der sagen kann, dass er weiß, dass er stirbt wie ein Hund, ist ein Mensch.«[2]

[1] Vgl. zum Folgenden u.a.: PH. ARIÈS, Geschichte des Todes, München 1980; E. BIRKENSTOCK, Heißt philosophieren sterben lernen? Antworten der Existenzphilosophie: Kierkegaard, Heidegger, Sartre, Rosenzweig, Freiburg/Br. 1997; E. CANETTI, Über den Tod, München 2003; J. CHORON, Der Tod im abendländischen Denken, Stuttgart 1967; H. EBELING (Hg.), Der Tod in der Moderne, Königstein/Ts. 1979; N. ELIAS, Über die Einsamkeit der Sterbenden in unseren Tagen, Frankfurt/M. 1982; K. JASPERS, Einführung in die Philosophie, Kap.: Philosophische Lebensführung, München, 1971, 92–100; DERS., Tod, in: Philosophie. II. Existenzerhellung, Berlin ³1956, 220–229; H. JONAS, Unsterblichkeit und heutige Existenz, in: DERS., Zwischen Nichts und Ewigkeit, Göttingen 1963, 44–62; N. A. LUYTEN (Hg.), Tod – Ende oder Vollendung? Freiburg/Br. 1980; DERS. (Hg.), Tod – Preis des Lebens? Freiburg/Br. 1980; TH. H. MACHO, Todesmetaphern. Zur Logik der Grenzerfahrung, Frankfurt/M. 1987; E. U. A. RUPRECHT, Tod und Unsterblichkeit. Texte aus Philosophie, Theologie, und Dichtung vom Mittelalter bis zur Gegenwart, Stuttgart 1992; D. STERNBERGER, Über den Tod, Frankfurt/M. 1977.

[2] E. FRIED, Gesammelte Werke Gedichte I, Berlin 1993, 337.

Der Tod, insbesondere aber der eigene Tod, ist für den denkenden und nachdenkenden Menschen nie nur ein Faktum wie andere, um die er weiß und über die er alltäglich spricht. Vielmehr ist der Tod als das Ende des Lebens und als Lebensbedrohung ein Skandalon. Denn der Mensch als Lebewesen will in allem Leben immer mehr als nur leben. Er erfährt sich in all seinen Handlungen als immer schon über sich hinaus, als einer, der, alle Grenzen der Endlichkeit hinter sich lassend, Unsterblichkeit zu erlangen sucht. Dieses Streben nach Unsterblichkeit aber macht den Tod zu einem Ereignis, das allem menschlichen Verlangen, ja der menschlichen Natur als ganzer zu widersprechen scheint.

Als Lebewesen muss der Mensch vor dem Tod Angst haben. Es ist daher nicht verwunderlich, dass die Erfahrung der Todesverfallenheit bei gleichzeitiger Sehnsucht nach Unsterblichkeit zum Auslöser der Frage danach wird, ob mit dem Tod denn alles Leben vorbei sei, ob es etwas jenseits des Todes gebe und welchen Sinn ein Leben haben könne, das in seiner ureigensten Bewegung beständig gefährdet ist. Der Tod wird so zum Movens philosophischer Reflexion. Der jüdische Philosoph Franz Rosenzweig (1886–1929) konnte daher 1921 sein Hauptwerk *Der Stern der Erlösung* bündig mit dem Satz beginnen: »Vom Tode, von der Furcht des Todes, hebt alles Erkennen des Alls an.«[3]

Der Tod als Anfang der Philosophie: Die Frage nach der Unsterblichkeit der Seele

Den besten Beleg für den Satz Rosenzweigs liefert der griechische Philosoph Platon (428/27- 348/47), der in seinem Dialog *Phaidon* die letzten Stunden des Sokrates vor dessen Hinrichtung schildert. Hier heißt es, dass Sokrates, nachdem er im Gefängnis sein Todesurteil erfahren habe, keineswegs unglücklich gewesen sei.[4] Im Verlauf seines letzten Gespräches mit seinen Schülern kurz vor der Hinrichtung habe Sokrates ihnen dargelegt, dass der,

welcher sein Leben wahrhaft philosophisch lebe, getrost sterben könne, da ihn nach diesem Tod nur Gutes erwarte. In einer Reihe von Argumenten entwickelt Sokrates zur Rechtfertigung seiner Überzeugung die Grundzüge seiner Philosophie. In knappen Strichen entfaltet er seine Konzeption vom Menschen sowie seinen Begriff von der Welt und vom Göttlichen. Der nahende Tod und das Gespräch über ihn werden also zum Anlass des Nachdenkens über das Ganze der Wirklichkeit, d. h. für die Entfaltung von Philosophie.

Die Gelassenheit des Sokrates angesichts des nahen Todes gründet nach Sokrates/Platon in der Überzeugung von der Unsterblichkeit der Seele. Mag auch der Körper sterben, so ist die Seele als Prinzip des Lebens doch unsterblich. In dieser Welt ist sie – so die Lehre Platons – zwar an den Körper gebunden. Dieser ist für sie aber wie ein Kerker, aus dem sie sich bereits in diesem Leben zu befreien sucht. Dies kann ihr im Vollzug des Philosophierens gelingen, im Nachdenken der Vernunft, da deren Tätigkeit nicht auf körperliche Funktionen angewiesen ist. In einer rein geistigen, von allen körperlichen Vollzügen freien und unbelasteten Tätigkeit der Vernunft liegt nach Platon auch die Erfüllung menschlichen Lebens.

Der beständige Vollzug vernunftgeleiteten Nachdenkens bedeutet also, dass derjenige, der dies tut – und das ist der Philosoph –, schon in diesem Leben die Trennung von Leib und Seele zu vollziehen beginnt, also anfanghaft stirbt. Insofern der philosophierende Mensch nach Platon gezielt einen lebenslangen Prozess der Loslösung von den körperlichen Gegebenheiten praktiziert, ist der Tod im Leben eines solchen Menschen also immer präsent. Der Philosoph kann sich folglich über seinen Tod freuen, weil damit die in der Philosophie ansatzweise vollzogene Trennung der Seele vom Leib endgültig wird. Das, was er sein ganzes Leben lang eingeübt hat, wird nun vollkommene Wirklichkeit.

Am Beispiel des Sokrates macht Platon somit dreierlei deutlich:

- Das philosophische Nachdenken samt seiner Welt- und Daseinsdeutung wird durch den (nahenden) Tod angestoßen.
- Das philosophische Nachdenken entwickelt aus sich heraus in der Argumentation für die Unsterblichkeit der menschlichen Seele zugleich

---

[3] F. ROSENZWEIG, Der Stern der Erlösung, Den Haag 1976, 3.
[4] PLATON, Phaidon, Gr.-dt. v. L. Robin, L. Méridier u. F. Schleiermacher, Darmstadt 1973.

auch das Mittel, diesen Tod gelassen zu erwarten.
- Der Tod ist im Leben präsent. Das Leben des Philosophen ist eine Einübung in den Tod.

Die Grenzen philosophischen Nachdenkens über Tod und Unsterblichkeit

So eindeutig die Position Platons zu Tod und Unsterblichkeit auch ist, schon eine Generation später wird sie von seinem Schüler Aristoteles nur noch in einer Minimalversion vertreten. Andere antike Philosophen halten den Mensch als ganzen für sterblich. Genau diese mangelnde Eindeutigkeit der antiken Philosophie wertet der mittelalterliche Theologe und Philosoph Thomas von Aquin (1224/25–1274) im 13. Jahrhundert als Beleg dafür, dass die Philosophie bei der Frage nach der Unsterblichkeit an die Grenze ihrer Leistungsfähigkeit stößt.[5] Der Mensch kann allein mit dem Mittel seiner Vernunft keine überzeugende Deutung für den »Grenzfall« Tod finden.

Auch Thomas ist von der Unsterblichkeit des Menschen überzeugt. Seine Argumentationsschritte machen jedoch sehr deutlich, dass der Nachweis der Richtigkeit dieser Position letztlich nur erbracht werden kann, wenn man über die Philosophie hinausgeht. Thomas beginnt seine Argumentation zunächst einmal ganz philosophisch. Der Mensch ist für Thomas, wie die griechische Philosophie dies ihm vorgibt, strenge Leib-Seele-Einheit und als Körper-(Leib-)Wesen ist er zugleich Individuum. Für Thomas ist der Mensch als Individuum, d. h. als Körperwesen, seiner Bestimmung nach ein Wesen der Transzendenz, also ein Wesen, das seine Erfüllung in einem Jenseits seiner selbst sucht. Die Erfüllung dieses Strebens bedeutet sein Glück. Thomas ist – wie schon die griechische Philosophie – davon überzeugt, dass naturhafte

Strebungen ihr Ziel erreichen, weil sie im anderen Fall sinnlos wären.

Dies gilt auch für das Streben nach Glück. Jedoch kann der Mensch in diesem Leben – dies hatte schon Aristoteles herausgestellt – kein dauerhaftes Glück finden. Daraus könnte man folgern, dass es für den Menschen nur ein begrenztes (irdisches) Glück geben kann. Hält man indes die vollständige Erfüllung des Strebens für möglich oder gar notwendig, muss man annehmen, dass diese dem Menschen erst nach dem (irdischen) Leben zuteil wird, er also über den Tod hinaus in irgendeiner Weise fortexistiert. Wie kann man diese Einsicht begründen? Der Mensch gelangt aus eigenen Kräften nur zu der Erkenntnis, dass die Seele, nicht aber der Leib unsterblich ist. Ohne Leib bzw. Körper aber ist er nach Thomas kein Individuum.

In dieser Situation wählt Thomas den Weg, die letzten Schritte seiner Argumentation mit Hilfe von christlichen Glaubensüberzeugungen argumentativ zu entwickeln. Dass es für den Menschen als ganzen, d. h. für das Individuum, ein Leben jenseits seines Todes gibt und dieses die Erfüllung seines Transzendenzstrebens in der Verbindung mit Gott bietet, ist eine Gewissheit, die er sich nicht selbst, d. h. mit den Mitteln der Philosophie zu geben vermag, sondern die ausschließlich Gegenstand seiner religiösen Hoffnung ist. Denn der christliche Glaube ist davon überzeugt, dass die Seele, die über den Tod hinaus Bestand hat, nach dem Tod des irdischen Leibes mit einem neuen Leib vereint wird.

Die Frage nach Tod und Unsterblichkeit – so zeigen die Überlegungen des Thomas – kann also nur dann eine befriedigende Antwort erhalten, wenn man sich nicht auf die der natürlichen Vernunft mögliche Selbst- und Weltauslegung beschränkt, sondern bereit ist, sich auf andere Deutungen einzulassen. In dieser Situation bietet nach Thomas die Religion eine überzeugende Hilfe.

Dass die Grenzen philosophischen Nachdenkens über den Tod, insbesondere wenn es um die Frage der Unsterblichkeit des Menschen geht, tatsächlich so eng zu ziehen sind, wie Thomas dies tut, zeigt ein Blick in Neuzeit und Moderne. Immanuel Kant (1724–1804) bestätigt die Einschätzung, dass die Beantwortung der Frage, ob der Mensch

[5] Vgl. THOMAS VON AQUIN, Summa theologiae I-II qq. 85–87. Zu weiteren Stellen im Werk des Thomas und zur Interpretation der thomanischen Position vgl.: O. H. PESCH, Thomas von Aquin, Mainz 1988; ferner W. KLUXEN, Seele und Unsterblichkeit bei Thomas von Aquin, in: K. KREMER (Hg.), Seele. Ihre Wirklichkeit, ihr Verhältnis zum Leib und zur menschlichen Person, Leiden/Köln 1984, 66–83.

sterblich oder unsterblich sei, unsere menschliche Erkenntnisfähigkeit übersteige. Daher verzichtet die Philosophie im 20. Jahrhundert in der Regel darauf, diese Frage zu formulieren. Georg Simmel (1858–1918) und Max Scheler (1874–1928), die im Wissen um diese Problematik dennoch noch einmal die Frage nach der Unsterblichkeit des Menschen stellen, agieren mit aller Vorsicht.[6] Sie beschränken sich darauf, im Streben des Menschen, das immer schon über alles Vorfindliche hinausgeht, einen Hinweis dafür zu sehen, dass auch das Leben selbst immer schon über den Tod hinaus ist. Für sie wird, wie für Thomas von Aquin, das Transzendenzstreben des individuellen Menschen bzw. das Transzendenzstreben des Lebens selbst Indiz für die Unbegrenztheit dieses Lebens.

Der Tod als Gegenstand philosophischer Reflexion

Ist die Philosophie – so könnte man nun fragen – mit dem Thema *Tod* spätestens im 20. Jahrhundert, wenngleich aus kluger Selbstbescheidung, nun doch noch an ihr Ende gelangt? Die Antwort lautet erneut: »nein«. Selbst wenn das Nach-dem-Tod kein Gegenstand philosophischer Spekulation im traditionellen Sinn mehr sein kann und die Philosophie dieses Feld beispielsweise der Religion überlassen muss, so bleibt sie doch weiterhin ein wichtiges Forum, um über den Tod nachzudenken. Denn allererst die Philosophie selbst vermag die Spannung von Todesverfallenheit und gleichzeitigem Transzendenzstreben als eine den Menschen wesentlich bestimmende Größe zu erkennen. Zu-

dem macht sie gerade aufgrund ihrer Begrenztheit auch deutlich, dass jeder über das philosophische Nachdenken hinausreichende Lösungsversuch Grenzwissen ist, das die natürlichen Möglichkeiten menschlicher Erkenntnis übersteigt.

Zudem bleibt das Thema *Tod* auch noch aus einem anderen Grund ein wichtiges Thema philosophischen Nachdenkens: Anders als das Tier ist der Mensch in seinem Verhalten nicht schon durch seine natürlichen Anlagen festgelegt. In der Regel hat er mehrere, oftmals sogar entgegengesetzte Handlungsmöglichkeiten, die er verwirklichen könnte, von denen er aber jeweils nur eine umsetzen kann. Er kann und muss daher wählen. Dies gilt für das Überleben ebenso wie für das gute Leben. Der Mensch muss also sein Leben führen.

Ob diese Lebensführung gelingt, ob das Leben glückt, hängt zu einem nicht unwesentlichen Teil davon ab, dass die das eigene Leben betreffenden Entscheidungen klug getroffen werden. Kluge Entscheidungen sind solche, in denen im klaren Wissen um die Möglichkeiten, Grenzen und erstrebten Ziele einer Handlung die rechten Mittel zur Umsetzung dieser Handlung gewählt werden. Ein glückendes Leben steht also in einem engen Zusammenhang mit einem Wissen um die eigenen Grenzen. Der Tod ist die markanteste Grenze menschlichen Handelns; denn er hebt jede Handlungs- und Lebensmöglichkeit radikal auf und verweist damit wie kein anderes Faktum auf die menschliche Endlichkeit. Von daher sollte gerade er bei den Lebensentscheidungen mitbedacht werden. Beansprucht aber die Philosophie im Blick auf Lebens- und Handlungsentscheidungen orientierendes Wissen zu bieten, dann muss sie in diesem Zusammenhang mit Notwendigkeit auch den Tod thematisieren.

Indes könnte man gegen diese Sicht mit dem griechischen Philosophen Epikur (341–271) folgendermaßen argumentieren: »[...] wenn »wir« sind, ist der Tod nicht da; wenn der Tod da ist, sind »wir« nicht.«[7] Unser Tod braucht gar nicht von uns in unserer Lebensplanung mitbedacht zu werden – so kann man einwenden –, weil er kein

---

[6] Vgl. G. SIMMEL, Zur Metaphysik des Todes, in: DERS., Gesamtausgabe 12. Aufsätze und Abhandlungen 1909–1918 Bd. 1, Frankfurt 2001, 81- 96; vgl. dazu auch den editorischen Bericht ebd. 505–507; M. SCHELER, Sinken des Glaubens an das Fortleben der Person, in: DERS., Schriften aus dem Nachlaß, Bd. 1 Zur Ethik und Erkenntnislehre, 2. durchges. u. erw. Aufl. m. einem Anhang hg. v. M. Scheler, Bern 1957, 11 – 64; DERS., Altern und Tod. Vorlesung 1923/24: Das Wesen des Todes, in: DERS., Schriften aus dem Nachlaß, Bd. 3 Philosophische Anthropologie, hg. v. M. S. Frings, Bonn 1997, 253 – 327; DERS., Weitere Aufzeichnungen zu Altern und Tod, in: DERS., Schriften aus dem Nachlaß, Bd. 3 Philosophische Anthropologie, hg. v. M. S. Frings, Bonn 1997, 331 – 341.

[7] EPIKUR, Brief an Menoikeus, in: DERS., Briefe, Sprüche, Werkfragmente, Stuttgart 1997, 45.

Teil unseres Lebens ist. Ja, unser je eigener Tod kann sogar gar kein empirischer Gegenstand unseres Nachdenkens sein, weil mit seinem Erleben all unser Nachdenken aufhört.

Der Tod als Grenze

Wenn wir allerdings auf unsere Alltagserfahrungen schauen, dann scheint die Angelegenheit indes nicht so einfach zu sein, wie Epikur sie darstellt. Denn in unserem Leben werden wir immer wieder Zeugen von Vollzügen, die in Formen des Todes enden. Zudem wissen wir vom Tod anderer Menschen. Wir sind womöglich bei ihrem Sterben anwesend, und in ihrem Tod ist unser eigener gegenwärtig. Unser Tod beschäftigt uns also in unserem Leben und ist dann für uns gegenwärtig. Von daher drängt er sich als Gegenstand der Reflexion durchaus auf.

Wie aber soll man über den Tod nachdenken? Über den eigenen Tod nachzudenken bedeutet, als existierendes Wesen das eigene Nicht-mehr-Existieren zu bedenken, bedeutet, das dem Leben Entgegengesetzte und die äußerste Grenze des eigenen Lebens in den Blick zu nehmen. Wie aber kann man über diese äußerste Grenze des Lebens nachdenken, da doch alles Nachdenken über die Dinge unserer Weltwirklichkeit in den Kategorien dessen erfolgt, was zu unserem Leben gehört? Da der Tod jedoch das strikte Gegenteil zu allem Leben ist, ist er nicht in diesen Kategorien greifbar. Wenn wir über ihn sprechen und nachdenken, können wir es nur in Form der Verneinung dessen tun, was wir vom Lebendigen aussagen. Der Tod ist also das Unsagbare und Unbekannte schlechthin. Das macht ihn gleichermaßen faszinierend wie erschreckend. Es ist folglich nicht verwunderlich, wenn ein Nachdenken über ihn als möglicherweise absoluter Grenze unseres Lebens und als einem Bereich, der sich aller vom Leben getragenen Erfahrung entzieht, in der Regel gemieden wird. Das Nachdenken über den eigenen Tod, wie über den Tod überhaupt, drängt sich also ebenso sehr auf, wie es selbst verdrängt wird.

Gegen das Verdrängen aber ist mit den bisherigen Überlegungen zu sagen, dass es nicht klug ist, weil das Über-den-Tod-nicht-nachdenken-Wollen dem Menschen die Möglichkeit nimmt, sein Leben gut zu führen. Dies sei kurz noch einmal verdeutlicht.

Dass ein Nachdenken über Grenzen eine eminent positive Bedeutung für das hat, was begrenzt ist, zeigt die Alltagserfahrung. Was Freundschaft, Vertrauen, Liebe ist, dass diese Haltungen unserem Leben eine besondere Qualität verleihen und dass sie infolgedessen einen besonderen Wert darstellen, wird uns oft erst angesichts der Erfahrung ihrer Begrenztheit schmerzlich einsichtig. Ebenso verhält es sich mit dem Tod als Grenze und Gegensatz des Lebens. Was das Leben ist, was es in seinen Folgeerscheinungen bedeutet, welcher Wert ihm zukommt, das wird erst einsichtig, wenn es vom Tod bedroht ist.

Hinzu kommt ein zweiter Gesichtspunkt: Da der Tod absolute Grenze und Gegensatz des Lebens ist, wodurch alles Leben aufgehoben ist, wirft das Nachdenken über den Tod auch ein neues Licht auf alles, was zum menschlichen Leben gehört: seine Güter und Werte, seine Inhalte, seinen Sinn, sein Gelingen und Misslingen. Das Nachdenken über die absolute Grenze menschlichen Lebens ist also Chance für das menschliche Leben selbst. Und deshalb ist es nicht verwunderlich, wenn die Philosophie angesichts des Todes nicht an ihr Ende kommt, sondern umgekehrt gerade hier erst ihr Nachdenken beginnt.

Der Tod als die ausgezeichnete Möglichkeit des Menschen oder als (Ver-)Nichtung aller seiner Möglichkeiten

Die Überzeugung, dass der Tod als Grenze des Lebens eine eminente Bedeutung für eben dieses Leben hat, gehört zu den Kerngedanken der im 20. Jahrhundert geführten philosophischen Auseinandersetzung mit dem Thema. Deren Intensität hat zum einen sicherlich mit den Leiden zweier Weltkriege zu tun. Ein gewichtiges Movens für die philosophische Reflexion im 20. Jahrhundert ist aber genauso die seit dem 19. Jahrhundert zu beobachtende Verdrängung des Todes in allen Bereichen der Gesellschaft, die parallel zum Prozess der Industrialisierung verläuft. Die bereits erwähnten Philosophen Georg Simmel und Max

Scheler beklagen ausdrücklich diese Verdrängung. Sie machen in ihren Arbeiten deutlich, dass der Tod Teil des Lebens ist und dass seine Verdrängung bedeutet, das Leben in seiner Tiefe nicht wahrnehmen zu können.

Für Martin Heidegger (1889–1976) ist der eigene Tod unterbestimmt, wenn man ihn als bloßen Endpunkt des Lebensverlaufes deutet.[8] Der Tod ist vielmehr ein Phänomen des Lebens selbst. Der Mensch ist auf ihn vom Zeitpunkt der Geburt an bis zur letzten Lebensstunde bleibend bezogen. Er ist – so Heidegger – ein Sein zum Tode. Wenn der Mensch seiner Verfasstheit als Sein zum Tode tatsächlich entspricht, dann wird er auf seinen Tod bezogen sein wie auf seine eigenste Möglichkeit. Jeder Mensch kann nur seinen eigenen Tod sterben, weshalb er in seinem Tod auf eine einzigartige Weise Subjekt wird.

Lebt man im Horizont eines Todes, der als ureigenste Möglichkeit des Menschen verstanden werden muss, dann hat das zugleich auch Konsequenzen für den Lebensvollzug selbst. Nach Heidegger weiß der Mensch erst im Bezug auf den eigenen Tod um die eigene Unverwechselbarkeit und um seine Individualität. Erst so kann er wahrhaft die Möglichkeiten seines Lebens einschätzen, ist fähig, jede erlangte Stufe seiner Existenz noch einmal zu überschreiten auf ein Neues hin. Ja, erst derjenige, der den Tod nicht verdrängt, sondern ihn – und dies in aller Angst – als das Äußerste seines Seinkönnens erfasst, weiß überhaupt, was Leben in all seinen Facetten, in seiner Verbindung mit und zu anderen Dingen und Personen bedeutet.

Entspricht Heideggers absolute Hochschätzung des Todes für die Verwirklichung des Menschseins aber den Erfahrungen unserer Gegenwart? Kann der millionenfache Tod unschuldiger Menschen infolge von Kriegen, Völkermord, Terroranschlägen und menschlichem Versagen angemessen verstanden werden, wenn man ihn begreift als das, was dem Menschen allererst sein Selbstsein verleiht? Kann man nicht – wenn überhaupt – nur von demjenigen Menschen, der die Chance hat, einen Alterstod zu sterben, fordern,

im Horizont seines eigenen Todes zu leben? Muss der Tod nicht als das schlechthin Unmenschliche, als das Absurde verstanden werden? Nimmt er nicht allem Leben Bedeutung, anstatt es ihm zu geben?

Jean-Paul Sartre (1905–1980), der zu den pron"oncierten Kritikern der Heideggerschen Deutung gehört, begreift in *Das Sein und das Nichts* (*L'être et le néant*) ganz in der Linie dieser Anfragen den Tod als die Vernichtung aller menschlichen Möglichkeiten und damit als Absurdität.[9] Infolgedessen kann man sich auch nicht auf ihn hin entwerfen oder sich auf ihn einstellen. Der Tod ist für den Lebenden die unerwartete Behinderung. Auf ihn wartet man nicht, auf ihn kann man nur gefasst sein. Zudem verleiht nicht der Tod dem Menschen allererst Subjektivität, sondern weil der Mensch eine unverwechselbare Selbstheit besitzt, kann er auch einen individuellen Tod sterben. Erst wer sein Leben in seinen Möglichkeiten lebt, kann auch gut sterben.

❯ **Fazit**

— Das philosophische Interesse am Tod ist nicht Ausdruck einer Nekrophilie, einer Verliebtheit in das Phänomen des Todes. Philosophisches Nachdenken über den Tod ist ein Umgang mit dem Tod, dem es um das menschliche Leben in seiner Ganzheit und in all seinen Bezügen geht. Um einen Begriff vom Leben zu gewinnen und damit das Leben glücken kann, wird im Denken der Tod in den Blick genommen. Über den Tod philosophisch nachzudenken heißt, das Leben von seiner Grenze her zu verstehen suchen.

— Der menschliche Tod bzw. das Ausgeliefertsein des Menschen an seinen Tod bringen das philosophische Nachdenken in Gang. Der Vielfalt der Gesichter des Todes entspricht eine ebenso große Vielfalt philosophischer Deutungen. Am Tod als Gegenstand der Philosophie zeigen sich schließlich die Möglichkeiten wie Grenzen eben dieser Form menschlicher Reflexion.

---

[8] Vgl. M. Heidegger, Sein und Zeit § 46–53, Tübingen 1979, 235–267.

[9] J.-P. Sartre, Mein Tod, in: ders., Das Sein und das Nichts. Versuch einer phänomenologischen Ontologie, Hamburg 1991, 914–950.

■ Ein zweifellos provokanter Gedanke aus
dem *Denktagebuch* von Hannah Arendt
(1906–1975) sei daher an den Abschluss dieser
Überlegungen gestellt: »Die größte und gräss-
lichste Gefahr für das Denken der Menschen
ist, dass das Gedachte eines Tages durch die
Entdeckung irgendeiner bis dahin unbekannt
gebliebenen Tatsache vollkommen erledigt
wird. Nehmen wir z. B. an, es könnte eines
Tages gelingen, die Menschen unsterblich zu
machen, so würde alles Gedachte, das sich am
Tod entzündete, mitsamt seiner Tiefe einfach
lächerlich werden – es beruhte nicht auf dem
sokratischen Nichtwissen, sondern auf einem
korrigierbaren Irrtum. Es wäre durchaus möglich zu sagen, dass dieser Preis für die Abschaf-
fung des Todes zu hoch ist.«[10]

---

[10] H. ARENDT, Denktagebuch 1, München 2002, 591.

Leiden ohne Ende – Lebenserhaltung um jeden Preis? Oder: Wann darf ein Mensch sterben?

Vortrag beim Intensivmedizinischen Forum »Grenzsituationen – Gestalten oder Verwalten? Entscheidungsfindung im Spannungsfeld von Medizin, Ethik, Recht und Ökonomie« an der Universität in Mainz am 22. September 2006

K. Kardinal Lehmann

Media vita in morte sumus – Mitten im Leben sind wir vom Tod umfangen. Der Tod ist sicheres Los aller Lebenden und allgegenwärtig: In den Nachrichten weltweit, auch in unserem persönlichen Umfeld, wenn nahe Menschen sterben.

Wir dürfen froh und dankbar sein für die medizinischen Möglichkeiten, mit denen Leben heute gerettet und Leid gelindert werden kann. Aber manche Fälle haben uns doch auch schockierend vor Augen geführt, welche Gefahren damit zusammenhängen. Allzu leicht können Ärzte, Pfleger, Angehörige oder Richter zu Herren über Leben und Tod werden. Bei der Begleitung eines sterbenskranken Menschen geht es immer darum, Hilfe im Sterben zu leisten, aber nicht Hilfe zum Sterben, wenn damit eine direkte Herbeiführung des Todes gemeint ist.

I.

Der medizinische Fortschritt hat in den letzten Jahrzehnten zu einer schwierigen Situation geführt.

Auf der einen Seite können durch moderne medizinische Möglichkeiten Krankheiten geheilt oder wenigstens aufgehalten werden, die noch vor wenigen Jahren als unheilbar gegolten haben. Auf der anderen Seite kann der Einsatz aller medizinisch-technischen Mittel heutiger Intensivmedizin dazu führen, das Leiden und Sterben von Menschen wesentlich zu verlängern. Alles muss darauf hinzielen, bis zuletzt ein Leben und Sterben in Würde zu ermöglichen. Dafür kann es notwendig sein, die intensive Medizin voll anzuwenden oder aber auf sie zu verzichten. Die letzte Entscheidung sollte aus der konkreten Situation des sterbenden Menschen heraus getroffen werden, wobei seine Wünsche und Bedürfnisse im Vordergrund stehen. Auf die »Patientenverfügung« und ihre Problematik, die ich hier nur nenne, werde ich später genauer eingehen.

Die Chancen auch und gerade der Medizin kennen wir alle. Aber Grenzen? Wer Wissenschaft als Beruf ausübt, mag vielleicht sogar zuerst über einen solchen Begriff erschrecken. Die Wissenschaft scheint gerade dadurch Wissenschaft zu sein und zu bleiben, dass ihr niemand einfach von außen Grenzen setzt. Ihre Leistungsfähigkeit besteht gerade darin, dass sie bisherige Grenzen immer wieder neu in Frage stellt und überschreitet. Davon lebt der Anspruch auf eine zweckfreie Theorie, die diesen Namen verdient, und auf die Autonomie. Freilich wissen wir alle, dass es solche Grenzen gibt. Für den neuzeitlichen Menschen ist dieser Gedanke nicht einfach. Denn die Wissenschaft ist über Jahrhunderte fast ununterbrochen vorangeschritten. Jede neue Entdeckung hat zu neuen Fragestellungen und neuen Lösungsmethoden geführt. Immer wieder hat die Wissenschaft neue Explorationsfelder geschaffen und immer wieder Neuland betreten. Heute stoßen wir eher an die Grenzen, die mit unserer Endlichkeit zusammenhängen, auch im Blick auf die Ressourcen. Wir haben auch Grenzen durch Irrtumsmöglichkeiten: der wissenschaftliche Verstand verrennt sich in seine eigenen Unzulänglichkeiten. Es gibt auch harte ökonomische Grenzen, weil hier und dort der wissenschaftliche Fortschritt unbezahlbar wird. Dies sind mindestens praktische Grenzen. Aber lässt sich heute in den modernen Wissenschaften Theorie und Praxis so leicht trennen?

Wissen ist Macht. Dies ist eine alte Aussage. Immer schon hat die Wissenschaft die Welt tiefgreifend geprägt, indem sie sie fortlaufend verändert hat. Während früher jedoch die wachsende Fülle von Ergebnissen der Wissenschaft dem Leben diente und die Zivilisation förderte, ist hier – wenigstens in unserem Bewusstsein – ein Wandel eingetreten. Zwar erkannte man auch schon früher nachteilige Folgen, aber sie erschienen doch eher als geringfügig. In den letzten Jahrzehnten hat die wissenschaftlich-technische Entwicklung in zunehmendem Maß ein Problembewusstsein hervorgerufen: Neben den unbestreitbaren Segnungen für den Fortbestand und die Weiterentwicklung der menschlichen Kultur ist nicht zu übersehen, dass die Fortschritte auch dazu führen können, dass unsere Welt unumkehrbar geschädigt und dass alles menschliche Leben auf ihr zutiefst gefährdet wird.

Die Intensivmedizin verhilft Menschen in erstaunlicher Weise zum Überleben und stellt zugleich die schwierige Frage, ob Ärzte verpflichtet sind, alle therapeutischen Maßnahmen zu ergreifen, auch wenn die Wahrscheinlichkeit besteht, dass nur vegetatives Fortleben erhalten wird. Darf man Leben, das hoffnungslos leidet, »künstlich« beenden? Darf man überhaupt Hilfe zur Verlängerung des Lebens versagen? Schließlich denke man an Transplantationen aller Arten. Eine Grundschwierigkeit des Problems besteht darin, dass die Spannung zwischen dem technisch Machbaren und dem sittlich Verantwortbaren meist überhaupt nicht wahrgenommen wird. Es mangelt auf weite Strecken an Sensibilität für die sittlichen Implikationen neuzeitlicher Naturbeherrschung. Sie erscheint nicht selten schon durch sich selbst gerechtfertigt: durch ihre Erfolge, durch ihre immer mehr um sich greifende Tendenz, durch ihre Veränderungsmöglichkeiten, durch ihr allgemeines Akzeptiertsein. Die Dominanz eines neoliberalen Denkens steigert diese Einstellung. Es gibt dadurch eine fast unangreifbare Immunität wichtiger technischer Prozesse gegenüber ethischen Anfragen. Wo sind diese mangelnden Sensibilitäten nun genauer begründet und wie lassen sie sich überhaupt aufspüren?

Zunächst ist die Eigendynamik der technischen Machbarkeit zu nennen. Vieles von dem, was hergestellt werden konnte, verfahrensmäßig technologisch erreichbar war, hat bis in unsere Zeit hinein eine derartige Suggestivkraft gewonnen, dass es beinahe normative Kraft annahm. Je höher der Entwicklungsstand der Technik in einzelnen Bereichen ist, desto radikaler scheint sich die Weiterentwicklung zu beschleunigen. Die Anstöße zum »Fortschritt« geschehen fast automatisch. Es ist nicht zufällig, dass in diesem Zusammenhang oft die Bilder eines abgefahrenen, sich immer mehr beschleunigenden Zuges, der nicht mehr gebremst werden kann, und einer Lawine, die ihre unwiderstehliche Kraft und Bewegung mitbringt, Verwendung finden. Im Zug der neuzeitlichen Naturbeherrschung wird die Veränderung von vornherein legitimiert und erscheint so immer wieder als notwendige »Optimierung«.

Ein weiterer Grund für das Zurücktreten des Bewusstseins um die sittliche Verantwortung technologischer Prozesse liegt nicht selten in der Anonymität des Geschehens. Dies hängt nicht nur mit der Eigendynamik dieses Prozesses und der

Arbeitsteilung bzw. Teamarbeit der daran Beteiligten zusammen, sondern viele Prozesse laufen in ihrer Zwangsläufigkeit geradezu ohne eindeutig erkennbares und Verantwortung tragendes Subjekt ab. Niemand hat mehr eine individuelle Steuerungsmöglichkeit für das Ganze, auch wenn jeder zu seinem Teil zum »Funktionieren« eines Systems beiträgt. So kann auch nicht immer leicht das beliebte »Verursacherprinzip« angerufen werden, da sich in vielen Bereichen konvergierende Effekte, die sich unterschwellig ergänzen, anhäufen, sich so zur Schädlichkeit aufsummieren und einen erträglichen Schwellenwert überschreiten. Diese Strukturen verstärken die relative Unkontrollierbarkeit und vermindern so auch die sittliche Verantwortungsfähigkeit. Wir erleben dies besonders auch bei Fragen der Biomedizin am Lebensbeginn und ihren ethischen Implikationen.

Eine gewisse Chance besteht darin, dass sich eine neue ethische Betrachtung des technisch Machbaren trotz dieser Tendenzen beinahe wie von selbst auferlegt. »Der endgültig entfesselte Prometheus, dem die Wissenschaft nie gekannte Kräfte und die Wirtschaft den rastlosen Antrieb gibt, ruft nach einer Ethik, die durch freiwillige Zügel seine Macht davor zurückhält, dem Menschen zum Unheil zu werden.« (H. Jonas, Das Prinzip Verantwortung, Frankfurt 1985, 7)

II.

Grundlage für unsere Diskussion ist die anthropologische Herangehensweise. Wir können medizinisch über das Leben des Menschen, seinen Beginn und sein irdisches Ende diskutieren, wir können juristische Details klären oder gesetzgeberische Handlungen einfordern. Entscheidend ist bei allen diesen Perspektiven aber, von welchem Menschenbild wir ausgehen. Um so dringlicher wird die Frage, wie man die Menschenwürde besonders als »absoluten Wert« begründet. Manche fragen sich, wie in unserem durch und durch säkularen Zeitalter mit abnehmender Religiosität die Menschenwürde begründet werden kann.

Im theologischen Bereich, aber auch darüber hinaus, ist man rasch bei der Gottebenbildlichkeit

des Menschen im Sinne der ersten Schöpfungsgeschichte auf der ersten Seite der Bibel. Aber man darf es sich hier nicht zu einfach machen. Es gibt noch viele Quellen für diese Menschenwürde von der Antike bis in die Aufklärung. Man hat sich auch im Bereich unserer Kirchen manchmal schwer getan, allen Menschen diese Würde mit ihren Rechten einzuräumen. Man denke z. B. an die Sklaven. Die unantastbare Menschenwürde präzisiert sich in unverlierbaren Menschenrechten. Es geht um eine fundamentale Rechtsgleichheit.

Aber die Frage bleibt: Wie soll diese allgemeine Menschenwürde begründet werden? Dafür ist die Berufung auf die erste Seite der Bibel durchaus angemessen: »Und Gott sprach: Lasst uns Menschen machen als unser Abbild, uns ähnlich...Gott schuf also den Menschen als sein Abbild; als Abbild Gottes schuf er ihn.« (Einheitsübersetzung), oder: » ... ein Bild das uns gleich sei...Und Gott schuf den Menschen zu seinem Bilde, zum Bilde Gottes schuf er ihn.« (Revidierte Luther-Übersetzung) oder: »Machen wir den Menschen in unserm Bild nach unserm Gleichnis... Gott schuf den Menschen in seinem Bilde, im Bilde Gottes schuf er ihn« (Buber-Rosenzweig).

Man muss dieses Wort sorgfältig bedenken. Der Mensch wird dabei als Repräsentant Gottes für das Lebendige neben ihm bestimmt. Ganz deutlich werden auch die Unterwerfung der Erde und die Herrschaft über die Tiere als Grundaufgaben herausgestellt. Heute wissen wir, dass der Ausdruck »Bild Gottes« in Königsaussagen verwurzelt ist und dem Menschen wirklich eine hoheitlich-herscherliche, zentrale Stellung im Ganzen der Schöpfungswelt zuspricht. Man darf die Worte nicht entschärfen, denn es ist wirklich ganz konkret vom »Unterwerfen« und »Niedertreten« die Rede. Aber wir dürfen auch nicht stillschweigend einen neuzeitlichen Herrschaftsbegriff benutzen, der mit Ausbeutung identisch wäre. Denn zum Sinn des damaligen »Herrschen« gehört nicht minder die Fürsorge, damit die Kreaturen schöpfungsgemäß zusammenleben. Also gehört auch Hegen und Pflegen zu diesem Dienst. Nur so ist der Mensch Statthalter und Repräsentant Gottes, er ist nicht unumschränkter Herr. Er hat diesen Herrschaftsbereich der Erde zu Lehen, als Auftrag, als Mitgift, die er erhalten und bewahren soll. Dies gilt für die gesamte anvertraute Erde: für alle Geschöpfe, ja, letztlich auch für den Mitmenschen, der in seinen schwächsten Momenten der Fürsorge bedarf.

Der Mensch ist dadurch ausgezeichnet, dass er diese Fähigkeit zur Herrschaft und Sorge besitzt. Sie setzt voraus, dass sich der Mensch einen Überblick über den ihm anvertrauten Bereich und seine Möglichkeiten verschafft, die Situation erkennt und seinen Willen durchsetzen kann. Also besteht diese Auszeichnung des Menschen in der Vernunft, in der Urteilskraft und im Willen. Die Tradition hat immer wieder Gottebenbildlichkeit so gedeutet, etwa Thomas von Aquin: »Der Mensch überragt alle anderen Lebewesen durch seinen Verstand und seine Vernunft. Also ist er Ebenbild Gottes nach seiner Vernunft und seinem Verstand.« (S.th I, qu.3, art. l)

Dabei ist nicht zu übersehen, dass der Text eine doppelte Bedeutung anspricht. Der Mensch hat diese Auszeichnung des königlichen Statthalters Gottes auf Erden. Es gehört zu seiner Ausstattung von der Schöpfung her, also zu seinem Menschsein. Es ist aber auch ein Auftrag, der erst noch erfüllt werden muss. Er ist also eine ethische Aufgabe, die Achtung gerade in der Wahrnehmung dieses Schöpfungsauftrages voraussetzt. Der Mensch kann nicht auf der Erde wüten und sie verbrauchen, wie er will. Es ist seine erste Pflicht, für die Sicherung des Lebens der ihm unterworfenen Welt und damit für den inneren und äußeren Frieden zu sorgen. Und dieser Auftrag gehört von Gott her zum inneren Bestand der Schöpfung. Man muss das Wort »Würde« beachten. Sie eignet den Menschen von der Schöpfung her. Nicht wir verleihen sie ihm. Darum darf sie auch nicht angetastet werden. Sonst verliert auch derjenige, der dies tut, seine eigene Würde.

Diese Einsichten beschränken sich nicht auf die Bibel und die Theologie. Sie haben auch das Denken in anderen Bereichen angestoßen. Ich möchte in diesem Rahmen nur auf zwei kurze Beispiele verweisen. So auf Kant, dessen 200. Todestag wir vor zwei Jahren begangen haben: »Was einen Preis hat, an dessen Stelle kann auch etwas anderes ... gesetzt werden, was dagegen über allen Preis erhaben ist ..., das hat eine Würde. Der Mensch und über-

haupt jedes vernünftige Wesen existiert als Zweck an sich selbst, nicht bloß als Mittel zum beliebigen Gebrauche für diesen oder jenen Willen.« (Grundlegung zur Metaphysik der Sitten, 2. Abschnitt) Über alle Wertungen und jeden Preis erhaben, darf der Mensch niemals bloß als »Mittel« gebraucht werden. Nichts anderes meint Hegel, wenn er davon spricht, dass dieser Gedanke der Person »von unendlicher Wichtigkeit« ist (Grundlinien der Philosophie des Rechts, § 209). Es ist also nicht so, dass die Menschenwürde nur ein unverdauter biblischer Rest wäre, auf den man letztlich verzichten kann. Dann sollten wir aber auch das ganze Sinnpotenzial nützen, das in der Bibel steht.

Dies ist auch der Grund, warum diese letzte Tiefe der Menschenwürde und damit auch der Menschenrechte gegen alle Versuchungen der Menschen, sich in falscher Weise zum Herrn des Lebens aufzuspielen, von Gott kommt, in ihm Schutz findet, das er aber auch Achtung verlangt. Nicht zuletzt darum beginnt auch die Präambel unseres Grundgesetzes: »Im Bewusstsein seiner Verantwortung vor Gott und den Menschen ...«

Nur so haben wir auch den rechten Geist, um angesichts der Größe des Menschen keinem Allmachtswahn zu verfallen, sondern beides zu bewahren: das Staunen vor seiner Größe und die Demut des Herrschens. Dies können wir nur vor Gott, denn dieser lässt uns unverkürzt die Größe des Menschen, gewährt uns aber auch immer wieder Vergebung, wenn wir in unserer Hybris straucheln. Erinnern wir uns an die Worte von PS 8: »Herr unser Herrscher, wie gewaltig ist dein Name auf der ganzen Erde; über den Himmel breitest du deine Hoheit aus. Was ist der Mensch, dass du an ihn denkst, des Menschen Kind, dass du dich seiner annimmst? Du hast ihn nur wenig geringer gemacht als Gott, hast ihn mit Herrlichkeit und Ehre gekrönt. Du hast ihn als Herrscher eingesetzt über das Werk deiner Hände, hast ihm alles zu Füßen gelegt.« Dies gilt besonders für das überaus kostbare Geschenk des Lebens in allen seinen Phasen – vom ersten Beginn bis zu seinem natürlichen Ende. Was aber, wenn der Mensch selbst abhängig wird von anderen Menschen; wenn die Macht des einen es ermöglicht, sich über den anderen zu erheben, scheinbar sogar Richter über sein Leben und Sterben zu werden?

III.

Während der Dienst der Begleitung und Hilfe im Sterbeprozess über Jahrhunderte häufig selbstverständlich von Einzelnen, von der Familie, von Nachbarn und von der engeren Gemeinschaft geleistet wurde, ist die Bereitschaft dazu in den vergangenen Jahrzehnten deutlich zurückgegangen. Seit einigen Jahren wollen sich aber viele Menschen mit der Tabuisierung und Anonymisierung von Sterben, Tod und Trauer nicht mehr abfinden. Sie bemühen sich je an ihrem Ort um eine intensive Begleitung aller Betroffenen: in der Familie, im Alten- und Pflegeheim, im Krankenhaus oder in der Gemeinde. Viele von ihnen haben dabei Anregungen von der rasch wachsenden »Hospizbewegung« erhalten. Der Rat der Evangelischen Kirche in Deutschland und die Deutsche Bischofskonferenz haben seit 1989 diese Bemühungen aufgegriffen, fortgesetzt und unterstützt.

Nicht zu übersehen ist die zunehmende Zahl von Menschen, die ohne Angehörige oder mittellos sterben. Die Zahl von allein lebenden Menschen in allen Altersstufen steigt. Ihr Lebensweg, der auch das Sterben einschließt, gestaltet sich außerdem anders als das gemeinsame Leben in Partnerschaft, Ehe und Familie. Das durchschnittliche Todesalter hat sich immer mehr nach oben verschoben. Das Sterben zu Hause im Kreis der Familie und der Angehörigen sowie der Nachbarn ist eher selten geworden. Die Bestattungskultur bietet einen Spiegel der verschiedenen Einstellungsänderungen zum Tod. Die Gestaltung des Lebens bestimmt auch den Umgang mit dem Sterben. Immer wieder wird die Forderung nach aktiver Sterbehilfe (Tötung auf Verlangen) laut.

In unserer Gesellschaft werden Wohlstand, steigender Lebensstandard und Vitalität bis ins hohe Alter hinein als programmatische Ziele verkündigt. Viele Menschen können sich für das eigene Leben kaum mehr Entbehrungen und Grenzsituationen vorstellen. Die eindrucksvollen Erfolge der Medizin führten zu einer zuweilen ins Unermessliche gehenden Hoffnung auf Wiederherstellung der Gesundheit, auf Schmerzbeseitigung oder auf ein Leben mit einem »neuen Organ«.

Heute sehen viele in einem langen und erfüllten Leben das Ziel. Manche erwarten auch von einer Reinkarnation den Ausgleich für die erfahrenen Entbehrungen und die nicht erfüllten Hoffnungen. Der Glaube an ein Leben nach dem Tode im Sinne einer einmaligen personalen Vollendung (ewiges Leben) tritt eher zurück.

Gerade weil die private und soziale Tabuisierung sich als schädlich für unser Leben erwiesen hat, werden Sterben, Tod und Trauer wieder auf neue Weise auch in der Öffentlichkeit gesellschafts- und gesprächsfähige Themen. Dazu hat sicher auch in gewisser Weise das öffentliche Leiden und auch Sterben von Papst Johannes Paul II. beigetragen, das trotz des medialen Interesses doch die Intimität und die Würde am letzten Ende bewahrt hat.

In aller Kürze möchte ich aus der Sicht des katholischen Glaubens, der hier auch weitgehend die christlichen Kirchen im Konsens sieht, die folgenden Grundsätze ansprechen. Sie ergeben sich aus dem bisher Gesagten und führen dies weiter zum Konkreten.

- Jeder Mensch möchte leben und sich im Leben voll entfalten. Wer krank ist, stößt an Grenzen, die sich besonders in Hinfälligkeit und Hilflosigkeit, Not und Leid, Schmerz und Elend bezeugen. Wer so krank ist, sucht Hilfe. Dieses Angewiesensein auf Hilfe ist elementar. Die Hoffnung bezieht sich zuerst auf die Nächsten, besonders aber auf den Arzt.

- Die unvermeidbare natürliche Grenze des weiterhin grundsätzlich endlichen Lebens konnte immer wieder und weiter ausgedehnt werden. Dies erzeugt eine eigentümliche Ambivalenz in der Grenzerfahrung: Einerseits hält man – wenigstens in der Tendenz – den medizinisch-technischen Fortschritt für fast unbegrenzt, sodass der Tod immer stärker in die Ferne rückt oder als ein Tabu erscheint; andererseits wird gerade angesichts der Übermacht des ausnahmslos jeden ergreifenden Todes auch die ganze Ohnmacht des Menschen offenkundig wie sonst kaum irgendwo.

- Die Erfahrung der Grenze in der Krankheit und erst recht im Tod ist ein reales Zeichen, das auf die Endlichkeit und Beschränktheit des Menschseins hinweist. Dies kann dazu führen, dass man den Menschen als absurdes Wesen oder als Fehlkonstruktion einschätzt. Es gibt sehr verschiedene Reaktionen darauf: geradezu titanisches Sichaufbäumen, aber auch selbstvergessene Ergebung in das »Schicksal«. Das Rätsel des Todes verschwindet aber auch da nicht, wo man glaubt, alle Ansprüche des Unbedingten hinter sich lassen zu können. Darum bleibt die Stellung zum Tod der Prüfstein jedes Menschenbildes und für jede Anschauung vom Leben. Die Erfahrung der Grenze lässt sich nicht verleugnen, aber auch nicht überspielen. Der menschheitsalte Kampf gegen den Tod hat in unserer Zeit ungeahnte Möglichkeiten entwickelt und faszinierende Erfolge erzielt. Zuletzt erweist es sich doch, dass der Tod mächtiger ist. Dies ist für den Menschen, besonders für den Menschen von heute, schwer zu ertragen. Zugleich wächst die Versuchung, den Vorgang des Sterbens von Außen maßgeblich zu beeinflussen. »Wir regeln den Eintritt ins Leben, es wird Zeit, dass wir auch den Austritt regeln.« (Max Frisch, Tagebuch 1966-1971)

- Der biblische Glaube versteht Endlichkeit und Grenze im Sinne der Kreatürlichkeit. Das Geschöpf weiß, dass es nicht sein muss, aber doch ist. Die Kreatur grenzt an das Nichts, ohne einfach nichtig zu sein. Schon durch seine Existenz und sein Wirken hat das Geschöpf eine eigene Wirklichkeit. Aber diese ist ihm immer schon geliehen. Das Geschöpf verkapselt sich nicht in sich selbst. Obwohl das Geschöpf in sich selbst etwas Positives ist, ist es nicht einfach selbstgenügsam. Es gelangt mehr zu seiner Vollkommenheit, wenn es seine »Armut« annimmt, alles von einem Anderen zu empfangen und sich in ihm zu vollenden. Bezogensein auf Gott ist kein Defekt, sondern die höchste Möglichkeit. In dem Augenblick, in dem die Kreatur diese seinsmäßige Demut verkennt und sich absolut auf sich selbst stellt, wird sie anmaßend, weil sie das ihr zugedachte Maß nicht annimmt. In dieser Verweigerung der Annahme kreatürlicher Armut liegt so etwas wie die Wurzel dessen, was man Urverfehlung und Ursünde nennt. Dabei ist der Mensch freilich nicht in der Schicksalhaftigkeit seiner individuellen oder kollektiven Naturausstattung gefangengesetzt, sondern er soll auch die Vernunft gebrauchen. Darin zeichnet sich ja seine Menschenwürde besonders aus. Er tut dies, um nicht bloß die

Defekte der faktischen menschlichen Natur zu heilen, sondern um die unvermeidbare Grenze des Lebens erträglich zu machen. Aber diese Versuche der Überwindung der »Grenze« dürfen nicht insgeheim von einer Erwartung ausgehen, die aufgezeigte Kreatürlichkeit des Menschseins könnte grundsätzlich aufgehoben werden. Es gibt hier gewiss von der schlichten Verdrängung des Todes bis hin zu Träumen von einem Leben ohne Altern und Sterben vieler solche und ähnlicher Grundeinstellungen.

- Die Erfahrung dieser Kreatürlichkeit berührt auch das Verständnis der »Selbstbestimmung«. Sie sollte u.a. auch das Verhältnis zwischen Arzt und Patient, zwischen dem Kranken und dem Pflegepersonal bestimmen. Alle Partner sind durch die Annahme des gemeinsamen Menschseins und die Erfahrung seiner Grenzen miteinander verbunden. Dies schafft eine elementare geschwisterliche Solidarität, die ein Stück weit unabhängig ist von der konkreten Situation des Einzelnen, der gesund oder krank ist. So kann die Not und Hilfsbedürftigkeit des Kranken besser Rücksicht finden, aber auch die menschliche Würde des Lebens und Sterbens hat ein gemeinsames Fundament, das verhindern sollte, dass der Kranke einfach zum »Objekt« wird, oder dass der Patient nur Leistungen fordert. Dies sollte auch die Qualität des Vertrauens zwischen Arzt und Patient erleichtern.

IV.

Das ganze Thema wird immer mehr vom Begriff der Autonomie bzw. der Selbstbestimmung geleitet. Dies ist ein Signalwort für die Kennzeichnung der Neuzeit und des modernen Denkens. Sittliches Handeln soll nicht von beliebigen Antrieben oder externen Autoritäten, sondern von der menschlichen Freiheit und Vernunft bestimmt sein. Kein Anspruch soll als sittlich verbindlich betrachtet werden, der nicht von der Vernunft als solcher erkannt und anerkannt worden ist. Der Gedanke, dass es die Einsehbarkeit durch die Vernunft ist, über die sich alle Verbindlichkeit vermitteln muss, und dass allein diese Vermittlung eine Norm der subjektiven Willkür und Beliebigkeit entzieht, ist der Kern des Begriffs der Autonomie.

Es ist verständlich, dass man gerade in der medizinischen Ethik das Prinzip der Selbstbestimmung herbeiruft, um nämlich bei der Mächtigkeit heutiger medizinischer Möglichkeiten eben die Freiheit und die Personwürde des Menschen zu retten. Es besteht die Gefahr, die eigene Verantwortlichkeit gegenüber dieser Übermacht einzubüßen. Das Prinzip der Selbstbestimmung muss gerade auch von dieser Absicht her verstanden und begriffen werden.

Es geht also darum, dass das menschliche Subjekt in Situationen des Angewiesenseins auf die Hilfe anderer die Spielräume von eigener Entscheidung und persönlicher Gestaltung den Trägern beruflicher Rollen, z. B. den Ärzten oder dem Pflegepersonal, aber auch anderen Instanzen, nicht preisgibt. Durch die hohe Vernetzungsdichte und die Komplexität eines Großteils des menschlichen Handelns hat Selbstbestimmung heute einen hohen Stellenwert und gilt als ein vordringliches Ziel ethischer Erziehung.

Es ist aber nicht zu übersehen, dass in diesem Begriff der Autonomie sich einzelne Elemente miteinander verbinden, die zunächst einmal überhaupt erkannt und sorgfältig beurteilt werden müssen. Autonomie heißt ja zunächst nicht, dass die menschliche Vernunft und Freiheit allein die Quelle für die Maßstäbe des Handelns ist. Autonomie und Selbstbestimmung dürfen auch nicht eine vollkommene Autarkie vortäuschen, wie sie im Grunde nur Gott selbst zu eigen ist.

Leicht schleicht sich in diese Kategorie eine Allmachtsvorstellung des menschlichen Subjekts ein, die auch anthropologisch unangemessen ist. Der Mensch ist z. B. nicht ein autonomes Wesen, das in vollkommener Selbstständigkeit lebt. Bei aller Freiheit und Selbstbestimmung ist es, gewiss verschieden in den einzelnen Lebensphasen, auf andere verwiesen, sodass Angewiesensein auf Hilfe und Fürsorge anderer nicht von vornherein Fremdbestimmungen sind. Auch lässt sich die Endlichkeit eines autonomen Wesens nicht übersehen. Der Mensch besitzt sich nicht völlig selbst. Darum ist er auch nicht einfach der Herr seines Lebens.

Dies ist ein entscheidender Grund, warum es auch keine aktive Sterbehilfe geben kann und soll.

Dies wird besonders evident, wenn man daran denkt, dass der endliche Mensch nicht nur sterblich ist, sondern auch noch leben kann, wenn er die aktuelle Entscheidungsmöglichkeit und auch das erkennbare Bewusstsein verloren hat. Es ist aber kein Zweifel, dass er dabei die menschliche Würde nicht verliert, ja darauf in besonderer Weise auch einen Anspruch hat. Autonomie kommt also nicht nur dem gesunden, starken, entscheidungsfähigen Menschen zu, sondern auch dem kranken, schwachen und entscheidungsunfähigen Patienten. Aber zweifellos wird hier ein überzogenes Autonomie-Konzept auch unfähig, auf die Situation des Patienten wirklich einzugehen. Im Grunde bietet ein rigoroses Autonomie-Konzept für den wirklich Schwachen keinen Schutz. Es ist dann zwar zunächst logisch folgerichtig, aber eben in einer differenzierten Sicht doch falsch, wenn man die »Ethik der Autonomie« ganz einer »Ethik der Fürsorge« unterordnet. Auch dies ist nicht unproblematisch, denn zwischen Arzt und Patient liegt keine einseitige Asymmetrie vor, denn gerade auch der Patient hat immer noch gewisse Rechte. So muss der Arzt beauftragt werden. Ärztliche Fürsorge ist eine Antwort auf das Hilfsbegehren des Patienten, der sich, solange er entscheiden kann, dem Arzt anvertraut.

In dieser Situation entstehen Wünsche und Tendenzen nach einer sog. Patientenverfügung. Seit Ende der 70er Jahre hat dies auch in Deutschland mehr Aufmerksamkeit gefunden. Eine Patientenverfügung dokumentiert den Willen eines Menschen für den Fall, dass er sich nicht mehr äußern und sein Selbstbestimmungsrecht in Gesundheitsangelegenheiten nicht mehr wirksam ausüben kann.

Näher betrachtet ist eine Patientenverfügung ein Oberbegriff, der sämtliche Willensbekundungen eines entscheidungsfähigen Menschen im Vorfeld einer Erkrankung oder des Sterbens umfasst, der für den Fall Rechtsverbindlichkeit erlangen soll, dass er aufgrund seiner Erkrankung oder Verletzung außer Stande ist, seinen aktuellen Willen verbindlich zu artikulieren. Man müsste also generell mehr unterscheiden zwischen einem Patententestament, einer Betreuungsverfügung und einer Vorsorgevollmacht. Darauf ist später noch zurückzukommen.

V.

Hinter der Forderung nach einer aktiven Sterbehilfe steht sehr oft die verständliche, urmenschliche Angst vor einem leidbelasteten, aussichtslos in die Länge gezogenen oder gar medizinisch-technisch gestreckten Sterben. Dies muss aber nicht so sein. Es ist gewiss nicht so, dass dem Schwerkranken nur die sinnlose Quälerei und die Auslieferung an die medizinischen Apparate im Namen einer Lebenserhaltung um jeden Preis übrig bleiben.

Die Überzeugung, dass kein Kranker direkt und gewollt getötet werden darf, heißt ja nicht, dass der Kranke oder der Arzt sittlich verpflichtet sind, jedwedes irgendwie erreichbares Mittel zur Lebensverlängerung eines Sterbenden anzuwenden. Es gibt also durchaus eine Grenze der Verpflichtung, Leben um jeden Preis zu verlängern. Die Verwendung von schmerzstillenden Mitteln – die Medizin spricht hier von den guten Erfahrungen einer palliativen Sedierung am Lebensende – ist darum qualitativ etwas anderes als die Verabreichung von Mitteln, die in ihrer Wirkung die Zielsetzung haben, das Leben zu beenden.

Der qualitative ethische Unterschied zwischen Töten oder Sterben lassen darf nicht eingeebnet werden. Entscheidend ist der Verzicht auf eine eigenmächtige, definitive und totale Verfügung über menschliches Leben, die z. B. über den Sinn bzw. Wert menschlichen Lebens und über Art und Zeitpunkt des Sterbens entscheidet. Jede vorzeitige, direkte und gewollte Beendigung des Lebens ist ein Sichvergreifen am unantastbaren Recht des Menschen auf sein Dasein. Daran ändert auch die Forderung nichts, ein solcher Eingriff dürfe nur mit Wissen und Willen des Schwerkranken erfolgen.

Eine unerlaubte Manipulation ist aber auch die mit allen Mitteln medikamentöser oder technischer Art erzwungene, menschlich aber sinnlos gewordene Lebensverlängerung. Der technisch verzögerte Tod darf nicht den Sieg über das menschliche Sterben davontragen. Hier bewegen wir uns in einem hochbrisanten Raum von ethischem Anspruch und menschlichem Ermessen. Wir sehen das Spannungsfeld zwischen der Selbstbestimmung des Patienten, dem Lebensschutz und der Menschenwürde.

Hier kommen auch die anderen Akteure ins Spiel: Die Angehörigen, Freunde – und nicht zuletzt das pflegende Personal und die Ärzte.

Oft wird als Motiv für die aktive Sterbehilfe das Mitleid des Menschen mit dem »sinnlos Leidenden« angegeben. Das Mitleid, das nicht bereit ist, den Weg mit dem Sterbenden zu gehen, kann sich freilich auch als wenig human erweisen. Dahinter steht ein fragwürdiges Menschenbild, das möglicherweise nur vom Fortschritt und der Vorstellung heiler Ganzheit bestimmt ist. Die Leidensfähigkeit gehört zum Menschen. Die Palliativmedizin kann nach eigenen Angaben nur in circa 1 Prozent der Sterbesituationen keine wirkliche Linderung der Schmerzen erreichen. (Prof. Dr. G.L.N. Radbruch, Aachen). Die Bekämpfung dieser Schmerzen ist heute freilich die Voraussetzung für eine menschliche Bewältigung des Leidens.

Die Nähe des Todes gibt dem Menschen – nicht zwangsläufig und nicht in jedem Fall – eine letzte Chance: Sie stellt ihm die Ganzheit seines Leben vor Augen und fragt ihn, ob er die Möglichkeit seines Leben ausgelotet und auf ihre Tragfähigkeit überprüft habe. Mancher Sterbende hat sich in dieser Stunde, die ja dank der Palliativmedizin nicht Einsicht und Verstehen auslöscht, mit seinen Familienangehörigen ausgesöhnt, manches Zerwürfnis abgetragen und ein neues versöhntes Verhältnis zu seiner Mitwelt gefunden.

Wahres Mit-leid geht einen solchen Weg geschwisterlich mit, trägt einen solchen Prozess des Sterbens mit und leidet die Reinigung eines menschlichen Lebens mit aus. Es wäre unmenschlich, diese menschliche Möglichkeit ganz zu verhindern.

Diese Überlegungen setzen natürlich menschlich eine gründliche Besinnung über den Schmerz und das Leiden in seiner Bedeutung für den Menschen voraus. Das ist bei den bisher angesprochenen Fällen nur bei der Fähigkeit des Patienten zur aktuellen Willensäußerung möglich. Problematisch wird es allerdings im Fall eines Bewusstseinsverlustes, etwa im Fall des Wachkomas, bei Patienten mit einer fortschreitenden Demenzerkrankung oder auch bei wiederholten Schlaganfällen mit der Folge der Unfähigkeit zur Artikulation des eigenen Willens.

VI.

So ist es, insgesamt und zusammenfassend betrachtet, sinnvoll und verständlich, warum Patientenverfügungen angesichts eines im Wandel begriffenen Arzt-Patient-Verhältnisses sinnvoll sind. Manche sprechen geradezu von einem Erfordernis. Der Patient will verstanden werden, er will die kommunikative Verbindung zu einem Arzt, gerade auch seinem Arzt, auch dann erhalten wissen, wenn er sich ihm aktuell nicht mehr mitteilen kann. Ein Weg, um dieses Ziel im Falle krankheits- und/oder altersbedingter Entscheidungsfähigkeit im Sinne des Patienten zu sichern, liegt in der sog. Patientenverfügung.

Nun gibt es im Laufe der Zeit sehr viele Entwürfe und Formulare für Patientenverfügungen, die sich in Form, Inhalt und Ausführlichkeit erheblich unterscheiden. Ich möchte in diesem Zusammenhang nur auf die »Christliche Patientenverfügung« der Deutschen Bischofskonferenz und des Rates der Evangelischen Kirche in Deutschland in Verbindung mit den übrigen Mitglieds- und Gastkirchen der Arbeitsgemeinschaft Christlicher Kirchen in Deutschland eingehen, die 1999 in erster Auflage und 2003 in einer überarbeiteten Fassung vorliegt.

Im Wesentlichen geht es dabei um folgende Orientierungen, die sich auf die Sterbesituation beziehen. Ich zitiere: »Für den Fall, dass ich meinen Willen nicht mehr bilden oder äußern kann, verfüge ich: an mir sollen keine lebensverlängernden Maßnahmen vorgenommen werden, wenn nach bestem ärztlichen Wissen und Gewissen festgestellt wird, dass jede lebenserhaltende Maßnahme ohne Aussicht auf Besserung ist und mein Sterben nur verlängern würde.« Diese Verfügung kommt also nicht zum Tragen, wenn der Tod nicht unmittelbar bevorsteht, z. B. bei anhaltendem Koma oder bei fortgeschrittener Demenzerkrankung. Die Kirchen wollten nicht das Leben von Komapatienten oder anderweitig eingeschränkten Menschen generell als lebensunwert darstellen. Es sollte das Missverständnis abgewehrt werden, als gäbe es pauschal zu benennende Situationen vor dem Sterbeprozess, in denen etwa ein Menschenleben aus der Perspektive Dritter und generell als nicht mehr erhaltenswert erklärt werden könnte.

In der zweiten Auflage ist Platz für eigene Formulierungen geschaffen, um Raum zu geben, damit Menschen für solche Krankheiten, die als solche nicht unmittelbar zum Tode führen, ihren Willen zur medizinischen Behandlung erklären können. Damit sind vor allem Patienten gemeint, die sich noch nicht in der Sterbephase befinden, bei denen aber ein »irreversibles tödliches Grundleiden« besteht. Dieses führt trotz einer medizinischen Behandlung unumkehrbar zu einem unbestimmten Zeitpunkt zum Tode. Dafür gibt es eigens Erläuterungen, auf die ich verweisen muss.

Dies ist freilich ein Problem. Wir bewegen uns hier immer noch in einer gewissen Rechtsunsicherheit, in einem nicht juristisch und gesetzlich abschließend geregelten Raum: Die Bundesjustizministerin Brigitte Zypries hat am 10. Juni 2004 Ergebnisse einer Arbeitsgruppe »Patientenautonomie am Lebensende« vorgestellt, die von ihr im September des vorangegangenen Jahres eingesetzt worden war. Die Arbeitsgruppe hatte die Aufgabe, die Verbindlichkeit und Reichweite von Patientenverfügungen zu überprüfen, wichtige Bausteine für die Erstellung von Patientenverfügungen zu benennen und Vorschläge zu machen, in welchem Umfang gesetzliche Regelungen die Patientenautonomie befördern könnten.

Im Herbst 2004 hatte das Bundesjustizministerium einen Referentenentwurf zum 3. Betreuungsrechtsänderungsgesetz vorgelegt, zu dem bis 31. Januar 2005 Stellungnahmen abgegeben werden konnten. Die Deutsche Bischofskonferenz und die EKD haben ausführliche Stellungnahmen erarbeitet. Nach der Bildung der Koalition hat die Bundesregierung in vielen Bemühungen an einem neuen Entwurf weitergearbeitet, der wohl auch jetzt unter den Regierungsparteien abgestimmt ist und der wohl bald in die parlamentarische Diskussion eingebracht werden wird.

Gerade in letzter Zeit häufen sich die Äußerungen wichtiger Gremien. So hat der Nationale Ethikrat eine umfangreichere Erklärung »Selbstbestimmung und Fürsorge am Lebensende« am 13. Juli 2006 veröffentlicht (vgl. unsere Stellungnahme vom 13. Juli 2006). Nun kommen die Beschlüsse des Deutschen Juristentags der vergangenen Woche hinzu. Diese Äußerungen werden insgesamt gewiss, zusammen mit der Position der Bundesärztekammer, stark auf die Diskussion der unmittelbaren Zukunft einwirken. Auf einige Aspekte komme ich am Ende zurück.

Patientenverfügungen können eine große Hilfe für die Angehörigen, für Betreuende sowie die Ärztinnen und Ärzte sein. Dabei ist auch eine weitere Aufklärung über die Möglichkeiten menschlicher und medizinischer Hilfe sowie über die Formen von ethisch und rechtlich erlaubter ärztlicher Sterbebegleitung sinnvoll und geboten. Nicht jeder einmal – selbst schriftlich – geäußerte Wille zur Behandlung im Krankheitsfall ermisst die volle Tragweite der Entscheidung. Der Wille, der niedergeschrieben ist, muss nicht identisch sein mit einem tatsächlichen Willen beim Eintreten des Ernstfalles, der zudem bisweilen Jahre später erst konkret werden kann. Problematisch wird es auch hier bei der angesprochenen Phase, in der sich der Patient nicht mehr selbst äußern kann. Was ist der mutmaßliche Wille? Wir brauchen rechtliche Klarheit – nicht zuletzt mit Blick auf die verantwortlichen Ärzte und das Pflegepersonal.

Wir müssen uns aber davor hüten, das menschliche Leben weiter zu bürokratisieren und gerade in der letzten Phase seines Lebens die üblichen und vernünftigen Herangehensweisen durch eine unangemessene Juridizierung zu ersetzen.

Ich möchte daher an einige Grundsätze erinnern, von denen sich die Kirchen bei der Frage der Sterbebegleitung leiten lassen. Mit den Ärzten und Ärztinnen in Deutschland wissen sich die Kirchen einig in der Sorge um eine menschenwürdige Sterbebegleitung. Die erst vor kurzem überarbeiteten und im Mai 2004 veröffentlichten Grundsätze der Bundesärztekammer zur ärztlichen Sterbebegleitung sprechen sich für Leidminderung, Zuwendung und Fürsorge aus und erteilen jeder Form von sog. aktiver Sterbehilfe, die ja Tötung ist, eine klare Absage. Dies ist gleichzeitig eine deutliche Ablehnung jeder Form von Annäherung an Euthanasie-Regelungen, die in manchen unserer Nachbarländer als geltendes Recht eingeführt wurden. Das Tötungsverbot, also die Unantastbarkeit des Lebens eines anderen Menschen, steht auch einer Tötung auf Verlangen und der Beihilfe zum Suizid strikt entgegen. Ein Patient, der bei vollem Bewusstsein ist, kann und darf medizinische Eingriffe an sich verweigern. Es ist ihm jedoch nicht erlaubt, bestimmte medizinische Handlungen zu verlangen, etwa die Gabe von Medikamenten, die den Tod herbeiführen.

Schwerstkranke und sterbende Menschen dürfen in keinerlei Hinsicht unter Druck gesetzt werden oder den Eindruck gewinnen, dass man sich ihrer entledigen wolle. Sie sollen sich gerade in den schwächsten Phasen ihres Lebens gewiss sein dürfen, dass sie als Person wertvoll bleiben und Unterstützung erhalten. Selbstbestimmte Vorsorge von Patienten und die Achtung der Wünsche und Vorstellungen der konkreten Person können ihren Niederschlag in Patientenverfügungen finden. Wenn gerade in einer der schwächsten Phasen des Lebens – an seinem Ende – die Selbstbestimmung durch Fremdbestimmung konfrontiert ist, so soll die Patientenverfügung doch das Mindestmaß an Mitbestimmung ermöglichen, das zu einem menschenwürdigen Sterben erforderlich ist. Hier sind Patienten, Ärzte, Angehörige und Pflegepersonal gleichermaßen gefordert. Ich möchte hier aber auch an die Klinikseelsorge erinnern, der hier gewiss eine wichtige Rolle zukommt.

Wenn wir die unbedingte Schutzwürdigkeit des menschlichen Lebens auch und gerade am Lebensende einfordern, sind wir uns durchaus bewusst, dass der Rückgriff auf die Würde des Menschen heute in der Gefahr steht, geradezu inflationär gebraucht zu werden. Vielen kommt der Begriff Menschenwürde wie eine leere Hülse oder ein ungedeckter Scheck vor.

Selbst in der Fachdiskussion unter Verfassungsrechtlern wird die unbedingte Geltung der Menschenwürde in Frage gestellt. Deshalb tun alle, die von der Würde des Menschen sprechen, gut daran, zu erläutern, was sie damit meinen. Ich habe dies oben im Blick auf die Kreatürlichkeit des Menschen und seine Ebenbildlichkeit Gottes versucht.

Wir legen bei unserer Rede von der Menschenwürde ausdrücklich Wert auf die grundlegende und unverzichtbare Feststellung, dass die Würde dem Menschen als Mensch zukommt, unabhängig von jeder äußeren Situation. Es geht nicht um die Frage, wie viel Würde ein Mensch ausstrahlt. Es geht auch nicht um die Frage, wie würdig und »lebenswert« das Leben eines Menschen noch für andere erscheint. Die Würde eines Menschen ist einer Taxierung nicht zugänglich. Sie kann nicht bemessen werden. Die Menschenwürde ist unantastbar und bedeutet einen unbedingten Anspruch auf Achtung und Schutz. Dieser Geltungsanspruch liegt jeder positiven staatlichen Gesetzgebung voraus. Wer ihn aufgibt, kann die Dynamik nicht mehr aufhalten, durch welche die Würde des Menschen mehr und mehr eingeschränkt wird. Sie gerät dann zusehends unter die Verfügungsgewalt herrschender gesellschaftlicher Meinungen. Dies hat nichts mit einer »Dammbruch-Rhetorik« zu tun, wie manche meinen. Wer die Diskussion auf verschiedenen Ebenen verfolgt, sieht deutlich, dass die Gefahr eines Dammbruchs ausgesprochen real ist.

Wenn wir von der Würde des Menschen am Ende seines Lebens sprechen, geht es um die Frage: Wie können dem je einzelnen Menschen bis zum Ende seines Lebens und im Sterben die Achtung und der Schutz zuteil werden, die seiner Würde entsprechen? Diese Frage lässt sich nicht auf die Tage oder Stunden des Sterbens eines Menschen beschränken. Sie ist eng damit verbunden, wie wir als einzelne Menschen und als Gesellschaft insgesamt mit der Vergänglichkeit und Gebrechlichkeit menschlichen Lebens umgehen. Evangelische und katholische Kirchen haben sich dazu in den letzten Jahren immer wieder gemeinsam und einzeln geäußert. So sei zum Beispiel hingewiesen auf die gemeinsame Erklärung »Gott ist ein Freund des Lebens« (1989), auf die gemeinsame Textsammlung »Sterbebegleitung statt aktiver Sterbehilfe« (2003) und auf entsprechende Erklärungen der deutschen Bischöfe, zusammengefasst in »Die deutschen Bischöfe Nr. 47«.

Der Jugendkult einer Spaß- und Erlebnisgesellschaft erschwert eine Auseinandersetzung mit der Vergänglichkeit des Lebens und mit dem eigenen Tod. Wir setzen ihm eine »Kultur des ganzen Menschen« entgegen: eine Kultur, die die eigene Bedeutung jedes Lebensalters sieht und auch die Würde eines gebrechlichen Menschen im Blick behält. Menschen, die am Ende ihres Lebens stehen, dürfen nicht als »Auslaufmodelle« und »Altlasten« beiseite geschoben werden. Das Sterben soll nicht verdrängt und tabuisiert werden. Auch die letzte Phase des menschlichen Lebens ist als bedeutsame Lebenszeit zu sehen.

Gesetzliche Regelungen und gesellschaftliche Konventionen, die einer aktiven Sterbehilfe den Weg ebnen, sind ein Irrweg, den wir entschieden ablehnen. Eine solche Praxis kann die von ihr zuweilen erhoffte Förderung der Humanität nicht erbringen. Vielmehr setzt sie alte, behinderte, schwerstkranke und sterbende Menschen unter einen enormen Druck, der Gesellschaft nicht zur Last zu fallen und sich deren Forderungen zu beugen.

Angebliche Freiwilligkeit und faktischer Zwang lassen sich in einer solchen Praxis kaum mehr trennen. Die Erfahrungen aus Belgien und den Niederlanden sprechen eine deutliche Sprache: Der Sprecher der CDU/CSU-Bundestagsfraktion in der Enquetekommission »Ethik und Recht der modernen Medizin« des Deutschen Bundestags, Thomas Rachel, spricht von etwa 3000 Menschen jährlich, die dort auf Verlangen aktive Sterbehilfe durch Ärzte erhalten. Bei ungefähr 1000 Patienten werde aktive Sterbehilfe durchgeführt, ohne dass sie darum gebeten hätten. Nur etwa die Hälfte der Fälle werde den Aufsichtsbehörden gemeldet. Diese Zahlen sind alarmierend.

Die Angst vieler Menschen vor einem schmerzhaften, qualvollen und einsamen Sterben nehmen wir sehr ernst. Diese Angst lässt viele Menschen nach »aktiver Sterbehilfe« fragen. Insbesondere wenn in Umfragen im Zusammenhang mit einem leidvollen Lebensende nach der Akzeptanz einer »aktiven Sterbehilfe« gefragt wird, sprechen sich in Deutschland 70 % der Befragten für diese Möglichkeit aus (Allensbach-Umfrage 2001). Wird jedoch in der Fragestellung die Alternative zwischen »aktiver Sterbehilfe« einerseits und Schmerztherapie und Hospizarbeit anderseits angesprochen, sinkt die Akzeptanz auf – immerhin noch – 35,4 %. Bei Frauen ist diese Akzeptanz deutlich geringer als bei Männern (Zahlen der Deutschen Hospizstiftung).

Bei aller Vorsicht ist die Tendenz deutlich erkennbar: Je weniger sich Menschen vor einem qualvollen Sterben fürchten müssen, desto weniger drängen sie auf eine aktive Tötung Sterbender. Zu einem achtungsvollen Umgang mit Sterbenden gehören unabdingbar persönliche Begleitung und Betreuung, respektvolle Pflege, aber auch eine medizinische Versorgung, die Schmerzen lindert und den Prozess des Sterbens begleitet, ohne ihn in unnötiger Weise zu verlängern.

Die Palliativmedizin hat sich in den letzten Jahren als wichtiges Instrument der medizinischen Betreuung Schwerstkranker und Sterbender etabliert. Die Erkenntnisse in diesem Bereich ermöglichen heute ein ausgesprochen individuelles Eingehen auf die jeweilige Situation eines im Sterben liegenden Menschen. So ist eine medizinische Betreuung möglich, die tatsächlich eine erhebliche Linderung von Schmerzen und Qualen bedeutet, ohne jedoch – auch im Endstadium – selbst den Tod herbei führen zu dürfen. Die Herausbildung eines eigenen Profils von »Palliative-Care« spiegelt diese Entwicklung in Wissenschaft und Praxis der Pflege wider. Es bleibt eine Herausforderung, diese Versorgung der Bevölkerung mit palliativpflegerischer und palliativmedizinischer Betreuung gerade am Lebensende in unserem Land auszubauen und zu fördern. Nachdrücklich begrüßen wir die Entfaltung und immer breitere Umsetzung der Hospizidee. Viele Menschen engagieren sich hier im Sinn einer »Kultur des ganzen Menschen«.

Ob in der Hospizarbeit, in der Klinik, in ambulanter oder stationärer Pflege, im Besuchsdienst oder in der Familie – alle, die Menschen in ihrem Sterben achtsam begleiten, leisten einen unersetzlichen Dienst an der Würde des Menschen. Dies ist unter anderem Ziel der ökumenischen »Woche für das Leben«, die jeweils im Mai jährlich wechselnde Themenschwerpunkte aus dem Bereich des menschlichen Lebens in allen seinen Phasen vom Beginn bis zum Ende aufgreift. 2004 haben wir das Lebensende besonders in den Blick gerückt. Wir rufen dazu auf, die Begleiterinnen und Begleiter Sterbender in ihrer schweren und oft belastenden Aufgabe nicht allein zu lassen. Sie sollen spüren können, dass ihr Dienst nicht nur den Sterbenden, sondern auch den Lebenden wertvoll ist. Gefragt sind Angebote der Begleitung und Beratung, aber auch spirituelle Angebote, die ein Gespür dafür vermitteln, dass das letzte Weggeleit Sterbender in Gottes Hand gelegt werden darf. Viele Pfarrgemeinden und Gruppen leisten hier mit ihren Besucherdiensten Vorbildliches.

Und noch ein Letztes möchte ich zumindest kurz erwähnen. Es gehört unbedingt in diesen Themenbereich: Die Würde des Menschen drückt sich auch in unserer Abschieds- und Erinnerungskultur aus. Begräbnisformen, Rituale und Symbole können der Trauer der Angehörigen, dem radikalen Ernst des Todes und dem persönlichen Gedenken des verstorbenen Menschen einen angemessenen Ausdruck verleihen. Wenn sie dies nicht tun, bleiben sie hinter dem Anspruch zurück, den die Würde des Menschen auch über den Tod hinaus erhebt. Für uns Christen verbindet sich in der Bestattungskultur die Trauer mit der Hoffnung: Trauer über den Abschied von einer unersetzbaren Person und Hoffnung auf ein Leben in Gottes allumfassender Liebe, die den Tod überwindet. Eine christliche Bestattungs-, Trauer- und Erinnerungskultur ist daher deutlicher und unverwechselbarer Ausdruck christlicher Auferstehungshoffnung. Sie gehört zum Leben und Sterben dazu. Nur in dieser umfassenden Sicht können wir dem Menschen in seiner Würde letztlich gerecht werden.

Es gibt hier schwerwiegende Probleme, die nicht ausdiskutiert sind und die noch der weiteren Diskussion bedürfen. Diese ist im Lauf der letzten Zeit von sehr verschiedener Seite außerordentlich differenziert geführt worden. Es ist unmöglich, den Positionen in einem einzelnen Referate gerecht zu werden. Dies ist auch nicht notwendig, da vielfach darüber in diesem Forum Intensivmedizin berichtet und diskutiert wird. Ich will aber wenigstens die Probleme nennen, um die es geht, die freilich in einem eigenen Vortrag nochmals entfaltet werden müssten:

Verbindlichkeit von Patientenverfügungen (unsere Position: Sie sind kein volles Surrogat einer aktuellen Willensäußerung, jedoch ein wesentlicher Anhaltspunkt für die Ermittlung des Patientenwillens durch den Betreuer oder Bevollmächtigten). Patientenverfügungen sollen durchaus verbindlich sein. Man sollte aber ihren Indizcharakter nicht unterschlagen. Es gibt gewiss Fälle, wo sie keine volle Bindungswirkung haben.

Reichweite von Patientenverfügungen (unsere Position: Wir sind für die Einschränkung der Reichweite von Patientenverfügungen, und zwar auf zum Tode führende Erkrankungen in dem schon früher dargelegten Sinn.).

Behandlungsabbruch bei Wachkoma-Patienten (unsere Position: Lebenserhaltende Maßnahmen dürfen bei Wachkomapatienten nicht eingestellt werden; Wachkomapatienten sind Lebende. Die künstliche Ernährung zählt für uns zur Basisversorgung, die immer zu gewährleisten ist; es ist kein medizinischer Eingriff, dessen Abbruch verfügt werden darf).

Schriftform (unsere Position: Wir empfehlen die Schriftform von Patientenverfügungen, würden sie aber nicht in jedem Fall strikt vorschreiben).

Vormundschaftsgerichtliche Genehmigung: Man kann für oder gegen die Einschaltung des Vormundschaftsgerichts votieren. Es gibt durchaus Gründe für die Erfordernis einer Genehmigung. Das Gericht muss besonders prüfen, ob dem Willen des Betroffenen durch die Entscheidung des Betreuers oder Bevollmächtigten entsprochen wird. Insofern schützt es die Selbstbestimmung des Patienten gegen Irrtum und Missbrauch.

Auf eine Thematik, die auch nicht Gegenstand dieses Referates ist, will ich hier nicht ausführlicher zurückkommen. Sie spielt im schon genannten Text des Nationalen Ethikrates »Selbstbestimmung Fürsorge am Lebensende« und auch bei den Beschlüssen des Deutschen Juristentages eine Rolle. Es geht um die Mitwirkung von Ärzten bei der Selbsttötung. Hier scheinen mir beide Stellungnahmen weit zu gehen, wenn z. B. künftig »in Kenntnis der Freiverantwortlichkeit einer Selbsttötung diese nicht verhindert und eine nachträgliche Rettung unterlassen wird«, nicht strafbar werden soll. Ich habe grundsätzliche Zweifel an einer Formulierung wie »Freiverantwortlichkeit einer Selbsttötung«. Ich habe Zweifel, ob man dem Arzt einen Dienst erweist, wenn man einen ärztlich assistierten Suizid zulässt, der nicht mehr missbilligt wird.

Damit sind schwierige Fragen berührt, die wohl noch keine Lösung gefunden haben. Ich habe aber die gemeinsamen Aussagen beider Kirchen skizziert. Es bleiben schwierige Fragen. Ich will nur das Verhalten in den Wachkoma-Patienten-Einrichtungen nennen, die ich, soweit sie im Bistum Mainz liegen, gelegentlich wieder besuche.

Dabei muss ich immer wieder mit großer Dankbarkeit feststellen, in welch hohem Maß Frauen und Männer in diesen Stationen einen überaus eindrucksvollen Einsatz für das Leben, eben im Zweifelsfall für das Leben, leisten, den sie durchaus auch als Dienst im Namen der Kirche

verstehen. Wir dürfen diesen Dienst, wenn wir den Lebensschutz ernst nehmen, nicht aufgeben. Dafür müssen wir auch die Medizin und die Ärzte bitten, diesem Bereich den vollen Lebensschutz angedeihen zu lassen.

Dies gilt aber auch analog für die Kassen, damit sie diesen höchst eindrucksvollen Einsatz für das Leben auch in Zukunft nicht gefährden. Es kommt nämlich auf die Rahmenbedingungen an, unter denen wir auch stehen. Eine Krankenschwester in unserer Giessener Wachkoma-Patienten-Station sagte mir beim Abschied, als ich ihr für die bereits neunjährige Tätigkeit bei den Wachkoma-Patienten dankte: »Ich kann ja gar nicht anders, ich liebe sie alle, wie sie sind.« Jeder, der an dieser Stelle Verantwortung trägt und den Lebensschutz für diese Kranken – nicht selten sind es unschuldige Opfer von Verkehrsunfällen – einschränken möchte, sollte erst einmal solche Einrichtungen besuchen. Dann wird er, wenn er es ernsthaft will, nachher anders denken.

Ich bin überzeugt, dass wir die Verbindlichkeit von Patientenverfügungen brauchen, wenn auch stärker im Sinne eines Indizcharakters. Wenn wir keine differenzierte Sterbebegleitung verbindlich verankern, werden wir die Zustimmung zu Formen »aktiver Sterbebeihilfe« kaum eindämmen können. Aber mit derselben Klarheit muss auch unmissverständlich unterschieden werden zwischen solchen Handlungen, die den Tod aktiv herbeiführen und deshalb ethisch entschieden abzulehnen sind, und solchen, die dem Sterbenden bei einem menschenwürdigen Sterben beistehen, ohne den Tod in irgendeiner Weise herbeizuführen.

Die ganze Diskussion zeigt uns erneut wieder, wie wahr die alte Weisheit ist, dass jeder Mensch seinen Tod stirbt. Deswegen gibt es bei aller Notwendigkeit von Rahmenvorschriften auch nicht die Möglichkeit, alles bis in die letzten Einzelheiten rechtlich festzulegen. Es ist gut, wenn der Betroffene in einer bedrohlichen Situation seines Lebens selbst sich Gedanken gemacht und sich entsprechend geäußert hat. Aber ich denke, dass es immer wieder altehrwürdiger Tugenden bedarf, um diese menschliche Situation zu mildern.

Es braucht die Zusammenarbeit und das Zusammenspiel aller Menschen in der Umgebung eines Schwerstkranken. Dazu gehören die Ärzte und die Pflegekräfte, die Angehörigen und die Freunde, die Seelsorger und die Psychologen. Dabei muss wirklich eine menschliche »Compassion« vorherrschen, ein Betroffensein vom Leiden eines Menschen.

Schließlich wird man, besonders im Blick auf den Arzt, nie das Vertrauen verlieren dürfen, das er in seinen Möglichkeiten so entscheidet, wie es für das Wohl des Menschen am besten ist. Alle notwendigen papierenen Normen können dieses Vertrauen und seine Einlösung nie ersetzen.

Menschenwürdig sterben auch auf der Intensivstation? Orientierungsmarken aus Sicht einer evangelisch-theologischen Ethik

R. Anselm

Menschenwürdiges Sterben auch unter den Bedingungen der Intensivstation wird häufig mit dem Ruf nach klaren Normen und festen Regeln verbunden. Gerade die christlichen Kirchen haben sich wiederholt in dieser Richtung geäußert. Solche Forderungen werden aber weder der besonderen Situation des Sterbens unter den Bedingungen der modernen Medizin gerecht noch lassen sie sich einfach aus dem christlichen Verständnis von der Würde des Menschen und den besonderen Wert menschlichen Lebens ableiten. Stattdessen gilt es, auch auf der Intensivstation ein Klima zu etablieren, das den höchstpersönlichen Charakter des Sterbens respektiert und dabei gleichzeitig die Gestaltung des Sterbeprozesses bis hin zur Sterbehilfe als Aufgabe eines ärztlichen Handelns in christlicher Verantwortung begreifen hilft.

Grenzüberschreitungen und die Suche nach neuen Grenzen

Es ist ein Charakteristikum des Fortschritts, überkommene Grenzziehungen in Frage zu stellen und Neuland zu betreten. Mit dem Aufbruch zu neuen Horizonten stellt sich aber stets auch die Frage nach neuen Orientierungsmarken. Insofern ist mit dem Fortschritt auch konstitutiv der Ruf nach Ethik verbunden.

Die Forderung nach ethischer Reflexion ist nicht das Zeichen eines moralischen Verfalls, sondern der Tatsache geschuldet, dass die tradierten Orientierungsformen zumindest auf das neu erschlossene Gebiet übertragen oder auch neue Orientierungsmuster entwickelt werden müssen. Die Wissenschaftsgeschichte von Medizin und medizinischer Ethik stellt ein instruktives Beispiel für den geschilderten Zusammenhang dar: Parallel zur Entwicklung der modernen Hochleistungsmedizin etabliert sich auch die medizinische Ethik als eine eigenständige Disziplin.

Zu Recht bemerkt darum der Philosoph Otfried Höffe: »Die Folgelast [...] eines immens gewachsenen Wissens und Könnens, besteht nicht in einem ungewollten Unheil, sondern in der Notwendigkeit einer von Philosophie und Nachbardisziplinen wie Moraltheologie und Rechtswissenschaft inspirierten medizinischen

Ethik.«[11] Allerdings kann sich die Ethik selbst den für die Moderne typischen Veränderungsprozessen nicht entziehen: Nach dem »Ende der großen Erzählungen« gibt es auch ethische Orientierung nur im Plural. Angesichts der Pluralisierung der Weltsichten steht uns, allen anders lautenden Beschwörungen zum Trotz, keine allgemein akzeptierte Werteordnung zur Verfügung, und auch keine Instanz, die in der Lage wäre, ein Modell einer Werteordnung durchzusetzen.

Vielmehr sind gerade die liberalen Gesellschaften westlichen Typs durch große Zurückhaltung beim Aufstellen allgemein verbindlicher Werte gekennzeichnet – eine Folge des Respekts vor der individuellen Freiheit. Gemeinsam mit der angesichts der Gräueltaten der Diktaturen des 20. Jahrhunderts, insbesondere der nationalsozialistischen Barbarei gewachsenen Sensibilität für den Einzelnen, führt das dazu, dass dem Mitspracherecht des Einzelnen und seinen Überzeugungen ein immer stärkeres Gewicht bei der ethischen Urteilsbildung beigemessen wird.

Auch hier lassen sich leicht die Verbindungslinien zur Medizin erkennen: Spätestens seit Beginn der 1970er-Jahre avancieren die Prinzipien von Patientenselbstbestimmung und *informed consent* zu Schlüsselbegriffen der Medizinethik und des Medizinrechts.

Die besondere Schwierigkeit einer ethischen Orientierung in der Medizin besteht nun darin, dass ihre eigenen Fortschritte, die sich selbst der Moderne und damit dem Ausbrechen aus vorgegebenen Ordnungsstrukturen und Vorstellungswelten verdanken, dazu neigen, das ethische Grundprinzip der Moderne, die Orientierung am Selbstbestimmungsrecht des Einzelnen zu unterlaufen und in Frage zu stellen. Nirgendwo zeigt sich dies deutlicher als in der Intensivmedizin, in der sehr häufig unter Zeitdruck Entscheidungen von hoher Tragweite gefällt werden müssen, ohne dass es möglich wäre, die Zustimmung der betroffenen Patienten einzuholen. Patientenverfügungen und Vorsorgevollmachten sollen hier einen Ersatz darstellen. Da beide notwendig immer *vor* dem Eintreten einer konkreten Entscheidungssituation

abgefasst werden müssen, bleibt das Problem ihrer Auslegung bestehen. Gerade im Bereich der Intensivmedizin müssen entsprechende Entscheidungen durch die behandelnden Ärzte getroffen werden. Dass dies häufig eine Gratwanderung zwischen Patientenwillen und ärztlichem Ethos, zwischen Lebensschutz und Rücksicht auf den Patienten bedeutet, steht außer Frage.

Intensivmedizin bewegt sich auf der Grenze, im häufig diffusen Bereich zwischen Leben und Tod. Die Bedeutung ihrer Entscheidungen und die Tatsache, dass diese oftmals von einem anderen als dem Betroffenen gefällt werden müssen, lassen in regelmäßigen Abständen den Ruf nach klaren Regelungen laut werden, und zwar sowohl von Seiten des Rechts als auch von Seiten der Ethik. Nicht zuletzt sind es die Kirchen, die sich immer wieder für eindeutige Grenzziehungen und einen umfassenden Lebensschutz aussprechen.

Im Hintergrund dieses Engagements stehen dabei nicht allein ethische, sondern vor allem auch religiöse Motive, gehört die Grenzziehung zwischen Leben und Tod als Äquivalent zur Grenzziehung zwischen Gott und Mensch doch zu den Grundlagen des Christentums. Dementsprechend unterscheiden sich die vielfältigen kirchlichen Stellungnahmen mitunter im Ton, nicht aber in der Sache: Man setzt sich vehement für eine Verbesserung der palliativmedizinischen Versorgung ein, lehnt aber jede Form der aktiven Sterbehilfe ab. Die Linderung individuellen Leids wird ausdrücklich gefordert, jedes Eingreifen aber abgelehnt, das dazu geeignet scheint, den Charakter des Todes als eines Geschicks zu negieren.

So heißt es etwa in der im Frühjahr 2005 verabschiedeten Stellungnahme der Kammer für öffentliche Verantwortung der EKD: »Nach christlichem Verständnis darf der Tod eines Menschen nicht herbeigeführt, sondern muss abgewartet werden. Denn Christen sehen sich selbst als Geschöpfe Gottes. Geburt und Tod liegen somit in Gottes Hand, der Tod wird (ebenso wie die Geburt) als ein Geschick verstanden.«[12]

---

[11] Otfried Höffe: Medizin ohne Ethik?, Frankfurt / M. 2002, 19.

[12] Sterben hat seine Zeit. Überlegungen zum Umgang mit Patientenverfügungen aus evangelischer Sicht. Ein Beitrag der Kammer für Öffentliche Verantwortung der Evangelischen Kirche in Deutschland, Hannover 2005, 12.

Es liegt auf der Hand, dass eine solche Bestimmung des Todes als Geschick in Konflikt geraten kann – oder vielleicht sogar in Konflikt geraten muss – mit der Praxis der Intensivmedizin. Denn unbeschadet der Frage, wo genau die Grenze gezogen wird zwischen Hilfe zum Leben und Hilfe zum Sterben ist doch deutlich, dass die Medizin, und eben insbesondere die Intensivmedizin, ihre Motivation wesentlich aus dem Anliegen bezieht, den Tod eben nicht einfach als Geschick zu verstehen. Das kann im Einzelfall auch bedeuten, den Tod bewusst zu gestalten.

Die nachfolgenden Überlegungen versuchen, vor dem Horizont des christlichen Zeugnisses Orientierungspunkte für die oft kontroversen Entscheidungslagen am Ende des Lebens zu geben. Dabei möchte ich plausibel machen, dass würdiges Sterben gerade in christlicher Perspektive durch den Respekt vor der höchstindividuellen Situation des Sterbens gekennzeichnet ist. Dieser höchstindividuelle Charakter wiederum verbietet ebenso alle generalisierenden Regelungsversuche, wie er eine große Bandbreite an möglichen Handlungsformen zulässt. Diese haben sich dabei – so meine These – eben nicht an einem abstrakten Lebensbegriff zu orientieren, sondern an der Individualität des Betroffenen.

❽ Ärztliches wie seelsorgerlich-begleitendes Handeln am Lebensende muss darauf abzielen, dem Einzelnen ein zu seinem Lebensentwurf passendes Sterben zu ermöglichen.

Die Funktion von Religion und Spiritualität besteht dabei darin, eine Perspektive bereitzustellen, die Leben und Sterben in sich aufnehmen kann und gerade darin eine Verarbeitung der Leidenserfahrung am Ende des Lebens ermöglicht. Auf der anderen Seite aber steht der Religion kein Instrumentarium zur Verfügung, das Patienten und Angehörigen sowie Ärzten und Pflegepersonal das Treffen individueller Entscheidungen abnehmen könnte.

Der Schutz des Lebens im Horizont der Vorläufigkeit des irdischen Lebens

Die ihr zugeschriebene Funktion kann die christliche Religion freilich nur einnehmen, wenn sie sich nicht einseitig auf das irdische Leben fixiert. Gerade die Vorstellung vom Menschen als Geschöpf Gottes bringt ja auch zum Ausdruck, dass der Mensch als Geschöpf Gottes eben nicht mit diesem identisch ist. Leben ist darum endlich und eben nicht göttlich. Umgriffen wird diese Vorstellung von der Endlichkeit des Lebens freilich von der Vorstellung von der Auferstehung der Toten und dem ewigen Leben.

Aber gerade aus der Gegenüberstellung von ewigen und irdischem Leben ergibt sich eine differenzierte Sicht des irdischen Lebens, dessen Wert keineswegs so absolut gesehen wurde und auch nicht so absolut zu sehen ist, wie das in manchen kirchlichen Stellungnahmen zur Sterbehilfe derzeit den Eindruck macht: So kennt die christliche Tradition durchaus Ausnahmen vom Tötungsverbot, und auch die Beurteilung des Selbstmords in den biblischen Schriften ist keineswegs eindeutig (vgl. 2 Sam 19,1; 2 Kön 16,18, Mt 27,5) . Für den christlichen Glauben ist vielmehr die Unterscheidung zentral zwischen diesem und dem künftigen Leben, zwischen irdischem und ewigem Leben.

Insbesondere das Johannesevangelium gruppiert seine Schilderung des Auftretens Jesu um diese Vorstellung vom wahren Leben, das in der Person Jesu Christi aufscheint und doch in unübersehbarem Kontrast steht zu allen Vorstellungen eines bloß irdischen Lebens. Schon im Prolog wird deutlich, dass Jesus selbst das Leben ist, eine Aussage die dann in 14,6 in der Aussage gipfelt: *Ich bin der Weg, die Wahrheit und das Leben* (vgl. Joh 11,25). Diejenigen, die um ihn sind, missverstehen dies allerdings ebenso gründlich wie konsequent: Für sie ist Leben immer nur etwas diesseitiges, und darum können etwa Nikodemus (Joh 3, 1-21) oder die Samaritanerin (Joh 4) Jesu Kommen und das in ihm aufscheinende zukünftige Lebens überhaupt nicht richtig deuten.

Um hier nicht falsch verstanden zu werden: Der Verweis auf ein Leben im Jenseits darf nicht dazu dienen, den Wert des irdischen Lebens kleinzureden, so wie wir das derzeit oft erschreckend in den Indoktrinationsriten für Selbstmordattentäter erleben. Die Alte Kirche hatte durchaus Mühe, einem fanatischen Märtyrertum Einhalt zu gebieten.

Gleichzeitig aber muss auch darauf geachtet werden, dass ein starker Akzent auf den Schutz des irdischen Lebens nicht zu einer Vergötterung des

Diesseits und einer Relativierung des Jenseits führt. Schließlich gilt es auch zu bedenken, dass das irdische Leben selbst nicht unter der Hand einen göttlichen Charakter bekommt, dem gegenüber sich der einzelne Mensch in seiner Lebensführung unbedingt verpflichtet zu sehen hätte.[13]

Entscheidungsfindung als Kunst des Abwägens

Vor diesem Hintergrund besteht die Kunst einer christlich verantworteten Entscheidungsfindung am Lebensende darin, die Balance zwischen verschiedenen Fehldeutungen zu wahren. Von der Balance zwischen Diesseits und Jenseits, zwischen irdischem und ewigem Leben war dabei schon die Rede. Ebenso aber gilt es auch die Balance zu wahren zwischen dem Gedanken, dass wir unser Leben Gott verdanken und dem Postulat menschlicher Freiheit.

»Zwar ist nach biblischem Verständnis Gott allein Herr über Leben und Tod. Aber das Handeln Gottes und dasjenige des Menschen sind kategorial ebenso voneinander zu unterscheiden wie aufeinander zu beziehen.«[14] Insbesondere lässt sich aus den Aussagen über das Handeln Gottes nicht unmittelbar auf das Handeln des Menschen schließen, ebenso wenig wie aus den Bestimmungen über die Selbstverortung im Glauben, aus Sätzen, die das Verhältnis des einzelnen Gläubigen gegenüber Gott zum Gegenstand haben, direkt Kriterien zur Klassifikation und Beurteilung von Handlungen abgeleitet werden können. Gott als den Herrn über Leben und

Tod zu benennen kann daher noch nicht zu Aussagen darüber führen, wo die Grenzen zwischen dem Zulässigen und dem zu Unterlassenden liegen.

Die Rede vom Tod als »Geschick« führt dabei leicht in die Irre.[15] Denn ganz offenkundig kann mit dieser Rede ja nicht gemeint sein, die Praxis der Unfallrettung und der notärztlichen Versorgung in Frage zu stellen. Wer vom Tod als »Geschick« spricht, der müsste auch eine plausible Antwort bieten können auf die Theodizee-Problematik. Oder warum sollte der Tod eines Kindes bei einem Autounfall nicht ebenso dem Willen Gottes entsprungen sein wie die Pflicht eines Schwerstkranken, gegen seinen verlorenen Lebensmut das Ende des eigenen Sterbeprozesses abzuwarten? Aus der Geschöpflichkeit des Menschen ist die Verantwortung des Menschen abzuleiten, nicht aber der Imperativ, sich vollends in sein Schicksal zu ergeben.

❽ In dieser Fähigkeit zu Freiheit und zur Verantwortung ist zugleich die dem Menschen eigene Würde begründet. Insofern ist es eine unzulässige Verkürzung der Problematik, wenn das Orientierungskriterium der Menschenwürde nur mit einer Ablehnung der Sterbehilfe in Verbindung gebracht wird.

Damit ist der dritte Bereich angesprochen, in dem nach einem wohl balancierten Ausgleich gesucht werden muss: Das Spannungsfeld von Fürsorglichkeit und Freiheit. Dabei ist, der vorherrschenden Tradition der evangelischen Ethik entsprechend, in den Äußerungen der evangelischen Kirchen die Perspektive der Fürsorglichkeit prädominant. Wenn ich recht sehe, dann ist die Position der evangelischen Kirche im Blick auf die Sterbehilfe und auch die Reichweite von Patientenverfügungen ganz wesentlich durch das Bemühen gekennzeichnet, dem schwachen und verlöschenden Leben Schutz zu verleihen.

Die strikte Ablehnung der Sterbehilfe soll frühzeitig ein Bollwerk aufbauen gegenüber möglichen gesellschaftlichen Tendenzen, auf schwer Kranke Druck auszuüben, doch möglichst früh aus dem Leben zu scheiden und so niemandem zur Last zu fallen; mehr noch: Sie soll auch die Einzelnen vor

---

[13] Interessanterweise spielte diese Unterscheidung schon bei der Bildung eines evangelischen Urteils zur Frage des Schwangerschaftsabbruchs eine Rolle; vgl. dazu exemplarisch Hans-Christian v. Hase: Tage im Buch des Lebens. Das Recht des Ungeborenen – theologisch gesehen, in: Anstöße. Berichte aus der Arbeit der Evangelischen Akademie Hofgeismar 1962, 104-113, 111. Hase konstatierte, die Frau sei »nicht Sklavin eines ›Allebens‹«, sondern verantwortlicher Mensch«.

[14] Verantwortung für das Leben. Eine evangelische Denkschrift zu Fragen der Biomedizin. Im Auftrag des Evangelischen Oberkirchenrats A. und H.B. der Evangelischen Kirche A. und H.B. in Österreich erarbeitet von Ulrich H. J. Körtner in Zusammenarbeit mit Michael Bünker, Wien 2001, Ziff. 3.1.2

[15] Vgl. dazu insbesondere auch die kritischen Anfragen von Klaus-Michael Kodalle (wie Anm. 4), 224f.

sich selbst und der verkehrten, weil sich gegen das eigene Leben wendenden Selbstbestimmung schützen. Dabei verfällt man jedoch leicht in eine Haltung, die nun die Fürsorglichkeit gegen die Selbstbestimmung des Einzelnen ausspielen möchte.[16]

Glanz und Elend des Menschen liegen in seiner Fähigkeit, das eigene Leben gestalten zu können und gestalten zu müssen. Die besondere Brisanz der Diskussion um die Sterbehilfe in der Gegenwart resultiert nun eben daraus, dass das Sterben unter den Bedingungen der Moderne selbst zu einem zu gestaltenden Prozess geworden ist. Die Fortschritte der Medizin haben es mit sich gebracht, dass die Behandlungsmöglichkeiten und damit auch die Entscheidungsnotwendigkeiten in der letzten Lebensphase signifikant zugenommen haben. Darum stellen sich die Fragen von Endlichkeit, Sterben und Tod in modernen Gesellschaften als praktische Fragen, die auf Gestaltungsmöglichkeiten und Handlungsoptionen abheben – und genau hier entzünden sich die Konflikte. Diese Konflikte liegen dabei auf zwei verschiedenen Ebenen: Sie betreffen die Art der Gestaltung des Sterbeprozesses und zugleich auch die Frage, wer das Deutungsmonopol für diese Gestaltung innehat. Waren es in der frühen Moderne die klassischen Professionen (Ärzte, Priester, Juristen), die nicht nur ein Deutungsmonopol über den Sterbeprozess innehatten, sondern auch ein spezifisches *Ethos* bei ihrer Klientel hervorbringen konnten, werden die Sterbenden nun selbst zu Akteuren. Die daraus resultierende Selbstbestimmung wird im Bereich von Kirche und Theologie zutiefst als ambivalent wahrgenommen, ebenso wie der Protestantismus seit jeher zur Freiheit des Einzelnen ein gespaltenes Verhältnis einnahm. Im Engagement der Kirchen für die Patientenverfügung wird diese Ambivalenz deutlich sichtbar, insofern hier zum einen – in Übereinstimmung mit der Mehrheit der Kirchenmitglieder – die Berechtigung und Notwendigkeit individueller Gestaltung akzentuiert wird, zum anderen aber zugleich durch die Ausarbeitung und, wichtiger noch, die breite Verteilung einer Musterverfügung die individuelle Gestaltungsmöglichkeit rückgebunden werden soll an eine kirchlich ausgearbeitete Vorlage.

Angesichts der vielfältigen Szenarien am Lebensende und der eben skizzierten Notwendigkeit, das eigene Sterben als eine individuelle Gestaltungsaufgabe zu begreifen, kann es nicht verwundern, dass auch in der christlichen Patientenverfügung letztlich der Respekt vor der Individualität des Sterbevorgangs die entscheidende Rolle einnimmt. Gleichsam als ein integrierendes Paradigma formuliert die von den beiden großen Kirchen herausgegebene Vorlage: »Ich möchte in Würde und Frieden sterben können«. Die Orientierung an der Würde soll dabei offenbar als Maßstab auch für diejenigen Entscheidungssituationen dienen, die in den einzelnen vorgeschlagenen Handlungsanweisungen nicht geregelt werden konnten.

Jedoch: In zahlreichen erläuternden Verlautbarungen zur Thematik, besonders in der bereits zitierten Stellungnahme der Kammer für öffentliche Verantwortung der EKD wird gegenüber der grundsätzlichen Ausrichtung an den individuellen Vorstellungen des Einzelnen versucht, eine normierende Interpretation für die Formel »in Würde sterben« zu gewinnen.

Demgegenüber möchte ich das Individualisierungsparadigma stärker akzentuieren und plausibel machen, dass es auf die Frage, was es bedeutet, in Würde zu sterben, nur eine Antwort gibt: **Keine** – und das heißt natürlich: keine allgemeingültige.

❽ **Was würdiges Sterben bedeutet, ist so vielfältig wie die korrespondierenden Lebensentwürfe.**

Aber genau darin liegt nun offenbar doch eine Antwort auf die von mir gestellte Frage: Würdiges Sterben bemisst sich offenbar an den Vorstellungen über ein würdiges Leben. Von dieser These aus möchte ich versuchen, mich der Frage nach dem würdigen Sterben und damit auch der Frage nach der Sterbehilfe genauer anzunähern.

Orientierung an der Menschenwürde als Brücke zwischen Leben und Sterben

Wer auf die Würde als maßgeblichen Orientierungspunkt auch beim Sterben rekurriert, schlägt damit offenbar eine Brücke zwischen Leben und Sterben. Im Sterben soll, so lautet die implizite

---

[16] Vgl. Sterben hat seine Zeit, 14ff.

Weisung, leitend sein, was auch für das Leben als oberste Orientierungsnorm gilt, nämlich die Ausrichtung an der Würde des Menschen. Unbeschadet dessen, dass hierbei noch vollkommen offen ist, welche Verhaltensformen sich mit der Würde vereinbaren lassen, lässt sich daher schon eine erste Präzisierung vornehmen.

❽ **Würdiges Sterben bedeutet, die Kontinuität zu wahren zwischen dem Leben und dem Sterben.**

Auch angesichts der äußersten, nicht mehr gestaltbaren Grenze unserer Existenz sollen dieselben Maßstäbe gelten, wie sie auch zuvor für die eigene Lebensführung charakteristisch waren. Über den Begriff der Würde wird somit die Brücke geschlagen zwischen den etablierten Verhaltensformen, Normen und Werten, die die Identität des Einzelnen im Leben beschrieben haben, und den besonderen Herausforderungen, die durch die Situation der Todesnähe neu gestellt werden. Die Orientierung an der Menschenwürde soll somit die Kontinuität im Handeln und Erleiden auch in der Situation des Sterbens sicherstellen.

Diese Kontinuität ist ja auch sonst ein wichtiges Charakteristikum unserer ethischen Entscheidungsfindung: Vor die Frage gestellt, wie wir uns in einer bestimmten, neuen Situation verhalten sollten, fragen wir danach, wie wir uns bislang in einer ähnlichen Konstellationen verhalten haben. Damit versuchen wir, unser Handeln möglichst evolutionär weiterzuentwickeln: Neues muss sich als integrierbar in bisherige Entscheidungen erweisen können und gleichzeitig darf die eigene Vergangenheit sich nicht als Hemmschuh für die Weiterentwicklung des eigenen Lebensentwurfs gerieren. In dieser Perspektive lässt sich »würdiges Sterben« dekodieren als die Aufforderung, Sterben in Kontinuität und Stetigkeit zum eigenen Leben zu gestalten.

Zugleich mit dieser Beschreibung werden jedoch weitere inhaltliche Aspekte sichtbar, was mit »*würdigem Sterben*« gemeint ist. Denn im Sterben nach den Maßregeln zu handeln, die auch für die eigene Lebensführung bestimmend waren, ist gleichbedeutend mit dem Respekt vor dieser höchstindividuellen Situation. Die Binsenweisheit, dass jeder seinen Tod sterben muss, gewinnt darin

andere, deutlichere Konturen. Sie bedeutet dann nämlich, dass das Sterben nicht nach deindividualisierenden, gleichförmigen Prozessregeln erfolgen soll. Die Aussage, dass jeder seinen eigenen Tod sterben muss, ist darum nicht nur als eine deskriptive Aussage zu verstehen, sondern als eine normative. Wenn Luther davon sprach, dass der Glaube immer nur ein individueller sein könne, weil wir im Sterben auch unvertretbar seien, weil eben jeder seinen eigenen Tod sterben müsse[17], so gilt das auch für die ethischen Problemlagen am Ende des Lebens.

Würdiges Sterben heißt, Raum für eine individuelle Gestaltung des Sterbens zu lassen. Wenn ich recht sehe, ist dieser Grundsatz von der Rechtsprechung nachdrücklicher rezipiert worden als von der Ethik, gerade auch der kirchlich formulierten Ethik. Denn während hier häufig die grundsätzliche, über einzelnen Interessen liegende Schutzfunktion des Rechts eingeklagt wird, erweisen sich die Juristen als überzeugte Verfechter individueller Autonomie auch in Grenzsituationen. Sie betonen im Anschluss an das Konzept der Menschenwürde die Individualität medizinethischer Entscheidungen und wollen das Recht lediglich als die *magna charta* des Einzelnen, als Schutz gegen überbordende Interessen der Allgemeinheit verstanden wissen. Dementsprechend sind sie auch deutlich zurückhaltender im Blick auf die Regelungsintensität dieses Bereichs und möchten vielmehr die Spielräume für individuelle Entscheidungen von Patienten, Ärzten und Angehörigen offen halten [18]

---

17 So etwa in der Predigt am Sonntag Invocavit am 9. März 1522, in: Ders.: Luther deutsch, hg. von Kurt Aland, Bd. 4: Der Kampf um die reine Lehre, Göttingen ²1964, 61.

18 Diese Sicht prägt die Rechtsprechung in dieser Angelegenheit schon seit längerem: So hält das OLG München 1987 fest: »Das Selbstbestimmungsrecht des Patienten schließt auch die Selbstbestimmung zum Tode ein. Hinsichtlich lebensverlängernder Maßnahmen bindet den vom urteilsfähigen Patienten ausgesprochene Verzicht den Arzt auch dann, wenn der Patient im voraussehbaren Verlauf der Krankheit das Bewusstsein verliert und keine wesentliche Veränderung der seiner Erklärung zugrundeliegenden tatsächlichen Umstände erkennbar ist, weil die Entscheidung gerade auch für dieses Stadium getroffen wurde, wie auch umgekehrt die Einwilligung zum Heileingriff nicht ihre rechtfertigende Wirkung mit Eintritt der Bewusstlosigkeit verliert«; OLG München, JA 1987, 579, 583. 1991 konstatiert der 3. Strafsenat des BGH: »Kann der todkranke Patient nicht mehr selbst

Sterben ist eine höchstindividuelle Angelegenheit. Die moderne Medizin führt uns das auf der einen Seite deutlich vor Augen, indem sie immer neue Entscheidungsfreiräume und -notwendigkeiten erzeugt. Auf der anderen Seite stellt jedoch die Medizin diese Individualisierung selbst auch immer wieder in Frage. Denn die moderne Medizin operiert ja mit der Hypothek einer grundsätzlichen Paradoxie: Sie konnte die unbestreitbaren Fortschritte nur dadurch erreichen, dass sie vom Einzelnen in seiner Individualität abstrahierte und die Vorgänge seines Körpers nach dem Paradigma eines maschinengleichen Regelkreises verstehen lernte. Darum wird im Interesse der eigenen Selbstbestimmung der Ruf nach den Grenzen für intensivmedizinische Maßnahmen laut. Würdiges Sterben steht hier ganz offenbar als Chiffre für die Forderung, selbst Herr des Prozesses zu bleiben.

Das Sterben bekommt damit zugleich Anteil an den Individualisierungsprozessen, die für moderne Gesellschaften charakteristisch sind. Auch dieser Aspekt lässt sich unschwer abbilden lassen auf das Paradigma, das Sterben nach der Maßgabe des eigenen Lebensentwurfs zu gestalten. Nun liegt es auf der Hand, dass die Intensivmedizin, möchte sie sich nicht selbst aufgeben, nicht hinter ihre eigenen methodischen Voraussetzungen zurückgehen kann. Allerdings stellt sich schon die Frage, in wieweit es nicht möglich ist, auch unter den Bedingungen einer Intensivstation der Individualität des Patienten entgegenzukommen, sei es durch baulich-ästhetische oder durch pflegerische Maßnahmen.

Die bewusste Gestaltung des Sterbens als Teil des eigenen Lebensentwurfs

Würdiges Sterben ist ein Sterben, das sich als integrierbar in die eigene Lebensführung erweist. Nur unter diesen Bedingungen erscheint es möglich, den Tod als Teil des Lebens – und zwar des eigenen Lebens – zu begreifen und schließlich, wenn man das überhaupt so ausdrücken kann, auch als persönlichen Tod annehmen zu können. »Sie starb, wie sie es sich immer gewünscht hatte« – lautet die entsprechende Beschreibung eines als würdig empfundenen Sterbeprozesses. Dieses Begreifen des Sterbens als des individuellen Sterbens stellt eine große Herausforderung dar, weil wir es – glücklicherweise – gewohnt sind, das Sterben zwar als zum Leben, nicht aber als zum eigenen Leben gehörig zu verstehen. Möglicherweise ist es sogar so, dass das Wissen um die eigene Sterblichkeit und den eigenen Tod gar nicht in den eigenen Lebensvollzug integriert werden kann. »So konnte«, schrieb Sigmund Freud, »in der psychoanalytischen Schule der Ausspruch gewagt werden: Im Grund glaube niemand an seinen eigenen Tod oder, was dasselbe ist: im Unbewussten sei jeder von uns von seiner Unsterblichkeit überzeugt«.[19]

Es gehört zu den Errungenschaften der Moderne, dass es gelungen ist, das Bewusstsein eigener Sterblichkeit weitgehend auf Distanz zu halten. Sicher, Sterben und Tod ist gerade in einer medialisierten Welt allgegenwärtig. Aber für jeden einzelnen gilt doch, was Leo Tolstoj im Tod des Iwan Iljitsch 1886 so anschaulich beschreibt: Jenes bekannte Beispiel für Syllogismen – alle Menschen sind sterblich. Caius ist ein Mensch. Also ist Cajus sterblich – »war ihm sein ganzes Leben hindurch rechtmäßigerweise lediglich als auf Caius anwend-

---

entscheiden und wird für ihn auch kein Pfleger bestellt, [...] so ist sein mutmaßlicher Wille und nicht das Ermessen der behandelnden Ärzte rechtlicher Maßstab dafür, welche lebensverlängernden Eingriffe zulässig sind und wie lange sie fortgesetzt werden dürfen. Die Ausschöpfung intensivmedizinischer Technologie ist, wenn sie dem wirklichen oder anzunehmenden Patientenwillen widerspricht, rechtswidrig«; BGHSt 37, 376, 378. 1999 nimmt das LG München I den Gedanken vom Sterben als »höchstpersönlicher Angelegenheit« auf; LG München I, 13 T 478/99. Zur Problematik vgl. insbes. Frank Saliger: Sterbehilfe und Betreuungsrecht, in: Medizinrecht 22 (2004), 237-245 sowie die Zusammenstellung bei Klaus Ulsenheimer: Aktive und passive Sterbehilfe aus der Sicht der Rechtsprechung, in: Internist 41 (2000), 648-653. Kritisch zu dieser Tendenz: Axel W. Bauer: Futility-Debatte in der Onkologie Ein ethisches und rechtliches Problem, in: Onkologe 9 (2003), 1325-1334. Zum Ganzen vgl. auch die instruktiven Ausführungen bei Volker Lipp: Freiheit und Fürsorge: Der Mensch als Rechtsperson. Zur Funktion und Stellung der rechtlichen Betreuung im Privatrecht (=Jus Privatum 42), Tübingen 2000, 164ff.

---

[19] Sigmund Freud: Zeitgemäßes über Krieg und Tod, in: Ders.: Studienausgabe (Conditio humana. Ergebnisse aus den Wissenschaften vom Menschen) Bd. IX, Frankfurt/M. 1974, 49.

bar vorgekommen, keinesfalls aber auf ihn, Iwan Iljitsch, selber. Jenes war der Mensch überhaupt, und für diesen war das Gesetz völlig gerechtfertigt; er indes war nicht Caius und ebenso wenig der Mensch an sich. Caius, der war in der Tat sterblich, und wenn er starb, so war es ganz in der Ordnung; ich dagegen, ich, Wanja, ich Iwan Iljitsch, mit allem meinen Gedanken und Gefühlen, – bei mir ist es nun einmal eine ganz andere Sache.«. Über *das* Sterben nachzudenken ist offenkundig etwas anderes als über das *eigene Sterben* zu reflektieren – und diese Differenz mahnt noch einmal dazu, die Individualität des Sterbegeschehens und seiner Gestaltung ernst zu nehmen.

Dabei gibt es freilich eine konstitutive Grenze der Reflexion. Wir können immer nur aus der Perspektive des Lebens auf das Sterben und auch den Tod blicken. Ludwig Wittgenstein hat darum mit der ihm eigenen Präzision festgehalten: »Der Tod ist kein Ereignis des Lebens. Den Tod erlebt man nicht.«[20] Alles Nachdenken über den Tod und das Sterben kann daher nur die Gestaltung des Lebens zum Gegenstand haben. Und, in Aufnahme und Weiterführung des zuvor Gesagten: Das Nachdenken über das eigene Sterben und den eigenen Tod kann nur dazu anleiten, das *eigene Sterben* als Teil des eigenen Lebens zu gestalten. Insofern scheint es mir auch wenig hilfreich zu sein, im Blick auf die kontroverse Unterscheidung und Bewertung von aktiver und passiver Sterbehilfe die Grenzlinie dort zu ziehen, wo der Tod im einen Fall als Tat, im anderen Fall als Ereignis wahrgenommen wird: Während das »Warten auf den Tod« als ethisch unproblematisch klassifiziert wird, steht dessen bewusstes Herbeiführen in der Kritik.

❽ Möchte man die spezifische Spitze des Menschenwürdearguments ernst nehmen, dann muss die Gestaltung des Sterbens bis hin zum Herbeiführen des eigenen Todes gerade als Respekt vor der Würde des Einzelnen auch im Sterben gedeutet werden.

Denn seit seiner detaillierteren Ausarbeitung in der Renaissancephilosophie markiert das Men-schenwürdeparadigma ein Verständnis des Menschen, der sich nicht nur als das Produkt seiner natürlichen Gegebenheiten begreift, sondern seinen Lebensentwurf dem eigenen Willen gemäß zu gestalten weiß. Wenn heute häufig mit dem Verweis auf den *Respekt vor der Menschenwürde* oder die *Unantastbarkeit der Menschenwürde* das Würdeargument als Widerlager gegen zu weitreichende Handlungsspielräume des Menschen in Anschlag gebracht wird, bedeutet dies gerade keine Befestigung der Würdevorstellung, sondern die Unterminierung ihrer eigenen Grundlagen.

Wohl verbietet das Würdeargument staatliche Eingriffe in die Sphäre der einzelnen Persönlichkeit – die Rechtsordnung darf dem einzelnen nicht eine bestimmte Gestaltung des Lebens aufzwingen, von der Berufswahl bis zum Austragen einer Schwangerschaft. Diese Einschränkung kann aber nicht auf das Verhältnis des Einzelnen zu sich selbst und zu seinem Lebensentwurf übertragen werden. Hier bedeutet der Hinweis auf die Menschenwürde, das eigene Leben eben nicht nur als Schicksal, sondern als **Gestaltungsaufgabe** zu begreifen.

Zu dieser Möglichkeit und Notwendigkeit, das eigene Leben zu gestalten, gehört es aber auch, das eigene Sterben angesichts des Bewusstseins individueller Endlichkeit zu gestalten. Erst aus dem mit der Würdevorstellung verbundenen Postulat der Freiheit ergibt sich überhaupt die Möglichkeit verantwortbaren, sittlich zu qualifizierenden Handelns – gemeinsam übrigens mit der **Möglichkeit** auch des fehlerhaften und schuldhaften Handelns.

Freiheit und Verantwortung, Würde und Schuld sind jeweils komplementäre, aufeinander bezogene Begriffe. Das bedeutet freilich, dass die Orientierung an der Würde des Menschen nicht automatisch schon das gute Handeln nach sich zieht. In der theologischen Tradition ist dies in der Rede von Freiheit *und* Sünde zum Ausdruck gebracht worden, die beide mit der Geschöpflichkeit des Menschen gegeben sind. Insofern kann es – scheinbar paradox – durchaus sein, dass die Orientierung an der Würde des Einzelnen ein Schuldhaftwerden nach sich zieht. Doch diese Paradoxie wäre nur um den Preis einer anderen, weiterreichenden Paradoxie aufzulösen, der Paradoxie nämlich, im Namen eines guten Lebens auf die Freiheit des Einzelnen in Respekt vor seiner Würde zu verzichten.

---

[20] Ludwig Wittgenstein: Tractatus-logico-philosophicus 6.4311, zit. nach ders.: Werke in acht Bänden, Frankfurt /M. 1984, Bd. 1, 84.

Das eigene Sterben unter den Bedingungen moderner Medizin

Würdiges Sterben, so hatte ich argumentiert, bedeutet, das Sterben der eigenen Gestaltung zu unterwerfen und es nicht einfach als ein zu Erduldendes, als fremdbestimmende Macht zu begreifen. Dabei führt jedoch, wie bereits angesprochen, die Wahrnehmung dieser Gestaltungsaufgabe unter den Bedingungen der Moderne unweigerlich in eine Paradoxie: Die Möglichkeiten, das eigene Leben als Aufgabe und nicht nur als Schicksal zu begreifen, sind in hohem Maße abhängig von einer Sichtweise, die den Menschen eben nicht als ein Subjekt und damit als Träger von Würde wahrnimmt, sondern ihn gerade als Objekt auffasst.

Das gilt für die vielfachen Verobjektivierungsprozesse des täglichen, arbeitsteiligen Lebens, in denen wir einander stets nur als Mittel dienen, es gilt aber in besonderem Maße für die Medizin selbst, in der Fortschritte gerade durch die Verobjektivierung der Einzelnen zu Körpern, nicht zuletzt zu Studienobjekten, erreicht werden. In diesem Sinne ist übrigens auch darauf hinzuweisen, dass die beiden Paradigmen der Patientenautonomie und des ärztlichen Paternalismus keineswegs unvereinbare Gegensätze darstellen.

Vielmehr kann es gerade Ausdruck von Selbstbestimmung und Autonomie sein, sich der paternalistisch-verobjektivierenden Struktur der Medizin zu unterstellen – um der Wahrung oder Wiederherstellung eigener Autonomie willen. Diese Struktur wird so lange akzeptiert, solange sie vereinbar ist mit der Intention des Patienten, das medizinische System in der Absicht in Anspruch zu nehmen, seine aus der Würde abgeleiteten Freiheits- und Handlungsspielräume zu erweitern. Allerdings kann das medizinische System dieser Intention gerade am Ende des Lebens nicht mehr gerecht werden. Professionalisierung im Sinne einer Erweiterung von Handlungsspielräumen schlägt dann um in eine Entmündigung des Patienten: Was seiner Freiheit und Würde dienen sollte, droht beide zu negieren.

Diese Paradoxie nötigt dazu, die Erwartungen und Rollenzuschreibungen im Blick auf Sterbende und Kranke präziser zu bedenken. Denn solange Sterbende als Kranke aufgefasst werden, scheint eine Deautonomisierung im Interesse der Wiederherstellung ihrer Gesundheit legitim. Wo die Bevormundung der Sterbenden durch das System der Intensivmedizin jedoch kritisiert wird, geschieht das gerade aus dem Bewusstsein heraus, dass eine solche Negierung des Respekts vor der Gestaltung des eigenen Lebens nicht mehr hinzunehmen ist.

> ❽ **Sterbende sind jedoch keine Kranken; zwar stirbt ein Teil der Menschen als Kranke, dennoch ist das Sterben Bestandteil menschlicher Existenz und nicht eine pathologische, therapierbare Devianz.**

Dementsprechend gelten – in Analogie zu chronisch Kranken – andere Regeln und mit ihnen muss anders umgegangen werden. Bei Patienten, die schon eine längere Krankheitsgeschichte hinter sich haben, kommt es zu Re-Normalisierungseffekten, die die handlungsleitende Bedeutung der Krankheit zurücktreten oder auch gar nicht erst zum Vorschein kommen lassen. Dieses Phänomen ist mit den Kategorien von »Tabuisierung« und »Verdrängung« nur unzureichend beschrieben. Vielmehr gehört es zu den notwendigen Akkomodationsleistungen eines unheilbar Kranken, die alltagsstörende Dimension einer Krankheit zurücktreten zu lassen.

Folgt man dem Gesundheitsbegriff der phänomenologischen Soziologie, demzufolge man Gesundheit immer dann hat, wenn ihr Fehlen nicht auffällt und andere Alltagspraktiken nicht stört,[21] ist es für einen chronisch oder final Kranken notwendig, die Krankheit zum Bestandteil des eigenen Alltags werden zu lassen und gerade darin das Sterben als einen Teil des eigenen Lebens aufzufassen. Im Sinne meiner Ausgangsthese wäre mithin auch hier ein würdiges Sterben nach den leitenden Vorstellungen des eigenen Lebens, der Integration in die Lebensvorstellungen des Einzelnen, zu bemessen. Diese Alltagsintegration ist selbst jedoch ein vielschichtiger Prozess, und dabei kann in der letzten Lebensphase der Alltag durchaus die Wirklichkeit der Klinik sein.

---

[21] Vgl. Uta Gerhardt: Lebensweisen und Gesundheitsorientierungen: Methodologische Probleme, in: Reinhard Gawatz/ Peter Novak (Hg.), Wissenschaftliche und alltagspraktische Gesundheitskonzepte, Ulm 1993, 73-96, 84.

Deutlich sichtbar ist dies etwa an der mehrschichtigen Semantik, die das Postulat »Ich möchte zu Hause sterben« bei final Kranken erfährt: Die große Diskrepanz zwischen diesem häufig geäußerten Wunsch und den tatsächlichen Sterbeorten kann nicht adäquat mit dem Verweis auf die mangelnde Sensibilität des Medizinsystems erklärt werden; vielmehr wird offenbar das Krankenhaus selbst im Verlauf der Krankheit zum Ort des Alltags und damit zum Zuhause. Aus der Perspektive der Patienten scheint es darum offenbar konsequent zu sein, nun auch das Sterben selbst als Aufgabe des Medizinsystems zu begreifen. Die konstant hohen Zustimmungsraten zur (aktiven) Sterbehilfe dürften hierin ihre Ursache haben.

Eigene Untersuchungen an 272 Tumorpatienten in Thüringen haben ergeben, dass in der Perspektive der Betroffenen der Wunsch nach Sterbehilfe, und zwar sowohl nach aktiver wie auch nach passiver und indirekter Sterbehilfe, korreliert mit dem Bestreben, sich als Sterbender wie ein Patient zu verhalten und sich damit in das medizinische System zu integrieren. Der Wunsch nach Sterbehilfe lässt sich demnach nicht als Wunsch nach dem Ausstieg aus der medizinischen Versorgung interpretieren, sondern vielmehr als Folge einer konsequenten *Einordnung* in das System der Medizin, als Adaptionsleistung an die nunmehr für den einzelnen terminal Kranken geltenden Rahmenbedingungen. Dieses Sterben kann in der Fluchtlinie meiner hier vorgestellten Argumentation als ein würdiges Sterben begriffen werden.[22]

Allerdings – das sollte nach dem Vorangegangenen deutlich sein – kann aus einer anderen Perspektive das Sterben in der Klinik auch wahrgenommen werden als der Inbegriff eines *un*würdigen Sterbens. Das ist in der Regel dann der Fall, wenn durch das Fehlen eines geregelten Statusübergangs zwischen der Kranken- und Sterbendenrolle es die systemischen Bedingungen in der klinischen Sterbesituation unmöglich machen, dass das Sterben als Teil des Lebens aufgefasst werden kann. Dieses Defizit ist es, das häufig irreführend als Phänomen der Todesverdrängung in der Gesellschaft beschrieben wird.

Tatsächlich ist es zusammen mit der Entwicklung der modernen Medizin zu einer Medikalisierung des Sterbens gekommen, die dazu führt, dass immer mehr Menschen als Kranke, das heißt als Patienten sterben. Sie müssen dabei – häufig gemeinsam mit ihren Angehörigen – erleben und auch erleiden, dass das Medizinsystem nur wenige Rezeptoren für die Bedürfnisse des Sterbens bereitstellen kann, bis dahin, dass es nur selten gelingt, die entsprechenden Statusübergänge adäquat, d. h. eingebettet in einen deutenden und entlastenden Ritualzusammenhang, zu gestalten.

Darum erscheint es angebracht und notwendig, eine entsprechende spirituelle Begleitung nicht nur für den Bereich der Palliativmedizin zu etablieren, sondern entsprechende Strukturen auch für die Intensivstationen aufzubauen. Dabei ist es freilich notwendig, die Konzepte der Palliativstationen nicht einfach zu übernehmen, sondern für die spezifische Situation der Intensivtherapie weiterzuentwickeln. Eine besondere Herausforderung stellen dabei die häufig schnellen Sterbeverläufe da. Doch gerade sie sind es, die entlastende und das Geschehen deutende Rituale für alle Betroffenen notwendig machen.

Nicht normieren, sondern deuten: Die Paradoxie der Gestaltung des eigenen Sterbens und der christliche Glaube

Wenn würdiges Sterben im Kern bedeutet, das Sterben als Teil des eigenen, individuellen Lebens zu begreifen und zu gestalten, dann muss jedoch abschließend noch auf eine unausweichliche Frage eingegangen werden: Wie kann etwas als Teil von Individualität und Persönlichkeit aufgefasst werden, das die Zerstörung und Negation dieser Person zur Folge hat?

An dieser Stelle scheint mir die bleibende Bedeutung religiöser Deutungsangebote des Todes zu stehen. Religiöse Beleitung des Sterbens muss zum Ausdruck bringen, dass die Integrität der Person nicht mit ihrem Tod endet. Dies besagt in ihrem Kern die christliche Rede von der Auferstehung, und in diesem Zeichen steht auch der christliche

---

[22] Vgl. dazu Birgitt van Oorschot / Reiner Anselm (Hg.): Mitgestalten am Lebensende. Handeln und Behandeln Sterbenskranker, Göttingen 2007.

Trauerritus. Dabei ist es von zentraler Bedeutung, dass diese Deutangebote nicht andemonstriert und schon gar nicht zum allgemeinen Leitsatz erhoben werden können. Sie können lediglich helfen, für sich selbst eine Perspektive zu gewinnen, die es möglich macht, die zerstörende Kraft des Todes in eine individuelle Auffassung vom Leben zu integrieren.

So gilt auch hier: Ob das Sterben ein würdiges Sterben ist, bemisst sich letztlich an der höchstindividuellen Frage, ob der Einzelne für sich zu der Einschätzung gelangen kann, dass das Angebot einer Integration des Sterbens in das Leben, das etwa die religiöse Kultur bereit hält, für ihn eine Perspektive bereithält, die die Macht des Todes mitsamt der ihm entgegentretenden Bedrohung seiner eigenen Personalität und Würde bricht und übersteigt.

Mit der Plausibilität einer solchen Deutungsvorstellung steht und fällt die Einschätzung des Sterbens als ein würdiges Sterben, mit ihr steht und fällt aber auch die Bedeutung der Religion. Vielleicht hatte Paulus dies vor Augen, wenn er an die Gemeinde in Korinth schrieb: Wenn aber Christus nicht von den Toten auferstanden ist, dann ist alles nichtig (1 Kor 15, 14).

einer Abwertung des irdischen Lebens und zu einer stärkeren Akzeptanz der Sterbehilfe, sondern wirkt sich umgekehrt eher dämpfend auf den Wunsch nach Sterbehilfe aus: Offenbar erlaubt es eine solche Weltsicht, auch das Leiden noch in den Entwurf des eigenen Lebens zu integrieren. Der Förderung einer solchen Weltsicht sollte darum das Hauptaugenmerk der Kirchen gelten, und ebenso sollte der spirituellen Begleitung auch im Bereich der Intensivmedizin größere Aufmerksamkeit geschenkt werden.

- Die Orientierung an dem Lebensentwurf des Patienten bedingt auch, dass die Grenze zwischen Intensivmedizin, Sterbebegleitung und Sterbehilfe immer nur im Respekt vor der individuellen Situation des Einzelnen bestimmt werden kann und dementsprechend immer wieder neu gezogen werden muss. Der Sensibilität der Ärzte kommt dabei eine besondere, nicht substituierbare Rolle zu, getragen von dem Bemühen, nicht das Leben an sich, sondern den Einzelnen, dessen Leben es ist, zu schützen.

❯ Fazit

- Was würdiges Sterben bedeutet, lässt sich nicht durch den Rekurs auf allgemeine Normen, insbesondere nicht auf eine theologisch abgeleitete Vorstellung von der Heiligkeit des irdischen Lebens bestimmen.

- Maßstab für das würdige Sterben ist vielmehr die Kontinuität des Sterbens mit dem eigenen Lebensentwurf. Denn diese Kontinuität ermöglicht es erst, das Sterben als Teil des eigenen Lebens zu begreifen und damit auch, so paradox es klingt, das Sterben in das eigene Leben integrieren zu können.

- Die Möglichkeit, das Sterben in das eigene Leben integrieren zu können, dürfte dann sehr viel eher gegeben sein, wenn es dem Einzelnen möglich ist, eine Perspektive einzunehmen, die beides, Leben und Sterben umfasst. Interessanterweise führt eine solche, auf der Grundlage einer Transzendenzerfahrung basierende Sicht des eigenen Lebens nicht zu

Teil III Grenzsituationen in einzelnen Fachgebieten

Situation in der Inneren Medizin

S. Weilemann

In den ersten Jahren der internistischen Intensivmedizin stand die Idee sich ständig verbessernder Behandlungsmethoden beherrschend im Vordergrund. Mit zunehmender Erfahrung ist es jedoch für den verantwortungsbewusst handelnden Internisten offenkundig geworden, dass in bestimmten Situationen ein Verzicht auf weitergehende therapeutische Möglichkeiten geboten ist, und dass auch hierfür gedankliche und medizinisch wissenschaftliche Grundlagen geschaffen werden müssen.
Dies impliziert auch die Evaluierung des Verzichts. Die Schwierigkeiten der Realisierung dieser Grundüberzeugung liegen darin, dass die Grenzen der internistischen Intensivmedizin im Individualfall zwar retrospektiv meist klar erkennbar werden, eine prospektive Festlegung jedoch äußerst schwierig, wenn nicht unmöglich ist.

Einleitung

Ärztliches Handeln erfordert immer ein Streben nach Optimierung von Diagnostik und Therapie. Dies gilt selbstverständlich auch für die internistische Intensivmedizin.

Andererseits war es stets Sinn ärztlichen Handelns, Leiden zu nehmen oder zumindest zu lindern, Krankheitsgeschehen zu heilen, zu bessern oder aufzuhalten. Aus diesen beiden Maximen ergibt sich nahezu der Zwang für eine sinnvolle Begrenzung im Bereich der internistischen Intensivmedizin. Eine Analyse der Behandlungserfolge bei Patienten interner Intensivtherapiestationen zeigt, dass sich in Abhängigkeit vom Grundleiden Patientengruppen mit guter Prognose von solchen mit unsicherer Prognose unterscheiden lassen.

Eine niedrige Letalitätsrate zeigen beispielsweise Patienten mit akuten exogenen Intoxikationen, Asthma bronchiale oder auch akutem Myokardinfarkt. Eine hohe Letalität haben Patienten mit Leberversagen, Pankreasnekrosen, Sepsis, therapieresistentem Linksherzversagen oder auch schweren Schädigungen des zentralen Nervensystems. Viele kritisch Kranke sind durch mehrere lebensgefährdende Vital- und Organfunktionsstörungen bedroht. Für dieses in der Intensivmedizin oder durch die Intensivmedizin neu entstandene Syndrom hat sich der Begriff des multiplen Organversagens etabliert. Patienten mit multiplem Organversagen haben eine denkbar schlechte Prognose. Die Durchschnittsletalität liegt bei 50%. Das heißt aber auch, dass immerhin durch die Intensivtherapie jeder zweite Patient überlebt. Gerade vor dem Hintergrund solcher Tatsachen erwächst die Forderung, dass aggressive Therapieverfahren rechtzeitig aber nicht vorzeitig eingesetzt werden, und daraus erwächst wiederum der Zwang zu einer größeren indikatorischen Sicherheit für den Einsatz aggressiver Verfahren. Intensivmedizinisch tätig sein heißt also mit Konsequenzen ambivalenter Art fertig zu werden. Diese Konsequenzen sind:

- Streben nach Optimierung in der Behandlung inklusive Technisierung,
- im Interesse des Patienten eine sinnvolle Begrenzung des technisch Möglichen.

Optimierung der Intensivtherapie

Die Intensivmedizin ist durch eine rasante Weiterentwicklung ihrer Behandlungsverfahren gekennzeichnet. Einige aktuelle Beispiele hierzu seien herausgegriffen:

- Die Bemühungen um die Optimierung der Respiratortherapie.
- Eine kontinuierliche Weiterentwicklung ist im Bereich der Techniken des Gesamtkonzeptes der kardiopulmonalen Reanimation zu verzeichnen. Hierzu gehört auch die organisatorische Verbesserung der kardiopulmonalen Reanimation außerhalb des Krankenhauses.
- Stoffwechseladaptierte Infusionslösungen ermöglichen ein differenziertes Ernährungskonzept und damit auch die Beeinflussung metabolischer Komata.
- Kontrollierte Untersuchungen spezieller Behandlungsverfahren zur Hirnwiederbelebung nach globaler Ischämie/Anoxie sind erfolgt.
- Mit die eindrucksvollsten Erfolge sind derzeit auf dem Gebiet der Herzinfarktdiagnostik und therapie zu verzeichnen. Hierfür stehen als Stichworte die frühzeitige pharmakologische Reperfusion und Ballondilatation.

- Auch die extrakorporalen Eliminationsverfahren – sei es die Akutdialyse, sei es die Plasmazellseparation oder auch die Hämoperfusion gehören zu den zwar aggressiven aber segensreichen Therapieverfahren im Bereich internistischer Intensivmedizin. Die Möglichkeiten dieser Optimierung sind hinreichend bekannt und werden auch in der Laienpresse publik gemacht und heftig diskutiert. Einseitig und meines Erachtens mit nicht ausreichend großer Offenheit und fehlendem Mut werden jedoch die Grenzen der Medizin diskutiert.

Kriterien für die Entscheidung zur Begrenzung der Intensivmedizin

Die Möglichkeiten zur Begrenzung der Intensivtherapie im Einzelfall, die sich derzeit darstellen sind

- Therapieverzicht,
- Therapieabbruch,
- Therapiereduktion.

Therapieverzicht

Beim Therapieverzicht kann und soll zwischen primärem und sekundärem Therapieverzicht unterschieden werden. Ein Verzicht auf Intensivtherapie kann beim Einzelpatienten den Verzicht auf die Einleitung von Intensivmaßnahmen überhaupt bedeuten. Von Beginn an galt für intensivmedizinisches Handeln die Regel, nur solche Patienten in die Intensiveinheit aufzunehmen, bei denen eine begründete Aussicht besteht, dass die lebensbedrohlichen Entgleisungen der Vitalfunktionen beherrschbar und die Entlassung aus der Klinik erreichbar sind. Diese Regel sollte Intensiveinheiten davor schützen, zu Sterbestationen zu werden und sollte den Patienten vor einer sinnlosen Lebensverlängerung bewahren. Sie war und ist bei außerhalb der Intensivstation tätigen Ärzten stets schwieriger durchzusetzen als bei Angehörigen der Patienten selbst. Das setzt allerdings die unmittelbare Auseinandersetzung mit den Angehörigen voraus und bedeutet für den Arzt ein hohes Maß an Gesprächsbereitschaft.

Auch die Angehörigen machen – ähnlich wie dies Elisabeth Kübler-Ross bei Sterbenden beschrieben hat – verschiedene Phasen durch:

- Nicht-wahrhaben-wollen und Isolierung,
- Zorn,
- Verhandeln,
- Depression
  und schließlich
- Zustimmung.

Erst die Kenntnis dieser Stadien ermöglicht es dem Arzt, auf die Angehörigen verstehend und situationsgerecht einzugehen. Dies gilt für den kurz skizzierten primären Therapieverzicht, aber auch für den noch zu besprechenden sekundären Therapieverzicht und die Therapiereduktion.

Endstadien maligner oder chronisch-progredienter Leiden, für die eine auch nur befristet wirksame Behandlungsmöglichkeit nicht mehr erkennbar ist, stellen eine Kontraindikation für die Einleitung einer Intensivtherapie überhaupt dar.

Allerdings kann die Tatsache, dass eine maligne Erkrankung vorliegt, für sich alleine keinen Verzicht auf Intensivtherapie begründen. Es ist nicht einzusehen, dass bei Patienten mit Malignomen – auch wenn diese nur in Grenzen behandelbar sind – auf intensivtherapeutische Intervention bei akuter Vitalbedrohung verzichtet werden soll, während zugleich Konsens darüber besteht, dass bei Patienten mit koronarer Herzkrankheit, die ebenfalls nur in Grenzen therapierbar ist, in Phasen akuter Vitalgefährdung die, Intensivtherapie indiziert ist.

Beim sekundären Therapieverzicht ist die Entscheidung in jeder Hinsicht auch von juristischer Problematik und geschieht ohne starre Regeln.

Hierzu gibt es für den Bereich der kardiopulmonalen Reanimation auf Intensivstation eine Reihe gut fundierter Untersuchungen. Diese belegen, dass bei Patienten mit fortschreitender respiratorischer Insuffizienz, Azidose und Kreislaufversagen, der Versuch einer kardiopulmonalen Reanimation in allen Fällen erfolglos war. Daraus ergibt sich, dass die kardiopulmonale Reanimation während der Intensivtherapie nur dann sinnvoll ist, wenn der Kreislaufstillstand als Folge einer akuten Verschlechterung – beispielsweise durch

Arzneimittelüberdosierung, Anoxie bei Atemwegsverlegung oder Elektrolytentgleisung – eingetreten ist.

Nach den eigenen Erfahrungen sollte auch bei bestimmten intensivmedizinischen Patienten unter bestimmten Bedingungen auf eine Hämodialyse oder andere extrakorporale Verfahren verzichtet werden. Es handelt sich hierbei um Patienten mit der Trias einer abdominellen Sepsis, die chirurgisch nicht sanierbar ist und gleichzeitig zum respiratorbedürftigen akuten Lungenversagen und dialysepflichtigen akutem Nierenversagen führt.

Therapieabbruch

Hierzu sei angemerkt, dass ohne diesen definierten Zustand keine Transplantation möglich wäre. Für die Diagnose des dissoziierten Hirntodes bestehen sichere Kriterien, und der Therapieabbruch bei dissoziiertem Hirntod ist auch juristisch klar definiert.

Therapiereduktion

Die abrupte Beendigung aller intensivtherapeutischer Maßnahmen ist nur bei nachgewiesenen irreversiblen Funktionsverlusten des Gehirns statthaft. Bei Patienten mit hoffnungslosem Krankheitsverlauf, bei denen Hirnfunktionen noch nachweisbar sind, kann als Alternative eine Therapiereduktion erwogen werden. Diese Entscheidung ist besonders schwierig, ihr muss stets eine ausreichend lange Phase der Beobachtung der Patienten unter adäquate Intensivbehandlung vorausgehen, wobei sich die Kontrolle auf das Gesamtspektrum aller Maßnahmen zu erstrecken hat. Eingebettet in die Beobachtungsphase ist auch das Gespräch mit den Angehörigen und das Gespräch im Team.

Ein progredienter intensivtherapeutisch nicht mehr beeinflussbarer Krankheitsverlauf zeigt sich beispielsweise beim progressiven Koma oder beim progressiven multiplen Organversagen. Hier kann eine Therapiereduktion erwogen werden, da eine maximale Intensivtherapie eine unzumutbare Belastung für Patienten, Schwestern, Pfleger und Angehörige darstellen würde.

Evaluierung

Wie bereits eingangs betont, setzen die Begrenzungsmöglichkeiten Therapieverzicht, Therapieabbruch und Therapiereduktion die gedankliche und medizinisch-wissenschaftliche Beschäftigung mit diesen Problemen voraus. Hinzu kommt, dass solche Entscheidungen auf objektiven Kriterien begründet werden sollten.

Trotz der großen Anzahl der in der Intensivtherapiestation behandelten Patients liegen Daten und Arbeiten hierzu nur spärlich vor. So ist es bisher noch nicht befriedigend gelungen, eine allgemein gültige und für den Einzelfall praktikable Definition des intensiv behandlungsbedürftigen Patienten zu geben. Das Gleiche gilt für die Schweregradeinteilung kritisch Kranker.

Es gibt hier zahlreiche Ansätze. Jedoch ohne näher auf dieser Problematik eingehen zu wollen, ist es offensichtlich, dass eine weitere Evaluierung prognostisch relevanter Parameter erfolgen muss und dass klinische Verlaufsstudien den intensivmedizinisch tätigen Ärzten Entscheidungshilfen an die Hand geben sollten.

Es ist unproblematisch und für den Arzt unerheblich, wenn er einem offensichtlich Sterbenden noch ein Herzmedikament injiziert, auch wenn er der Überzeugung ist, dass eine Aussicht auf Besserung nicht besteht. Diese ärztliche Handlung vermittelt Angehörigen, Patient und Arzt das Gefühl, alles nur Mögliche für den Patienten getan zu haben. Es ist dagegen ausgesprochen problematisch und wird für den Patienten sehr erheblich, wenn der Arzt bei dem unweigerlich Sterbenden apparative Intensivtherapie durchführt, auch wenn dies aus dem selben an sich guten Motiv heraus geschieht.

> **Fazit**
> Nach wie vor bleibt oberster Grundsatz der Intensivtherapie der Versuch, die Behandlung in jedem Einzelfall zu verbessern. Gleichberechtigt besteht jedoch daneben die Frage, worauf verzichtet werden kann oder soll. Ein solches intensivmedizinisches Handeln ist jedoch nur aus hoher Verantwortung und ethischem Bewusstsein heraus möglich.
> Hierzu sei zum Abschluss P. Schölmerich zitiert: »Verantwortung und Ethik sind kaum lehrbar, sie sind schwer erlernbar, können aber im ärztlichen Handeln erlebt werden. So lässt sich hoffen, dass auch in den nächsten Stufen des therapeutischen Fortschrittes die Bewältigung des permanenten ethischen Dilemmas möglich sein wird, das zwischen Sein und Sollen auch in der ethischen Medizin besteht.«

Entscheidungsgrundlagen in der Neurochirurgie[23]

T. Kerz

> Entscheidungen über Therapiebegrenzungen bei neurologisch-neurochirurgischen Patienten sind aufgrund der Unsicherheiten einer individuellen Prognose oft problematisch. Nur unter Würdigung der Gesamtsituation, insbesondere aber der Wünsche des Patienten für oder gegen ein Überleben mit schwerster funktionell-neurologischer Behinderung, kann für den Einzelfall eine ethisch vertretbare Entscheidung getroffen werden.

Prognose – ärztliche Entscheidung

Die Therapieentscheidung bei neurochirurgisch-neurologischen Patienten in der Intensivmedizin orientiert sich zum einen daran, ob ein Therapieabbruch im Angesicht eines bereits einsetzenden oder zu erwartenden Sterbeprozesses gerechtfertigt ist. Darüber hinaus muss auch die funktionell-neurologische Prognose berücksichtigt werden und damit die Frage, in wie weit die zu erwartende Schädigung dem Patienten zukünftig noch eine seinen Vorstellungen entsprechende Lebensführung ermöglicht.

Bei Schlaganfällen oder Blutungen wird die Mehrzahl der Patienten nicht mehr in der Lage sein, den eigenen Willen zu äußern. Dann muss auf Patientenverfügungen bzw. Vorsorgevollmachten zurückgegriffen oder die Situation mit dem Betreuer bzw. der Familie besprochen werden.

Bei Tumorerkrankungen hingegen lebt der Patient zumindest eine Zeitlang im Angesicht des nahenden Sterbens, sodass für intensivmedizinische Maßnahmen wie Beatmungstherapie oder künstliche Ernährung vorab diskutiert werden kann, ob sie noch dem Überleben des Patienten dienen, den Sterbeprozess unnötig verlängern oder den Patienten unnötig belasten.

Leider bestehen nur für wenige Krankheitsbilder sichere Prognosekriterien. Bei postanoxischen Patienten, also solche, die während einer Wiederbelebung einen zerebralen Sauerstoffmangel erlit-

23 Für die Diskussion des Manuskriptes und ihre Anregungen bedanke ich mich bei meiner Frau, Fr. P. Kerz-Goertz, und Hr. Dr. R. Röder.

ten haben, bedeuten fehlende kortikale Wellen der somatosensorisch evozierten Potenziale (SSEP) sowie ein hoher Wert der neuronenspezifischen Enolase (NSE) in Verbindung mit klinischen Zeichen (fehlende Pupillenreaktion nach 24 h, fehlender Kornealreflex nach 72< h, Glasgow-Coma-Scale Motor-Score <2), dass der Patient verstirbt oder in einem dauerhaften apallischen Zustand verbleibt [1].

Hierfür werden in der Literatur Werte sowohl für Sensitivität als auch Spezifität von 1 angegeben [2]. Bei Patienten mit Schädel-Hirn-Trauma, Subarachnoidalblutung, Hirninfarkt oder Hirnblutung liegen Sensitivität und Spezifität der prognostischen Parameter deutlich niedriger, sodass die hohe Vorhersagegenauigkeit wie beim postanoxischen Koma nicht erreicht wird.

Auch in Zusammenschau der klinischen Befunde, der Elektrophysiologie, der Laborwerte sowie der CT- oder MR-Befunde können schwerste Hirnschädigungen nur mit einer gewissen Restirrtumswahrscheinlichkeit vorhergesagt werden, noch weniger können Endzustände nach Rehabilitation immer korrekt prognostiziert werden.

Daraus folgt, dass der Nutzen einer intensivmedizinischen Intervention, d. h. die Wahrscheinlichkeit, mit der eine Maßnahme dem Patienten hilft, ein für ihn lebenswertes Leben zu führen, derjenigen gegenüberzustellen ist, mit der aus dieser Maßnahme ein unnötige Belastung oder gar eine Verlängerung des Sterbeprozesses resultiert. Hier wird jeder Mensch anders entscheiden. Während für den einen ein Leben als Pflegebedürftiger unvorstellbar ist und er deshalb auf die Behandlung verzichtet, kann dieses Leben für den anderen durchaus lebenswert sein – ein Problem, das auch als »**burden-benefit**«-ratio bekannt ist [3].

Bei Patienten, die keinen eigenen Willen mehr äußern können, ist es dann die ureigenste Aufgabe und Kunst des Arztes, im Spannungsfeld zwischen Therapiemöglichkeiten, Patienteninteresse, Wertvorstellungen des Patienten, Pflichten des Arztes und ethischen Prinzipien eine Entscheidung zu treffen [4].

Dabei sollten Ärzte sich jedoch bewusst sein, dass Angehörige nicht immer in der Lage sind, eigene Wünsche und Erwartungen von denen der Patienten, die sie vertreten, zu trennen und deshalb

die Entscheidung zu Abbruch oder Fortführung der Therapie anderen Motiven als dem Patientenwunsch unterliegen kann. Eine Studie aus Singapur zeigte, dass Patienten- und Betreuerentscheidung teilweise weit auseinander liegen und Betreuer eher aggressivere Therapiestrategien verfolgen, als dies Patienten befürworten [5].

❽ Um Schuldgefühle zu vermeiden, darf die Entscheidung zum Therapieabbruch aber keinesfalls auf die Angehörigen verlagert werden.

Selbstkritisch ist festzuhalten, dass **Ärzte die Prognose** sowohl akut als auch terminal kranker Patienten **generell überoptimistisch einschätzen** und **Patienten deshalb oft überbehandelt werden** [6].

Die Diagnose eines persistierenden apallischen Syndroms (PVS), gekennzeichnet durch den Verlust kognitiver Funktionen und Wahrnehmung bei erhaltener Wachheit, sollte jedoch trotzdem frühestens nach Ablauf einer gewissen Zeitspanne, in der Regel nach 6 Monaten, gestellt werden. Selbst dann muss die Diagnose noch genau hinterfragt werden, da die Rate an Fehldiagnosen oft erschreckend hoch liegt – in einer Studie waren 43% der Patienten, die mit der Diagnose PVS in eine Rehabilitationseinrichtung aufgenommen wurden, bei Bewusstsein und kommunikationsfähig [7].

Bedeutung von Scores

Intensivmedizinische Scores wie APACHE (Acute Physiology and Chronic Health Evaluation), SAPS (Simplified Acute Physiology Score), und MPM (Mortality Probability Model) sind Summationsscores, die die Abweichung physiologischer Variablen vom Normalwert widerspiegeln, wobei der Grad der Abweichung vom Normalwert mittels speziell ermittelter Formeln in eine Überlebenswahrscheinlichkeit übersetzt wird. Bei neurologisch-neurochirurgischen Patienten fanden sich nur in 80% korrekte Vorhersagewahrscheinlichkeiten für die Mortalität für die Scores GCS (Glasgow Coma Score), MPM, APACHE und SAPS [8, 9].

Somit können **Scores** nur für Patientengruppen valide Aussagen treffen, sind aber **ungeeignet**

zur Prognose individueller Verläufe [10]. Auch schätzen Ärzte die individuelle Mortalitätsprognose in den ersten 24 h nach Aufnahme korrekter ein als Scores [11].

Klinische Grundlagen für Therapiemaximierung, -begrenzung-, reduktion und -abbruch

In der klinischen Praxis haben sich vier verschiedene Therapiestufen durchgesetzt:

- Therapiemaximierung ist immer dann indiziert, wenn die Prognose gut oder der Patientenwille nicht bekannt ist.
- Therapiebegrenzung beinhaltet die Beibehaltung der Therapie, jedoch ohne Therapieerweiterung bei neu auftretenden Problemen. In der Regel wird diese Vorgehensweise gewählt, wenn der Patient schwer erkrankt ist und das neu aufgetretene Problem die bisher unsichere in eine fast aussichtslose Prognose überführt.
- Therapiereduktion bedeutet die Rückführung aller Maßnahmen auf palliative Therapie. Dies wird dann der Fall sein, wenn die Therapie das für den Patienten angestrebte Ziel nicht mehr erreichen kann.
- Therapieabbruch beinhaltet die Einstellung jeder Therapie und kommt nur bei eingetretenem (Hirn-)-Tod in Frage.

Durch die folgenden Beispiele aus der eigenen klinischen Praxis soll verdeutlicht werden, in welchen klinischen Fällen die erstgenannten drei Stufen der Behandlung zur Anwendung kommen.

Fallbeispiel Therapiemaximierung

Ein 64-jähriger Patient wird wegen einer Pneumonie auf die Intensivstation übernommen, nachdem er vor 5 Tagen an einem Glioblastom operiert worden ist. Bei unzureichender Oxygenierung wird eine Intubation und Beatmung unumgänglich. Die Angehörigen erscheinen und verweisen auf eine Patientenverfügung, die den Verzicht auf intensivmedizinische Maßnahmen fordert, sollte im Endstadium einer Erkrankung keine Aussicht auf Besserung bestehen.

Es gelingt, sie davon zu überzeugen, dass es sich hier um eine behandelbare Komplikation handelt, die nicht zur dauerhaften Anwendung von »Apparatemedizin« führt, sondern der Patient wahrscheinlich nur für wenige Tage die Hilfe eines Respirators benötigt. Dies bestätigt sich im Verlauf, der Patient kann nach 4 Tagen extubiert und nach 6 Tagen auf die Normalstation verlegt werden.

Hier handelt es sich um eine Situation, in der trotz der malignen, sicher zum Tode führenden Grunderkrankung, nämlich Glioblastom, die Behandlung einer postoperativen Komplikation angezeigt war. Da die Patientenverfügung nicht auf den konkreten Fall abstellte, war sie für die Behandlung der Pneumonie unbeachtlich.

Fallbeispiel Therapiebegrenzung

Eine 82-jährige Patientin stellt sich mit einer schweren Tetraparese (Lähmung aller vier Extremtitäten) vor. Bei Verdacht auf Guillain-Barré-Syndrom wird sie mittels Plasmapheresen (Blutwaschung) behandelt. Darunter kommt es zu einer geringfügigen Remission der Paresen. Weiterhin findet sich eine hochgradige zervikale Stenose (Verengung im Halsmarkbereich), die mitverantwortlich für die Parese ist. Darüberhinaus leidet die Patientin an einer Aortenklappenstenose III. Grades mit begleitender subvalvulärer Stenose.

2 Wochen nach biologischem Aortenklappenersatz werden eine zervikale Hemilaminektomie und 3 interarkuäre Fensterungen angelegt. Postoperativ kann die Patientin zunächst auf die Normalstation verlegt werden, muss aber nach einigen Tagen aufgrund einer Pneumonie mit beginnender Sepsis auf die Intensivstation verlegt werden. Hier kann zunächst die Situation mittels nichtinvasiver Beatmung stabilisiert werden, nach einigen Tagen jedoch wird die Patientin intubationspflichtig.

Die Tochter der Patientin ist als Betreuerin bestellt, es existiert keine Patientenverfügung. Die Tochter erklärt, ihre Mutter habe keine Apparatemedizin gewollt, es sei eigentlich schon zu viel gemacht worden. Da die Pneumonie jedoch als prinzipiell gut behandelbare Komplikation erscheint, wird zunächst besprochen, künstliche Beatmung und Antibiotikagabe fortzusetzen, die Maßnahmen jedoch nicht auf z. B. mechanische Reanimation oder Hämofiltration auszuweiten. Die Situation ist über einige Tage stabil, dann verschlechtert sich die kardiale Symptomatik, auch kommt es zu einem Fortschreiten der Sepsis, einer abdominellen Distension sowie einem akuten Nierenversagen. Trotz vermuteter abdomineller Sepsisquelle wird auf eine weitere Diagnostik verzichtet und die Therapie auf dem derzeitigen Stand belassen. Die Patientin verstirbt schließlich an der Urämie.

In diesem Fall wurde zunächst mit der Pneumonie eine häufige postoperative Komplikation behandelt. Gleichwohl war die Wahrscheinlichkeit, dass die Patientin für den Rest ihres Lebens bettlägerig sein würde, bei vorausgegangenem Guillain-Barré-Syndrom und zervikaler Stenose sowie erheblicher Herzinsuffizienz sehr hoch. Dies wurde mit der Tochter besprochen. Als sich eine zusätzliche Problematik ergab, die länger dauernde intensivmedizinische Maßnahmen zur Folge gehabt hätte, wurde in Absprache mit der Tochter die Therapie nicht mehr eskaliert.

Fallbeispiel Therapiereduktion

Eine 27-jährige Patientin wird mit einer Subarachnoidalblutung eingeliefert. Noch am gleichen Tag wird das dafür verantwortliche zerebrale Aneurysma (Gefäßaussackung) operativ versorgt, die Patientin kann postoperativ zügig extubiert werden. Nach kurzer Zeit erleidet sie einen generalisierten Krampfanfall und muss wieder intubiert werden. In der kranialen CT zeigt sich eine erhebliche Hirnschwellung, weshalb die Patientin die nächsten Tage sediert bleibt.

Nach einigen Tagen kommt es zu einem zerebralen Vasospasmus (Gefäßkrampf), der zunächst zu einem Infarkt im rechten Okzipitallappen (Hinterlappen des Gehirns) führt.

Der Ehemann, der vom Vormundschaftsgericht als Betreuer eingesetzt worden ist, wird über die wahrscheinlich vorhandene Hemianopsie (Halbblindheit) aufgeklärt. Er erklärt, dies sei für seine Frau eine hinzunehmende Behinderung. Allerdings wird auch deutlich, dass er sehr verzweifelt ist und die Tragweite der Erkrankung nicht realisiert.

In den nächsten Tagen kommen schrittweise weitere Hirninfarkte hinzu, schließlich erschei-

nen in der CT zusätzlich beide Stromgebiete der A. carotis (Halsschlagader) infarziert. Als Zeichen einer schweren, beidseitigen Hirnschädigung sind die kortikalen SSEP-Wellen ausgefallen. Die vorliegende Befundkonstellation geht nicht sicher, jedoch mit hoher Wahrscheinlichkeit mit einem persistierenden apallischen Status bzw. Tod der Patientin einher.

Ehemann und Schwägerin der Patientin werden entsprechend informiert. In dem Gespräch wird verdeutlicht, dass die Weiterführung der medizinischen Maßnahmen die Prognose nicht mehr ändern kann. Mit beiden Angehörigen wird versucht, den mutmaßlichen Patientenwillen zu ermitteln, insbesondere im Hinblick auf ein eventuelles Weiterleben im apallischen Status. Der Ehemann erfasst zwar einerseits die Situation, schwankt jedoch andererseits zwischen der Einsicht in die hoffnungslos gewordene Therapie und seinem Wunsch, seine Frau nicht zu verlieren. Er wendet sich u. a. an den Pfarrer, der ihn und seine Frau vor Jahren getraut hat, möchte aber vorerst auf jeden Fall noch eine Maximalbehandlung für seine Frau.

Die Schwägerin übernimmt eine vermittelnde Rolle, und es gelingt ihr, dem Ehemann das Schicksal seiner Frau zu verdeutlichen. Beide zusammen kommen nach einigen Tagen zu dem Entschluss, einer Therapiereduktion zuzustimmen, sodass nur noch eine Basisversorgung aufrechterhalten wird. Die Patientin verstirbt schließlich nach kurzer Zeit, nachdem ein zuvor aufgetretener Blutdruckabfall nicht mehr therapiert wird.

In diesem Fall stellt sich die Problematik der schweren neurologischen Schädigung, die den Tod bzw. einen apallischen Status erwarten lässt. Der Ehemann kann zunächst, wie häufig bei solchen Fällen, die Schwere der Erkrankung, d. h. die irreversible Schädigung eines Großteils des Hirnmantels, in seiner Konsequenz nicht begreifen. Erst durch aufklärende Gespräche gelingt es mit der Zeit, ihm die Prognose zu verdeutlichen.

Schwierig ist die Einigung über die weitere Vorgehensweise, da zum einen die Patientin die Akutphase durchaus überleben kann, der Sterbeprozess mithin also nicht eingesetzt hat, in dem eine Änderung des Therapieziels auf eine palliativmedizinische Versorgung auf jeden Fall indiziert wäre. Zum anderen liegt keine Verfügung vor, sondern der Wille der Patientin muss über den Ehemann und die Schwägerin ermittelt werden. Besonders der Ehemann ist belastet durch den Gedanken, durch eine Therapiereduktion den Tod seiner Frau zu verantworten. Andererseits belastet die Angehörigen der Gedanke, die Verantwortung für ein Weiterleben der Patientin in einem schwerst hirngeschädigten apallischen Zustand in einem Pflegeheim zu übernehmen, was diese möglicherweise nicht gewollt habe. In vielen Gesprächen mit dem Team, auch gemeinsam mit dem Pfarrer und der klinischen Ethikkommission, reift in der Familie die Entscheidung, die Therapie zu reduzieren. Ausschlaggebend ist letztlich der Wunsch, der Patientin einen langen Aufenthalt im Pflegeheim zu ersparen.

Dieser Fall zeigt exemplarisch, a) wie eine Entscheidung gemeinsam im Team und mit den Angehörigen gefällt wird, b) wie schwierig oftmals die Ermittlung des Patientenwillens ist, c) wie schwer es Angehörigen fällt, ihre Ansichten und Gefühle von denen des Patienten zu trennen und d) dass Entscheidungen zu Therapiereduktion oder -abbruch im Regelfall nicht kurzfristig, sondern nur nach wiederholten Gesprächen und längerer Diskussionszeit gefällt werden können.

Fallbeispiel Therapiereduktion

Ein 58-jähriger Patient wird mit einer ca. 2×3 cm großen, rechts temporalen Blutung auf die Intensivstation aufgenommen. Wegen herabgesetzter Vigilanz war er vom Notarzt intubiert worden. Aufgrund fehlender Raumforderung ergibt sich keine Operationsindikation. Da die Prognose quoad vitam gut ist, wird beschlossen, den Patienten weiter zu beatmen und nach Besserung der Vigilanz zu extubieren. Nach einigen Stunden trifft die Ehefrau des Patienten ein und erklärt, ihr Mann habe in keinem Fall eine intensivmedizinische Behandlung inkl. Beatmungstherapie gewünscht und habe auch sonst regelhaft ärztliche Hilfe abgelehnt. Sie fordert, alle therapeutischen Maßnahmen einzustellen.

Hier steht der vorgegebene Wille des Patienten ganz offensichtlich im Gegensatz zur fachwissenschaftlichen Vernunft. Auch würden sich wohl die meisten Patienten für ein Weiterleben entscheiden, auch wenn eine Defektheilung mit dem maximal anzunehmenden Defizit einer Hemiparese/-plegie (Lähmung) links und Hemineglect (Vernachlässigung des Raum- oder Körperempfindens zur Gegenseite der Schädigung hin) nach links zu erwarten ist.

Die Ehefrau jedoch formuliert trotz Aufklärung über die Prognose den Wunsch nach Behandlungsabbruch, allerdings nur mündlich. Es besteht keine Patientenverfügung oder Vorsorgevollmacht. Aus diesem Grund wird in Beachtung der Grundsätze der Bundesärztekammer zur ärztlichen Sterbebegleitung [12] die Ehefrau durch das Vormundschaftsgericht zur Betreuerin bestellt. Das Vormundschaftsgericht sieht keinen Hinweis, dass der von der Ehefrau vorgetragene Patientenwunsch nicht dem Wunsch des Patienten entsprechen könnte, und gibt sein Einverständnis zur Therapiereduktion. Daraufhin wird der insuffizient spontan atmende Patient extubiert und verstirbt nach wenigen Stunden. Für eine Basisversorgung wird durch Einlage eines Guedel-Tubus sowie Morphingabe gesorgt.

Dieser schwierige Fall zeichnet sich durch den Dissens zwischen der Meinung der Behandler und dem vorgebrachten Patientenwunsch aus. Zudem lag keine schriftliche Patientenverfügung vor, sodass der Wille des Patienten lediglich durch die Ehefrau artikuliert wurde und das behandelnde Team keine sonstigen Anhaltspunkte für den Willen des Patienten hatte. Deshalb war es geboten, die Therapiebegrenzung durch das Vormundschaftsgericht genehmigen zu lassen, wie dies allgemein [12–14] gefordert wird. Die augenscheinlich gute Prognose konnte jedoch letztlich nicht dazu führen, den Patientenwillen zu missachten.

Daten zur Häufigkeit der Therapieentscheidungen

In der eigenen Intensivstation verstarben in den Jahren 2005 und 2006 102 Patienten. In 96% der Fälle war vorher die Therapie reduziert worden. In der Literatur finden sich Therapiebegrenzungen nach intrakraniellen Blutungen bei 34% der Patienten bereits in den ersten 24 h [15]. Diese gehen mit einer Verdopplung der Mortalitätswahrscheinlichkeit im Vergleich zu Patienten ohne Therapieeinschränkung einher. Andere Autoren fanden eine vorhergehende Therapiereduktion bei 55% der Patienten, die in einer neurologischen Intensivstation verstarben [16].

Therapiebegrenzungen wurden eher bei Patienten verordnet, die älter waren, mit einer Subarachnoidalblutung oder ischämischem Schlaganfall aufgenommen wurden oder höhere Punktzahlen des APACHE II-Scores erreichten. Eine terminale Extubation wurde in einer Studie bei 43% der Patienten, die verstarben, beschrieben [17] und wurde 2005–2006 auf der eigenen Station bei 46% der Patienten vorgenommen.

Es kann vermutet werden, dass, wie für andere Patienten auch [18], Entscheidungen zur Therapiereduktion bei neurologisch-neurochirurgischen Patienten im Laufe der Jahre insgesamt häufiger geworden sind. Die hohe Rate an Therapiebegrenzungen auf der eigenen Station liegt darin begründet, dass neurologische Schädigungen bei entsprechender supportiver Intensivtherapie nur in seltenen Fällen zum Versterben des Patienten führen, da durch Maßnahmen wie z. B. eine dekompressive Kraniotomie dass Überleben zunächst sichergestellt werden kann.

❽ **Führend wird dann der Schweregrad der neurologischen Schädigung und nicht der allgemeinmedizinische Befund, der in anderen Bereichen der Intensivmedizin oftmals der limitierende Faktor ist.**

❯ **Fazit**
Patienten, die urteilsfähig sind, sollten dazu angehalten werden, rechtzeitig Informationen zu hinterlegen, welche Behandlungsintensität sie im Falle einer neurologischen Verschlechterung wünschen. Hierfür ist eine genaue Aufklärung über den wahrscheinlichen Krankheitsverlauf unabdingbar. Bereits vor Operation eines z. B. Hirntumors kann so festgelegt werden, welche Behandlungsintensität im Falle von Komplikationen gewünscht wird. Oft wird sich die Einstellung des Patienten auch erst nach mehreren Gesprächen, sowohl mit dem behandelnden Arzt als auch Hausarzt, Pfarrer, Pflegekräfte u. a. festigen.
Bei bewusstlosen Patienten muss eine multimodale Prognosestellung angestrebt werden, die in der Mehrzahl der Fälle eine Vorhersage hinsichtlich des Todes oder eines apallischen Syndroms erlaubt. Eine Restunsicherheit muss den Angehörigen gegenüber jedoch eingeräumt werden. Gleichwohl müssen diese vor Schuldgefühlen geschützt werden, in dem verdeutlicht wird, dass nicht sie selbst, sondern die Grunderkrankung Ursache des Todes ist.
In der Regel lässt sich durch Gespräche im Team und mit den Angehörigen ein Weg finden, den Patienten einerseits kunstgerecht zu behandeln, andererseits seinen Willen zu respektieren und unnötige und belastende Behandlungen zu vermeiden.

Literatur

1. Ragoschke-Schumm A, Pfeifer R, Marx G, Knoepffler N, Witte OW, Isenmann S: [Early evaluation of neurological prognosis and therapy after cardiopulmonary resuscitation: Current opportunities and clinical implications.]. *Nervenarzt* 2007, 78 (8): 937–943
2. Zandbergen EG, Hijdra A, Koelman JH, Hart AA, Vos PE, Verbeek MM, de Haan RJ: Prediction of poor outcome within the first 3 days of postanoxic coma. *Neurology* 2006, 66 (1): 62–68
3. Harvey JC: The burdens-benefits ratio consideration for medical administration of nutrition and hydration to persons in the persistent vegetative state. *Christ Bioeth* 2006, 12 (1): 99–106
4. Salomon F: [Saving life and permitting death. Decision conflicts in intensive medicine]. *Anaesthesist* 2006, 55 (1): 64–69
5. Li LL, Cheong KY, Yaw LK, Liu EH: The accuracy of surrogate decisions in intensive care scenarios. *Anaesth Intensive Care* 2007, 35 (1): 46–51
6. Christakis NA, Lamont EB: Extent and determinants of error in doctors' prognoses in terminally ill patients: prospective cohort study. *Bmj* 2000, 320 (7233): 469–472
7. Andrews K, Murphy L, Munday R, Littlewood C: Misdiagnosis of the vegetative state: retrospective study in a rehabilitation unit. *BMJ* 1996, 313 (7048): 13–16
8. Alvarez M, Nava JM, Rue M, Quintana S: Mortality prediction in head trauma patients: performance of Glasgow Coma Score and general severity systems. *Crit Care Med* 1998, 26 (1): 142–148
9. Cho DY, Wang YC: Comparison of the APACHE III, APACHE II and Glasgow Coma Scale in acute head injury for prediction of mortality and functional outcome. *Intensive Care Med* 1997, 23 (1): 77–84
10. Young JD: Severity scoring systems and the prediction of outcome from intensive care. *Curr Opin Anaesthesiol* 2000, 13 (2): 203–207

11. Sinuff T, Adhikari NK, Cook DJ, Schunemann HJ, Griffith LE, Rocker G, Walter SD: Mortality predictions in the intensive care unit: comparing physicians with scoring systems. *Crit Care Med* 2006, 34 (3): 878–885

12. Bundesärztekammer: Grundsätze der Bundesärztekammer zur ärztlichen Sterbebegleitung. *Deut Ärzteblatt* 2004, 101 (19): A 1289–1289

13. DJT: Beschlüsse des 66. Deutschen Juristentags – Strafrecht. 2006: 24–36, www.djt.de

14. Neitzke G, Charbonnier R, Diemer W, May AT, Wernstedt T: Göttinger Thesen zur gesetzlichen Regelung des Umgangs mit Patientenverfügung und Vorsorgevollmacht. *Med Ethik* 2006, 18 (2): 192–194

15. Zahuranec DB, Brown DL, Lisabeth LD, Gonzales NR, Longwell PJ, Smith MA, Garcia NM, Morgenstern LB: Early care limitations independently predict mortality after intracerebral hemorrhage. *Neurology* 2007, 68 (20): 1651–1657

16. Diringer MN, Edwards DF, Aiyagari V, Hollingsworth H: Factors associated with withdrawal of mechanical ventilation in a neurology/neurosurgery intensive care unit. *Crit Care Med* 2001, 29 (9): 1792–1797

17. Mayer SA, Kossoff SB: Withdrawal of life support in the neurological intensive care unit. *Neurology* 1999, 52 (8): 1602–1609

18. McLean RF, Tarshis J, Mazer CD, Szalai JP: Death in two Canadian intensive care units: institutional difference and changes over time. *Crit Care Med* 2000, 28 (1): 100–103

Grenzsituationen in der Herzchirurgie

J. Albers

> In der herzchirurgischen Intensivmedizin sind wir heute in der Lage, operierte Patienten mit allen nur denkbaren Maßnahmen Herz- und Kreislaufunterstützung anzubieten. Dies hat dazu geführt, dass heute operative Eingriffe durchgeführt werden, von denen wir vor 20 Jahren nur geträumt haben. Diesen begrüßenswerten Fortschritt, der naturgemäß an der Grenze des bisher Machbaren angesiedelt ist, müssen wir trennen von einer medizinischen Grenzsituation, die von einem sinnlosen Leiden des Patienten geprägt ist. Denn nicht nur die Komplexität der operativen Eingriffe, auch das Alter der Patienten mit ihren komplexen Begleiterkrankungen wird immer höher.
> Die Angst vieler Mediziner ist sicherlich, zu wenig Therapie anzubieten, etwas zu übersehen, die neueste, die beste Behandlungsform nicht anbieten zu können. Die Angst der meisten Patienten ist dagegen, dass zu viele Behandlungsformen zu lange und v. a. gegen ihren Willen angewendet werden könnten.

Um dieses Spannungsfeld zu illustrieren, mögen folgende zwei Fallberichte aus unserer herzchirurgisch intensivmedizinischen Praxis dienen.

Fallbeispiel 1: Zu spät

Ein 73-jähriger Mann wird nach einem ausgiebigen Abendessen plötzlich bewusstlos, bei Pulslosigkeit und Atemstillstand wird er reanimiert, der Notarzt verständigt, der Patient gelangt über die Notaufnahme zur Herzkatheterdiagnostik. Hier Nachweis einer schweren koronaren Dreigefäßerkrankung mit Verschluss der für die Vorderwand des Herzens lebensnotwendigen LAD (»left anterior descendant coronary artery« = Ramus interventricularis anterior).

Alle weiteren Koronargefäße sind ebenfalls hochgradig stenosiert. Trotz einiger Unklarheit gegenüber der Dauer des Kreislaufstillstandes Entschluss in der interdisziplinären Besprechung zwischen Herzchirurgen und Kardiologen, den Patienten notfallmäßig operativ zu revaskularisieren. Zu diesem Zeitpunkt ist der Kreislauf des Patienten von hoch dosierter katecholaminerger Stimulation abhängig und grenzwertig stabil.

Der Patient erhält drei Koronarbypässe, der intraoperative Verlauf ist komplikationslos (◻ Abb. 9.1). Kurz nach Mitternacht wird der Patient auf die herzchirurgische Intensivstation verlegt. Der Kreislauf des Patienten wird mit katechola-

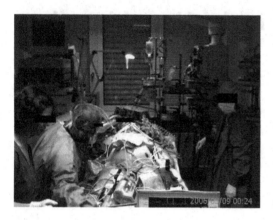

⬛ Abb. 9.1. Status bei notfallmäßger Aufnahme des herzchirurgischen Patienten. Im Mittelpunkt der Patient, umgeben vom Intensivteam, welches die standardisierten Aufnahmeaktionen durchführt. Im Vordergrund das Display der IABP, im Hintergrund die Perfusorpumpen und das Monitoring

minerger Stimulation in höchsten Dosen sowie durch eine implantierte aortale Gegenpulsationspumpe (IABP = »intraaortic balloon pump«) unterstützt. Hierunter Stabilität.

Die »Stabilität« der Herz-Kreislauf-Situation stellt sich auf der herzchirurgischen Intensivstation in den folgenden Tagen dergestalt dar, dass jeder Versuch der Reduktion der IABP oder der katecholaminergen Unterstützung in Kreislaufeinbrüchen resultiert. Fortwährende serielle invasive und echokardiographische Herzfunktionsmessungen zeigen keinerlei Besserungstendenz des hochgradig geschädigten linken Ventrikels.

Das therapeutische Team schlägt eine Therapiebegrenzung vor. Da bei dem Patienten keine Patientenverfügung vorliegt, werden die Angehörigen verständigt und der Sachverhalt inklusive des weiteren Behandlungsvorschlags vorgestellt. Von Seiten der Angehörigen besteht Einigkeit über diesen Weg. Der Patient verstirbt unter der Fortdauer der auf diesem hohen Level »eingefrorenen« Therapie.

Fallbeispiel 2: Geduld

Ein 65-jähriger Mann mit hochgradiger Aortenklappenstenose erhält in einer dringlichen Operation eine mechanische Aortenklappenprothese.

Der intraoperative Verlauf ist vollkommen ereignislos. Der Patient wird zur routinemäßigen intensivmedizinischen Nachbetreuung auf die herzchirurgische Intensivstation aufgenommen. Hier fällt der Patient dadurch auf, dass er nicht aufwacht. Er reagiert auf keine Schmerzreize, öffnet die Augen nicht, lässt sich beatmen. Auch nachdem die häufigsten Ursachen behandelt sind (Antagonisierung der Morphinwirkung, Absetzen der Analgosedierung etc.), tritt keine Besserung ein. Das durchgeführte kraniale Computertomogramm (CCT) zeigt Hinweise auf einen diffusen schweren Hirnschaden.

Dem therapeutischen Team ist in dieser Situation der Zusammenhang zwischen dem klinischen Verlauf und dem apparativ-technischen Befund nicht klar und entscheidet sich für ein geduldiges Zuwarten.

Eine Patientenverfügung liegt auch in diesem Fall nicht vor. Die Angehörigen werden verständigt und über den ärztlich vorgeschlagenen Weg informiert. Nach zwei Wochen des Zuwartens stellt sich klinisch nur eine unwesentlich erscheinende Besserung mit leichten Öffnungsbewegungen der Augen dar. Angehörige berichten über »das Gefühl, Kontakt mit ihm aufgenommen zu haben«. Im therapeutischen Team mischen sich Skepsis mit Hoffnung, ein weiteres Zuwarten unter Beibehaltung der laufenden intensivmedizinischen Therapie wird entschieden und kommuniziert.

Nach weiteren zwei Wochen ist der Patient wach, adäquat und neurologisch völlig unauffällig. Das durchgeführte Kontroll-CCT zeigt denselben Befund wie die erste Untersuchung. Vor einigen Wochen haben wir eine nette Ansichtskarte von dem Patienten aus der Rehabilitationseinrichtung erhalten.

Resümmee

Die beiden Fälle zeigen, dass neben der Kompetenz des positiven »Aktionismus«, der in der raschen notfallmäßigen Versorgung der Patienten auf höchstem Standard besteht, auch eine besondere Kompetenz in den langsamen Phasen der Krankheitsverläufe, d. h. in den »stabilen« Phasen, gefragt ist. Denn hier, in den scheinbar so stabilen

Phasen, entscheidet sich, ob der Patient durch konsequentes, geduldiges Weiterführen der Therapie einen Benefit davonträgt, oder ob der Übergang in sinnloses Leiden verpasst wird. Im Zentrum der medizinischen Entscheidungsfindung steht jeweils die ärztliche Beurteilung der Prognose. Scores spielen für uns in diesem Zusammenhang keine Rolle. Die Entscheidung zwischen den Optionen **Therapiemaximierung** (Ausschöpfung aller intensivmedizinischen Therapiemaßnahmen), **Therapiebegrenzung** (Vermeidung einer Eskalation von Behandlungsmaßnahmen, Anpassung der laufenden Therapie, aber kein Ansetzen neuer Therapien), **Therapiereduktion** (Reduktion der laufenden Therapie unter Sicherstellung der Basisversorgung) oder gar **Therapieabbruch** (kompletter Abbruch der intensivmedizinischen Maßnahmen unter Sicherstellung der Basisversorgung) trifft das therapeutische Team.

> **Fazit**
> Es wird den Angehörigen vermittelt, dass es eine **ärztliche** Entscheidung bleibt, sie also nicht selbst für eine Entscheidung pro/contra Leben des Verwandten die persönliche Verantwortung tragen müssen. Liegt eine erkennbare Äußerung des Patienten vor (am besten eine differenzierte Verfügung mit Angabe konkreter sinnvoller Ablehnungen), können für die Beteiligten am besten nachvollziehbar Schritte hin zur Therapieeinschränkung unternommen werden.
> Die Patientenautonomie wird mit der schriftlichen Patientenverfügung aus unserer Sicht am besten gewahrt. Schwieriger (und leider auch häufiger) liegt der Fall, wenn dieses erkennbare Statement nicht klar erkennbar vorliegt. Dies ist möglich, wenn zwar eine Verfügung erstellt wurde, diese aber inhaltlich zu vage ausfällt (z.B. »Ich möchte auf keinen Fall an Geräte angeschlossen werden.« oder »Ich willige in die Operation ein, aber ich möchte nicht von einer Beatmungsmaschine abhängig sein.«). Ebenfalls unklar ist die Situation, wenn keine Äußerung vorliegt oder auch anamnestisch die Aussagen nicht nachvollziehbar sind. Hier hat es sich sehr bewährt, den Familienrat zu konsultieren und im gemeinsamen Gespräch die Grundhaltungen und Lebensumstände des Patienten in Erfahrung zu bringen.

In unserer Erfahrung lässt sich in der überwiegenden Zahl der Fälle der mutmaßliche Wille des Patienten (»Was hätte der Angehörige in dieser Situation gewollt?« oder »Was würde sie sagen, wenn sie sich jetzt hier so liegen sähe?«) gut herausarbeiten.

Begrenzung und Reduktion der Intensivtherapie – Allgemein- und Viszeralchirurgie

T. Junginger, J. Holubarsch, T.T. Trinh, W. Roth

> Während das Problem der Begrenzung der Intensivtherapie in den USA und vielen anderen Ländern seit langem diskutiert wird und umfangreiche Daten hierzu vorliegen, wird das Problem in Deutschland zwar angesprochen [10, 11], konkrete Angaben zur Indikation und Häufigkeit eines Therapieverzichts liegen allerdings bislang nicht vor. Daher war es das Ziel einer retrospektiven Untersuchung bei auf der Intensivstation der Klinik für Allgemein- und Abdominalchirurgie der Johannes-Gutenberg-Universität Mainz gestorbenen Patienten, die Inzidenz und Art einer Therapiebegrenzung, die Bedeutung einer Patientenverfügung sowie die Gründe für einen Therapieverzicht zu erfassen, mit dem Ziel, hiermit zur Diskussion dieses Themas und zur Offenlegung der Erfahrungen beizutragen.

Krankengut und Methode

Im Zeitraum vom 04.07.2004 bis zum 29.07.2007 wurden alle auf der Intensivstation der Klinik für Allgemein- und Abdominalchirurgie aufgenommenen Patienten erfasst. Von den Verstorbenen wurde neben den demografischen Daten der Grund für die Aufnahme, die Art der Operation, die präoperative Beurteilung des Narkoserisikos (ASA-Klassifikation) und die Todesursache ermittelt. Bei den Verstorbenen wurde zwischen Patienten mit Maximaltherapie und mit Therapieverzicht unterschieden. Dieser wurde unterteilt in:

- Die Therapiebegrenzung (»withholding«), d. h. den Verzicht auf den Beginn oder die Eskalation einer Intensivtherapie, z. B. die Steigerung von Katecholamingaben, die Beatmungsintensität oder auch den Verzicht auf eine Reanimation. Die Therapiebegrenzung erfolgte inter Würdigung der Gesamtsituation in der Überzeugung, den ungünstigen Krankheitsverlauf nicht mehr beeinflussen zu können.
- Den Therapieabbruch (»withdrawal«), d. h. die teilweise oder vollständige Rücknahme intensivmedizinischer lebenserhaltender Maßnahmen, z. B. der Katecholamingabe, der Beatmung oder der Hämofiltration. Dieses Vorgehen erfolgte im Bewusstsein, dass der irreversible Prozess

des Sterbens begonnen und die Therapieänderung den Tod des Patienten zur Folge hat.

Erfasst wurden die Gründe für den Therapieverzicht und die sich aus dieser Entscheidung ergebenden Maßnahmen. Sofern diese dem Therapieabbruch vorausgingen, wurden sie unter dem Therapieabbruch registriert. Daneben wurde ermittelt, ob eine Patientenverfügung vorlag, ein Gesundheitsbevollmächtigter bestimmt war oder eine Betreuung eingerichtet wurde.

Die Entscheidung zur Fortführung der Therapie bzw. zu einem Therapieverzicht erfolgte in aller Regel im Konsens zwischen den behandelnden verantwortlichen Ärzten (Chirurg, Anästhesist), in Absprache mit dem Pflegepersonal und unter Berücksichtigung des Patientenwillens sowie der Vorstellungen der Angehörigen. Meist wurde mehrmals über einen Therapieverzicht diskutiert, und, abgesehen von eindeutigen Situationen, die Entscheidung erst nach einer mehrtägigen Beobachtungszeit getroffen. Die Daten wurden mit Hilfe des SPSS-Programms erfasst und ausgewertet. Die Signifikanz der Unterschiede wurde bei den stetigen Variablen mit dem t-Test bzw. dem Wilcoxon-Test, bei den binären Variablen anhand des exakten Fisher-Tests berechnet.

Ergebnisse

Im Zeitraum vom 04.07.2004 bis zum 29.07.2007 wurden auf der Intensivstation der Klinik für Allgemein- und Abdominalchirurgie Mainz 1257 Patienten behandelt. Von diesen 1257 Kranken sind 121 (9,6%) während des Klinikaufenthaltes verstorben, 4 unmittelbar nach Aufnahme auf der Intensivstation (im Folgenden nicht berücksichtigt), 103 während des Aufenthalts auf der Intensivstation und 14 nach Verlegung von der Intensivstation auf die allgemeine Krankenstation. 3 Patienten konnten wegen unvollständiger Daten nicht berücksichtigt werden, sodass sich die Ergebnisse auf 100 Patienten beziehen.

Von den 100 Verstorbenen fand bei 59 ein Therapieverzicht statt, wobei eine Therapiebegrenzung wesentlich häufiger als ein Therapieabbruch vorgenommen wurde. Bei 52 der 59 Patienten erfolgten eine Therapiebegrenzung, bei 4 ein teilweiser und bei drei ein vollständiger Therapieabbruch. Bezogen auf alle aufgenommenen Intensivpatienten betrug die Rate eines Therapieverzichts (Begrenzung und -abbruch) 4,7% (59/1257) Bei den 14 auf Normalstation verlegten und dort verstorbenen Patienten war keine Therapiebegrenzung auf der Intensivstation vorangegangen.

Gründe für den Therapieverzicht

Bei der **Therapiebegrenzung** standen ursächlich das Versagen eines oder mehrerer Organe (29 Patienten) und eine ausgedehnte Hirnschädigung (6 Patienten) im Vordergrund (❏ Tab. 10.1). Bei 46 Patienten waren zusätzliche Gründe für die Therapiebegrenzung bestimmend (❏ Tab. 10.2).

Eine **partielle Therapiereduktion** wurde bei 4 Patienten vorgenommen. In drei Fällen lag ein Multiorganversagen bei fortgeschrittenem Tumorleiden und in einem Fall eine ausgedehnte Hirnschädigung vor. Die Entscheidung erfolgte bei einem Patienten aufgrund einer konkreten und aktuellen Patientenverfügung, bei den übrigen drei aufgrund der infausten Prognose und in Übereinstimmung mit dem mutmaßlichen Patientenwillen. Ein **vollständiger Therapieabbruch** erfolgte bei 3 Patienten, 2-mal infolge eines Hirntods und einmal aufgrund einer eindeutigen Patientenverfügung bei einem Kranken mit Multiorganversagen.

Maßnahmen des Therapieverzichts

Bei der **Therapiebegrenzung** (n=52) stand der Verzicht auf die Gabe von Katecholaminen (n=15) oder auf deren Steigerung (n=14) im Vordergrund. Bei 20 Patienten wurde auf eine Hämofiltration, bei 17 Patienten auf eine Intubation verzichtet und bei 9 Kranken die Sauerstoffkonzentration der inspiratorischen Beatmungsluft nicht weiter gesteigert. Bei 4 Patienten wurde auf die Gabe von Erythrozyten-konzentraten und Plasma, und bei 3 auf den Einsatz von Antibiotika bzw. von Antiarrhythmika verzichtet. (❏ Tab. 10.3)

◼ Tab. 10.1 Gründe für Therapiebegrenzung (n=52)

Gründe für Therapiebegrenzung	Anzahl
Organversagen	17 (33%)*
Multiorganversagen	8 (15%)
Hirnschädigung	6 (12%)
Patientenverfügung	5 (10%)
Zweiorganversagen	4 (8%)
Septischer Schock	2 (4%)
Diffuse Blutung	2 (4%)
Metastasiertes Tumorleiden	2 (4%)
Entscheidung Patient	2 (4%)
Entscheidung Arzt/Betreuer	1 (2%)
Septische Pneumonie	1 (2%)
Schwerer Herzinfarkt	1 (2%)
Mesenterialischämie	1 (2%)

* Irreversibles Lungenversagen (n=8), Herzversagen (n=6), Leberversagen (n=1), Nierenversagen (n=2).

◼ Tab. 10.2. Zusätzliche Gründe für Therapiebegrenzung bei 46 von 52 Patienten (Mehrfachnennung)

Gründe für Therapiebegrenzung	Anzahl
Metastasiertes Tumorleiden	20 (39%)
Sepsis	11 (21%)
Komorbidität	13 (25%)
Alter (≥80 Jahre)	10 (19%)
Multiorganversagen	3 (6%)
Sonstige	9 (17%)

Bei 9 der 52 Patienten erfolgte nur eine Maßnahme der Therapiebegrenzung (Verzicht auf Reanimation), bei den Übrigen erstreckte sich die Therapiebegrenzung auf zwei (n=14), drei (n=17), vier (n=8) oder fünf (n=4) Maßnahmen.

Bei der partiellen **Therapiereduktion** wurden bei den 4 Patienten in drei Fällen die Katechola-

◼ Tab. 10.3. Maßnahmen bei Therapiebegrenzung, n=52 (Mehrfachnennung)

Verzicht auf	Anzahl
Katecholamine	29 (56%)
Hämofiltration	20 (39%)
Intubation	17 (33%)
Reanimation	9 (17%)
Beatmung	9 (17%)
Blutprodukte	4 (8%)
Sonstige*	6 (12%)

* Ersatztherapie, Tracheotomie, Operation, Thoraxdrainage.

mingabe reduziert, zweimal eine Hämofiltration beendet und einmal Medikamente (Antibiotika, Antiarrhythmika, Diuretika) abgesetzt. Nach vollständigem Therapieabbruch wurden sämtliche intensivmedizinische, lebenserhaltende Maßnahmen beendet.

Prognose zum Zeitpunkt des Therapieverzichts

Die Prognose zum Zeitpunkt des Therapieverzichts wurde ärztlicherseits bei 56 der 59 Patienten (95%) als infaust und bei 3 als ernst eingeschätzt. Der Therapieverzicht bei diesen 3 Patienten erfolgte einmal aufgrund des vom Patienten geäußerten Willens mit Zustimmung des Betreuers und einmal aufgrund des mutmaßlichen Willens (Patient 84 Jahre, COPD, nach Hemikolektomie wegen massiver Divertikelblutung, terminale Niereninsuffizienz). Einmal wurde bei einer 85-jährigen Patientin von einer Aortenklappenersatzoperation Abstand genommen, als es nach der Dickdarmoperation zur Herzinsuffizienz kam. Grund waren das hohe Risiko und der von den Angehörigen überzeugend vorgetragene mutmaßliche Patientenwille.

Nach Therapieverzicht sind alle Patienten verstorben, 17 innerhalb der ersten 24 h, 26 innerhalb von 48 h und 16 (28,1%) später.

Vergleich der Patienten mit Maximaltherapie und Therapieverzicht

Beim Vergleich der 41 Patienten, die unter Maximaltherapie verstarben, mit den 59 Kranken, bei denen ein Therapieverzicht stattfand (Therapiebegrenzung, partielle oder vollständige Therapiereduktion) ergaben sich signifikante Unterschiede im Ziel der vorangegangenen Operationen und der Beurteilung des Narkoserisikos zu diesem Zeitpunkt (ASA-Klassifikation). Bei Patienten, bei denen ein Therapieverzicht erfolgte, waren nichtkurative Operationen häufiger (32,2% vs. 7,3%, p=0,002), ebenso die ASA-Gruppierung 4 und 5 (55,9% vs. 36,6%, p=0,044). Patienten mit Therapieverzicht waren mit 8 Behandlungstagen im median länger auf Intensivstation als Patienten ohne Therapieverzicht (5 Tage). Außerdem waren, allerdings nicht signifikant, Patienten mit einem Therapieverzicht um 4 Jahre älter, hatten häufiger eine maligne Grunderkrankung und Fernmetastasen. Die Patienten waren häufiger alleinstehend und kamen aus dem Pflegeheim, sodass sich auch weniger Berufstätige in dieser Patientengruppe fanden (◘ Tab. 10.4).

Patientenverfügung und Betreuung

Von den 100 auf der Allgemeinchirurgischen Intensivstation verstorbenen Patienten war eine Patientin voll orientiert und hat über die Therapie entschieden (s. u.), bei 7 lag eine Patientenverfügung vor, die in allen Fällen, bei 5 unter Hinzuziehen der Angehörigen, der therapeutischen Entscheidung zugrunde gelegt wurde. Eine Betreuung wurde bei 7 der 41 Kranken, die unter Maximaltherapie verstarben und bei 25 der 59 Patienten, bei denen ein

◘ **Tab. 10.4.** Vergleich Patienten mit Maximaltherapie und Therapieverzicht

	Maximaltherapie	Therapieverzicht	
Anzahl	41	59	
Alter (Jahre)	68 (median 69)	71,2 (median 73)	n. s.
m/w	25/16	37/22	n. s.
Berufstätig	10 (24,4%)	9 (15,3%)	n. s.
Pflegeheim	2 (4,9%)	8 (13,6%)	n. s.
Grunderkrankung			
– benigne	23 (56,1%)	29 (49,2%)	n. s.
– maligne	18 (43,9%)	30 (50,8%)	n. s.
Fernmetastasen	6 (33,3%)	16 (53,3%)	n. s.
Operation			
– kurativ	36 (87,8%)	35 (59,3%)	p<0,05
– nicht kurativ	3 (7,3%)	19 (32,2%)	p=0,002
ASA IV,V	15 (36,6%)	33 (55,9%)	p=0,044
Liegedauer (Tage)	12,3 (median 5)	19,5 (median 8)	n. s.
APACHE-II-Score*	22,5 (median 20)	23,5 (median 23)	n. s.
Zeit (Tage) bis Therapieentscheidung	–	17,2 (median 6)	

* Bei Aufnahme auf die Intensivstation.

Behandlungsverzicht erfolgte, eingerichtet. Bei 19 Patienten erfolgte die Entscheidung zum Therapieverzicht in Übereinstimmung mit dem Betreuer.

Beteiligung der Angehörigen

Von den 59 Patienten mit Therapieverzicht waren die Angehörigen an der Entscheidung bei 28 Patienten beteiligt, bei 19 Patienten als Betreuer. Bei 31 waren die Angehörigen an der Entscheidung nicht beteiligt, wurden aber vom Krankheitsverlauf und den Therapie-entscheidungen informiert.

Diskussion

Die Begrenzung der Intensivtherapie ist in vielen europäischen und außereuropäischen Ländern Realität. Bei etwa 50% der auf Intensivstation Verstorbenen gehen Maßnahmen der Therapie-begrenzung oder des Therapieabbruchs dem Tod voraus. Zahlen zur Situation in Deutschland liegen nicht vor, was der Anlass dieser Untersuchung war.

Die vorliegenden Ergebnisse beziehen sich auf das Krankengut einer allgemein-viszeralchirurgischen Intensivstation und sind damit nur mit Einschränkung auf andere Bereiche zu übertragen und mit den Erfahrungen anderer Intensivstationen vergleichbar, die sich zumeist auf ein gemischt internistisch-chirurgisches Krankengut mit unterschiedlichem Anteil der einzelnen chirurgischen Fachgebiete beziehen. Die Aussagekraft wird auch durch den retrospektiven Charakter der Datenerfassung eingeschränkt. Andererseits wurde ein relativ kurz zurückliegender Zeitraum gewählt, in dem immer die gleichen Personen für die Behandlung und die Therapiebegrenzung (Anästhesist und Chirurg) verantwortlich waren, so dass bei allen Patienten ein vergleichbarer Entscheidungsprozeß sichergestellt war.

Hinsichtlich der Häufigkeit einer Therapiebegrenzung und -reduktion liegen die Ergebnisse im Erfahrungsbereich anderer Intensivstationen. Bei 59% der auf Intensivstation Verstorbenen erfolgte ein Therapieverzicht. Bezogen auf die im Beobachtungszeitraum auf Intensivstation aufgenommenen Kranken entspricht dies 4,7% und damit dem unteren Bereich anderer Untersuchungen (2–22%). Patienten mit Hirntod sind im Gegensatz zu den meisten anderen Untersuchungen eingeschossen, da dieser nicht bereits bei Aufnahme vorlag, sondern erst im weiteren Verlauf eintrat.

Im Unterschied zu den Erfahrungen der Intensivstationen der außereuropäischen und auch einiger europäischer Länder [2, 7, 8, 13] waren Maßnahmen der Therapiebegrenzung mit 88% (52/59) wesentlich häufiger als ein Therapieabbruch (12%, 7/59), der nur bei nachgewiesenem Hirntod oder bei Vorliegen einer eindeutigen Patientenverfügung vorgenommen wurde.

Ähnliche Ergebnisse wurden aus Frankreich [5, 9] und Israel [4] mitgeteilt. Der Grund hierfür kann in der Besonderheit des Krankenguts einer allgemein-viszeralchirurgischen Intensivstation liegen. Eindeutig infauste Situationen, die mit dem Überleben nicht vereinbar sind und einen Therapieabbruch begründen, wie eine irreversible zerebrale Schädigung, waren relativ selten. Am häufigsten stellte sich die Frage eines Therapieverzichts bei Patienten mit Ein- oder Mehrorganversagen. Hierbei ist die Prognose meist erst nach einer Phase der Maximaltherapie zu beurteilen, wobei sowohl die Beurteilung durch den erfahrenen Arzt, wie die Abschätzung anhand objektiver Parameter mit einer Irrtumswahrscheinlichkeit von 10–20% belastet ist. Der Entscheidung zur Therapiebegrenzung wurde daher im eigenen Krankengut weniger die Abschätzung der Überlebenschance zugrunde gelegt, vielmehr wurde für jede intensivmedizinische Maßnahme anhand des bisherigen Verlaufs und der vorliegenden Situation entschieden, ob diese zu einer Besserung der Situation beitragen kann, andernfalls wurde darauf verzichtet.

Diese Strategie ist zurückhaltender als das Vorgehen der meisten anderen Intensivstationen. Sie schränkt jedoch die Möglichkeit einer Fehlbeurteilung ein und kommt psychologisch dem Empfinden der Ärzte näher, wonach eine Begrenzung leichter fällt als ein Therapieabbruch, wenngleich ethisch und juristisch kein Unterschied zwischen beiden Vorgehensweisen besteht. Als Folge der gewählten Strategie wurde die Entscheidung zum Therapieverzicht vergleichsweise spät (Mittelwert 17,2; median 6 Tage) nach Aufnahme getroffen und die Patienten verstarben nach der Entscheidung im Mittel nach 2 (median 1) Tagen, während in den Untersuchungen mit überwiegendem Therapieabbruch der Tod meist innerhalb weniger Stunden eintrat [8, 13].

Die zurückhaltende Einstellung zu einem Therapieabbruch kann auch Folge der nur bei wenigen Patienten vorhandenen Erklärung ihrer Vorstellungen zu einem Therapieverzicht bzw. einer Patientenverfügung sein, die nur bei 7% der auf Intensivstation Verstorbenen vorlag. Sie wurde in allen Fällen berücksichtigt, war jedoch nicht immer hilfreich.

Fallbericht: I.L., 65 Jahre

Stationäre Aufnahme wegen einer biliären Pankreatitis. Entfernung von Gallengangsteinen durch ERCP am Aufnahmetag. Im weiteren Verlauf Zunahme der Pankreatitis mit Multiorganversagen. Unter Intensivtherapie zunächst Besserung und Extubation, später Exazerbation der Pankreatitis mit Pankreasnekrosen und der Folge eines Lungen- und Nierenversagens mit der Notwendigkeit der Beatmung und Hämofiltration. Ein Darmverschluss musste operativ behandelt werden.

Ein septisch bedingtes Multiorganversagen wurde unter den Bedingungen der Intensivtherapie über mehr als zwei Monate kompensiert, ohne dass sich eine Besserung gezeigt hätte. Der Patient war komatös, vier Auslassversuche der Hämodialyse waren gescheitert, eine Reduzierung der Sauerstoffkonzentration der Beatmung von 40% und der Katecholamingaben waren nicht möglich. Es wurde daraufhin nach insgesamt 6 monatigem Krankheitsverlauf in Übereinstimmung mit der vorliegenden Patientenverfügung (s. u.) und der Ehefrau entschieden, die Katecholamine nicht weiter zu steigern, und nach einem erneuten septischen Schub verstarb der Patient an einem septisch bedingten Herz-Kreislauf-Versagen.

Die Patientenverfügung lautete: »Für den Fall, dass ich dauerhaft von Geräten abhängig sein werde, wünsche ich keine Fortsetzung der Therapie. Sollte aufgrund meiner Erkrankung keine Aussicht auf Genesung/Besserung bestehen, wünsche ich keine weitere Therapie. Die Entscheidung hierüber obliegt meinen behandelnden Ärzten«.

In dieser Patientenverfügung hat der Patient seine Vorstellungen zur Behandlung festgelegt und gleichzeitig den Arzt mit der Vertretung seiner Interessen betraut. Dies ist grundsätzlich möglich, führte jedoch dazu, dass die Intensivtherapie über mehr als 2 Monate in der Hoffnung auf eine Besserung fortgesetzt wurde, obwohl die Prognose nahezu infaust war. Möglicherweise hätte ein Konsil der lokalen Ethikkommission die Entscheidung zur Therapiebegrenzung erleichtert.

Die meisten der auf Intensivstation aufgenommen Patienten sind nicht in der Lage, der Therapie zuzustimmen oder sie abzulehnen. Im eigenen Krankengut hat von den Verstorbenen nur eine Patientin selbst über den Therapieverzicht entschieden.

Fallbericht: C.I., 95 Jahre

Sigmaresektion wegen massiver Divertikelblutung. Bekannt waren eine Tachyarrhythmia absoluta, eine arterielle Hypertonie und eine Herzinsuffizienz NYHA III–IV.

3 Tage nach der Operation kam es zu einer zunehmenden respiratorischen Insuffizienz und einem Nierenversagen. Die Patientin war wach, hatte eine Patientenverfügung, war vollständig orientiert und lehnte eine weitere Steigerung der Therapie ab. Es erfolgte daher keine Intubation, keine Gabe von Katecholaminen und keine Hämofiltration. Unter palliativer Therapie mit Morphin verstarb die Patientin 3 Tage später an einer kardiopulmonalen Dekompensation sowie den Folgen des Nierenversagens.

Nachdem einerseits die Verwirklichung des Patientenwillens auch in Grenzsituationen der Intensivmedizin eine vordringliche ärztliche Aufgabe ist, andererseits trotz aller öffentlicher Diskussionen um das Sterben auf Intensivstation, Patientenverfügungen nach allen vorliegenden Erfahrungen nur selten vorliegen und häufig nicht konkret zutreffen, sollten alle Patienten vor Operationen, bei denen eine postoperative Intensivtherapie notwendig werden könnte, bereits bei der präoperativen Aufklärung nach ihren Vorstellungen bei lebensbedrohlicher Situation befragt und dies schriftlich festgehalten werden. Liegt keine Patientenverfügung vor, sollte eine Betreuung eingerichtet werden, um möglichst weitgehend dem Willen des Patienten zu entsprechen.

Das Vorgehen nach der Entscheidung zum Therapieverzicht richtet sich nach der vorliegenden Situation und ist abhängig von der Einstellung der behandelnden Ärzte und auch den Vorstellungen der Angehörigen. Eine allgemein akzeptierte Abfolge der einzuleitenden Maßnahmen findet sich nicht.

Die im eigenen Krankengut bei Therapiebegrenzung gewählten Schritte, Reduzierung der Katecholamine, der Beatmung und der Hämodialyse entsprechen den Ergebnissen der meisten anderen Untersuchungen [2, 3]. Bei einer Begrenzung der Beatmung wurde diese entweder nicht begonnen oder der Sauerstoffgehalt in der Einatmungsluft nicht weiter gesteigert. Die Reduzierung des Sauerstoffgehalts in der Einatmungsluft auf 21% (»terminales weaning«) [6] bzw. die Unterbrechung der Beatmung [1] mit oder ohne Extubation sind Maßnahmen nach der Entscheidung zum Therapieabbruch. Im eigenen Krankengut erfolgte dies bei Hirntod oder bei eindeutiger Patientenverfügung.

Alle Patienten, bei denen ein Verzicht auf lebenserhaltende Maßnahmen erfolgte, sind auf Intensivstation verstorben. Oft ging dem Tod eine langfristige Intensivtherapie voraus, in der sich eine enge Beziehung zwischen den behandelnden Ärzten, dem Pflegepersonal, dem Patienten und den Angehörigen ergab. In der Sterbephase sollte der Patient nicht »abgeschoben« werden, sondern im Sinne einer palliativen Intensivtherapie weiter betreut und die Angehörigen unterstützt werden.

Die vorliegenden Ergebnisse zeigen, dass neben dem Einsatz einer Maximaltherapie auch Maßnahmen des Behandlungsverzichts Teil der Intensivmedizin sind. Die dargestellte zurückhaltende Einstellung zu einem Therapieabbruch kann auch Ausdruck der Unsicherheit der Beteiligten im Umgang mit den vielfältigen medizinischen, juristischen, ethischen, sozialen, religiösen und psychologischen Aspekten dieser Grenzsituationen sein. Die Entscheidung zum Therapieverzicht ist immer schwierig, da die Beurteilung der Prognose unsicher und von der Sorge getragen ist, dem Patienten eine Überlebenschance vorzuenthalten. Weitere Erfahrungen und prospektive, interdiszi-

plinäre Untersuchungen sind erforderlich, um zu einer Klärung der noch offenen Fragen bei einem Behandlungsverzicht beizutragen.

Zusammenfassung

Die vorliegende retrospektive Studie von 100 auf einer allgemein-viszeralchirurgischen Intensivstation verstorbenen Patienten zeigt, dass in Übereinstimmung mit den Erfahrungen anderer Intensivstationen ein Therapienverzicht bei mehr als der Hälfte der Verstorbenen (n=59) erfolgte. Bezogen auf die auf Intensivstation aufgenommen Patienten war ein Therapieverzicht vergleichsweise selten (59/1257, 4,6%). Maßnahmen der Therapiebegrenzung standen im Vordergrund. Hauptgrund für den Therapieverzicht war die infauste Prognose, häufig infolge eines irreversiblen Ein- oder Mehrorganversagens. Nur ein Patient war in der Lage, über die Therapie zu entscheiden, und nur in 7% lag eine Patientenverfügung vor.

 Fazit

Weitere Erfahrungsberichte auch anderer medizinischer Disziplinen sind erforderlich, um interdisziplinär eine gemeinsame Basis für eine allgemein akzeptierte Strategie für den Therapieverzicht auf Intensivstation zu begründen, die in langfristig zu entwickelnden Leitlinien festgehalten werden sollte. Damit könnte die bestehende Unsicherheit bei der Entscheidung zum Therapieverzicht vermindert werden.

Literatur

1. Cook D, Rocker G, Marshall J, Sjokvist P, Dodek P, Griffith L, Freitag A, Varon J, Bradley C, Levy M, Finfer S, Hamielec C, McMullin J, Weaver B, Walter S, Guyatt G (2003) Withdrawal of Mechanical Ventilation in Anticipation of Death in the Intensive Care Unit N Engl J Med, 349: 1123–1132
2. Esteban A, Gordo F, Solsona JF, Alia I, Caballero J, Bouza C, Alcala-Zamora J, Cook DJ, Sanchez JM, Abizanda R, Miró G, del Cabo MJF, de Miguel E, Santos JA, Balerdi B (2001) Withdreawing and withholding life support in the intesive care unit: a Spanish prospective multi-centre observational study Intensive Care Med, 27: 1744–1749
3. Ferrand E, Robert R, Ingrand P, Lemaire F (2001) Withholding and withdrawal of life support in intensive-care units in France: a prospective survey Lancet, 357: 9–14

4. Ganz FD, Benbenishty J, Hersch M, Fischer A, Gurman G, Sprung CL (2006) The impact of regional culture on intensive care end of life decision making: an Isreaeli perspective from the ETHICUS study J Med Ethics, 32:196–199

5. Holzapfel L, Demingeon G, Piralla B, Biot L, Nallet B (2002) A four-step protocol for limitation of treatment in terminal care. An observational study in 475 Intensive care unit patients Intensive Care Med, 28: 1309–1315

6. Keenan SP, Busche KD, Chen LM, McCarthy L, Inman KJ, Sibbald WJ (1997) A retrospective review of a large cohort of patients undergoing the process of withholding or withdrawal of life support Crit Care Med, 25: 1324–1331

7. Manara AR, Pittman JAL, Braddon FEM (1998) Reasons for withdrawing treatment in patients receiving intensive care Anaesthesia, 53: 523–528

8. Nolin T, Andersson R (2003) Withdrawal of medical treatment in the ICU. A cohort study of 318 cases during 1994–2000 Acta Anaesthesiol Scand, 47: 501–507

9. Pochard F, Azoulay E, Chevret S, Vinsonneau C, Grassin M, Lemaire F, Hervé C, Schlemmer B, Zittoin R, Dhainaut J (2001) French intensivists do not apply American recommendations regarding decisions to forgo life-sustaining therapy. Crit Care Med, 29(10): 1887–1892

10. Prien T, Lawin P (1995) Therapiereduktion in der Intensivmedizin Anäesthesist, 45:176–182

11. Schubert JK,Nöldge-Schomburg GFE (2001) Lassen sich Grenzen intensivtherapeutischen Handelns festlegen? Zentralbl Chir, 126:717–721

12. Turner JS, Michell WL, Morgan CJ, Benatar SR (1996) Limitation of life support: frequency and practice in a London and a Cape Town intensive care unit Intensive Care Med, 22: 1020–1025

13. Wunsch H, Harrison DA, Harvey S, Rowan K (2005) End-of-life dedisions: a cohort study of the withdrawal of all active treatment in intensive care units in the United Kingdom Intensive care med, 31: 823–831

10

Teil IV Entscheidungen in Grenzsituationen

Ökonomische Aspekte

J. Boldt, W. Krämer

11.1 Rationierung in der Intensivmedizin?

W. Krämer

> Entscheidungen auf Leben oder Tod in der modernen Medizin sind in gewisser Weise eine fast notwendige Folge einer in den letzten Jahrzehnten erfolgten Explosion des medizinisch sinnvoll Machbaren; diese hat zwischen dem, was medizinisch mach- und wünschbar wäre, und dem, was die Gesellschaft dafür an Ressourcen herzugeben bereit ist, eine große Lücke aufgerissen. Diese »Kluft zwischen Verheißung und Erfüllung« wird von Tag zu Tag nicht kleiner, sondern größer.

Ausgangslage und Problem

Schon vor 100 Jahren hat George Bernard Shaw in seinem Stück »The doctor's dilemma« (Arzt am Scheideweg) die hier zur Debatte stehende Grenzsituation eindringlich geschildert. Ein ehrenwerter Familienvater und ein begnadeter, aber charakterloser Künstler konkurrieren um die einzige Dosis eines lebensrettenden Medikaments:

- *Sir Patrick* (ein Kollege, zum verantwortlichen Arzt): Na, Herr Lebensretter? Welcher von beiden soll uns erhalten bleiben, dieser ehrenhafte brave Blenkinsop oder dieser verdammte Schurke von einem Künstler?
- *Ridgeon*: Nicht leicht zu entscheiden, was? Blenkinsop ist ein ehrenhafter, braver Mann; aber ist er nützlich? Dubedat ist ein Schurke; aber er ist eine echte Quelle, aus der hübsche, angenehme und nützliche Dinge fließen.
- Sir Patrick: Was für Dinge wird diese Quelle seiner armen, unschuldigen Frau spenden, wenn sie auf seine Schliche kommt?
- Ridgeon: Das ist wahr. Ihr Leben wird dann die Hölle sein.
- Sir Patrick: Sage mir noch etwas: Nimm an, du würdest vor die Wahl gestellt, entweder im Leben alle Bilder schlecht und alle Menschen gut oder alle Bilder gut und alle Menschen schlecht zu finden? Wie würdest du wählen?

Dieses Bühnenstück erschien im Jahre 1906. Von den Heilberufen wurde es, falls überhaupt, wohl eher als Beispiel einer abnormalen Extremlage wahrgenommen: Solche Entscheidungssituationen können auftreten, gewiss, aber bei gutem Willen aller Beteiligten bleiben sie die Ausnahme, man muss sich damit nicht intensiv beschäftigen.

Und in der Tat mag diese Sicht der Dinge zu Zeiten Bernard Shaws und Kaiser Wilhelms durchaus vertretbar gewesen sein. Der Vorrat dessen, was Ärzte ihren Patienten damals anbieten konnten, war erheblich kleiner als was wir zurzeit erleben. Und selbst das, was Ärzte seinerzeit für ihre Patienten unternehmen konnten, hat oft nicht viel genutzt: Nach der bekannten »Fünfzig-zu-fünfzig-Hypothese« wurde erst um die Wende vom 19. zum 20. Jahrhundert die Wahrscheinlichkeit größer als 50%, dass ein zufällig ausgewählter Patient eines zufällig ausgewählten Arztes durch dessen Eingreifen eine Verbesserung seines Zustandes erwarten konnte. Vorher hätte also die Medizin den meisten Menschen ohnehin nicht viel geholfen, ja oft sogar geschadet (kein Wunder, wenn man bedenkt, dass man noch im 17. Jahrhundert die Leber für das Zentrum der Blutzirkulation und noch weit über die Mitte des 19. Jahrhunderts das Händewaschen vor einer Operation für eine Zumutung gehalten hatte), das Vorenthalten dieser Hilfe wäre also von einer moralischen Warte kaum verwerflich zu nennen gewesen.

Das ist heute ganz offensichtlich anders. Durch die enormen seither erzielten Erfolge bei Diagnose- und Heilverfahren aller Art ist der Rahmen des medizinisch sinnvoll Machbaren in seinerzeit ungeahnte Dimensionen vorgestoßen, und es ist parallel dazu die Maxime, allen Patienten eine bestmögliche, am Stand des aktuell medizinisch Machbaren ausgerichtete Versorgung zukommen zu lassen, immer mehr zu einer Illusion geworden.

Der medizinische Fortschritt als Kostentreiber

Der wichtigste Grund für diese Zwangslage ist die Natur des Fortschritts in der Medizin. Denn anders als in vielen anderen Bereichen der Gesellschaft, etwa in der EDV, wo sich der Fortschritt vor allem in Form sog. Ersatztechnologien manifestiert, die etwas auch bis dato schon Machbares auf billigere Art und Weise herzustellen gestatten, tritt der Fortschritt in der Medizin vor allem in Form von sogenannten »Zusatztechnologien« auf, und solche Zusatztechnologien wie etwa die künstliche Blutwäsche oder Operationen am offenen Herzen, machen etwas möglich, was vorher prinzipiell nicht möglich war. Während eine neue Rechnergeneration in der Informationsverarbeitung nur das, was bisher schon geschah, etwa die Addition von 1 und 1, auf schnellere und damit billigere Art und Weise möglich macht, reißt der Fortschritt in der Medizin vor allem neue Horizonte dessen auf, was machbar ist, und erzeugt damit erst einen Bedarf, der bis dato allenfalls latent vorhanden war.

Die Intensivmedizin selbst ist dafür das beste Beispiel. Zu Zeiten Bernhard Shaws, ja selbst zur Mitte des letzten Jahrhunderts war sie noch unbekannt. Natürlich war den meisten Medizinern schon lange klar, dass eine bessere postoperative Überwachung von Patienten dringend nötig gewesen wäre, aber die weltweit erste Intensivstation gab es erst im Jahre 1958 im City Hospital im amerikanischen Baltimore. Die erste deutsche Intensivstation gab es an der Uniklinik Münster 4 Jahre danach, die anderen Großkliniken folgten wenig später, und heute gibt es wohl kein deutsches Kreiskrankenhaus, in dem nicht auch eine Intensivstation vorhanden wäre. Insgesamt stehen heute in Deutschland über 20.000 intensivmedizinische Klinikbetten zur Behandlung von rund 2 Mio. Patienten jährlich zur Verfügung.

Parallel zur reinen Anzahl ist auch das medizinische Potential dieser Einrichtungen wie auch der Kreis der Nutzer seit diesen ersten Anfängen, als es weder EKG-Monitore im heutigen Sinn noch Geräte zur künstlichen Beatmung gab, enorm gewachsen. Wurde etwa der Blutdruck in den ersten Intensivstationen noch mit Quecksilber-Manometern gemessen und die Atmung durch Sichtkontrolle mit Hilfe kleiner Papierstreifen überwacht, die auf die Nase geklebt bei jedem Atemstoß des Patienten in der Luft flatterten, so gleicht eine Intensivstation des Jahres 2008 eher einer Weltraum-Kontrollstation. Und kamen früher vor allem ansonsten robuste Patienten in den Genuss von lebensrettenden Operationen, die den nachfolgenden Aufenthalt in einer Intensivstation sinnvoll erscheinen ließen, so ist heute sowohl das Spektrum der möglichen Eingriffe als auch die Menge der potentiellen Patienten weitaus größer. Auf deutschen Intensivstationen findet man heute Zweijährige genau wie Neunzigjährige, mit einer durchschnittlichen »Basisgesundheit« weit unterhalb derer, die noch vor wenigen Jahrzehnten als notwendige Bedingung für einen operativen Eingriff angesehen wurde.

Damit wird aber die medizinisch optimale Versorgung aller Patienten, die von einer intensivmedizinischen Behandlung profitieren könnten, zu einer immer deutlicher als solche erkennbaren Illusion. Im Deutschen Ärzteblatt etwa liest man von Irrfahrten mancher Rettungswagen von Krankenhaus zu Krankenhaus, bevor ein Patient intensivmedizinisch versorgt werden kann, oder davon, dass gewisse Medikamente, wie etwa das aktivierte Protein C gegen schwere Sepsis, nur »sehr zurückhaltend verwendet« würden, und diese Mittelknappheit wird in Zukunft nicht verschwinden, sondern weiter wachsen.

Wer soll leben, wer muss sterben?

Geht man aber einmal von der Prämisse aus, dass in der modernen Medizin im Allgemeinen und in der modernen Intensivmedizin im Besonderen auch beim besten Willen aller Beteiligten und auch nach Ausschöpfen aller Rationalisierungsreserven nicht mehr alles sinnvoll Machbare veranlasst werden kann, so tritt sofort die Frage auf den Plan, nach welchen Prinzipien hier die knappen Mittel zu verteilen sind.

Als in England Mitte der 50er Jahre des letzten Jahrhunderts die Schutzimpfung gegen Kinderlähmung aufkam, der Impfstoff aber zu knapp war, um an alle Gefährdeten verteilt zu werden, veranstaltete man daher eine Lotterie. Oder verteilen wir knappe Gesundheitsgüter besser nach »sozialem Wert«? Auch dieses Kriterium ist in der Medizin nicht ohne Tradition, verkörpert insbesondere durch das berühmte »Seattle-Komitee« im amerikanischen Bundesstaat Washington, wo man

Anfang der 60er Jahre des letzten Jahrhunderts zum ersten Mal erfolgreich mit der künstlichen Niere experimentierte. »Wir saßen um den Tisch herum und entschieden, wer zur lebensrettenden Dialyse durfte und wer sterben musste,« erinnert sich ein Komiteemitglied. Unabdingbare Voraussetzung war z. B. eine gehobene bürgerliche Existenz mit geregelten Familien- und Einkommensverhältnissen. Auch die Aussicht, die Behandlungskosten später zurückzahlen zu können, schadete sicher nicht.

Oder soll man, wie in der Katastrophen- und Kriegsmedizin, vor allem die Starken und Tüchtigen retten und die Schwachen sterben lassen? So verfügte etwa das amerikanische Oberkommando während des Feldzuges gegen Rommel in Nordafrika, dass nur solche Kranke und Verwundeten das damals knappe Penicillin erhalten sollten, mit deren baldiger Einsatzbereitschaft zu rechnen sei, mit der Konsequenz, dass nicht die kämpfenden Truppen, sondern vorzugsweise Soldaten mit Geschlechtskrankheiten, die ihre »Verwundung« in einem Bordell erlitten hatten, in den Genuß dieser teuren und knappen Behandlung kamen.

Oder listet man besser alle verfügbaren Diagnose- und Heilverfahren nach Dringlichkeit und schneidet ab einer gewissen Stelle ab, wie in den 90er Jahren des letzten Jahrhunderts im U.S.-amerikanische Bundesstaat Oregon versuchsweise exerziert? Dort hatte man auf einer insgesamt 736 Einträge umfassenden Liste festgehalten, welche medizinischen Maßnahmen im Rahmen der staatlichen Gesundheitsversorgung für die Armen (Medicaid) vorgehalten werden sollten und welche nicht. Die Liste des Jahres 2002 z. B. schneidet bei Nr. 566 – »dysfunction of nasolacrinal system« – die auf Kosten von Medicaid behandelbaren Gesundheitsbeschwerden ab; Patienten mit Beschwerde Nr. 567 – »chronic anal fissure« – haben keinen Behandlungsanspruch mehr.

Primäre versus sekundäre Rationierung

❷ Das Problem ist ganz offensichtlich nicht mehr, ob man rationiert, sondern wie man rationiert.

Die Oregon-Liste ist dabei eine von mehreren Möglichkeiten, die auf jeden Fall nötigen Entscheidungen weg vom individuellen Patienten in die Planungsebene des Gesundheitswesens zu verlagern, und diese Art der Rationierung ist grundsätzlich allen anderen Methoden vorzuziehen. Denn auf dieser Planungsebene entscheiden wir nicht, ob dieser oder jener Herzpatient ein neues Herz erhält oder ob diese oder jene Patientin zur Dialyse zugelassen wird, sondern darüber, ob eine Herzklinik oder ein Dialysezentrum überhaupt errichtet werden soll, und das ist ein großer Unterschied. Diese Entscheidung betrifft keine individuellen Patienten – für diese käme die Entscheidung ohnehin zu spät- sondern allein die Wahrscheinlichkeit, mangels Hilfe frühzeitig zu sterben, nähme für alle potentiellen Patienten zu.

So hat z. B. die Stadtverwaltung von New York in den 80er Jahren des letzten Jahrhunderts eine geplante Spezialklinik für Brandverletzungen mit der Begründung abgelehnt, für die dadurch pro Jahr im Durchschnitt geretteten 12 Menschenleben wäre das Projekt zu teuer. Ist diese Entscheidung unmoralisch? Viele Ärzte sagen ja, die meisten Gesundheitsökonomen sagen nein. Denn kein einziger New Yorker ist durch diese Entscheidung zum Tode durch Verbrennen verurteilt worden – allein die Wahrscheinlichkeit, binnen eines Jahres an Brandverletzungen zu sterben, ist für jeden Bürger der Stadt um einen zehntausendstel Prozentpunkt angestiegen. Und das ist ein großer Unterschied. Einem konkreten Menschen, dem man theoretisch helfen könnte, diese Hilfe zu versagen, ist von einer moralischen Warte gesehen etwas ganz anderes als eine Maßnahme zu treffen, die einem im Augenblick der Entscheidung noch nicht bekannten Menschen in Zukunft das Leben kosten könnte. Entscheidungen dieser zweiten Art treffen wir in der Verkehrsplanung, im Umweltschutz, in der Flugsicherheit von Tag zu Tag, und niemand findet etwas Verwerfliches dabei. Warum sollte das im Gesundheitswesen anders sein?

Zuweilen nennt man diese patientenferne, abstrakte Art der Mittelbegrenzung auch »primäre Rationierung«. Anders als bei der »sekundären« Rationierung, wo vorhandene Kapazitäten auf die Hilfsbedürftigen zu verteilen sind, geht es hier um den Umfang dieser Kapazitäten selbst. Unter der Überschrift »Verzicht auf Rettungshubschrauber – Die Kassen sparen – Keine Station für die Oberpfalz« lesen wir etwa in der Süddeutschen Zeitung vom März 1993: »Neue Stationen für Rettungshubschrauber sollen in Bayern nach Angaben des Innenministeriums nicht mehr eingerichtet werden. Damit hat die Oberpfalz, bisher einziger Regierungsbezirk ohne Standort, keine Chance mehr, eine solche Station zu bekommen. Die (Kranken-) Kassen seien trotz intensiver Bemühungen von [damals noch] Innenminister Stoiber nicht bereit gewesen, die Betriebskosten von jährlich 1,5 bis 3,5 Millionen Mark zu übernehmen.«

Mit anderen Worten, in der Umgebung von Regensburg sind seither mehr oder weniger viele Menschen bei Verkehrsunfällen gestorben, die man durch einen Hubschrauber möglicherweise hätte retten können. Aber das allein verpflichtet weder die Krankenkassen noch die bayerische Staatsregierung, diesen Hubschrauber auch zu finanzieren. Schließlich gibt es in Deutschland ja auf Krankenschein auch keine Daimler-Limousinen, obwohl fast 1000 der 5000 jährlichen Verkehrstoten hierzulande überleben könnten, wenn sie statt in einem Kleinwagen in einem S-Klasse-Mercedes säßen – in beiden Fällen geht es nicht um konkrete Patienten, sondern allein um Überlebenswahrscheinlichkeiten.

❽ **Primäre Rationierung verursacht genau wie sekundäre Rationierung Leid und vorzeitige Todesfälle, aber die Betroffenen sind bei der Entscheidung unbekannt; es stehen sozusagen nur »statistische« Menschenleben« zur Debatte, und diese Unterscheidung zwischen einem konkreten und einem statistischen Menschenleben ist für eine humane Rationierung im Gesundheitswesen ganz zentral.**

Insbesondere erlaubt sie auch weiterhin das Beibehalten der Maxime, ein individuelles Menschenleben habe keinen Preis. Bei primärer Rationierung könnte – zumindest theoretisch – in einem konkreten Behandlungsfall auch weiter alles Machbare veranlasst werden. Die Frage wäre allein, was genau an Machbarem denn vorzuhalten ist.

Was ist ein statistisches Menschenleben wert?

Bei der Antwort auf die Frage, welche Einsatz an Ressourcen zu vertreten ist, hilft durchaus der Rechenstift. Denn anders als konkrete haben statistische Menschenleben durchaus einen Preis. Wenn jemand, um zweihundert Euro für ein Prallkissen im Auto einzusparen, eine Wahrscheinlichkeit von Eins zu Tausend in Kauf nimmt, binnen eines Jahres in einen Verkehrsunfall ums Leben zu kommen, so setzt diese Person eine Todeswahrscheinlichkeit von Eins zu Tausend mit zweihundert Euro gleich. Wenn tausend Personen diese Ansicht teilen, liefe das darauf hinaus, dass diese Gruppe als ganzes bereit wäre, für 200.000 Euro einen **statistischen** Todesfall zu akzeptieren – jeder einzelne ist zwar nur mit einer gewissen Wahrscheinlichkeit betroffen, aber diese Wahrscheinlichkeiten addieren sich zu einer (statistischen, langfristigen) Sicherheit.

Diese Akzeptanz einer Risikovermehrung gegen Geld (und umgekehrt die Bereitschaft, für eine Verringerung des Risikos zu zahlen) variiert natürlich über Zeit und Raum; sie hängt vom Einkommen, vom Alter, vom Gesundheitszustand und auch von der zugrunde liegenden Zeitspanne ab: Die Zahlungsbereitschaft für eine Prozentpunktreduktion der Sterbewahrscheinlichkeit binnen einer Stunde ist größer als die Zahlungsbereitschaft für eine Prozentpunktreduktion der Sterbewahrscheinlichkeit binnen eines Jahres. Auch die Todesursache spielt eine Rolle: Die meisten Menschen zahlen vermutlich mehr für eine Vermeidung eines Krebstodes als für die Vermeidung eines Herzinfarktes. Aber immer ist diese Zahlungsbereitschaft begrenzt; im Durchschnitt kommt man in Westeuropa auf einen Wert eines statistischen Menschlebens von einer Million Euro.

Erheblich kleinere Summen erhält man in ärmeren Ländern, oder wenn es nur um die Vermeidung gewisser Krankheiten geht. Wie etwa eine jüngere Studie über die Zahlungsbereitschaft für Trachoma-Kontrolle in Tansania ergab, ist ein typischer tansanischer Haushalt für eine Reduktion dieses Risikos auf 0 nur rund 100 tansanische Schillinge zu zahlen bereit. Trachoma ist eine Augenentzündung, welche zur Vernarbung der Augenlider führt, die dann die Augenoberfläche zerkratzen (Trichiasis) und zur Erblindung führen. In gewissen Gegenden von Tansania sind 8% aller Menschen über 55 davon betroffen. Bei einem Wechselkurs von aktuell 13.300 tansanischen Schillingen zu einem Euro hat damit die Vermeidung eines statistischen Erblindungsfalles für einen Bürger Tansanias einen Wert von 0,96 Euro, dem Preis einer Tafel Schokolade.

Dieser Unterschied zwischen individuellem und statistischem Tod, zwischen individuellen und statistischen Leid erklärt und rechtfertigt auch die scheinbar paradoxe Diskrepanz des Aufwands, den wir für verschiedene Arten der Lebensrettung betreiben. Zur Rettung einiger weniger verschütteter Bergleute werden Mittel aufgewendet, die, in die Verbesserung der Grubensicherheit investiert, zehnmal soviel Kumpel vor dem Tod bewahren könnten. Mit den Kosten für den Transport und die anschließende Operation eines auf dem Schulweg angefahrenen Kindes könnte man unter Umständen zehn zusätzliche Verkehrsampeln errichten und dadurch Dutzende von Kindern vor Unfällen bewahren, und mit den Kosten einer Herzoperation für einen Asylbewerber könnte man sogar Tausende von dessen Landsleuten zuhause vor einem frühen Tod bewahren.

Trotzdem tun wir das nicht. Auch wer nie etwas von Wahrscheinlichkeitsrechnung gehört hat, ahnt instinktiv, dass es einen Unterschied macht, ob man ein Unfallopfer verbluten lässt, obwohl man ihm helfen könnte, oder ob man eine Investition in die Verkehrssicherheit unterlässt. Im ersten Fall steht ein individuelles Menschenleben auf dem Spiel – das hat keinen Preis, zu seiner Rettung sind keine Kosten zu scheuen. Wahrscheinlichkeiten dagegen haben sehr wohl einen Preis; solange keine konkreten Menschenleben zur Debatte stehen, wägen wir durchaus die Güter dieses Lebens gegeneinander ab.

Warum also nicht auch im Gesundheitswesen? Genauso, wie wir sagen dürfen: diese oder jene Umgehungsstraße wird aus Kostengründen nicht gebaut, diese oder jene Kläranlage ist zu teuer, genauso dürfen wir auch sagen: diese oder jene Klinik oder Kuranlage ist zu teuer. Von der Warte der Moral und Menschlichkeit gibt es hier keinen Unterschied.

❯ **Fazit**

Der Fortschritt in der Medizin tritt v. a. in Form sog. »Zusatztechnologien« auf, wodurch machbar wird, was vorher nicht möglich war. Auf diese Weise wird ein bislang nur latent vorhandener Bedarf erzeugt.

Die Finanzierung aller vorhandenen medizinischen Möglichkeiten und damit eine optimale Versorgung aller Patienten ist eine Illusion. Der Zwang zur Rationierung ist unausweichlich.

Die beste Möglichkeit besteht in der Verlagerung der nötigen Entscheidungen vom individuellen Patienten auf die Planungsebene des Gesundheitswesens (Ressourcenplanung). Hierdurch bleibt die Therapiefreiheit des Arztes uneingeschränkt.

11.2   Die Ökonomie als Grundlage für die Entscheidungsfindung in der Intensivmedizin«

J. Boldt

❯ Eine Erweiterung unserer pathophysiologischen Kenntnisse, die Weiterentwicklung der Medizintechnik sowie neue Medikamente haben zu einer deutlichen Verbesserung der intensivmedizinischen Versorgung des kritisch kranken Patienten geführt. Die Zunahme des diagnostischen und therapeutischen Fortschritts führt dazu, dass das Angebot an Leistungen sich weiterentwickelt und wächst – dies wiederum hat eine entsprechend starke Nachfrage zur Folge.

Doch die großen Erfolge auf dem Gebiet der Intensivmedizin brachten auch große Probleme. So scheint es keine Grenzen mehr zu geben, und es werden heute Patienten, die vor noch einiger Zeit aus Altersgründen bzw. wegen ihrer Begleiterkrankungen abgelehnt wurden, ausgedehnten operativen Eingriffen unterzogen, die mit einem kostenintensiven und häufig langwierigen Aufenthalt auf einer Intensivstation verbunden sind. Diese Entwicklung wirft viele Fragen ethischer, moralischer, juristischer und ökonomischer Art auf.

Die Kostenexplosion im Gesundheitswesen hat einen tiefgreifenden Wandel im Krankenhaussektor hervorgebracht – dies trifft sicherlich auch oder vielmehr besonders den Bereich der Intensivmedizin. Reichen die Mittel nicht aus, um die medizinisch begründete Nachfrage zu befriedigen, muss der Mangel verwaltet werden. Als Beispiel hierfür dient das staatliche Gesundheitssystem in Großbritannien, wo die Verwaltung des Mangels durch Wartelisten erfolgt. Auch unbegrenzte Leistungen für alle Altersgruppen werden von derartigen Gesundheitssystemen nicht mehr finanziert (z. B. Hüftgelenke oder Dialysebehandlung). Somit stellt sich die Frage, inwieweit die Ausrichtung der Krankenversorgung im intensivmedizinischen Bereich an ökonomischen Maßstäben unethisch ist.

Intensivmedizin und Ökonomie in Deutschland – eine Ist-Analyse

In Deutschland werden zurzeit etwa 2 Mio. Menschen jährlich in etwa 21.000 intensivmedizinischen Betten behandelt [1]. Derzeit gibt es 33 Universitätskliniken in Deutschland – sie machen etwa 8% aller Krankenhausbetten aus [2]. Daraus folgt, dass ca. 1,8 Mio. Patienten in ca. 18.000 nichtuniversitären Intensivbetten behandelt werden. Die meisten Universitätskliniken schreiben seit Jahren rote Zahlen, viele andere an der intensivmedizinischen Versorgung beteiligten Krankenhäuser sind dagegen in ein wirtschaftlich geprägtes Umfeld eingebettet – hieraus kann sich eine gefährliche Schieflage bei den Möglichkeiten zur Behandlung der intensivmedizinischen Patienten ergeben.

Das Bundesministerium für Gesundheit und soziale Sicherung postuliert »Der Patient hat Anspruch auf eine angemessene Aufklärung und Beratung, sowie auf eine sorgfältig qualifizierte Behandlung« [3]. Der Umfang einer »qualifizierten« intensivmedizinischen Behandlung ist sicherlich schwer zu definieren und bietet Raum für ein breites Spektrum intensivmedizinischer Maßnahmen.

Einer der Gründe für die sich verschärfende Situation bei der intensivmedizinischen Versorgung von schwerkranken Patienten liegt in der finanziellen Situation der Krankenhäuser. Die schwerkranken Patienten können schnell das Budget einer jeweiligen Klinik »sprengen«. Diese »Unterdeckung«

kann sich rasch auf viele Millionen Euro belaufen. Als Beispiel sei genannt: Ein polytraumatisierter Patient, der längere Zeit beatmet ca. 40.000 Euro Kosten verursacht, wird nach 31 Tagen entlassen, wobei die Krankenkasse jedoch nur ca. 29.000 Euro bezahlt [4]. Bei Versorgung zahlreicher derartiger Patienten summiert sich dies rasch auf einen Millionenbetrag. Angesichts der alternden Bevölkerungsstruktur und den rasanten Fortschritten in der Medizin gilt es, zwingend über Intensivkonzepte der Zukunft nachzudenken.

Glaubt man den zahlreichen Studien, die zu dem Thema »Zukunft der Krankenhäuser« publiziert worden sind, so ergeben sich düstere Aussichten für die deutschen Kliniken [5]. So haben die Gesundheitsexperten des Rheinisch-Westfälischen Instituts für Wirtschaftsforschung (RWI) errechnet, wieviel Einsparungen im deutschen Krankenhaussystem stecken. Sie kommen dabei auf einen Betrag von mindestens 3 Mrd. Euro. »Die schlechtesten 10% der Häuser werden im Jahr 2010 ein Defizit von rund 1,5 Mrd. Euro erwirtschaften« – versteht man unter schlechtesten Krankenhäuser auch diejenigen, die die schwerkranken Intensivpatienten mit modernsten und teuren Therapien behandeln, anstatt sie möglichst an das Nachbarkrankenhaus »abzuschieben«? Oder versteht man unter »guten« Krankenhäuser diejenigen, die einen über 80-jährigen Patienten mit einem komplizierten operativen Eingriff erst gar nicht mehr operieren, da hohe postoperative intensivmedizinische Kosten absehbar sind?

In einer Studie »Gesundheitsversorgung 2020« haben Ernst und Young 2005 die Zukunft der Krankenhäuser in Deutschland geschildert [6]. Die Anzahl der Betten je 100.000 Einwohner ist von 747 auf 293 gesunken. Darüber ist die Krankenhausverweildauer von 1990 von 17,2 Tagen auf 6,2 Tagen im Jahr 2020 gesunken. Die Zeitdauer der akut stationären Versorgung soll sogar auf 4 Tage absinken. Die öffentliche Hand würde sich aufgrund dieser Studie auf die kleineren bis mittleren Häuser zurückziehen und den privaten Gesundheitskonzernen das Feld überlassen.

Zum Teil werden Kapazitäten innerhalb des Krankenhaussystems verschoben, so werden Krankenhausbetten abgebaut, während Pflegekapazitäten aufgebaut würden. Der Patient wird nach kurzem stationärem Aufenthalt bei Bedarf an eine angeschlossene Pflegeabteilung oder zur Kurzzeitpflege weitergeleitet. Bei diesem ganzen Modell fehlt der Bereich der Intensivmedizin vollständig. Alles würde kürzer, schneller und besser organisiert mit dem Ergebnis von dem Verbleib nur noch weniger Krankenhausbetten mit einer hohen Auslastung. Wo in diesem Denkszenario der Bereich der Intensivmedizin verbleibt, scheint unklar.

Der überproportionale Anstieg an alten Patienten ist auch mit einem überproportionalen Anstieg dieser Patienten im Bereich der Intensivmedizin zu sehen. Wo verbleiben nach dieser Studie die 80-jährigen Patienten oder 90-jährigen Patienten, die sich einer Bypassoperation oder einer anderweitigen großen Operation unterzogen haben? Wo bleiben die Patienten, die mit teuren diagnostischen und medizinischen Verfahren tagelang, wochenlang auf einer Intensivstation verbleiben müssen, da aufgrund von zahlreichen Begleiterkrankungen diese Patienten sicherlich nicht auf eine Kurzpflegestation abgeschoben werden können?

Rationierung der intensivmedizinischen Kapazitäten?

Eines der Probleme, die laut der Untersuchung des RWI die wirtschaftlichen Schwierigkeiten der Krankenhäuser begründen, ist, dass zuviele Kapazitäten vorgehalten werden [5]. Dabei ist es ein Horror für Notärzte: Ausgerechnet dann, wenn ein Patient am dringendsten Hilfe braucht, wird sie ihm nicht selten verweigert. »Kein Platz frei«, heißt es in den Kliniken, Intensivbetten sind fast immer belegt. Bis endlich eine Notaufnahme bereit ist, den Schwerverletzten oder Erkrankten aufzunehmen, ist es immer häufiger zu spät.

Dabei scheint eine derartige Verknappung der Intensivkapazitäten nicht für alle Bundesländer zuzutreffen. Für die einzelnen Bundesländer ergibt sich laut Statistischem Bundesamt bei der Verteilung der Betten ein sehr unterschiedliches Bild [7]: So variiert die Anzahl an »Intensivbetten« von ca. 22 Betten/100.000 Einwohner (Brandenburg, Hessen) bis zu ca. 51 Betten/100.000 Einwohner (Nordrhein-Westfalen; ◻ Abb. 11.1).

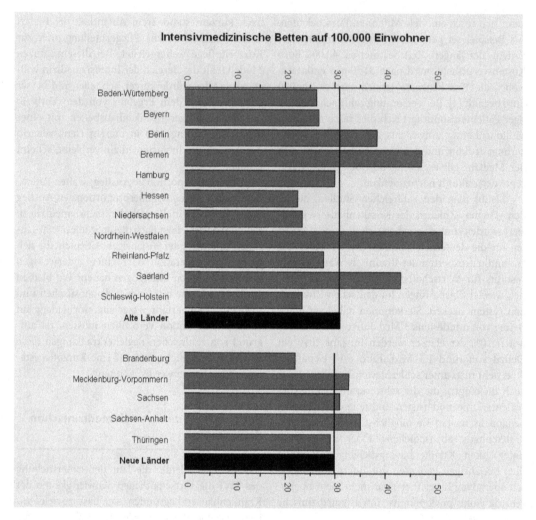

Abb. 11.1 Intensivmedizinische Betten auf 100.000 Einwohner in der BRD

Ähnliches gilt für die Anzahl »intensivmedizinischer Betten in intensivmedizinischen Fachabteilungen (FA)«: Sie variiert von 2,6 Betten/100.000 Einwohner (Niedersachsen) bis zu 21,8 Betten/100.000 Einwohner (Thüringen) (**Abb. 11.2**).

Legt man nicht die Bevölkerungszahl zugrunde, sondern die Gesamtzahl der vorhandenen Krankenhausbetten, so findet sich ein prozentualer Anteil von »Intensivbetten«/Krankenhausbetten von ca. 3,6% (d. h. ca. 1 Intensivbett auf ca. 27 Gesamtbetten) in Brandenburg und Hessen, ein nahezu doppelter Anteil von 6,2% (d. h. ca. 1 Intensivbett auf 16 Gesamtbetten) in Berlin

bzw. im Saarland. Der prozentuale Anteil »intensivmedizinischen Betten in intensivmedizinischen Fachabteilungen (FA)«/Krankenhausbetten variiert von 0,3% (ca. 1 FA-Intensivbett auf 324 Gesamtbetten) in Nordrhein-Westfalen bis zum 10-fachen Anteil (3% – d. h. 1 FA-Intensivbett auf ca. 33 Gesamtbetten) in Thüringen. Unklar ist dabei nur, inwieweit die niedrigen Kapazitäten in manchen Ländern bedarfsgerecht sind und somit die hohen Kapazitäten in manchen Ländern eine Luxusversorgung widerspiegeln oder aber in den Ländern mit niedrigen Kapazitäten Engpässe in der Intensivkapazität den Fortschritt der Medizin

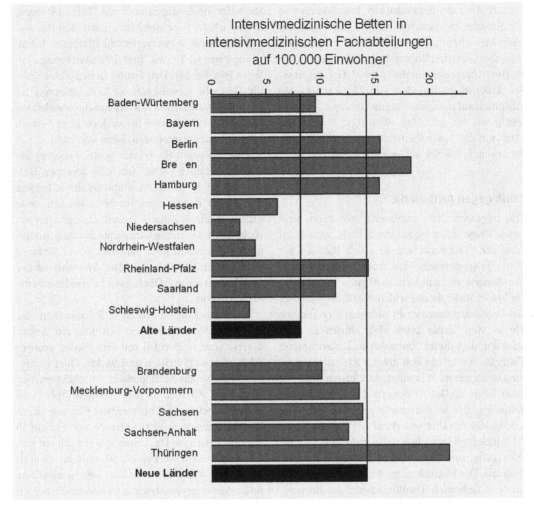

Abb. 11.2 Intensivmedizinische Betten in intensivmedizinischen Fachabteilungen auf 100.000 Einwohner in der BRD

limitieren. Ist dies gewünscht oder ein akzeptierter Nebeneffekt?

Effizienzsteigerung durch Rationalisierung oder aber Effizienzsteigerung durch Rationierung?

Der Druck auf die Krankenhäuser, ihre Finanzierungslücken zu schließen, ist enorm [8]. Liegt es nicht auf der Hand, gerade die Verursacher der teuersten Abteilungen (Intensivmedizin) zu begrenzen und notwendige Kapazitäten zu limitie-

ren? Steigerung der Produktivität und Rationalisierung gelten als Allheilmittel, um klamme Krankenhäuser wieder auf Erfolgskurs zu bringen.

Wie steigert man Produktivität bei der Versorgung eines Intensivpatienten? Eine Begrenzung teuerer Therapieverfahren wäre eine Option, dieses Ziel zu erreichen! Ist Rationierung auf unseren Intensivstationen ein Tabuthema [9]?

Betrachtet man die Intensivkapazitäten, die in manchen Bundesländern zur Verfügung stehen, muss Rationierung heute schon an der Tagesordnung sein. Stellen wir uns der Priorisierung bei der Behandlung der schwerstkranken Patienten?

Ist z. B. Alter ein Kriterium der Priorisierung: ist die Solidargemeinschaft bereit, bei alten und sehr alten Menschen noch sehr viel Geld einzusetzen, um eine Lebensverlängerung zu bewirken? Kann es eine Altergrenze hierbei geben? Hat ein kranker Riskopatient im Alter von 75 Jahren keinen Anspruch auf maximale Intensivtherapie – ebenso wenig wie ein gesunder 80-jähriger Patient? Im Streit um die Gesundheitsreform geht die zentrale Frage unter: Wieviel ist Gesundheit wert?

Ethik gegen Arithmetik

Das Intensivmedizin erfolgreich sein kann, steht außer Frage. Aber ist sie ihren Preis auch wert? Man kann fast verstehen, dass sich Politiker vor dieser Frage drücken. Eine trockene Kosten-Nutzen-Analyse verkauft sich nicht gut – um wie vieles besser wirkt da das leidenschaftliche Plädoyer des Bundesärztekammer-Präsidenten Jörg-Dietrich Hoppe vom Januar 2006: »Wir dürfen es nicht zulassen, dass dieser Sparwahn zu Lasten unserer Patienten weiter um sich greift.« Rationierung sei zutiefst inhuman. Was nützt, darf kosten. Egal wie viel!? Ethik schlägt Arithmetik!? Hat die Ökonomisierung der Intensivmedizin immer das »Geschmäckle« des Unethischen?

Mittlerweile sprechen sich sogar Ethiker für die Abwägung von Kosten und Nutzen einer Behandlung aus. Der Moraltheologe Michael Rosenberger von der Katholisch-Theologischen Privatuniversität Linz etwa setzt sich für eine offene Rationierung in der Medizin ein. Eckhard Nagel, Mitglied des Nationalen Ethikrats und Chirurg an der Universität Bayreuth, erklärte jüngst: »Weil der medizinische Fortschritt keine absehbaren Grenzen kennt, werden wir in jedem Fall vor die Frage gestellt, was wir uns noch leisten können.« Dies berifft sicherlich auch die Intensivmedizin!

Rationalisieren vor Rationieren

Ressourcenknappheit zwingt zum ökonomischen Einsatz – dies ist in allen Bereich so. Trifft dies auch bei der Versorgung intensivmedizinischer Patienten zu? Die so verpönten wirtschaftlichen Überlegungen finden in deutschen Krankenhäusern längst statt – nur eben unter der Hand. Heimliche

Rationierung beklagen auch die Unfallchirurgen. Immer wieder berichten Medien, dass Krankenwagen mit einem Schwerverletzten Klinik um Klinik abklappern, weil keine ihrer Intensivstationen ein freies Bett hat [4]. Den Grund liefern Zahlen, die die Deutsche Gesellschaft für Unfallchirurgie im Jahr 2004 präsentierte: Mit jedem Schwerverletzten machen Krankenhäuser bis zu 3500 Euro Verlust. Intensivbetten vorzuhalten, lohnt sich nicht.

All das geschieht bereits heute – aber es geschieht heimlich. »Die Zuteilung knapper Ressourcen erfolgt willkürlich und intuitiv«, beklagt der Ethiker Rosenberger. Bis heute können Ärzte nicht auf offene Kosten-Nutzen-Abwägungen zurückgreifen. Sie müssen ihre Entscheidung einsam tagtäglich am Bett ihrer Patienten fällen. Sie legen fest, was ein Leben kosten darf. Was aber ist der Preis? Nicht einmal Ökonomen haben darauf eine klare Antwort.

Am trockensten gehen US-Ökonomen die Frage an. Sie untersuchen beispielsweise Lohnunterschiede in Berufen mit verschieden großem Risiko – etwa Polizisten und Bäcker. Oder sie ziehen Schlüsse aus Marktpreisen für lebensrettende Güter wie Airbags. So wie Kevin Murphy und Robert Topel von der University of Chicago, deren Berechnungen zufolge ein Mensch mit Anfang 30 am kostbarsten ist: Das Leben, das er noch vor sich hat, besitzt einen Wert von 7,1 Mio. Dollar. Danach geht dieser Wert zurück, weil die Lebenserwartung sinkt. Aus ihren Analysen errechneten die beiden Ökonomen, dass US-Amerikaner bereit sein müssten, für einen 50-Jährigen 171.000 Dollar auszugeben, um sein Leben um ein Jahr zu verlängern.

Eines der gängigsten Instrumente sind die sog. QALYs – (»quality adjusted life years«). Dabei berechnen Experten, wie viel eine Behandlung kostet, die Patienten ein Jahr bester Gesundheit beschert. Per Fragebogen ermitteln sie die subjektive Empfindung der Patienten nach einer Therapie. Sie lassen den Arzt den Gesundheitszustand bewerten und verrechnen beides mit den Ausgaben.

Eine stark vereinfachte Rechnung für die Anwendung eines Kunstherzens etwa sähe wir folgt aus: Das Herz kostet ca. 250.000 Dollar und verlängert das Leben im Schnitt um ein halbes Jahr. Wäre der Patient in dieser Zeit bei bester Gesundheit, beliefen sich damit die Kosten für ein QALY auf

500.000 Dollar. Entsprechend teurer wird es, wenn der Betroffene nicht vollkommen gesundet – was bei Patienten mit Kunstherz nur äußerst selten auftritt.

Derartiger Analysen bedienen sich Länder wie die Niederlande oder Großbritannien seit Jahren. In Großbritannien ist aus den Entscheidungen der zuständigen Behörde abzulesen, dass die Kostengrenze für ein QALY bei etwa 45.000 Euro liegt. Teurere Therapien sind nicht automatisch ausgeschlossen, haben es aber sehr schwer. Wie hoch der Richtwert in Deutschland sein soll, darüber kann nur die Gesellschaft als Ganzes entscheiden. Sie kann weniger ausgeben als jetzt – oder mehr.

Lösungsmöglichkeiten?

Als ein Argument dafür, dass keine Notwendigkeit besteht, Leistungen zu rationieren, wird angegeben, dass, wenn alles unterlassen würde, was nicht nachweisbar wirksam ist, genug finanzielle Spielräume für Innovationen zur Verfügung stehen würden. Es gilt zu betonen, dass das Fehlen von Wirksamkeitsnachweisen jedoch nicht gleichbedeutend ist mit dem Nachweis der Wirkungslosigkeit. Als ein Allheilmittel zur (finanziellen) Optimierung der Behandlung von Patienten wird die Etablierung von »pathways« aufgeführt.

Es hat sich jedoch gezeigt, dass »pathways« in der Intensivmedizin nur in 22% aller Behandlungstage einsetzbar waren. Das strikte Einhalten von »pathways« scheint somit kein wirksamer Weg einer Reduktion der Behandlungskosten zu sein.

Welche konkreten Lösungsansätze bieten sich bezüglich der Behandlung des Intensivpatienten?

- Mehr Geld von den Krankenkassen? Angesichts der desaströsen Finanzlage der meisten Kassen scheinbar ein aussichtloses Unterfangen.
- Kompensation durch Einsparung anderer Therapiestrategien. Bei Intensivstationen, die schon viele Jahre wirtschaftlich arbei-

ten, sind hier enge Grenzen gesetzt. Eine Kompensation ist hier nur bedingt möglich. Intensivstationen, die dagegen lange Zeit unwirtschaftlich gearbeitet haben, scheinen hierfür heute belohnt zu werden. Am günstigsten stehen die Intensivstationen dar, die nicht durch ein Budget gegängelt werden.
- Geld von den Angehörigen der Patienten einfordern? Der Ruf nach verstärkter Eigenbeteiligung verbietet sich sicherlich aus ethischen Gesichtspunkten und wird bei unseren Sozialsicherungskonzepten keine Zukunft haben. Oder sollen die Angehörigen eines Unfallopfers 10.000 Euro bezahlen, damit eine bestimmte (möglicherweise lebensrettende) Therapieform zur Anwendung kommen kann. Wir sind (glücklicherweise) nicht in den USA!
- Um eine aussichtslose bzw. sinnlose intensivmedizinsche Versorgung zu verhindern (z. B. bei Karzinompatienten im Endstadium) und somit Kapazitäten zu gewinnen, wird die Behandlungskette niedergelassene Ärzte, Krankenhausärzte und Intensivmediziner zukünftig erheblich mehr Bedeutung zukommen. Dies gilt insbesondere auch bei der Betreuung des Patienten ohne Heilungsaussicht. Die Sozialanamnese ist ausschließlich dem niedergelassenen Arzt bekannt, hier muss eine enge Verzahnung zwischen Intensivmediziner und niedergelassenen Kollegen erfolgen, um unsinnige intensivmedizinische Behandlungen zu begrenzen.
- Es stellt sich z. B. die Frage, ob das Alter ein legitimer Differenzierungsgrund bei der Entscheidung über die Zubilligung intensivmedizinischer Behandlung sein darf. Warum sollte einem 80-jährigen Patienten, der 50 Jahre lang gearbeitet, entsprechend in die Sozialkassen einbezahlt und darüber hinaus »gesund gelebt« hat, ein Aortenklappenersatz mit anschließender (verlängerter) intensivmedizinischer Therapie verweigert werden, dem 50-jährigen seit 30 Jahren vom Sozialamt lebenden, seit 30 Jahren stark rauchenden Patienten aber ohne Weiteres eine Bypassoperation zugebilligt werden?

Zusammenfassung

Intensivmedizin ist teuer – sie ist sogar teilweise sehr teuer. Es besteht ein insgesamt international anerkannter Konsens, dass ein angemessener Mindeststandard an Gesundheitsversorgung für jeden gesichert sein muss. Doch was ist ein Mindeststandard? Durch die Weiterentwicklung der Intensivmedizin sind wir in der Lage, das Leben immer älterer Menschen mit schwerer Erkrankung und einer Vielzahl bedeutender Risikofaktoren und Komplikationen zu verlängern. Dies führt zwangsläufig dazu, dass die Intensivmedizin Jahr um Jahr teurer wird.

Unter den immer sichtbarer werdenden ökonomischen Zwängen ist die Aussage »Geld darf bei der Behandlung von lebensbedrohlichen erkrankten Intensivpatienten keine Rolle spielen« sicherlich neu zu überdenken. Die finanziellen Ressourcen einer Gesellschaft stehen nicht unbegrenzt zur Verfügung – auch nicht für die Intensivmedizin.

Die Grenzen des medizinischen Fortschritts sind sicherlich noch nicht erreicht, dabei zeigen sich bereits die Grenzen der wirtschaftlichen Belastbarkeit des Gesundheitssystems. In nicht allzu ferner Zeit dürften diese Grenzen sicherlich erreicht sein. Wir werden uns in Zukunft darauf einstellen müssen, dass durch die Einsparzwänge und Kostendämpfungsmaßnahmen im Gesundheitssystem sich ergebenden Grenzen bei der Bestimmung des Behandlungsstandards unter dem Aspekt der Zumutbarkeit mehr Beachtung finden müssen.

Unklar ist dabei, ob Ökonomisierung die ärztliche Ethik gefährdet. Ist es die Ökonomie, welche die Ethik in der Medizin gefährdet, oder aber gefährdet die Medizin die ethischen Grundsätze, wenn sie ökonomische Prinzipien zu negieren trachtet [10]? Wenn ein Gesundheitssystem nicht ausreichend Mittel zur Verfügung hat, um alle Menschen entsprechend zu versorgen, dann ergibt sich die Notwendigkeit der Prioritätenbildung bzw. der Auswahlentscheidung – soweit die Entscheidung zur Einsparung nicht unmittelbar durch das Gesetz getroffen wird.

So ist evtl. der Mangel an einer ausreichenden Zahl von Intensivbetten ein Grund, der zur Notwendigkeit einer Auswahlentscheidung führen wird. Man spricht hierbei von einer versteckten Rationierung.

Dem gegenüber steht eine offene Rationierung, wo z. B. über einen Leistungskatalog aufgelistet wird, was durch ein entsprechendes staatliches Versorgungssystem abgedeckt wird und was nicht.

Rationierungen im Gesundheitswesen scheinen unausweichlich. Gerade im Bereich der Intensivmedizin wird deutlich, wie sehr wir in der »Fortschrittsfalle« sitzen. Tatsächlich gibt es bereits Rationierungen in vielfältiger Form. In anderen Ländern wird offen über Rationierungsmaßnahmen bei der Gesundheitsversorgung gesprochen [11]. Obwohl dies bislang ein Tabuthema war, wird sich die Gesellschaft an derartigen Problemen nicht »vorbeidrücken« können. Viele Menschen haben Verständnis dafür, dass nicht jeder alles haben kann. Es ist jedoch nicht unbedingt Aufgabe der Ärzteschaft, hier allein die Verantwortung zu übernehmen.

Die Einschränkung intensivmedizinischer Versorgung ist nicht die Krankheit, sondern nur deren Symptom. Die eigentliche Malaise ist die Angst der Politiker. Sie trauen sich bis heute nicht, der Bevölkerung eine bittere Wahrheit zu sagen: Kein Gesundheitssystem funktioniert ohne Rationierung. Immer ist das Geld knapper als der Bedarf, die Verwaltung des Mangels daher alltäglich. Wir könnten leicht unser gesamtes Einkommen in die Gesundheitsfürsorge stecken, eine endgültige Lösung der zunehmenden Probleme bei der intensivmedizinischen Versorgung würde damit auch nicht möglich sein.

Die Diskussion mag ausgehen, wie sie will – sie sollte nur endlich beginnen!

> **Fazit**
> - Die Politiker trauen sich bis heute nicht, der Bevölkerung eine bittere Wahrheit zu sagen: Kein Gesundheitssystem funktioniert ohne Rationierung.
> - Ohne Rationierung wird zukünftig eine effektive Intensivmedizin nicht möglich sein.
> - Rationierung findet bereits in mehreren Bereichen des Gesundheitssystems, so auch in der Intensivmedizin, statt.
> - Die offene Diskussion über Rationierung ist hilfreicher als das Tabuisieren dieses Themas.

Literatur zu Kap. 11.2

1. DIVI 2004-News. 2004; 2
2. Gürkan I. Universitätskliniken im Wandel. f&w 2005; 22: 230-232
3. www.bmgs.bund.de (Patientenrechte in Deutschland, Broschüre des Bundesministeriums für Gesundheit und soziale Sicherung, 2003)
4. Groß H. Odysee mit Schwerverletzten. MMW-Fortschritte Medizin 2006; 14
5. FAZ Sonntagszeitung 09.04.2006
6. Ernst & Young. Studie Gesundheitsversorgung 2020
7. Boldt J (2007): Intensivmedizin: sind die Strukturen und Ressourcen gerecht verteilt? f&w 2:168-173
8. Perillieux R, Schnitzler N, Schwarting D, Yon B. Alarm: Europas Kliniken müssen Überlebensfähigkeit sichern. Eine europaweite Studie. f&w 2006; 23:18–21
9. Truog RD, Brock DW, Cook DJ, Danis M, Luce JM, Rubenfeld GD, Levy MM; for the Task Force on Values, Ethics, and Rationing in Critical Care (VERICC). Rationing in the intensive care unit. Crit Care Med 2006; 34:958-963
10. Münch E. Die Ökonomie sichert die ärztliche Ethik. f&w 2005; 22:50-53
11. Smith R. Rationierung. Dtsch Ärztebl 1998; 40: A2453–2458

Juristische Aspekte

V. Lipp, K. Schlimm, J. Taupitz, T. Verrel

12.1   Die Debatte um ein Patientenverfügungsgesetz

J. Taupitz

❯ Die wachsenden Möglichkeiten der Medizin, den Tod alter, v. a. aber auch kranker und leidender Menschen immer weiter hinauszuschieben, führen zunehmend zu einem Konflikt zwischen »letztem Hoffen auf Lebenserhaltung« und einer Behandlung, die den Menschen zum »entwürdigten Objekt der Apparatemedizin« werden lässt. Unbestrittenermaßen muss der Autonomie des Betroffenen hier zentrale Bedeutung zukommen.

Sehr kontrovers wird jedoch darüber diskutiert, unter welchen Voraussetzungen Ärzte durch eine Patientenverfügung, also eine in gesunden Tagen formulierte Vorausverfügung, daran gehindert werden können, medizinisch indizierte lebenserhaltende Maßnahmen zu ergreifen. Der nachfolgende Beitrag gibt einen Überblick über die aktuelle Debatte um die Schaffung eines Patientenverfügungsgesetzes, das im Interesse der Patienten, aber auch der Ärzte für mehr Rechtsklarheit sorgen soll.

I. Einleitung

Seit Jahren wird über die Frage gestritten, innerhalb welcher Grenzen und wie verbindlich jemand über sein eigenes Schicksal an der Grenze zwischen Leben und Tod soll bestimmen dürfen. Zunehmend in den Vordergrund getreten ist dabei die Frage nach der Verbindlichkeit von Vorausverfügungen, durch die jemand vorsorglich in »guten Tagen« für die Zukunft festlegen möchte, in welchem Ausmaß eine medizinische Behandlung erlaubt sein soll, über deren Durchführung in der konkreten Situation (z. B. wegen Bewusstlosigkeit oder Demenz) keine selbstbestimmte Entscheidung mehr möglich ist. Zu Recht hat sich für diese Art der Vorausverfügung der Begriff »Patientenverfügung« durchgesetzt.

II. Gremienempfehlungen der vergangenen Jahre

Zu den angesprochenen Fragen wurde in den vergangenen Jahren eine Fülle von Stellungnahmen und Empfehlungen verschiedenster Institutionen veröffentlicht. Genannt seien

- die Beschlüsse des 63. Deutschen Juristentages 2000 zum Thema »Empfehlen sich zivilrechtliche Regelungen zur Absicherung der Patientenautonomie am Ende des Lebens?« (Gutachter: Taupitz),
- der Bericht »Sterbehilfe und Sterbebegleitung« der Bioethik-Kommission Rheinland-Pfalz vom 23.4.2004,
- der Zwischenbericht der Enquête-Kommission »Ethik und Recht der modernen Medizin« des Deutschen Bundestages vom 13.9.2004[24],
- der (Arbeits-)Entwurf eines 3. Gesetzes zur Änderung des Betreuungsrechts vom 1.11.2004 des Bundesministeriums für Justiz (nach Vorarbeiten einer vom Bundesministerium für Justiz und vom Bundesministerium für Gesundheit und Soziale Sicherheit eingesetzten und vom Vorsitzenden Richter am BGH a. D. Klaus Kutzer geleiteten Arbeitsgruppe), der allerdings später nicht weiterverfolgt wurde, weil dem Parlament die Initiative überlassen werden sollte,
- die Stellungnahme des Nationalen Ethikrates »Patientenverfügung« von 2005,
- die Beschlüsse des 66. Deutschen Juristentages 2006 zum Thema »Patientenautonomie und Strafrecht bei der Sterbebegleitung« (Gutachter: Verrel).

III. Der aktuelle parlamentarische Diskussionsprozess

Die Fraktionsspitzen von Union und SPD sollen sich gemäß einer Pressemeldung vom 23.1.2007 darauf geeinigt haben, nach Möglichkeit noch vor der Sommerpause ein Gesetz zu verabschieden. Dieses Vorhaben ist jedoch nicht gelungen. Statt

dessen stehen nun (August 2007) drei konkret ausgearbeitete Gesetzesentwürfe zur Diskussion:

- der Gesetzentwurf von Bosbach (CDU), Röspel (SPD), u. a.,
- der Gesetzentwurf von Stünker (SPD), Kauch (FDP), u. a.,
- der Gesetzentwurf von Faust (CDU), Zöller (CSU), u. a.

IV. Die wesentlichen Streitpunkte

Die verschiedenen gesetzgeberischen Vorschläge unterscheiden sich v. a. in folgenden Punkten:

- Ob die in einer Patientenverfügung enthaltenen Entscheidungen, die gegen Lebensverlängerung gerichtet sind, nur bei irreversibel tödlichen Erkrankungen verbindlich sind[25],
- ob die Patientenverfügung schriftlich niedergelegt sein muss[26],
- ob eine ärztliche oder sonstige fachkundige Aufklärung / Beratung Wirksamkeitsvoraussetzung einer Patientenverfügung ist[27],
- ob eine periodische Aktualisierung der Patientenverfügung Wirksamkeitsvoraussetzung ist[28],

---

[25] Sogen. »Reichweitenbeschränkung«, die sich nur im Entwurf von Bosbach, Röspel, u. a. findet; auch die Enquête-Kommission »Ethik und Recht der modernen Medizin« des Deutschen Bundestages hat in ihrem Zwischenbericht vom 13.09.2004 mehrheitlich eine solche »Reichweitenbeschränkung« empfohlen.

[26] So die Mehrheitsbeschlüsse des 63. Deutschen Juristentages 2000 und des 66. Deutschen Juristentages 2006; Mehrheitsempfehlung der Enquête-Kommission »Ethik und Recht der modernen Medizin« des Deutschen Bundestages (Zwischenbericht vom 13.09.2004); der Gesetzesentwurf von Faust und Zöller verzichtet ebenso wie die Stellungnahme des NER auf das Schriftformerfordernis, ermöglicht dadurch z. B. die Aufzeichnung einer Patientenverfügung auf Video oder Tonträgern.

[27] Dies wird z. B. im österreichischen Patientenverfügungsgesetz gefordert (§ 5 PatVG, BGBl. I vom 8.5.2006); keiner der drei in Deutschland in der Diskussion befindlichen interfraktionellen Entwürfe sieht eine solche Aufklärungs- bzw. Beratungspflicht vor; dagegen wird sie von der Deutschen Hospiz Stiftung gefordert: Eugen Brysch, Geschäftsführender Vorstand der Deutschen Hospiz Stiftung, zum Entwurf der Abgeordneten Zöller und Faust für ein Patientenverfügungsgesetz vom 12.06.2007.

[28] So § 7 österr. PatVG; keiner der drei in Deutschland zur Debatte stehenden Entwürfe sieht eine periodische Aktualisierung vor.

---

[24] BT-Drucks. 15/3700.

ob vor Verwirklichung der in einer Patientenverfügung enthaltenen Entscheidungen, die gegen Lebensverlängerung gerichtet sind, die Beratung durch ein interdisziplinäres ethisches Konsil erforderlich ist[29],

in welchen Fällen zur Verwirklichung der in einer Patientenverfügung enthaltenen Entscheidungen eine Genehmigung des Vormundschaftsgerichts erforderlich ist[30],

in welchen Fällen das Vorliegen einer Patientenverfügung die Bestellung eines Betreuers entbehrlich macht[31].

V. Rechtsdogmatische Grundlagen[32]

1. Ausgangspunkt jeder Erörterung um die Verbindlichkeit von Patientenverfügungen muss das **Recht zur Selbstbestimmung** über den eigenen Körper sein. Dieses Recht gehört zum Kernbereich der Würde und Freiheit des Menschen. Es ist verfassungsrechtlich im Recht auf körperliche Unversehrtheit (Art. 2 Abs. 2 Satz 1 GG), im allgemeinen Persönlichkeitsrecht (Art. 2 Abs. 1 i. V. m. Art. 1 Abs. 1 Satz 1 GG) und nicht zuletzt in der Menschenwürdegarantie (Art. 1 Abs. 1 Satz 1 GG) verankert.

2. Aus dem Selbstbestimmungsrecht folgt allerdings lediglich ein **Abwehrrecht** gegen Eingriffe in die eigene körperliche Sphäre, jedoch kein Anspruch auf aktive Handlungen anderer. Deshalb kann eine medizinisch nicht indizierte Maßnahme vom behandelnden Arzt verweigert werden. Auch kann sich der Arzt auf seine Gewissensfreiheit berufen. Er kann deshalb z. B. aktive Handlungen zur Beendigung lebenserhaltender Maßnahmen ablehnen.

3. Das Selbstbestimmungsrecht über den eigenen Körper gilt für Gesunde und Kranke gleichermaßen. Jeder selbstbestimmungsfähige Mensch hat das Recht, eine medizinische Behandlung selbst dann zu verweigern, wenn die Verweigerung aus der Sicht anderer noch so unvernünftig bzw. unmittelbar lebensbedrohlich ist. Auch auf die Frage, ob die Situation für den Patienten »hoffnungslos« ist, ob ein »irreversibel tödlicher Krankheitsverlauf« gegeben ist oder ob der Patient unter »qualvollen Schmerzen« leidet, kommt es nicht an. Damit steht das Selbstbestimmungsrecht des Menschen über seinen Körper, das es ihm erlaubt, einem natürlichen Geschehensablauf bis ggf. zum Tod seinen Lauf zu lassen, über einer wie auch immer gearteten Schutzpflicht anderer für seinen Körper und letztlich auch sein Leben.

4. Selbstbestimmung bedeutet zugleich **Selbstverantwortung**. Selbstverantwortung setzt näher zu bestimmende Fähigkeiten, und zwar insbesondere die Fähigkeit zur eigenverantwortlichen Willensbildung voraus. Selbstverantwortung kann auch zu einer schwer tragbaren Bürde werden. Dies gilt insbesondere für Schwerkranke und Sterbende. Das Prinzip der Selbstbestimmung bedarf deshalb sowohl der unterstützenden Absicherung als auch der Ergänzung durch das Prinzip der Solidarität. Diese Solidarität wird sowohl von der Rechtsordnung als auch von der Gesellschaft und vom einzelnen Mitmenschen (insbesondere im sozialen Umfeld des Hilfsbedürftigen) geschuldet. Allerdings können Selbstbestimmung und Solidarität im konkreten Fall in einem Spannungsverhältnis zueinander stehen. Eigenverantwortlich ausgeübte Selbstbestimmung muss dann letztlich den Vorrang haben.

5. Auf der Grundlage des Selbstbestimmungsrechts über den eigenen Körper bedürfen die medizinische Behandlung und damit auch die Weiterbehandlung einer **legitimierenden Einwilligung** des Patienten. Ausgehend davon stellt sich entgegen gängiger Fragestellung grundsätzlich nicht die Frage nach der Zulässigkeit eines Behandlungsabbruchs, sondern diejenige nach der Zulässigkeit einer Weiterbehandlung. Dies gilt auch dann, wenn die Behandlung der Lebensverlängerung, der Lebenserhaltung oder der palliativmedizinischen Versorgung dient.

---

29 So die Empfehlung Enquête-Kommission »Ethik und Recht der modernen Medizin« des Deutschen Bundestages (Zwischenbericht vom 13.09.2004); der Entwurf von Bosbach, Röspel, u. a. sieht die Hinzuziehung eines sogen. »beratenden Konsils« vor.

30 Hier herrscht innerhalb der Entwürfe insoweit Einigkeit, als eine Genehmigung nur bei fehlendem Einvernehmen zwischen Arzt und Betreuer erforderlich ist; allerdings kommt bei dem Entwurf von Bosbach und Röspel noch die Voraussetzung des »irreversibel tödlichen Verlaufs« hinzu.

31 Die gegenwärtigen Entwürfe setzen sich mit dieser Frage nicht auseinander.

32 Siehe zum Folgenden Taupitz/Weber-Hassemer, in: Festschrift für Laufs, 2006, S. 1107, 1109 ff.

6. **Garanten- oder sonstige Hilfeleistungs-pflichten** (etwa gemäß § 323c StGB, Straftatbestand der unterlassenen Hilfeleistung) dürfen das Selbstbestimmungsrecht des Patienten nicht unterminieren. Sie finden ebenso wie die vertraglichen Rechte und Pflichten des Arztes ihre Grenze am Selbstbestimmungsrecht des Patienten: Nur wenn zusätzlich eine (tatsächliche oder mutmaßliche) Einwilligung des Betroffenen bzw. die Einwilligung eines Vertreters gegeben ist, ist die Frage zu beantworten, ob der Arzt von seinem aufgrund der Einwilligung gegebenen Behandlungsrecht (als Recht zum Eingriff in den Körper des Patienten) Gebrauch machen muss, er nämlich aus dem Behandlungsvertrag oder aus sonstigem Grund eine zumutbare Pflicht zum Handeln hat.

7. Jede Rechtsordnung stellt bestimmte **Voraussetzungen** auf, von denen die rechtliche Anerkennung der Ausübung **des Selbstbestimmungsrechts** abhängt. Hierzu gehört insbesondere die Fähigkeit zur Eigenverantwortung, nämlich die so genannte Einsichts-, Einwilligungs- oder Selbstbestimmungsfähigkeit. Im Hinblick auf medizinische Maßnahmen bestimmt sich die Selbstbestimmungsfähigkeit im deutschen Recht nicht nach den Regeln der Geschäftsfähigkeit, wonach es u. a. auf feste Altergrenzen ankommt, sondern nach der Fähigkeit eines Menschen, Wesen, Bedeutung und Tragweite der Maßnahme jedenfalls in groben Zügen zu erfassen, das Für und Wider der Maßnahme abzuwägen und sich nach der gewonnenen Einsicht entscheiden zu können. Vor diesem Hintergrund sind Erklärungen, die eine Einwilligung in eine medizinische Maßnahme, einen Widerruf der Einwilligung oder eine Ablehnung einer medizinischen Behandlung beinhalten, nur wirksam, wenn der Betroffene zum Zeitpunkt seiner Erklärung im Rechtssinne selbstbestimmungsfähig ist.

8. Allerdings enthält die Rechtsordnung keine allgemeingültigen Parameter zur Beantwortung der Frage, wann ein Mensch ausreichend fähig ist, Wesen, Bedeutung und Tragweite einer bestimmten Maßnahme zu erfassen, ihr Für und Wider abzuwägen und sich nach der gewonnenen Einsicht zu entscheiden. Deshalb ist es nicht ausgeschlossen, an die Einwilligung in eine ärztliche Behandlung andere Maßstäbe der Selbstbestim-

mungsfähigkeit anzulegen als an die Ablehnung der Behandlung[33].

9. Die Einwilligung des Patienten in eine Behandlung ist nach allgemeinen medizinrechtlichen Grundsätzen nur dann wirksam, wenn ihr eine hinreichende – vom Arzt ggf. zu beweisende – **Aufklärung** seitens des Arztes vorangegangen ist. Dies gilt zwar nicht für die Ablehnung einer Behandlung durch den Patienten; jedoch ist der Arzt auch insoweit aus vielfältigen Gründen verpflichtet, den Patienten deutlich auf eine mögliche Selbstschädigung aufmerksam zu machen.

10. Eine nicht aufschiebbare medizinisch indizierte Maßnahme kann bei einem nicht Selbstbestimmungsfähigen, für den nicht rechtzeitig ein Vertreter handeln kann, durch eine **mutmaßliche Einwilligung** gerechtfertigt sein. Aufgrund der vom Betroffenen früher geäußerten Vorstellungen, Einstellungen und Wünsche ist zu untersuchen, ob er, wenn er jetzt gefragt werden könnte, vermutlich seine Einwilligung zu der fraglichen Maßnahme geben würde. Zwar besteht wegen der unsicheren Entscheidungsgrundlage der mutmaßlichen Einwilligung die Gefahr, dass mit ihrer Hilfe letztlich jene Entscheidung legitimiert wird, die der Handelnde durchzuführen wünscht. Jedoch bedeutet eine rein objektive Interessenabwägung reine Fremdbestimmung – und kann man umgekehrt demjenigen, der nicht rechtzeitig eine eigene Entscheidung getroffen hat oder treffen konnte, eine notwendige medizinische Hilfe nicht allein deshalb verweigern, weil er keine wirksame Einwilligung

---

[33] Z. B. kann die Einwilligung in eine Organspende nach dem Tode des Spenders gemäß § 2 II TPG bereits vom vollendeten 16. Lebensjahr an, der Widerspruch aber bereits vom vollendeten 14. Lebensjahr an erklärt werden. In ähnlicher Weise kann nach § 5 S. 2 des Gesetzes über die religiöse Kindererziehung das religiöse Bekenntnis eines Kindes ab dem 12. Lebensjahr nicht gegen den Willen des Kindes geändert werden, obwohl das Kind erst mit 14 Jahren die uneingeschränkte »positive« Bekenntnisfähigkeit erlangt. Nach § 1905 I Nr. 1 BGB kann auch der nicht einwilligungsfähige Betreute eine Sterilisation verweigern; hierfür genügt jede Art von Ablehnung oder Gegenwehr. Gleichartig sehen das AMG (§§ 40 IV, 41 III) auch das (von Deutschland allerdings bisher nicht unterzeichnete) Menschenrechtsübereinkommen zur Biomedizin des Europarates vor, dass auch eine nicht einwilligungsfähige Person Eingriffe zu Forschungszwecken ablehnen kann (Art. 17 I lit. v).

dazu erteilt hat. Dies gilt insbesondere in lebensbedrohlichen Situationen.

Daraus folgt der Grundsatz »**in dubio pro vita**«, der die medizinische Indikation beeinflusst und auch bei der Ermittlung des mutmaßlichen Willens des Patienten nicht außer Acht gelassen werden darf. Allerdings findet der Lebensschutz auch hier seine Grenze am Selbstbestimmungsrecht des Patienten. Sofern hinreichend deutliche Anhaltspunkte für einen gegenteiligen Willen gegeben sind, darf ihm Hilfe nicht aufgezwungen werden.

11. Bei der Abgrenzung des »tatsächlichen Willens« vom »mutmaßlichen Willen« ist entscheidend, ob der Betroffene für eine bestimmte Situation (trotz ggf. unsicherer Entscheidungsgrundlage) mit Rechtsbindungswillen eine »Entscheidung« getroffen hat, oder ob er lediglich mehr oder weniger vage Vorstellungen, Wünsche, Einstellungen zu erkennen gegeben hat, die auf die vom Betroffenen nicht konkret vorhergesehene oder –gedachte Situation projiziert und extrapoliert werden müssen. Daraus resultiert für die Praxis v. a. ein Auslegungsproblem.

12. Ganz allgemein können menschliche Willensäußerungen mehr oder weniger konkret sein. Bei ihrer **Auslegung** muss versucht werden, den wirklichen Willen zu erfassen. Dies rechtfertigt allerdings keine bloßen Spekulationen und keine Kontrolle am Vernünftigkeitsmaßstab anderer. Dies gilt auch, wenn sich die Willensäußerung auf zukünftige Situationen bezieht. Und es gilt auch dann, wenn sich die Willensäußerung auf noch nicht konkret absehbare zukünftige Situationen bezieht, sich der Erklärende aber einer damit verbundenen unsicheren Entscheidungsgrundlage erkennbar bewusst war und gleichwohl eine eigene Entscheidung getroffen hat.

13. Erklärungen können auch bloße Richtungsvorgaben für die Entscheidungen anderer enthalten. Der Erklärende kann sich auch auf die Festlegung einzelner Entscheidungskriterien beschränken (z. B. Erreichung oder Verhinderung bestimmter Zustände, Durchführung oder Unterlassung bestimmter Maßnahmen). Insgesamt reicht die Bindung einer Entscheidung nur so weit, wie der Betroffene selbst dies erkennbar gewollt hat.

14. Angesichts der Vielfältigkeit menschlicher Erklärungen wird es immer Fälle geben, in denen der Wille des Erklärenden nicht hinreichend sicher

zu ermitteln ist. Dabei handelt es sich um ein allgemeines ethisches und rechtliches Problem. Ihm kommt wegen der Tragweite existenzieller Entscheidungen zwischen Leben und Tod hier allerdings eine besondere Bedeutung zu. Es ist dann nach bestem Wissen und Gewissen entsprechend dem mutmaßlichen Willen des Betroffenen zu verfahren. Sofern selbst dafür keinerlei Anhaltspunkte bestehen, sollte dem Lebenserhalt der Vorrang gebühren.

VI. Patientenverfügungen als Instrument der Selbstbestimmung

1. Das **Recht zur Selbstbestimmung** ist auch in Form antezipativer, zukunftswirksamer Festlegungen in Gestalt von Patientenverfügungen anzuerkennen. Der Betroffene kann mit einer solchen Verfügung festlegen, welche Adressaten (z. B. Ärzte, Pflegepersonen, Angehörige, gesetzliche Vertreter, Bevollmächtigte) durch sie in welchem Ausmaß gebunden werden sollen.

2. Im politischen Raum besteht zu Recht weitgehender Konsens, dass die Patientenverfügung zur Stärkung der Patientenautonomie und zur Verringerung rechtlicher Unsicherheit **gesetzlich geregelt** werden sollte.[34]

3. Man sollte sich allerdings bewusst sein, dass das Ausmaß der Verbindlichkeit von Patientenverfügungen und damit auch das Ausmaß der zu erzielenden Rechtssicherheit zuvörderst ein **Auslegungsproblem** ist: Die Verbindlichkeit kann nur so weit reichen, wie sie der Betroffene selbst gewollt hat – aber sie sollte auch so weit reichen, wie sie der Betroffene gewollt hat. Dieses Auslegungsproblem kann der Gesetzgeber nicht lösen[35].

---

[34] Siehe auch die Mehrheitsbeschlüsse des 63. Deutschen Juristentages 2000 und des 66. Deutsche Juristentages 2006; die Stellungnahme des Nationalen Ethikrates »Patientenverfügung« von 2005; Bericht »Sterbehilfe und Sterbebegleitung« der Bioethikkommission Rheinland-Pfalz vom 23.04.2004.

[35] Wenn er nicht eine Regelung wie in Dänemark wählt, wonach verbindlich nur eine Entscheidung mit einem von vornherein festgelegten Inhalt (Wortlaut) ist, s. Hybel, Country Report Denmark, in: Taupitz (Hrsg.), Zivilrechtliche Regelungen zur Absicherung der Patientenautonomie am Ende des Lebens, 2000, Rdnr. DK 56 ff.; die Patientenverfügung ist in Dänemark zudem in einem Register zu hinterlegen.

Der Gesetzgeber kann ebenso wenig allgemein vorgeben, welche (spätere) Erklärung als Widerruf auszulegen ist. Auch Formvorschriften lösen diese Auslegungsprobleme nur sehr begrenzt.

Der Gesetzgeber kann und sollte allerdings eine Vermutungsregel aufstellen, wonach im Zweifel das, was in einer (bestimmte Anforderungen erfüllenden, s. dazu VI. 4. und 5.) Patientenverfügung niedergelegt ist, (noch) dem tatsächlichen Willen des Patienten entspricht. Die Beweislast für einen vom Wortlaut abweichenden Inhalt sollte danach bei demjenigen liegen, der vom Wortlaut der Erklärung abweichen möchte. Im Zweifel sollte danach zudem ein korrigierender Rückgriff auf den unsicheren »mutmaßlichen Willen« versperrt sein.

4. a) Soweit mit Hilfe der Patientenverfügung eine **Einwilligung in eine medizinische Maßnahme** erteilt wird, kann diese gemäß den allgemeinen Anforderungen an eine Einwilligung des Patienten nur wirksam sein, wenn sich die Einwilligung auf eine hinreichend konkret beschriebene Maßnahme in einer hinreichend konkret beschriebenen Situation der Behandlungsnotwendigkeit bezieht und der Einwilligung eine hinreichende **Aufklärung** von Seiten eines Arztes vorangegangen ist. Sofern diese Voraussetzungen nicht erfüllt sind, bleibt die Erklärung Hilfsmittel bei der Ermittlung des mutmaßlichen Willens.[36]

b) Nach allgemeinen Grundsätzen ist die **Ablehnung einer medizinischen Behandlung** in ihrer Wirksamkeit nicht von einer vorangehenden ärztlichen Aufklärung abhängig. Allerdings sollte der Gesetzgeber die Verbindlichkeit einer Entscheidung des Betroffenen, die gegen lebenserhaltende Maßnahmen gerichtet ist, aus folgenden Gründen dennoch von einer **fachkundigen (v. a. ärztlichen) Beratung** abhängig machen:[37]

Ein wesentliches Problem der Patientenverfügung besteht darin, dass der Arzt in einer Art und Weise an eine ggf. formularförmige Erklärung gebunden sein soll, wie es zentralen Prinzipien des Arzt-Patienten-Verhältnisses, die dem **Schutz** des Patienten dienen, widerspricht:[38]

— Nach allgemeinen Grundsätzen hat der Arzt den Patienten im persönlichen Gespräch über Chancen und Risiken der Behandlung aufzuklären. Die Aufklärung soll die freie, selbstverantwortliche Entscheidung des Patienten ermöglichen, ihn also in die Lage versetzen, das Für und Wider seiner Entscheidung abzuwägen und auf dieser Basis eine informiert-eigenverantwortliche Entscheidung zu treffen. Jene Patienten, die eine medizinisch indizierte Maßnahme ablehnen, sind eindringlich auf die Notwendigkeit der Behandlung sowie auf die Gefahren einer Nichtbehandlung aufmerksam zu machen. Demgegenüber soll der Arzt bei Vorliegen einer Patientenverfügung einer Erklärung eines Patienten folgen, den er u. U. nicht kennt, den er nicht über die konkret gegebenen Handlungsoptionen mit ihren Vor- und Nachteilen informiert hat und bei dem er von daher nicht wissen kann, auf welcher Informationsgrundlage und aufgrund welcher (möglicherweise übersteigerten) Sorgen und Ängste der Betroffene seine Entscheidung getroffen hat.

— Nach allgemeinen Grundsätzen hat der Arzt im Rahmen des Aufklärungsgesprächs auch die Einwilligungsfähigkeit des Patienten zu prüfen, auch Anzeichen für äußeren Druck (in Form familiärer oder sonstiger Fremdbestimmungsversuche) nachzugehen. Demgegenüber soll er nun einer Erklärung folgen, bei der die äußeren Umstände des Zustandekommens und die Einwilligungsfähigkeit des Betreffenden zum Zeitpunkt der Erklärung völlig unbekannt sind.

---

[36] Siehe auch §§ 8 und 9 des österr. PatVG zu »beachtlichen« im Unterschied zu »verbindlichen« Patientenverfügungen.

[37] Nach § 5 öster. PatVG ist eine umfassende ärztliche Aufklärung, einschließlich einer Information über Wesen und Folgen der Patientenverfügung für die medizinische Behandlung, Voraussetzung einer verbindlichen (im Unterschied zu einer »beachtlichen«) Patientenverfügung. Eine solche vorhergehende ärztliche Beratung wurde auf dem 63. Deutschen Juristentag 2000 und auf dem 66. Deutschen Juristentag 2006 mehrheitlich abgelehnt; auch der Nationale Ethikrat lehnt in seiner Stellungnahme »Patientenverfügung« von 2005 eine vorangehende ärztliche Beratung ab,

ebenso die Bioethikkommission Rheinland-Pfalz im Bericht »Sterbehilfe und Sterbebegleitung« vom 23.04.2004; die Deutsche Hospiz Stiftung befürwortet dagegen eine Beratungspflicht, siehe Fn. 6; ebenso die Enquête-Kommission »Ethik und Recht der modernen Medizin« des Deutschen Bundestages.

[38] Taupitz, »Empfehlen sich zivilrechtliche Regelungen zur Absicherung der Patientenautonomie am Ende des Lebens?« (Gutachten zum 63. DJT 2000), S. A 111 ff.

- Zwar ist ein **Aufklärungsverzicht** eines Patienten unstreitig möglich, allerdings richtigerweise nicht in Form einer formularförmigen Erklärung, aus der nicht deutlich erkennbar ist, dass der Patient weiß, worauf er konkret verzichtet.
- Bedenken gegenüber der um sich greifenden »Formularpraxis« bestehen v. a. auch deshalb, weil es als mehr oder weniger zufällig erscheint, welches der sehr unterschiedlich gestalteten und formulierten, ganz unterschiedliche Situationen ansprechenden und i.d.R. (jedenfalls von der »Aufmachung« her) noch nicht einmal eine **selektive** Entscheidung ermöglichenden Formulare der Betroffene konkret verwendet hat, ohne dass erkennbar würde, ob es ihm wirklich auf den Inhalt des tatsächlich verwendeten Formulars im Unterschied zu anderen ankam.
- Gerade wenn man davon ausgeht, dass **zukünftiges** eigenes **Leiden** kaum antezipierbar ist, dann ist es um so wichtiger, von einer Person, die kraft ihrer Profession tagtäglich mit entsprechendem Leiden umzugehen hat, zumindest auf der Verstandesebene vermittelt zu bekommen, wie **andere** Personen sich in der entsprechenden Situation fühlen bzw. wie sie sich dazu äußern. Diese Vermittlung von »Leiderfahrung« kann nur von einem Arzt oder einer anderen mit entsprechenden Situationen vertrauten Person (nicht aber etwa von einem Notar) wahrgenommen werden.

Angesichts dieser Gesichtspunkte dürfte es de lege ferenda angezeigt sein, eine behandlungsablehnende Patientenverfügung in Anlehnung an die Wertung des § 1904 BGB[39] dann (aber auch nur dann), wenn die begründete Gefahr besteht, dass der Betroffene bei ihrer Befolgung stirbt oder einen erheblichen gesundheitlichen Schaden erleidet, nur unter **der** Voraussetzung als **verbindlich** anzusehen, dass ein Arzt in der Verfügung bestätigt hat,

den Betroffenen über Bedeutung und Tragweite seiner Entscheidung aufgeklärt zu haben. Im Rahmen der gebotenen Aufklärung kann und muss der Arzt dafür sorgen, dass hinreichend konkret und differenziert auf die unterschiedlichen Situationen am Ende des Lebens eingegangen wird und der Patient wirklich eigenverantwortlich entscheiden kann, **welche** der verschiedenen Handlungsoptionen bezogen auf **welche** Situation seinem Willen entspricht. Im Rahmen der Aufklärung kann und muss der Arzt dem Patienten zudem verdeutlichen, dass z. B. die Prognose hinsichtlich der »Irreversibilität« mehr oder weniger unsicher sein kann, »Wunder« nicht auszuschließen sind und der Patient mit einer verbindlichen Behandlungsabbruchentscheidung in bestimmtem (in den gängigen Patientenverfügungsformularen unterschiedlich konkretisiertem) Umfang das Risiko unsicherer Prognose selbst übernimmt.

5. Einwilligung und Behandlungsablehnung wie auch der entsprechende Widerruf bedürfen nach allgemeinen Grundsätzen keiner **Form**. Auch kann eine schriftliche Erklärung durchaus in mündlicher Form widerrufen werden, sofern dies nicht durch Gesetz oder Vertrag ausgeschlossen ist.

Allerdings können mündliche Erklärungen zu besonders gravierenden Auslegungsproblemen führen. Dies gilt insbesondere dann, wenn die mündliche Erklärung von anderen Personen übermittelt wird und/oder zwischen der Erklärung und der Situation, in der es auf die Erklärung ankommt, eine längere Zeit verstrichen ist. Mündliche Erklärungen sind zudem anfällig für bewusste und unbewusste Falschwiedergabe. Von daher können schriftliche Erklärungen zu größerer Rechtssicherheit führen. Deshalb sollten nur schriftliche oder sonst rechtssicher (z. B. durch Videoaufnahmen[40]) dokumentierte Patientenverfügungen vom Gesetzgeber für verbindlich erklärt werden.[41] Andere Äußerungen des Betroffenen bleiben bei der Ermittlung des mutmaßlichen Willens maßgeblich.

---

39 Ein »Genehmigungsvorbehalt«, wie ihn § 1904 BGB bezüglich der Entscheidung eines Betreuers oder Bevollmächtigten vorsieht, würde dagegen hinsichtlich der eigenen Entscheidung des einwilligungsfähigen Betroffenen eine nicht hinnehmbare Einschränkung seiner Autonomie beinhalten.

40 Eine auf Video oder Tonträger aufgezeichnete Patientenverfügung wäre nur nach dem Entwurf von Faust und Zöller möglich bzw. auch verbindlich, da nur dieser auf das Schriftformerfordernis verzichtet.

41 Nationaler Ethikrat, Stellungnahme »Patientenverfügung« von 2005; a.A. Bioethikkommission Rheinland-Pfalz im Bericht »Sterbehilfe und Sterbebegleitung« vom 23.04.2004.

6. Von Verfassung wegen kann die Patientenautonomie nicht auf bestimmte **Arten oder Stadien der Erkrankung** beschränkt werden. Deshalb kann eine Patientenverfügung in ihrer Wirkung nicht von vornherein auf die letale Phase oder einen irreversibel tödlichen Krankheitsverlauf beschränkt werden[42], sodass z. B. auch Behandlungsmaßnahmen während Demenz und Wachkoma Gegenstand einer bindenden Patientenverfügung sein können[43]. Die gegenteilige Auffassung führt dazu, dass der Patient u. U. gegen seinen Willen zwangsbehandelt wird.

Dem wird zwar entgegengehalten, dass derartige Situationen nicht vorweggenommen werden können. Auch wird argumentiert, dass sich der spätere Kranke von dem früher Gesunden in seinem Wissen und Wollen und damit in seiner so verstandenen Identität unterscheide, sodass mit einer Patientenverfügung im Grunde Fremdbestimmung ausgeübt werde.

Dennoch rechtfertigen diese Argumente nicht, Vorausverfügungen für derartige Situationen generell dem Bereich rechtswirksam ausgeübter Selbstbestimmung zu entziehen. Entscheidungen unter Unsicherheit mit durchaus weit reichenden Folgen werden von der Rechtsordnung auch in anderen Bereichen nicht nur toleriert, sondern vielfach vorausgesetzt. Und selbst wenn man eine Patientenvorausverfügung für die angesprochenen Konstellationen nicht als hinreichenden Ausdruck fortwirkender Selbstbestimmung ansähe, verböte es sich, sie ohne weiteres durch die u. U. von anderen Maßstäben geleitete Entscheidung eines Dritten zu ersetzen. »Fremdbestimmung« über den »eigenen« Körper ist immer noch besser als Fremdbestimmung über einen fremden Körper.

---

[42] Sogenannte »Reichweitenbeschränkung«, die von Bosbach und Röspel angestrebt wird, vom 66. Deutschen Juristentag 2006 sowie vom Nationalen Ethikrat und der Bioethikkommission Rheinland-Pfalz in ihren jeweiligen Stellungnahmen aber mehrheitlich abgelehnt wurde.

[43] Im Gesetzesentwurf von Bosbach und Röspel kann ein Behandlungsverzicht auch für die Fälle eines Wachkomas oder einer Demenz (allerdings nur bei schwersten Formen der Demenz!) in der Patientenverfügung angeordnet werden – das Vorliegen eines irreversibel tödlichen Verlaufs ist in diesen Fällen ausnahmsweise nicht erforderlich.

❽ Deshalb sollte der Gesetzgeber die Verbindlichkeit von Patientenverfügungen nicht auf bestimmte Krankheitssituationen beschränken.

7. **Willensänderungen** des Betroffenen müssen bezogen auf seine früher erklärte Behandlungsablehnung ebenso möglich und rechtserheblich sein wie bezogen auf seine früher erklärte Einwilligung in eine Behandlung (Widerruf). Auch der Widerruf einer Behandlungsablehnung darf aber nicht auf bloße Mutmaßungen gestützt werden. Deshalb sollte gesetzlich festgelegt werden, dass nur konkrete Anhaltspunkte für eine der Patientenverfügung nachfolgende Willensänderung dazu führen dürfen, dass der Patientenverfügung nicht gefolgt werden muss (s. schon VI. 3.).

Fraglich ist allerdings, welche Anforderungen an einen wirksamen Widerruf zu stellen sind.

Selbstverständlich ist, dass jeder Selbstbestimmungsfähige eine eigene frühere Erklärung zur medizinischen Behandlung oder zum Unterlassen einer Behandlung jederzeit mit Wirkung für die Zukunft widerrufen kann. Dabei bedeutet Widerruf nicht, dass sich der »Widerrufende« der früheren Erklärung bewusst sein muss. Als Widerruf in diesem Sinne ist vielmehr jede Entscheidung anzusehen, die einen anderen Inhalt als die frühere Erklärung hat.

Problematisch ist allerdings, ob dies auch für einen nicht mehr Selbstbestimmungsfähigen gilt. So stellt sich z. B. die Frage, ob ein Demenzkranker, der in seinem jetzigen Zustand Anzeichen für Lebensfreude zeigt, damit rechtswirksam eine frühere Erklärung widerruft, mit der er die Verlängerung seines Lebens in dementem Zustand verhindern wollte.

a) Offenbar besteht ein verbreitetes Bedürfnis, Äußerungen eines nach allgemeinen Grundsätzen nicht selbstbestimmungsfähigen Betroffenen v. a. dann zu respektieren, wenn sie im Ergebnis auf Lebenserhaltung gerichtet sind oder jedenfalls in diesem Sinne interpretiert werden können. Umgekehrt bestehen erkennbare Vorbehalte, Äußerungen eines nach allgemeinen Grundsätzen nicht selbstbestimmungsfähigen Betroffenen auch dann zu befolgen, wenn damit eine medizinisch indizierte Maßnahme unterlassen oder abgebrochen wird. Plakativ formuliert: Der Sterbewunsch eines Einwilligungsunfähigen soll unbeachtlich, der Lebenswunsch eines Einwilligungsunfähigen dagegen beachtlich sein. Im Hintergrund dürfte zum einen der Grundsatz »in dubio pro vita« stehen, zum anderen aber die Überlegung, dass eine medizinisch indizierte Maßnahme im Zweifel dem Interesse des Patienten entspricht. Allerdings besteht dann zugleich die Gefahr, dass das dem Individuum zukommende Selbstbestimmungsrecht, das auch ein Recht zur Unvernunft beinhaltet, unterlaufen wird. Dieses Selbstbestimmungsrecht umfasst auch das Recht, in selbstbestimmungsfähigem Zustand eine Entscheidung gerade für den Fall der zukünftigen eigenen Selbstbestimmungsunfähigkeit zu treffen und dabei anderen vorzugeben, spätere z. B. nonverbale Reaktionen und Äußerungen etwa des Wohlbefindens wie Lächeln nicht als Widerruf einer früheren Erklärung zu interpretieren.

Eine so weit reichende Selbst- und Fremdbindung hängt allerdings davon ab, dass sie in der Patientenverfügung klar zum Ausdruck kommt. Der Betroffene muss deutlich gemacht haben, für welche Behandlungssituationen und -maßnahmen zur Erreichung oder Verhinderung welchen Zustandes unter welchen Voraussetzungen er eine bindende Entscheidung treffen wollte. Die Patientenverfügung kann nur so verbindlich sein, wie es der Betroffene erkennbar gewollt hat. Besondere Bedeutung bei der Auslegung und damit Verbindlichkeit erlangt der Umstand, ob sich der Betroffene ihrer Tragweite auch unter dem Gesichtspunkt von Unsicherheiten bewusst gewesen ist. Gerade deshalb sollte eine Patientenverfügung, die gegen Lebenserhalt gerichtet ist, nur dann verbindlich sein, wenn ihrer Erstellung eine fachkundige Beratung vorangegangen ist (s. oben VI. 4.b]).

Insgesamt ist deshalb aus dem Blickwinkel eines möglichen Widerrufs zunächst durch Auslegung zu ermitteln, mit welcher Reichweite und Bindungskraft, für welche Situationen sowie unter welchen Voraussetzungen und Bedingungen der Betroffene seinerzeit im Zustand der Selbstbestimmungsfähigkeit eine eigene Entscheidung getroffen hat.

b) Für die Frage des Widerrufs bleibt also nur jene Situation übrig, in der der Patient eine hinreichend klare Entscheidung getroffen hat, sich

aber die Frage stellt, ob er diese Erklärung nicht doch später in nicht selbstbestimmungsfähigem Zustand wirksam widerrufen hat. Zwar wird mitunter die Auffassung vertreten, dass es zur Willensfreiheit des Menschen gehöre, auch in nicht selbstbestimmungsfähigem Zustand eine Willenserklärung zu widerrufen, die in selbstbestimmungsfähigem Zustand abgegeben wurde. Jedoch ist es nicht begründbar, die rechtliche Wirksamkeit von Äußerungen eines Menschen von seiner Selbstbestimmungsfähigkeit abhängig zu machen, zugleich aber auch Äußerungen eines nicht Selbstbestimmungsfähigen gleichermaßen für rechtlich erheblich zu erklären. Zwar ist es, wie bereits unter V. 8. dargestellt, nicht ausgeschlossen, die Maßstäbe hinsichtlich der Selbstbestimmungsfähigkeit unterschiedlich hoch anzusetzen je nachdem, um was für eine Maßnahme es geht. Für die Wirksamkeit einer Erklärung ist jedoch ein Mindestmaß an Selbstbestimmungsfähigkeit zu verlangen. Dies muss auch für den wirksamen Widerruf einer Behandlungsablehnung gelten.[44] Bei einem Wachkomapatienten oder schwer Demenzkranken kann von dieser Selbstbestimmungsfähigkeit nicht ausgegangen werden. Von Rechts wegen können derartige Betroffene deshalb eine eigene frühere als bindend gewollte Entscheidung nicht revidieren.

Dieser Umstand nötigt allerdings dazu, ihre frühere Erklärung besonders sorgfältig darauf zu prüfen, ob wirklich eine derart starke Selbstbindung gewollt war. Und noch einmal sei in diesem Zusammenhang auf das Erfordernis einer vorherigen fachkundigen Beratung hingewiesen.

8. Es ist nicht abwegig, in einem zukünftigen Patientenverfügungsgesetz vorzusehen, dass eine Patientenverfügung innerhalb bestimmter Zeiträume erneuert werden muss, damit sie ihre Verbindlichkeit nicht verliert.[45] Damit kann ein wenig

---

[44] So ist nach dem Mehrheitsbeschluss des 63. Deutschen Juristentages 2000 für den Widerruf der Patientenverfügung die Einwilligungsfähigkeit erforderlich.

[45] Vgl. z. B. § 7 österr. PatVG: Frist von 5 Jahren. Auf dem 66. Deutschen Juristentag 2006 wurde eine solche Aktualisierungsnotwendigkeit als Wirksamkeitsvoraussetzung dagegen mehrheitlich abgelehnt; auch der Nationale Ethikrat und die Bioethikkommission Rheinland-Pfalz lehnen diese ab. Keiner der drei Gesetzesentwürfe sieht ein Aktualisierungserfordernis vor.

mehr Sicherheit in der Frage erreicht werden, ob die getroffene Verfügung noch dem Willen des Betroffenen entspricht. Allerdings widerspricht dies grundsätzlichen Prinzipien der Rechtsgeschäftslehre, wonach eine Willenserklärung nicht durch Zeitablauf ihre Wirkung verliert (sofern der Betroffene dies nicht doch gewollt und zum Ausdruck gebracht hat). Und es muss jedenfalls vorgesehen werden, dass die Frist während jener Zeiten gehemmt ist, in denen der Betroffene nicht zu einer Willensänderung in der Lage ist.[46]

9. a) Der Bestellung eines **Betreuers** bedarf es nach dem u. a. in § 1896 Abs. 2 S. 2 BGB verankerten Prinzip der Subsidiarität der Betreuung grundsätzlich nicht, wenn der Betroffene für die fragliche Situation hinreichend deutlich eine eigene wirksame Entscheidung getroffen hat (dann ist ohnehin sein Wille maßgeblich und nicht der einer anderen Person) oder wenn er einen Vertreter bestellt hat und dieser für ihn entscheiden kann. Dies gilt für die Einwilligung in eine medizinische Behandlung ebenso wie für ihre Ablehnung.

b) Eine **Vollmacht** sollte aus Gründen der Rechtssicherheit und wegen der mit ihr verliehenen Rechtsmacht der Schriftform bedürfen[47], sofern sie Entscheidungen umfassen soll, deren Umsetzung den Betroffenen in die begründete Gefahr des Todes oder eines schweren und länger dauernden gesundheitlichen Schadens bringt. Dies und die Forderung, dass die Vollmacht die vorgenannten Entscheidungen ausdrücklich umfassen muss, entspricht bezogen auf der Behandlung zustimmende Entscheidungen des Bevollmächtigten der geltenden Rechtslage in § 1904 Abs. 2 BGB. Streitig ist dagegen nach wie vor, ob dies auch für behandlungsablehnende Entscheidungen des Bevollmächtigten gilt. Hier sollte der Gesetzgeber für Klarheit sorgen.

c) Ein Vertreter des Patienten (Bevollmächtigter, gesetzlicher Vertreter[48]) hat den in einer Patientenverfügung niedergelegten Willen des Patienten umzusetzen, soweit dieser Wille reicht und soweit dies im Rahmen der objektiven Rechtsordnung zulässig ist.

d) Die Umsetzung des Patientenwillens sollte nicht zwingend von einer Beratung durch Dritte (etwa eines Ethikkonsils) abhängig sein[49], weil dies dem Willen des Betroffenen zuwiderlaufen kann. Außerdem geht es um die Auslegung von individuellen Willenserklärungen. Inwiefern dabei ein interdisziplinäres Gremium hilfreich sein kann, bleibt fraglich.

e) Das Vormundschaftsgericht hat (wie auch in anderen familienrechtlichen Situationen) die Entscheidung des Vertreters auf Missbrauch zu überwachen. Art und Ausmaß der Überwachung sollten allerdings von der Art der Vertretung abhängen[50]:

aa) Sofern der Betroffene im Wege einer Bevollmächtigung eine Person seines Vertrauens bestellt hat, kann im Zweifel davon ausgegangen werden, dass diese Person dem in sie gesetzten Vertrauen gerecht wird und entsprechend den Wünschen des Betroffenen handelt. Der Tätigkeit des Vormundschaftsgerichts bedarf es deshalb nur, wenn konkrete Anhaltspunkte für eine Missachtung des Willens des Betroffenen vorliegen.

bb) Ein gesetzlicher Vertreter sollte einer stärkeren Aufsicht durch das Vormundschaftsgericht unterworfen sein, weil er nicht vom Betroffenen selbst mit Rechtsmacht ausgestattet wurde. Jedenfalls in Fällen, in denen zwischen gesetzlichem Vertreter und den in die Behandlung einbezogenen Personen kein Einvernehmen darüber besteht, dass die fragliche Maßnahme (medizinische Behandlung oder deren Unterlassung/Abbruch) dem erklärten oder mutmaßlichen Willen des Patienten entspricht, sollte der gesetzliche Vertreter für aufschiebbare Entscheidungen einer vormundschaftsgerichtlichen Genehmigung bedürfen, sofern die Umsetzung der Entscheidung den Betroffenen in

---

[46] Vgl. auch § 7 österr. PatVG.

[47] So auch Mehrheitsbeschluss des 63. Deutschen Juristentages 2000.

[48] Betreuer oder z. B. auch gesetzlicher Vertreter nach §§ 1358, 1358a, 1618b BGB in der Fassung des Entwurfs eines Gesetzes zur Änderung des Betreuungsrechts vom 12. 2. 2004, BT-Drucksache 15/2494.

[49] So aber Mehrheitsempfehlung der Enquête-Kommission »Ethik und Recht der modernen Medizin« des Deutschen Bundestages (Zwischenbericht vom 13.09.2004) und auch Entwurf von Bosbach, Röspel, u. a.

[50] So Nationaler Ethikrat Stellungnahme »Patientenverfügung« von 2005.

die begründete Gefahr des Todes oder eines schweren und länger dauernden gesundheitlichen Schadens bringt.

> **Fazit**
> Der unausweichlich gegebene **Spagat zwischen** (Recht zur) **Selbstbestimmung** (mit der Gefahr der Selbstschädigung) einerseits und Schutz und Fürsorge für den Betroffenen (mit der Gefahr der **Fremdbestimmung**) andererseits stellt das Kernproblem der Diskussion um die Patientenautonomie am Ende des Lebens dar. Hinzu tritt der Spagat zwischen einer abstrakt-generellen (gesetzgeberischen) Regel einerseits und dem Bedürfnis nach Berücksichtigung individueller (ggf. veränderter und sich verändernder) Verhältnisse andererseits. Die abstrakt-generelle Regel beruht auf den Gedanken der Gleichbehandlung, der Rechtssicherheit, Verlässlichkeit, Vorhersehbarkeit und versetzt die Menschen überhaupt erst in die Lage, hinreichend sicher selbstbestimmt Vorsorge (auch in medizinischen Angelegenheiten) zu treffen.
> Ein Großteil der Unsicherheit, die zurzeit im Hinblick auf antezipative Erklärungen in Gesundheitsangelegenheiten herrscht, besteht nicht zuletzt darin, dass die Menschen überhaupt nicht wissen, was sie im Vorfeld einer medizinischen Maßnahme verfügen können, ob sich die Ärzte später daran halten müssen bzw. unter welchen Umständen diese davon abweichen dürfen. Hier ist zweifellos mehr Rechtssicherheit vonnöten.
> Zugleich besteht aber das Problem darin, dass Raum genug bleiben muss, um (sich ggf. verändernden) individuellen Verhältnissen Rechnung tragen zu können, dass vielleicht nicht mehr äußerbare Willensänderungen des Betroffenen in Frage stehen und dass auch damit wieder Schutz und Fürsorge, möglicherweise sogar entgegen früherer Eigenvorsorge des Betroffenen, ein erhebliches Problem darstellen.
> Einigkeit sollte darin bestehen, dass die Wirksamkeitsvoraussetzungen einer Patientenverfügung umso strenger sein sollten, je verbindlicher die Verfügung letztlich ist. Während die Anforderungen relativ gering sein können, wenn die Verfügung lediglich als (wenn auch vielleicht bedeutsamer) Anhaltspunkt bei der Ermittlung des

mutmaßlichen Willens genommen wird, sollten die Anforderungen höher sein, wenn die Verfügung im konkreten Fall – dem erkennbaren Willen des Betroffenen zum Zeitpunkt ihrer Errichtung folgend – strikt umzusetzen ist.[51]

12.2 Stand der strafrechtlichen Diskussion in Deutschland – Ergebnisse des 66. Deutschen Juristentags

T. Verrel

> Derzeit hat das Thema Sterbehilfe, für das heute der Begriff Sterbebegleitung bevorzugt wird, wieder einmal Hochkonjunktur. Neuere Entscheidungen des Bundesgerichtshofs (BGH), die international viel beachteten Fälle von Diane Pretty und Terri Schiavo, die Sterbehilfegesetze in den Niederlanden und Belgien, die Eröffnung der ersten deutschen Geschäftsstelle der Schweizer Sterbehilfeorganisation Dignitas in Hannover und die zuletzt durch den ehemaligen Hamburger Justizsenator Kusch wieder angefachte Debatte über die Legalisierung aktiver Sterbehilfe haben den Druck auf den deutschen Gesetzgeber verstärkt. Denn trotz einer seit über 20 Jahren geführten Diskussion über Möglichkeiten und Grenzen erlaubter Sterbebegleitung ist die deutsche Rechtslage nach wie vor dadurch gekennzeichnet, dass gesetzliche Bestimmungen über die Zulässigkeit von Behandlungsbegrenzungen oder von lebensverkürzenden Maßnahmen der Leidensminderung fehlen.

I. Einleitung

Vor dem Hintergrund dieser defizitären Gesetzeslage und der dadurch hervorgerufenen Rechtsunsicherheit hat sich die strafrechtliche Abteilung

---

[51] §§ 4 – 9 österr. PatVG unterscheiden zwischen »verbindlicher« Patientenverfügung, die schriftlich abgefasst sein muss und der eine ärztliche Aufklärung vorangegangen sein muss, und lediglich »beachtlicher« Patientenverfügung, die diese Kriterien nicht erfüllt und deshalb auch nur bei der Ermittlung des mutmaßlichen Willens von Bedeutung ist.

des 66. Deutschen Juristentags (DJT) im September 2006 mit dem Thema »Patientenautonomie und Strafrecht bei der Sterbebegleitung« befasst. Der Verfasser hat das vorbereitende Gutachten erstellt (Verrel, Patientenautonomie und Strafrecht bei der Sterbebegleitung. Gutachten C zum 66. DJT Stuttgart 2006, München 2006) und will mit dem folgenden Beitrag über die mit beeindruckenden Mehrheiten ausgesprochenen Regelungsempfehlungen des 66. DJT informieren. Als Verständnishintergrund soll jedoch zunächst ein Blick auf die Entwicklung der letzten 20 Jahre und den derzeitigen Stand der Rechtsprechung geworfen werden.

II. Richterrecht statt Gesetzgebung

Der Blick in das Gesetzbuch erleichtert für gewöhnlich die Rechtsfindung. Das ist aber ausgerechnet bei der Sterbehilfe nicht der Fall. Die unbefangene Lektüre der Tötungstatbestände im StGB, insbesondere des in § 216 StGB ausgesprochenen Verbots der Tötung auf Verlangen erweckt den Eindruck einer uneingeschränkten ärztlichen Lebenserhaltungspflicht. So scheint jedes Verhalten unter einer Strafandrohung zu stehen, das zu einer Abkürzung medizinisch möglicher Lebenszeit führt, selbst wenn der Patient dies ausdrücklich und ernsthaft wünscht.

Ein so rigider Lebensschutz würde indes weder dem heute unbestrittenen Selbstbestimmungsrecht des Patienten noch der zunehmenden Reflexion darüber gerecht, wie weit moderne Medizin bei der Hinauszögerung des Sterbens gehen darf. So fällt der Rechtsprechung die Aufgabe zu, die noch aus dem 19. Jahrhundert stammenden Tötungsdelikte zeitgemäß auszulegen, d. h. Fallgruppen zu benennen, in denen die Verursachung oder Beschleunigung des Todes durch Therapiebegrenzung oder Leidenslinderung nicht strafbar ist.

Man hat es bei der Sterbehilfe folglich mit einem für unsere Rechtskultur bemerkenswerten »case law« zu tun, sodass sich die Unterscheidung zwischen Verbotenem und Erlaubtem in erster Linie aus der Kenntnis, Abgrenzung und Interpretation einiger Leitentscheidungen, insbesondere des BGH ergibt.

1. Der 3. Strafsenat des BGH hat schon 1984 in dem berühmten Fall des Arztes Wittig (BGHSt 32, 367) festgestellt, dass es
- »keine Rechtspflicht zur Erhaltung eines erlöschenden Lebens um jeden Preis gibt« und
- »nicht die Effizienz der Apparatur, sondern die an der Achtung des Lebens und der Menschenwürde ausgerichtete Einzelfallentscheidung die Grenze ärztlicher Behandlungspflicht (bestimmt)«.

Aus diesem Leitsatz ergibt sich die Zulässigkeit der sog. Hilfe beim Sterben, also des Verzichts auf Maßnahmen, die den nahe bevorstehenden, letztlich nicht mehr abwendbaren Tod lediglich hinauszögern würden. Es geht hier um einen Bereich originärer ärztlicher Entscheidungszuständigkeit, nämlich um die **Frage nach der medizinischen Indikation** für lebenserhaltende Maßnahmen. Eine ärztliche Behandlungspflicht besteht von vornherein nur im Rahmen medizinisch indizierter Maßnahmen. Die Patientenautonomie verbürgt kein Recht auf eine medizinisch sinnlose Behandlung.

2. Zwei Jahre später hat das Landgericht Ravensburg (LG Ravensburg, NStZ 1987, 229) in dem bewegenden Fall eines Ehemannes, der seine im Endstadium an ALS leidende Ehefrau auf deren ausdrücklichen Wunsch von der künstlichen Beatmung nahm, klargestellt, dass die Umsetzung eines vom Patienten **aktuell geäußerten Nichtbehandlungswunsches** auch dann straflos ist, wenn sie in der **aktiven Beendigung einer bereits eingeleiteten lebenserhaltenden Maßnahme** besteht.

3. Diese Entscheidung scheint jedoch ebenso wenig wie ein gleich lautendes, den mutmaßlichen Behandlungsverzicht einbeziehendes obiter dictum des BGH aus dem Jahr 1991 (BGHSt 37, 367) Beachtung gefunden zu haben. Es ging in dieser Entscheidung um die Verurteilung einer Krankenschwester wegen Mordes. Sie hatte Patienten einer Intensivstation eigenmächtig getötet, auf der es nach Angaben medizinischer Sachverständiger zu »irrsinnigen Aktivitäten zur Wiederbelebung« gekommen war.

4. Im Jahr 1994 folgt die bislang bedeutendste Rechtsfortbildung auf dem Gebiet der Sterbehilfe. In der viel zitierten Kemptener Entscheidung (BGHSt 40, 257) weitet der 1. Strafsenat BGH die

Zulässigkeit der sog. passiven Sterbehilfe im Fall einer Wachkomapatientin in mehrfacher Hinsicht aus. So hält der BGH eine Behandlungsbegrenzung (1.) auch schon vor Eintritt in die Finalphase für zulässig, subsumiert darunter (2.) auch die Einstellung künstlicher Nahrungszufuhr und stellt nunmehr an entscheidungstragender Stelle (3.) fest, dass ein zuverlässig zu ermittelnder mutmaßlicher Nichtbehandlungswunsch, der sich u. a. aus früheren schriftlichen oder mündlichen Äußerungen, religiöser Überzeugung und persönlichen Wertvorstellungen des Patienten ergeben kann, genauso beachtlich wie ein ausdrücklicher Behandlungsverzicht ist. Der BGH geht sogar noch weiter und handelt sich harsche Kritik mit der Feststellung ein, dass sich (4.) die Entscheidung über die Weiterbehandlung in Fällen unzureichender Anhaltspunkte für den individuellen mutmaßlichen Willen des Patienten nach »allgemeinen Wertvorstellungen« richtet, wobei jedoch der Grundsatz in dubio pro vita zu beachten sei.

5. Die bislang letzte einschlägige Entscheidung des BGH in Strafsachen ist der Dolantinfall aus dem Jahr 1996 (BGHST 42, 301). Der 3. Strafsenat nimmt darin einen nicht unproblematischen Fall missbräuchlicher Sterbehilfe zum Anlass, um erstmals die **Zulässigkeit der sog. indirekten Sterbehilfe**, also einer Leidenslinderung mit der unbeabsichtigten Nebenfolge einer Lebensverkürzung, höchstrichterlich zu bestätigen.

III. Ausmaß und Gründe der Rechtsunsicherheit

Nach diesen Entscheidungen konnte man eigentlich davon ausgehen, dass der Praxis ein richterrechtlich abgesicherter Handlungsrahmen zur Verfügung steht, in dem sich ärztliche Entscheidungsverantwortlichkeit und -ethik ohne Furcht vor Strafbarkeitsrisiken entfalten können. Diese Erwartung hat sich leider nicht erfüllt. Viele interdisziplinäre Gespräche, v. a. aber übereinstimmende Ergebnisse aus Befragungen von Ärzten (Weber et al. Dtsch Ärztebl 2001, A 3184; DMW 2004, 130: 261 ff.), ja sogar von Vormundschaftsrichtern (Simon et al. MedR 2004, 304 ff.) zeigen, dass große Unsicherheit über die rechtliche Einordnung von Sterbehilfemaßnahmen herrscht. Dabei fallen v. a. zwei Dinge auf.

1. Es ist ein offenbar weder durch den BGH noch durch wiederholte Fortbildungen zu beseitigender Irrglaube, dass sich die Unterscheidung zwischen verbotener aktiver und erlaubter passiver Sterbehilfe danach richtet, ob der Arzt etwas tut oder unterlässt; dass der Arzt zwar von der Einleitung lebenserhaltender Maßnahmen absehen dürfe, aber rechtlich daran gehindert sei, eine einmal begonnene Therapie wieder aktiv zu beenden.

Der Unterschied liegt indessen darin, dass die sog. passive Sterbehilfe jeden wie auch immer technisch zu realisierenden Verzicht auf lebenserhaltende Behandlung erfasst, während aktive Sterbehilfe die gezielte Tötung des Patienten durch einen von seinem Krankheitsprozess unabhängigen Eingriff meint. Die Tötung eines Patienten durch eine Giftspritze ist anders zu bewerten als die Zulassung des natürlichen Sterbeprozesses durch die Begrenzung lebenserhaltender Maßnahmen. Selbstverständlich bedarf auch die Einstellung lebenserhaltender Maßnahmen einer besonderen Legitimation und macht sich wegen Totschlag oder Mord strafbar, wer eine medizinisch indizierte Therapie gegen den Willen des Patienten beendet. Wenn aber die von der Rechtsprechung anerkannten Voraussetzungen für eine Behandlungsbegrenzung vorliegen, spielt es überhaupt keine Rolle, ob diese durch aktives Tun oder Untätigkeit erfolgt.

2. Das zweite Resultat ist die bei befragten Ärzten und Juristen festzustellende Tendenz, die Zulässigkeit einer Behandlungsbegrenzung von der Art der medizinischen Maßnahme abhängig zu machen. So hielten viele der Befragten das Abstellen einer Beatmungsmaschine oder die Beendigung der Zufuhr von Flüssigkeit oder Nahrung grundsätzlich für eine Form aktiver Sterbehilfe. Nach wie vor ist die sowohl juristisch als auch medizinisch nicht haltbare Einschätzung verbreitet, die künstliche Ernährung sei unverzichtbarer Bestandteil der Basisversorgung des Patienten, da es unmenschlich sei, einen Menschen qualvoll an Hunger oder Durst sterben zu lassen.

Für diese Fehlvorstellungen dürfte einmal die Missverständlichkeit der herkömmlichen Terminologie verantwortlich sein, denn mit den Vokabeln aktiv/passiv und direkt/indirekt gelingt keine phänomenologisch griffige Unterscheidung zwischen verbotener und erlaubter Sterbehilfe und verschleiern Begriffe wie Basis- oder Grundversorgung die Einwilligungsbedürftigkeit jedes medizinischen Eingriffs.

Weiterhin haben wir Strafjuristen offenbar die Möglichkeiten überschätzt, eine sich nur aus einzelnen Gerichtsentscheidungen ergebende Rechtslage auch für juristische Laien verständlich zu machen. Und es ist in der Tat eine Zumutung, die Betroffenen immer nur darauf zu verweisen, was Gerichte im Fall Wittig, Ravensburg oder Kempten ausgeführt, angedeutet oder offen gelassen haben.

IV. Neuerliche Irritationen durch die Zivilrechtsprechung

Nochmals verschärft wurden die Probleme durch zwei Entscheidungen des 12. Zivilsenats des BGH aus den Jahren 2003 und 2005, in denen es eigentlich nur um zivilrechtliche Aspekte von Behandlungseinstellungen betreuter Patienten ging. In der ersten Entscheidung (BGHZ 145, 205), die eine abschließende Klärung der Überprüfungszuständigkeit des Vormundschaftsgerichts für eine vom Betreuer gewünschte Behandlungsbegrenzungen herbeiführen sollte, hat der 12. Zivilsenat das Strafurteil im Fall Kempten fehlinterpretiert. So sei die Verbindlichkeit eines in einer Patientenverfügung geäußerten Behandlungsverzichts auf Krankheiten mit einem irreversibel tödlichen Verlauf beschränkt. Zudem verlangt der 12. Zivilsenat dafür auch noch eine praktisch nicht einlösbare 100%ige Prognosesicherheit.

Anstatt diese Fehler nun zu korrigieren, fällt in einer Kostenentscheidung (BGH, NJW 2005, 2385) zum Fall eines komatösen, in einem Pflegeheim untergebrachten Suizidpatienten der für die Rechtssicherheit geradezu verheerende Satz, »die strafrechtlichen Grenzen einer Sterbehilfe im weiteren Sinn« seien »bislang nicht hinreichend geklärt«.

Seit dem können sich Ärzte, aber auch Pflegekräfte gleichsam mit höchstrichterlichem Segen auf vermeintliche strafrechtliche Risiken berufen, um die Mitwirkung an Behandlungsbegrenzungen vor Eintritt in die unmittelbare Sterbephase zu verweigern.

Man kann diesen Beschluss freilich auch so interpretieren: Wenn sich schon das höchste deutsche Zivilgericht nicht dazu in der Lage sieht, die strafrechtliche Zulässigkeit der Einstellung einer künstlichen Ernährung bei einem Wachkomapatienten zu beurteilen, wie kann man dann von Ärzten, Pflegern, Betreuern und Bevollmächtigten erwarten, dass sie sich in der Kasuistik der Strafrechtsprechung zurecht finden, insbesondere die Kemptener Entscheidung kennen und verstanden haben?

V. Reformvorschläge des 66. DJT

In Anbetracht dieser Rechtsprechungsentwicklung, insbesondere der Verwerfungen zwischen zivil- und strafgerichtlicher Beurteilung der Zulässigkeit von Behandlungsbegrenzungen muss die Vielzahl von Stellungnahmen und Reformvorschlägen, die in jüngster Zeit von diversen Kommissionen und Gremien zum Thema Sterbebegleitung unterbreitet wurden, nicht verwundern. Den Anfang machte ein Arbeitsbericht der Bioethik-Kommission Rheinland-Pfalz (abrufbar unter http://www.justiz.rlp.de.), zu den neueren Voten zählt die Neuauflage des Alternativentwurfs Sterbehilfe aus dem Jahr 1986 in Gestalt des Alternativentwurfs Sterbebegleitung (Schöch/Verrel, GA 2005, 553 ff.), der auch die Grundlage der Beratungen und Empfehlungen des 66. Deutschen Juristentags bildete. Von den zahlreichen dort gefassten Beschlüssen, die vollständig im Internet abrufbar (http://www.djt.de) und mittlerweile auch in Buchform (Ständige Deputation des DJT [Hrsg.]: Verhandlungen des 66. DJT Stuttgart 2006, Band II/2, Sitzungsberichte, N 73 ff.) erschienen sind, seien hier nur die wichtigsten genannt.

1. Reformbedarf

❽ »Der Schutz des menschlichen Lebens und der Patientenautonomie sowie das Gebot der Rechtssicherheit erfordern für den Bereich der Sterbebegleitung gesetzliche Regelungen«.

Mit großer Einmütigkeit haben sich die Teilnehmer der strafrechtlichen Abteilung dafür ausgesprochen, endlich eine gesetzliche Gesamtregelung des Komplexes der Sterbebegleitung in Angriff zu nehmen. Der von einem Vertreter der Deutschen Hospizstiftung gestellte Antrag, auf Klarstellungen der Formen erlaubter Sterbebegleitung im Strafgesetzbuch als angeblich »falsches Signal« zu verzichten, wurde demgegenüber abgelehnt. Dass es dem 66. DJT nicht etwa um eine Zulassung der sog. aktiven Sterbehilfe nach niederländischem Vorbild geht, hat er in einem mit großer Mehrheit gefassten Beschluss zur unveränderten Beibehaltung des Verbots der Tötung auf Verlangen deutlich gemacht.

2. Legitimationsbedürftigkeit lebenserhaltender Maßnahmen

❸ »Im Hinblick auf das Selbstbestimmungsrecht des Patienten darf auch die Vornahme lebenserhaltender Maßnahmen nur mit dessen ausdrücklicher oder mutmaßlicher Einwilligung erfolgen. Dies gilt auch für das Legen und (Weiter-)Verwenden einer Sonde zur künstlichen Nahrungs- und Flüssigkeitszufuhr«.

Es war dem Juristentag auch ein Anliegen, eine Schieflage in der Wahrnehmung von Behandlungsbegrenzungen zu beseitigen und darauf hinzuweisen, dass nicht erst die Beendigung lebenserhaltender Maßnahmen, sondern schon deren Vornahme einer Legitimation durch die Einwilligung des Patienten bedarf. Dies betrifft insbesondere den körperlichen Eingriff, der mit dem in Deutschland vielfach allzu routinemäßigen Legen einer PEG-Sonde verbunden ist.

3. Behandlungsbegrenzungen

❸ Es ist im StGB klarzustellen, dass das Unterlassen, Begrenzen oder Beenden lebenserhaltender Maßnahmen straflose Behandlungsbegrenzung ist (bisher sog. »passive Sterbehilfe«),

   a) wenn für solche Maßnahmen keine medizinische Indikation (mehr) besteht,

   b) wenn dies vom Betroffenen ausdrücklich und ernstlich verlangt wird,

   c) wenn dies vom (einwilligungsunfähigen) Betroffenen in einer Patientenverfügung für den Fall seiner Einwilligungsunfähigkeit angeordnet wurde,

   d) wenn dies von einem Vertreter des Patienten (Betreuer, sonstiger gesetzlicher Vertreter oder Vorsorgebevollmächtigter) – erforderlichenfalls mit Genehmigung des Vormundschaftsgerichts – verlangt wird und der erklärte oder mutmaßliche Wille des Betroffenen nicht erkennbar entgegensteht,

   e) wenn der Patient einwilligungsunfähig ist und aufgrund verlässlicher Anhaltspunkte anzunehmen ist, dass er diese Behandlung ablehnen würde (mutmaßlicher Wille).

Die wohl wichtigste Empfehlung betrifft die Schaffung einer Norm im StGB, die den Umfang der sog. passiven Sterbehilfe klarstellt, dabei aber auf diesen missverständlichen Ausdruck verzichtet und statt dessen für jedermann verständlich alle denkbaren Erscheinungsformen, nämlich das Unterlassen, Begrenzen oder Beenden lebenserhaltender Maßnahmen benennt. Von den dort genannten Voraussetzungen, unter denen auf lebenserhaltende Maßnahmen verzichtet werden darf, beziehen sich die Punkte b) bis e) auf den (mutmaßlichen) Willen des Patienten und unterstreichen damit die schon bisher von der Rechtsprechung betonte Bedeutung, die der Willenserforschung zukommt. Zugleich macht die gestaffelte Erwähnung aller denkbarer Ausdrucksformen deutlich, dass der Wille des Patienten nicht nur beachtlich ist, wenn er entscheidungsnah geäußert oder in einer Patientenverfügung fixiert wurde, sondern auch dann, wenn er sich im Rahmen einer gründlichen Willensanamnese erschließen lässt. Sind keine tragfähigen Anhaltspunkte für den individuellen mutmaßlichen Willen vorhanden, führt nach Ansicht des Verf. kein Weg daran vorbei, sich von der Idealfigur des vernünftigen Durchschnittspatienten leiten zu lassen und zu fragen, ob unter den gegebenen Umständen noch von einem Behandlungswillen ausgegangen werden kann.

Das sieht wie bereits erwähnt auch der BGH im Kemptener Fall so, da bei unergiebiger Willenserforschung nach den »allgemeinen Wertvorstellungen der Gesellschaft« entschieden werden müsse. Hierbei handelt es sich jedoch um einen sehr umstrittenen Standpunkt. So wird auch die Meinung vertreten, dass ein mutmaßlicher Behandlungsverzicht nur auf sichere Indizien für den individuellen Willen gestützt werden könne und andernfalls grundsätzlich weiterbehandelt werden müsse (u.a. Höfling, JUS 2000, 117).

Der vom 66. DJT an die Spitze der Gründe für eine Behandlungsbegrenzung gestellte Fall der fehlenden medizinischen Indikation entspricht der verbreiteten Ansicht, dass der Patientenwille zwar notwendige, aber nicht hinreichende Bedingung einer ärztlichen Behandlung ist. Insoweit ist allerdings durchaus kritisch anzumerken, dass der Begriff der medizinischen Indikation keineswegs so klar konturiert ist, wie man annehmen könnte. Er sollte daher im Kontext der Sterbehilfe auf Fälle beschränkt bleiben, in denen nach ärztlicher Einschätzung der Sterbeprozess begonnen hat und nur noch eine Hinauszögerung des unausweichlichen Sterbeprozesses erreicht werden könnte.

4. Voraussetzungen und Reichweite von Patientenverfügungen

❸ Patientenverfügungen sollen verbindlich sein, sofern folgende Voraussetzungen vorliegen:
  a) Eindeutigkeit und Situationsbezogenheit,
  b) Fehlen konkreter Anhaltspunkte für Willensmängel (Einwilligungsunfähigkeit, Irrtum, Täuschung, Zwang),
  c) Fehlen konkreter Anhaltspunkte für eine zwischenzeitliche Willensänderung (v. a. ausdrücklicher oder konkludenter Widerruf),
  d) Schriftform,
  e) sonstige verlässliche Dokumentation (z. B. Videoaufnahme).

Die Beschlüsse zu den Anforderungen an verbindliche Patientenverfügungen und deren Reichweite machen deutlich, dass der DJT keine unnötigen formalen und inhaltlichen Hindernisse für de-

ren Verbreitung aufstellen wollte. So haben Vorschläge, die Verbindlichkeit von dem »Nachweis einer vorherigen ärztlichen Aufklärung« abhängig zu machen oder eine »Aktualisierung oder Bestätigung des Inhalts innerhalb eines angemessenen Zeitraums (3- oder 5jährige Frist)« vorzusehen, keine Mehrheit gefunden. Besonders erwähnenswert ist die klare Absage des 66. DJT an die sog. Reichweitenbegrenzung, mit der die Bindungswirkung von Patientenverfügungen auf »irreversibel tödlich verlaufende Grunderkrankungen« beschränkt werden soll und die nach wie vor Gegenstand der parlamentarischen Debatte über ein Gesetz zur Absicherung von Patientenverfügungen ist. Eine solche auch verfassungsrechtlich höchst problematische Einschränkung des Selbstbestimmungsrechts würde zu einer Entwertung vieler Patientenverfügungen führen, da dieses Vorsorgeinstrument typischerweise auf solche Situationen zugeschnitten ist, in denen eine Aufrechterhaltung der Lebensfunktionen zwar noch für eine u. U. längere Zeit möglich wäre, aber Zustände stabilisieren würde, in denen der Patient nicht weiterleben möchte, wie z. B. Wachkoma, Demenz oder Multimorbidität.

5. Leidenslinderung bei Gefahr der Lebensverkürzung

❸ »Die Voraussetzungen für die Straflosigkeit einer nach den Regeln der medizinischen Wissenschaft erfolgenden Leidenslinderung bei Gefahr der Lebensverkürzung sollten gesetzlich geregelt werden. Sie ist zulässig nicht nur bei Sterbenden, sondern auch bei tödlich Kranken und auch dann, wenn die Lebensverkürzung zwar nicht beabsichtigt, aber als sichere Folge vorhergesehen wird.«

Um die nach der Rechtsprechung des BGH eigentlich unbegründete Scheu vieler Ärzte vor einer einverständlichen palliativen Medikation zu beseitigen, die mit dem unvermeidbaren Risiko einer Lebensverkürzung verbunden ist, sollte die Straflosigkeit der früher sog. indirekten Sterbehilfe ausdrücklich im StGB geregelt werden. Zwar gibt es aufgrund der Fortschritte in der

Palliativmedizin nur noch wenige Fälle dieser Art. Doch muss auch hierfür eine klare Lösung gefunden und v. a. bedacht werden, dass die Voraussetzungen für eine optimale und zeitgemäße Schmerzbehandlung keineswegs in allen Einrichtungen bestehen. Der 66. DJT spricht sich insoweit für einen weiten Zulässigkeitsrahmen aus, als eine lebensverkürzende Leidenslinderung auch dann erlaubt sein soll, wenn die Todesfolge vom Arzt sicher vorausgesehen, aber nicht beabsichtigt wurde. Um jedoch Schutzbehauptungen und Schwierigkeiten beim Nachweis einer etwaigen Tötungsabsicht insbesondere in Fällen von eigenmächtigen Patiententötungen aufgrund einer angeblichen Mitleidsmotivation zu verhindern, sollte die Straflosigkeit nach Ansicht des 66. DJT von der objektiven Voraussetzung abhängig gemacht werden, dass die Behandlung nach den Regeln der medizinischen Wissenschaft vorgenommen wurde. Zusätzlich wird die Einführung einer bußgeldbewehrten Dokumentationspflicht empfohlen, aus der sich der Therapieverlauf, insbesondere die Art und Dosierung der leidenslindernden Medikation ergibt.

6. Suizid

❽ »Wer in Kenntnis der Freiverantwortlichkeit einer Selbsttötung diese nicht verhindert, eine nachträgliche Rettung unterlässt, ist nicht strafbar. Dies gilt auch für Personen in einer Garantenstellung. Die Freiverantwortlichkeit des Suizids ist nach den Maßstäben der §§ 20, 21 StGB zu bestimmen und setzt eine ausdrückliche oder sich aus den Umständen ergebende ernstliche, nicht auf einer voraussichtlich nur vorübergehenden Stimmung beruhende Entscheidung voraus. Bei Suizidenten unter 18 Jahren darf grundsätzlich nicht von einer freiverantwortlichen Entscheidung ausgegangen werden.«

Die Klarstellung der Straflosigkeit der (ärztlichen) Beihilfe zu einem freiverantwortlichen Suizid, einschließlich der unterlassenen Rettung eines handlungsunfähig gewordenen Suizidenten soll Irritationen beseitigen, die durch das bis heute in diesem Punkt nicht revidierte Wittig-Urteil des BGH (BGHSt 32, 367) bestehen. Darin wurde eine Hilfspflicht des Arztes gegenüber einem bewusstlos aufgefundenen Suizidpatienten grundsätzlich auch für den Fall eines erkennbaren Bilanzsuizids angenommen. Dem Anliegen des BGH, die Mehrzahl bloßer Appellsuizide zu verhindern, kann nach Ansicht des 66. DJT durch eine enge Definition der Freiverantwortlichkeit Rechnung getragen werden. Durch sie wird die Straflosigkeit der unterlassenen Rettung eines Suizidenten praktisch auf solche Fälle beschränkt, in denen der mit einem Suizid konfrontierte Arzt genaue Kenntnis von der Person des Suizidenten und der Wohlüberlegtheit seines Selbsttötungsentschlusses hatte.

❽ »Die ausnahmslose standesrechtliche Missbilligung des ärztlich assistierten Suizids sollte einer differenzierten Beurteilung weichen, welche die Mitwirkung des Arztes an dem Suizid eines Patienten mit unerträglichem, unheilbarem und mit palliativmedizinischen Mitteln nicht ausreichend zu linderndem Leiden als eine nicht nur strafrechtlich zulässige, sondern auch ethisch vertretbare Form der Sterbebegleitung toleriert.«

Im Unterschied zur strafrechtlichen Billigung der Beihilfe zum freiverantwortlichen Suizid bewerten die Grundsätze der BÄK zur Sterbebegleitung (abgedruckt in Dtsch Ärztebl 2004, A 1298) die Mitwirkung eines Arztes bei der Selbsttötung seines Patienten ausnahmslos als ein dem ärztlichen Ethos widersprechendes Verhalten. Dieses standesrechtliche Verbot ist sicherlich berechtigt, soweit Ärzte dadurch angehalten werden sollen, alle Möglichkeiten der Palliativmedizin auszuschöpfen und ihren Patienten Mut zu machen, sich nicht vorschnell aufzugeben. Die Rigidität, mit der das Standesrecht den ärztlich assistierten Suizid tabuisiert, wird jedoch solchen Extremfällen nicht gerecht, in denen unerträgliches und unheilbares Leiden mit den zur Verfügung stehenden medizinischen Maßnahmen nicht (mehr) ausreichend gelindert werden kann. Um Verzweifelungstaten dieser Patienten zu vermeiden, mit denen sie sich unnötige Leiden zufügen und womöglich auch andere Menschen in Gefahr bringen, aber auch, um diese Menschen nicht in die Arme unseriöser privater Sterbehelfer zu treiben, hat der 66. DJT eine Überarbeitung der Standesgrundsätze i.S.e. Tolerierung des ärztlich assistierten Suizids als ultima ratio angeregt.

> **Fazit**
Die vorgenannten Beschlüsse dürfen gewiss nicht überbewertet werden, da der Deutsche Juristentag weder verbindliche Empfehlungen aussprechen kann noch ein für das gesamtgesellschaftliche Meinungsspektrum repräsentatives Forum ist. Die von den dort versammelten Strafrechtsexperten und Teilnehmern mit für einen Juristentag bemerkenswerten Mehrheiten gefassten und in ihrer Aussagerichtung eindeutigen Beschlüsse sollten den Gesetzgeber jedoch dazu veranlassen, seine Regelungsscheu auf dem Gebiet der Sterbehilfe endlich zu überwinden und die sich schon jetzt aus der freilich unübersichtlichen Rechtsprechung ergebende Rechtslage in Gesetzesform zu gießen.
Es geht insbesondere darum, die schon seit langem anerkannten Fälle zulässiger Behandlungsbegrenzungen in das Strafgesetzbuch zu schreiben und der Furcht vor strafrechtlicher Verfolgung auch als Hindernis für eine effektive Schmerz- und Symptomkontrolle zu begegnen. Es ist kaum noch zu vermitteln, warum es gerade in Deutschland, wo so viel Wert auf gesetzliche Rechtsgrundlagen gelegt wird, nicht eine einzige Vorschrift im StGB gibt, die über erlaubte Sterbebegleitung Auskunft gibt. Die grundsätzliche Klärung einer so bedeutenden Frage wie der, ob sich Ärzte, Pflegekräfte, Angehörige von Patienten sowie deren Betreuer und Bevollmächtigte wegen eines Tötungsdelikts (!) strafbar machen, wenn sie lebenserhaltende Maßnahmen begrenzen, Leiden auf Kosten der verbleibenden Lebenszeit lindern oder an der Selbsttötung eines sterbenskranken Patienten mitwirken, ist Aufgabe des Gesetzgebers, nicht der Rechtsprechung und juristischen Kommentarliteratur.

12.3   Die Rolle des Vormundschaftsgerichts

V. Lipp

> In der Intensivmedizin sind oft weitreichende Entscheidungen zu treffen. Nicht selten geht es sogar um Leben und Tod des Patienten. Typischerweise ist der Patient in diesen Situationen in einer besonders hilfsbedürftigen und zugleich hilflosen Lage. Damit wird das rechtliche Standardmodell zur Legitimation einer ärztlichen Behandlung problematisch. Für die Rechtmäßigkeit einer Behandlung reicht es nämlich nicht aus, wenn sie ärztlich indiziert ist. Mit Blick auf die Patientenautonomie ist darüber hinaus auch die Einwilligung des ordnungsgemäß aufgeklärten Patienten erforderlich. Gerade in intensivmedizinischen Grenzsituationen ist der Patient jedoch oft nicht in der Lage, das Aufklärungsgespräch zu führen, die Aufklärung des Arztes zu verstehen und die Entscheidung über die Einwilligung auf dieser Grundlage selbst zu treffen.
Dann ist zu fragen, wer an Stelle des Patienten entscheidet, nach welchem Maßstab die Entscheidung zu treffen ist und wie diese Entscheidungen kontrolliert werden können. Dem Vormundschaftsgericht kommt in diesem Zusammenhang eine Schlüsselfunktion zu, die in diesem Beitrag näher erläutert wird.

A. Einleitung

Das Vormundschaftsgericht sorgt zum einen dafür, dass die Rechte des Patienten im Verhältnis zum Arzt, zum Pflegepersonal und zum Krankenhaus wahrgenommen werden (dazu C.). Zum anderen kontrolliert es den Vertreter des Patienten und dessen Entscheidungen daraufhin, ob sie gemäß dem Willen und Wohl des Patienten handeln (dazu D.).

Zum besseren Verständnis wird zunächst die rechtliche Struktur der ärztlichen Behandlung erläutert (B.). Vor diesem Hintergrund ist dann in einem ersten Komplex (C.) die Frage zu behandeln, **wer** anstelle des Patienten dessen Rechte im

Behandlungsprozess wahrnimmt (C. I.). Hier geht es erstens um die Möglichkeiten für den Patienten, selbst einen Vertreter, den Bevollmächtigten, zu ernennen (C. II.). Zweitens ist darzustellen, unter welchen Voraussetzungen das Vormundschaftsgericht einen gesetzlichen Vertreter, den Betreuer, bestellt (C. III.). Drittens sind die Eilkompetenzen des Vormundschaftsgerichts zu beleuchten (C. IV.).

In einem zweiten Komplex (D.) sind dann die Kontrollaufgaben des Vormundschaftsgerichts im Zusammenhang mit der ärztlichen Behandlung zu behandeln. Dazu ist zuerst die Entscheidungsfindung als Aufgabe des Vertreters zu beleuchten (D. I.), um dann den Maßstab zu thematisieren, nach welchem der Vertreter diese Entscheidung zu treffen hat (D. II.). In diesem Zusammenhang (D. III.) ist auch auf das Rechtsinstitut der Patientenverfügung einzugehen. Sodann ist zu klären, wann das Vormundschaftsgericht vorab in die Entscheidungsfindung einbezogen werden muss (D. IV.). Angesichts der aktuellen rechtspolitischen Diskussion ist abschließend kurz auf die mögliche künftige Rolle des Vormundschaftsgerichts einzugehen (E.).

B. Rechtliche Struktur der ärztlichen Behandlung

Für die intensivmedizinische Behandlung eines Menschen gelten dieselben rechtlichen Grundsätze wie für jede andere ärztliche Behandlung. Die ärztliche Behandlung basiert auf einem Dialog zwischen Arzt und Patient. Diese dialogische Struktur des Behandlungsprozesses drückt sich einerseits in der Verpflichtung des Arztes aus, den Patienten kontinuierlich zu beteiligen und über die Bedeutung und Tragweite der vorgeschlagenen Schritte aufzuklären, andererseits in dem Recht und in der Verantwortung des Patienten, seine persönlichen Wünsche und Anliegen in den Behandlungsprozess einzubringen. Dementsprechend grenzt das Recht die Verantwortungsbereiche von Arzt und Patient voneinander ab: Der Arzt verantwortet die fachgerechte Untersuchung, Diagnose sowie Indikation und hat den Patienten hierüber jeweils aufzuklären. Der Patient entschei-

det, ob er in eine bestimmte ärztliche Maßnahme einwilligt[52].

Der Arzt hat daher **kein** eigenständiges Behandlungsrecht.

❽ Recht und Pflicht zur Behandlung ergeben sich allein aus dem Auftrag des Patienten.

Jede ärztliche Maßnahme bedarf einer zusätzlichen Einwilligung des Patienten, weil sie seine Patientenautonomie betrifft. Diese Einwilligung muss vor Beginn der Maßnahme eingeholt werden und setzt eine entsprechende Aufklärung durch den Arzt voraus[53]. Der Patient kann die Behandlung jederzeit ablehnen, also seine Einwilligung auch noch nach Beginn der Behandlung für die Zukunft widerrufen. Ein Verzicht auf den Widerruf (z. B. in einem Heimvertrag) ist wegen des Persönlichkeitsbezugs der Einwilligung ausgeschlossen[54].

Diese rechtliche Grundstruktur der ärztlichen Behandlung wird missachtet, wenn man fragt, ob der Verzicht auf eine Behandlung oder ihr Abbruch zulässig ist. Damit verkehrt man die Legitimationslast für eine ärztliche Behandlung in ihr Gegenteil. Denn nicht der Verzicht, sondern die **Aufnahme** der Behandlung, nicht ihr Abbruch, sondern ihre weitere **Durchführung** bedarf der Einwilligung des Patienten[55]. Auch eine lebenserhaltende Maßnahme ist nur zulässig, wenn und solange ihr der Patient zustimmt[56]. Behandelt der Arzt den Patienten gegen dessen Willen, begeht er eine Körperverletzung.

Die Patientenautonomie verleiht dem Patienten allerdings nur ein **Abwehrrecht** gegen eine vom Arzt vorgeschlagene Behandlung, verschafft ihm aber keinen Anspruch auf eine Behandlung. Es ist keine Frage der Patientenautonomie, ob z. B. eine bestimmte Behandlungsmethode von der Krankenkasse finanziert wird[57]. Vor allem kann der Arzt eine Behandlung verweigern, für die keine

---

52 Zum Vorstehenden **Deutsch/Spickhoff**, Rn. 16, 187; **Laufs/Uhlenbruck**, § 52 Rn. 9.

53 **BGHZ** 29, 46 (49 ff.); **BGH** NJW 1980, 1333; **BGH** NJW 1993, 2372 (2373 f.); vgl. **Laufs/Uhlenbruck**, § 61 Rn. 14 f., § 63.

54 **BGHZ** 163, 195 (199); **Deutsch/Spickhoff**, Rn. 197.

55 **BGHZ** 154, 205 (210 f., 212); 163, 195 (197); **BGHSt** 37, 376 (378); **Verrel**, C 37 f.

56 **BGHZ** 163, 195 (197 f.); **Lipp/Klein** FPR 2007, 56.

57 Zur Verteilungsproblematik vgl. **Taupitz**, A 25 ff.

ärztliche Indikation besteht[58]. Ist eine Maßnahme gar kontraindiziert, darf er sie selbst auf ausdrücklichen Wunsch des Patienten nicht durchführen[59]. Hieran knüpft der Bundesgerichtshof, wenn er ausführt, dass für eine Einwilligung erst dann Raum sei, wenn der Arzt eine Behandlung »anbiete«[60]. Damit wird deutlich, dass das Erarbeiten einer ärztlichen Indikation im konkreten Fall[61] zwar im Gespräch mit dem Patienten erfolgt[62], aber letztlich allein in den Verantwortungsbereich des Arztes fällt[63].

C. Die Aufgabe, die Wahrnehmung der Patientenrechte sicherzustellen

I. Wer entscheidet anstelle des einwilligungsunfähigen Patienten?

Ist der Patient einwilligungsunfähig, kann er weder mit dem Arzt die vorgeschlagenen Maßnahmen besprechen noch über ihre Durchführung entscheiden. Die fehlende tatsächliche Fähigkeit lässt allerdings das Recht des Patienten zur Selbstbestimmung nicht entfallen[64].

Ist der Patient im Vorfeld der Behandlung (z. B. vor einer Narkose) von dem behandelnden Arzt informiert und aufgeklärt worden und hat er seine Einwilligung dazu erklärt, ist sein Selbstbestimmungsrecht nach allgemeiner Ansicht gewahrt[65]. In allen anderen Fällen muss ein **Vertreter** an Stelle des Patienten dessen Rechte wahrnehmen und die nötigen Entscheidungen treffen. Hierzu ist zunächst die vom Patienten **bevollmächtigte Vertrauensperson** berufen[66], andernfalls hat das

Vormundschaftsgericht einen **Betreuer** als gesetzlichen Vertreter zu bestellen[67]. In Eilfällen kann das **Vormundschaftsgericht** nach §§ 1908i Abs. 1, 1846 BGB unmittelbar selbst an Stelle eines Betreuers entscheiden. Nur falls auch eine Eilentscheidung des Vormundschaftsgerichts zu spät käme, darf und muss der **Arzt**[68] auf der Grundlage einer Geschäftsführung ohne Auftrag (§§ 677 ff. BGB) bzw. soweit es um den Eingriff in die körperliche Integrität geht, aufgrund einer mutmaßlichen Einwilligung des Patienten behandeln[69]. Letzteres trifft insbesondere auf die Notfallmedizin zu, kann aber auch in intensivmedizinischen Behandlungssituationen Bedeutung gewinnen.

II. Vollmacht für Gesundheitsangelegenheiten

Wenn der Patient eine Vertrauensperson bevollmächtigt, legt er zugleich den Umfang der Vollmacht fest. Im Falle von Gesundheitsvollmachten umfasst die Vollmacht in der Regel alle Behandlungsentscheidungen. Die Aufgabe des Vormundschaftsgerichts beschränkt sich dann auf die Kontrolle des vom Patienten ausgesuchten und ernannten Vertreters.

Der Bevollmächtigte in Gesundheitsangelegenheiten erhält typischerweise meist auch die Befugnis zu entscheiden, ob lebensverlängernde Maßnahmen eingeleitet oder fortgesetzt[70] oder ob Maßnahmen durchgeführt werden sollen, die mit Lebensgefahr oder der Gefahr schwerer und länger dauernder Gesundheitsschäden verbunden sind. Allerdings muss die Vollmacht diese Befugnisse ausdrücklich nennen und schriftlich abgefasst werden, d. h. in der Regel mit einer eigenhändigen Unterschrift des Patienten versehen sein (§§ 1904 Abs. 2, 126 BGB).

Ein Vertreter in Gesundheitsangelegenheiten hat jedoch nicht nur die Aufgabe, einer vom Arzt

---

[58] **BGHZ** 154, 205 (224); **Spickhoff**, NJW 2000, 2297 (2298); **Taupitz**, A 23 f.

[59] **OLG Karlsruhe** MedR 2003, 104 ff.; **OLG Düsseldorf** VersR 2002, 611; **OLG Köln** VersR 2000, 492; **Deutsch/Spickhoff**, Rn. 12, 198.

[60] **BGHZ** 154, 205 (225).

[61] **Spickhoff**, NJW 2003, 1701 (1709); **Taupitz**, A 24.

[62] **Borasio/Putz/Eisenmenger**, Dtsch Ärztebl. 2003, A 2062 (2064).

[63] **Ankermann**, MedR 1999, 387 (389).

[64] **Hufen**, NJW 2001, 849 (850 ff.); **Lipp/Klein** FPR 2007, 56.

[65] **Deutsch/Spickhoff**, Rn. 199; **Wagenitz**, FamRZ 2005, 669 (671).

[66] § 1896 Abs. 2 S. 2 BGB.

[67] § 1896 Abs. 1 BGB.

[68] Zum Vorrang der Vertreterbestellung **BGHZ** 29, 46 (52); **BGH** NJW 1966, 1855 (1856); **Lipp**, BtPrax 2002, 47 (51) m.w.N.

[69] **Deutsch/Spickhoff**, Rn. 83.

[70] Für den Betreuer vgl. **BGHZ** 154, 205 (214); 163, 195 (198); MünchKomm/**Schwab**, § 1904 BGB Rn. 38.

vorgeschlagenen Behandlung zuzustimmen oder sie abzulehnen. Er hat darüber hinaus die Rechte und Interessen des Patienten im **gesamten Behandlungsprozess** wahrzunehmen[71].

Angesichts der restriktiven Praxis zum Rechtsberatungsgesetz kann eine umfassende Vorsorgevollmacht derzeit nur dem Ehegatten, dem Lebenspartner, einem engen Verwandten oder einem Rechtsanwalt erteilt werden[72]. Unsicherheit besteht, inwieweit dies auch für eine Vorsorgevollmacht gilt, die auf Gesundheitsangelegenheiten beschränkt ist. Angesichts der nachstehend beschriebenen geringen Kontrolldichte sollte sie aber auch in diesem Fall nur Personen erteilt werden, die das uneingeschränkte Vertrauen des Vollmachtgebers genießen[73].

Wie bereits angedeutet, unterliegt der Bevollmächtigte der Kontrolle des Vormundschaftsgerichts nur in sehr geringem Umfang. Im Unterschied zum Betreuer, der dem Vormundschaftsgericht alljährlich Rechenschaft über sein Handeln ablegen muss und zahlreichen Genehmigungserfordernissen unterliegt, hat der Bevollmächtigte nur bei Entscheidungen über gefährliche ärztliche Behandlungen (§ 1904 Abs. 2 BGB) und bei freiheitsentziehenden Maßnahmen (§ 1906 Abs. 5 BGB) eine Genehmigung des Vormundschaftsgerichts einzuholen. Besteht der Verdacht, dass der Bevollmächtigte seine Befugnisse missbraucht, kann das Vormundschaftsgericht einen Betreuer bestellen, der die Rechte des Patienten als Vollmachtgeber wahrnimmt und die Vollmacht ggf. auch widerrufen kann, den so genannten Vollmachts-, Kontroll- oder Überwachungsbetreuer[74].

Hegen Arzt oder Pflegepersonal einen solchen Verdacht, haben sie deshalb das Vormundschaftsgericht zu informieren. Ohne Einwilligung des Vertreters kann der Patient nur behandelt werden, wenn der Missbrauch evident ist[75] oder es sich um einen so dringenden Notfall handelt, dass eine

Entscheidung des Vormundschaftsgerichts nicht abgewartet werden kann[76].

III. Wann ist ein Betreuer zu bestellen?

Nach dem Subsidiaritätsprinzip des Betreuungsrechts darf ein rechtlicher Betreuer nur dann bestellt werden, wenn die Aufgaben nicht ebenso gut durch einen – vom Patienten ernannten – Bevollmächtigten erfüllt werden können (§ 1896 Abs. 2 S. 2 BGB). Sofern eine wirksame Vollmacht für Gesundheitsangelegenheiten vorliegt, hat der Patient bereits einen Vertreter; ein Betreuer darf nicht bestellt werden.

Eine Betreuung ist vom Vormundschaftsgericht nach dem sog. Erforderlichkeitsgrundsatz zudem ausschließlich für die Angelegenheiten einzurichten, in denen der Betroffene aufgrund seiner psychischen Krankheit oder seiner körperlichen, geistigen oder seelischen Behinderung seine Angelegenheiten ganz oder teilweise nicht mehr besorgen kann (§ 1896 Abs. 1 S. 1 BGB). Auch darf sie nicht gegen den freien Willen des Betroffenen erfolgen (§ 1896 Abs. 1a BGB). Das ist Konsequenz der vom Bundesverfassungsgericht betonten »Freiheit zur Krankheit«[77]. Das Vormundschaftsgericht darf daher nur dann einen Betreuer gegen den Willen des Betroffenen bestellen, wenn dieser gerade aufgrund seines psychischen Zustands außer Stande ist, seine Angelegenheiten wahrzunehmen, und ihm dadurch ein erheblicher Schaden droht[78].

In der Intensivmedizin geht es in der Regel jedoch nicht um die so genannte »Zwangsbetreuung«[79] oder gar um die Zwangsbehandlung[80] gegen den Willen des Betreuten, d. h. nicht um den Schutz des Patienten vor sich selbst, sondern um die Wahrnehmung der Rechte des einwilligungsunfähigen Patienten im Behandlungsprozess. Ein Betreuer wird hier in aller Regel dann zu bestellen sein, wenn der Patient nicht mehr in der Lage ist, eine eigenständige und eigenverantwortliche Entscheidung über die Behandlung zu treffen, und wenn es sich zudem nicht nur um eine einmalige Notmaß-

---

[71] **Lipp**, Patientenautonomie und Lebensschutz, S. 33 f.

[72] **Ahrens**, BtPrax 2005, 163 (166); **Lipp**, FS Bienwald, S. 177.

[73] Vgl. **Bienwald**, BtPrax 1998, 164 ff.

[74] Vgl. MünchKomm/**Schwab**, § 1896 Rn. 228 ff., Bienwald/ Sonnenfeld/Hoffmann, § 1896 BGB Rn. 172.

[75] HK-BUR/**Rink/Wojnar**, § 1904 BGB Rn. 5.

[76] Bienwald/Sonnenfeld/**Hoffmann**, § 1904 BGB Rn. 132.

[77] **BVerfG** BtPrax 1998, 144 (145); **BVerfGE** 58, 208 (224 ff.).

[78] BT-Drucks. 11/4528, S. 118.

[79] Palandt/**Diederichsen**, vor § 1896 BGB Rn. 11.

[80] Dazu **Lipp**, JZ 2006, 661 ff.

nahme handelt, sondern sich die Behandlung über mehrere Tage hinweg erstrecken wird.

Hat der Patient eine Patientenverfügung verfasst, wird das Vormundschaftsgericht meist trotzdem einen Betreuer zu bestellen haben[81].

IV. Eilkompetenzen des Vormundschaftsgerichts
Bestellung eines vorläufigen Betreuers

Das reguläre Verfahren der Betreuerbestellung kann längere Zeit in Anspruch nehmen[82]. Daher kann das Vormundschaftsgericht in eiligen Fällen durch einstweilige Anordnung einen vorläufigen Betreuer bestellen (§ 69f FGG). Das setzt zunächst voraus, dass mit erheblicher Wahrscheinlichkeit die Voraussetzungen der Betreuerbestellung (§ 1896 Abs. 1 BGB) erfüllt sind, ein ärztliches Zeugnis über den Gesundheitszustand des Betroffenen vorliegt, ein ggf. erforderlicher Verfahrenspfleger bestellt und der Betroffene persönlich angehört worden ist.

Darüber hinaus muss es sich um einen Eilfall handeln, d. h. ein Abwarten bis zum Abschluss des regulären Verfahrens muss für den Betroffenen erhebliche Nachteile mit sich bringen[83]. Gerade bei intensivmedizinischen Entscheidungen wird dies regelmäßig zutreffen und somit eine vorläufige Betreuerbestellung nach § 69f FGG möglich sein.

Bei Gefahr in Verzug, d. h. bei einer noch größeren Eilbedürftigkeit, sieht § 69f FGG weitergehende Verfahrenserleichterungen vor: So kann die einstweilige Anordnung ohne persönliche Anhörung des Betroffenen und vor Bestellung und Anhörung des Verfahrenpflegers getroffen werden[84]. Diese Verfahrensschritte sind jedoch unverzüglich nachzuholen.

Die Betreuerbestellung mittels einstweiliger Anordnung ist nur eine vorläufige Maßnahme, die sechs Monate nicht übersteigen darf und insgesamt nur bis zu einem Jahr verlängert werden kann. Die einstweilige Anordnung kann ein reguläres Verfahren nicht ersetzen, sondern soll die Zwischenzeit

bis zu seinem Abschluss überbrücken. Wird ein vorläufiger Betreuer bestellt, muss daher ein reguläres Verfahren eingeleitet werden[85].

Eigene Entscheidung des Vormundschaftsgerichts nach §§ 1806i, 1846 BGB

Soweit die Entscheidung so dringend ist, dass nicht einmal ein vorläufiger Betreuer bestellt werden kann oder falls der Betreuer in der Erfüllung seiner Pflichten verhindert ist[86], muss das Vormundschaftsgericht im Rahmen seiner so genannten Notkompetenz[87] selbst für den Betreuten tätig werden und Maßnahmen ergreifen (§§ 1908i Abs. 1 S. 1, 1846 BGB, 70h Abs. 3 FGG). Dabei sind die Mindestgarantien des Betreuungsverfahrens zu beachten, also ein ärztliches Zeugnis einzuholen, ggf. ein Verfahrenspfleger zu bestellen und der Betroffene anzuhören[88]. Ein Verzicht hierauf ist nicht vorgesehen.

Notfallbehandlung

Besteht jedoch Gefahr in Verzug, kann also selbst eine solche Eilentscheidung des Vormundschaftsgerichts nicht rechtzeitig eingeholt werden, ist der Arzt zur sofortigen Behandlung auf der Grundlage einer Geschäftsführung ohne Auftrag (§§ 677 ff. BGB) bzw. – soweit es um den Eingriff in die Person des Patienten geht – aufgrund einer mutmaßlichen Einwilligung des Patienten berechtigt[89].

D. Kontrolle der Vertretertätigkeit durch das Vormundschaftsgericht

Das Vormundschaftsgericht hat die weitere Aufgabe, zu kontrollieren, ob der Vertreter nach dem Willen des Betroffenen entscheidet. Form und Intensität dieser Kontrolle unterscheiden sich jedoch erheblich je nachdem, ob es sich um einen vom Patienten ernannten Bevollmächtigten oder um einen vom Vormundschaftsgericht bestellten Betreuer handelt.

---

[81] Siehe dazu D. III..

[82] Damrau/**Zimmermann**, § 69f FGG Rn. 2.

[83] Bienwald/**Sonnenfeld**/Hoffmann, § 69f FGG Rn. 16; **Jansen**, § 69f FGG Rn. 8; Damrau/**Zimmermann**, § 69f FGG Rn. 7.

[84] Bienwald/**Sonnenfeld**/Hoffmann, § 69f FGG Rn. 16; Damrau/**Zimmermann**, § 69f FGG Rn. 14.

[85] Dodegge/**Roth**, A Rn. 165.

[86] Jansen/**Sonnenfeld**, § 69f FGG Rn. 38.

[87] Jansen/**Sonnenfeld**, § 69f FGG Rn. 38; BGHZ 150, 45, 53 bezeichnet § 1846 BGB ausdrücklich als Ausnahmevorschrift.

[88] HK-BUR/**Rink**, § 1846 Rn. 12.

[89] **Deutsch/Spickhoff**, Rn. 83.

Während der Betreuer dem Vormundschaftsgericht alljährlich Rechenschaft über sein Handeln ablegen muss und zahlreichen Genehmigungserfordernissen unterliegt, hat der Bevollmächtigte nur bei Entscheidungen über gefährliche ärztliche Behandlungen (§ 1904 Abs. 2 BGB) und bei freiheitsentziehenden Maßnahmen (§ 1906 Abs. 5 BGB) eine Genehmigung des Vormundschaftsgerichts einzuholen. Allerdings hat das Vormundschaftsgericht stets die Befugnis, einen ungeeigneten Vertreter abzusetzen, indem es den Betreuer entlässt bzw. einen Kontrollbetreuer einsetzt, der die Vollmacht widerruft.

I. Entscheidung über die ärztliche Behandlung als Aufgabe des Vertreters

Hat der Patient eine Vertrauensperson bevollmächtigt, umfasst die Vollmacht in der Regel alle Behandlungsentscheidungen. Ebenso wird das Vormundschaftsgericht einem Betreuer regelmäßig die gesamte Gesundheitssorge zuweisen. Beide sind dann auch zu der Entscheidung befugt, ob lebensverlängernde Maßnahmen eingeleitet oder fortgesetzt werden sollen[90]. Ein Vertreter in Gesundheitsangelegenheiten hat jedoch nicht nur die Aufgabe, einer vom Arzt vorgeschlagenen Behandlung zuzustimmen oder sie abzulehnen. Er hat darüber hinaus die Rechte und Interessen des Patienten im **gesamten Behandlungsprozess** wahrzunehmen[91].

II. Entscheidungs- und Kontrollmaßstab

Der Vertreter des Patienten ist bei der Ausübung seiner Vertretungsmacht durch das jeweilige Innenverhältnis gebunden, der Bevollmächtigte durch den Auftrag, der Betreuer durch § 1901 Abs. 2 und 3 BGB. Der Vertreter hat sich deshalb nach den **Wünschen des Patienten** zu richten. Davon dürfen sie nur abweichen, falls der Wunsch ausnahmsweise krankheitsbedingt ist und dem Patienten schädlich wäre (§§ 665, 1901 Abs. 3 S. 1 BGB)[92].

Kennt der Vertreter die Wünsche des Patienten nicht, muss er die Angelegenheit mit dem Patienten besprechen[93]. Nur in Eilfällen darf der Vertreter sofort entscheiden.

Der Vertreter hat in diesem Fall dem **mutmaßlichen Willen** des Patienten zu folgen[94]. Der mutmaßliche Wille des Patienten ist jedoch nicht mit dessen tatsächlich geäußertem Willen gleichzusetzen[95]. Es handelt sich vielmehr um einen **Entscheidungsmaßstab** für den Vertreter[96]. Für den Betreuer ist nach § 1901 Abs. 2 BGB das vom Patienten her zu bestimmende **subjektive Wohl** maßgeblich. Danach hat der Vertreter neben den Wünschen auch die Vorstellungen des Patienten, d. h. seine Lebensentscheidungen, Wertvorstellungen und Überzeugungen zu berücksichtigen. Der Rückgriff auf die Interessen des Patienten ist ihm nur gestattet, wenn er die Wünsche und Vorstellungen des Patienten nicht feststellen kann[97]. Trotz der unterschiedlichen gesetzlichen Formulierungen für Beauftragte einerseits und Betreuer andererseits handelt es sich demnach beim mutmaßlichen Willen und beim subjektiven Wohl des Patienten in der Sache um denselben Maßstab[98]: Der Vertreter hat sich daran zu orientieren, wie der Patient selbst entschieden hätte. Sind dessen individuelle Präferenzen nicht zu ermitteln, hat sich der Vertreter an den Interessen des Patienten zu orientieren. Auch hier ist allerdings **kein Raum für die Regel »in dubio pro vita«**, denn angesichts der Menschenwürdegarantie und ihres Primats kann die Regel nur lauten: **»in dubio pro dignitate«**[99].

III. Die Bedeutung einer Patientenverfügung

Außer der Bestellung einer Vertrauensperson zum Bevollmächtigten kann der Patient auch eine so genannte Patientenverfügung verfassen, in der er

---

[90] **BGHZ** 154, 205 (214); 163, 195 (198); MünchKomm/**Schwab**, § 1904 BGB Rn. 38; zum Bevollmächtigten siehe oben C. I.

[91] Lipp, Patientenautonomie und Lebensschutz, S. 33 f.

[92] **Baumann/Hartmann**, DNotZ 2000, 594 (608 ff.); **Lipp/Klein** FPR 2007, 56 (57 f.); Lipp, BtPrax 2002, 47 (49).

[93] § 665 BGB bzw. § 1901 Abs. 3 S. 3 BGB.

[94] Für den Bevollmächtigten Palandt/**Sprau**, § 665 BGB Rn. 6; zum Betreuer sogleich im Text.

[95] Insofern zutreffend **Höfling/Rixen**, JZ 2003, 884 (892 f.).

[96] **Lipp**, FamRZ 2004, 317 (322 f.).

[97] **Hahne**, FamRZ 2003, 1619 (1621); **Lipp**, BtPrax 2002, 47 (49 f.). Diese Frage ließ **BGHZ** 154, 205 (218 f.) offen.

[98] **Baumann/Hartmann**, DNotZ 2000, 594 (609 f.); **Lipp/Klein** FPR 2007, 56 (58).

[99] **Hufen**, NJW 2001, 849 ff.

seine Wünsche und Vorstellungen für eine künftige Behandlung niederlegt. Solche Vorausverfügungen werden allgemein als für Arzt und Vertreter verbindlich angesehen, wenn sie vom Patienten im Gespräch mit dem behandelnden Arzt erklärt werden, z. B. im Vorfeld einer unter Narkose erfolgenden Behandlung[100]. Als »Patientenverfügung« bezeichnet man eine Vorausverfügung hingegen dann, wenn sie unabhängig von einer konkreten Behandlungssituation verfasst wird.

Formen von Patientenverfügungen

Häufig enthält die Patientenverfügung eine Erklärung des Patienten gegenüber dem unbekannten künftigen Arzt, er stimme bestimmten Maßnahmen zu bzw. lehne sie ab. Der Patient übt damit sein Selbstbestimmungsrecht im Hinblick auf eine künftige Behandlung aus[101]. Dieser Ansicht hat sich auch der Bundesgerichtshof[102] angeschlossen. **Für eine derartige antizipierte Einwilligung bzw. Ablehnung des Patienten gelten dieselben Grundsätze wie für jede Einwilligung**[103]. Sie entfaltet ihre Wirkung, wenn sie die konkrete Behandlungssituation erfasst und frei von Willensmängeln ist. Dafür bedarf sie keiner bestimmten Form und ist auch ohne Aufklärung durch den Arzt wirksam, weil der Patient auf diese verzichten kann. Sie bindet zwar den Arzt, nicht aber den Patienten, da sie nur solange gilt, bis er seine Erklärung ändert oder konkrete Anhaltspunkte für eine Willensänderung vorliegen.

Neben derartigen antizipierten Erklärungen kann eine Patientenverfügung auch **Wünsche, Einstellungen und Werthaltungen** des Patienten mitteilen[104]. Diese Mitteilung erzeugt keine unmittelbare Rechtswirkung, sondern muss erst von einem Vertreter oder dem Arzt konkretisiert werden. Eine solche »narrative« Patientenverfügung enthält Anhaltspunkte, wie der Patient in der aktuellen Situation entschieden hätte[105]. Sie dient zur Konkretisierung des mutmaßlichen Willens bzw. subjektiven Wohls des Patienten und bindet daher den Bevollmächtigten bzw. Betreuer.

❽ Eine Patientenverfügung ist daher stets verbindlich. Den Grad ihrer Verbindlichkeit bestimmt der verfügende Patient selbst, indem er entweder eine Entscheidung bereits vorwegnimmt oder Vertreter und Arzt einen Spielraum belässt.

Notwendigkeit der Auslegung

Jede Patientenverfügung bedarf der Auslegung[106]. Dies ist Aufgabe derjenigen, an die sich eine Patientenverfügung richtet, d. h. des Arztes, des Vertreters oder der Angehörigen[107]. Sie dürfen dabei den Text des Dokuments oder die mündliche Äußerung nicht einfach wörtlich nehmen, sondern müssen vielmehr fragen, was der Patient damit erklären wollte (vgl. § 133 BGB). Bei dieser **Feststellung des Patientenwillens** müssen sie alle Informationen über den Patienten berücksichtigen, die ihnen bekannt geworden sind, und sich darüber hinaus, soweit möglich, weitere Informationen verschaffen. Vor diesem Hintergrund haben sie dann die Patientenverfügung auszulegen[108].

Aufgabe des Vertreters und Rolle des Vormundschaftsgerichts

Der in der Patientenverfügung zum Ausdruck kommende Wille des Patienten muss allerdings erst noch verwirklicht werden, indem z. B. Arzt und Pflegepersonal über die Patientenverfügung informiert oder zu ihrer Beachtung aufgefordert werden. Der Bundesgerichtshof beschreibt deshalb

[100] **Deutsch/Spickhoff**, Rn. 199; **Wagenitz**, FamRZ 2005, 669 (671).

[101] Vgl. Empfehlungen der BÄK und der ZEKO zum Umgang mit Vorsorgevollmacht und Patientenverfügungen, Dtsch Ärztebl. 2006, A 891, Ziff. 1.2.

[102] **BGHZ** 154, 205 (210 f.).

[103] Zum Folgenden **Taupitz**, A 28 ff.; **Wagenitz**, FamRZ 2005, 669 (671); Empfehlungen der BÄK und der ZEKO zum Umgang mit Vorsorgevollmacht und Patientenverfügungen, Dtsch Ärztebl. 2006, A 891, Ziff. 1.2.

[104] Vgl. z. B. **Sass/Kielstein**, 50 ff. (58); **Wagenitz**, FamRZ 2005, 669 (671).

[105] Viele verstehen »die« Patientenverfügung **generell** als ein solches Indiz, vgl. z.B **Deutsch/Spickhoff**, Rn. 513 ff.

[106] **Palandt/Diederichsen**, vor § 1896 BGB Rn. 9 a.E.; **Roth**, JZ 2004, 494 (498 ff.).

[107] **Roth**, JZ 2004, 494 (500 ff.).

[108] Zu den Auslegungsgrundsätzen **Roth**, JZ 2004, 494 (499 ff.).

die Aufgabe des Betreuers zutreffend damit, dass er »dem Willen des Betroffenen gegenüber Arzt und Pflegepersonal in eigener rechtlicher Verantwortung (…) Ausdruck und Geltung zu verschaffen«[109] hat. Betreuer wie Bevollmächtigter müssen mit haftungs- und strafrechtlichen Folgen rechnen, falls sie gegen diese Verpflichtung verstoßen. Darüber hinaus kann das Vormundschaftsgericht gegenüber dem Betreuer Aufsichtsmaßnahmen ergreifen (§§ 1908i, 1837, 1908b BGB) bzw. einen Kontrollbetreuer zur Überwachung des Bevollmächtigten bestellen (§ 1896 Abs. 3 BGB) oder in Eilfällen selbst tätig werden (§§ 1908i Abs. 1 S. 1, 1846 BGB).

Im **Außenverhältnis** gegenüber dem Arzt ist dagegen die Entscheidung des Vertreters maßgeblich[110]. Ein »Durchgriff« auf die Patientenverfügung ist dem Arzt verwehrt. Diese Bindung entfällt nach allgemeinen Grundsätzen nur bei einem offensichtlichen Missbrauch der Vertretungsmacht, d. h. wenn der Vertreter sich nicht an den Willen des Patienten hält und dies für den Arzt offensichtlich ist[111].

❷ Falls der Arzt Zweifel hegt, ob der Vertreter den Willen des Patienten beachtet, kann – und muss – er das Vormundschaftsgericht anrufen, denn die Kontrolle des Vertreters gehört zu dessen Aufgabe.

Bestellung eines Betreuers trotz Patientenverfügung?

Eine Patientenverfügung macht die Bestellung eines Betreuers in aller Regel **nicht entbehrlich**. Er bleibt zum einen für alle weiteren, nicht in der Patientenverfügung vorweggenommenen Entscheidungen erforderlich, und muss zum anderen die Patientenverfügung durchsetzen[112]. Das Vormundschaftsgericht wird daher in der Regel auch dann einen Betreuer bestellen, wenn der Patient eine einschlägige Patientenverfügung verfasst hat.

IV. Vormundschaftsgerichtliche Genehmigung
Gefährliche ärztliche Maßnahmen und Freiheitsentziehung

Eine Genehmigung des Vormundschaftsgerichts für die Einwilligung des Vertreters in eine Untersuchung des Gesundheitszustandes, eine Heilbehandlung oder einen ärztlichen Eingriff ist im Rahmen einer medizinischen Behandlung dann erforderlich, »wenn die begründete Gefahr besteht, dass der Betreute aufgrund der Maßnahem stirbt oder einen schweren und länger dauernden gesundheitlichen Schaden erleidet« (§ 1904 Abs. 1 S. 1 und Abs. 2 BGB). Dabei geht es bei der Genehmigung der Einwilligung des Vertreters nach § 1904 BGB um ärztliche Maßnahmen, die unter Abwägung der Risiken darauf gerichtet sind, die Gesundheit des Betroffenen wieder herzustellen[113].

Kann eine solche Behandlung nur im Rahmen einer stationären Unterbringung erfolgen, muss der Betreuer außer für die Gesundheitssorge auch für die Aufenthaltsbestimmung zuständig sein[114]. Darüber hinaus bedarf er für die Unterbringung wegen der damit verbundenen Freiheitsentziehung der Genehmigung des Vormundschaftsgerichts (§ 1906 Abs. 1 Nr. 2 BGB). Entsprechendes gilt für sonstige freiheitsentziehende Maßnahmen (§ 1906 Abs. 4 BGB).

Genehmigung für den Verzicht auf lebenserhaltende Maßnahmen?

Lange war umstritten, ob der Vertreter eine Genehmigung des Vormundschaftsgerichts benötigt, wenn er lebenserhaltende Maßnahmen ablehnt[115]. Der 12. Zivilsenat des BGH hat dies in seinem Beschluss vom 15.03.2003 im Grundsatz bejaht, jedoch nicht mit einer entsprechenden Anwendung des § 1904 BGB begründet, sondern mit einer Gesamtschau des Betreuungsrechts[116]. Die danach bestehende Unsicherheit, wann eine Genehmigung des Vormundschaftsgerichts eingeholt

---

[109] **BGHZ** 154, 205 (211); 163, 195 (198).

[110] **BGHZ** 163, 195 (198 f.); vgl. auch **Wagenitz**, FamRZ 2005, 669 (672).

[111] **Lipp**, Patientenautonomie und Lebensschutz, S. 35 f.

[112] **Lipp**, BtPrax 2002, 47 (51 f.).

[113] **BGHZ** 154, 205 (209); zum Verzicht auf lebenserhaltende Maßnahmen unten IV.2.

[114] **Knittel**, § 1906 BGB Rn. 2; MünchKomm/**Schwab**, § 1906 BGB Rn. 6.

[115] Zur Diskussion **Lipp**, Patientenautonomie und Lebensschutz, S. 41 ff.

[116] **BGHZ** 154, 205 (219 ff.).

werden muss, hat der Senat in seinem Beschluss vom 08.06.2005 geklärt[117]: Eine Genehmigung ist erst erforderlich, wenn der Arzt eine lebenserhaltende Maßnahme anbietet, weil sie aus seiner Sicht **ärztlich indiziert** ist, der Vertreter sie jedoch unter Hinweis auf den **Willen des Patienten** ablehnen möchte und der Arzt hieran zweifelt.

> ❶ **Eine vormundschaftsgerichtliche Genehmigung ist daher nur im Falle eines Konflikts zwischen Arzt und Betreuer einzuholen**

Dies betrifft Situationen, in denen sie sich über den maßgeblichen Willen des Patienten nicht einig sind. Umgekehrt ist sie nicht erforderlich, wenn Betreuer und behandelnder Arzt sich gemeinsam gegen eine lebenserhaltende Maßnahme entscheiden[118].

Die Behandlung des Patienten während des Genehmigungsverfahrens ist verfassungsrechtlich unbedenklich, weil gerade der Wille des Patienten im Streit steht[119]. Das Genehmigungserfordernis dient der **präventiven Kontrolle** des Vertreters und damit dem Schutz des Selbstbestimmungsrechts des Patienten[120], denn es gewährleistet, dass eine ärztlich indizierte lebenserhaltende Maßnahme nur mit dem Willen des Patienten eingestellt wird. Zugleich schafft die Genehmigung Rechtssicherheit für den Vertreter und andere Beteiligte[121].

Der BGH hat die Genehmigung im Falle des Betreuers aus einer »Gesamtschau des Betreuungsrechts« abgeleitet. Daher ist unklar, ob dasselbe auch für den **Bevollmächtigten** gilt, der nur durch § 1904 Abs. 2 BGB einer Genehmigungspflicht unterworfen wird. Da die Lösung des BGH trotz ihrer anderen Begründung im Ergebnis einer analogen Anwendung des § 1904 BGB entspricht und die angeführten Gründe für eine Genehmigung auf alle Vertreter zutreffen, dürfte für den Bevollmächtigten letztlich nichts anderes gelten.

E. Rechtspolitik: Zur künftigen Rolle des Vormundschaftsgerichts

In der gegenwärtigen rechtspolitischen Debatte werden die Hauptaufgaben des Vormundschaftsgerichts, d. h. die Sicherstellung der Vertretung des Patienten und die Kontrolle dieser Vertreter, im Grundsatz nicht in Frage gestellt. Heftig umstritten ist allerdings, welchen Umfang die Kontrolle durch das Vormundschaftsgericht beim Verzicht auf lebenserhaltende Maßnahmen in Zukunft haben sollte[122].

Einerseits wird vorgeschlagen, dass bei einem Verzicht auf lebenserhaltende Maßnahmen außerhalb der unmittelbaren Sterbephase stets ein Konsil bestehend aus Arzt, Betreuer, Pflegedienst und Angehörigen eingeschaltet und anschließend zusätzlich die Genehmigung des Vormundschaftsgerichts eingeholt werden muss[123]. Die Kontrolle durch das Vormundschaftsgericht wäre damit nicht mehr auf Konfliktfälle beschränkt, sondern würde zum Regelfall. Diese führt jedoch dazu, dass der Patient zumindest für die Dauer des Verfahrens auch dann behandelt wird, wenn dies seinem Willen offensichtlich widerspricht und niemand an seinem Willen zweifelt. Der Vorschlag führt damit zu einer verfassungswidrigen Zwangsbehandlung des Patienten.

Andererseits wird vorgeschlagen, die Genehmigungspflicht für den Bevollmächtigten abzuschaffen und auf die allgemeinen Kontrollmechanismen zu vertrauen[124]. Im Konfliktfall müsste sich dann nicht der Bevollmächtigte (um die Genehmigung einzuholen), sondern der Arzt an das Vormundschaftsgericht wenden (um dessen Einschreiten zu erreichen). Gegen diesen Vorschlag bestehen zwar keine prinzipiellen Bedenken, jedoch wird das Vertrauen in die Vorsorgevollmacht möglicherweise besser dadurch gefördert, wenn man auch dem Bevollmächtigten im Konfliktfall den Weg zum Vormundschaftsgericht vorschreibt.

---

[117] **BGHZ** 163, 195 ff. m. Anm. **Lipp/Nagel**, LMK 2006, 1662.
[118] So zuvor schon **Lipp**, FamRZ 2004, 322 ff.
[119] **Hufen**, ZRP 2003, 248 (251 f.)
[120] **BGHZ** 154, 205 (216 f., 223, 227).
[121] **BGHZ** 154, 205 (218 f., 227); ebenso z. B. **OLG Karlsruhe** FamRZ 2002, 488 (490); **Bauer**, BtPrax 2002, 60 (62).

[122] Einen Überblick geben **May**, BtPrax 2007, 149; **Lipp**, Patientenautonomie und Lebensschutz. Dort sind auch jeweils die Gesetzentwürfe und Diskussionspapiere nachgewiesen.
[123] So z. B. die Enquete-Kommission des Bundestags, BT-Drucks. 15/3700, S. 43, 44.
[124] So z. B. vom Referentenentwurf des Bundesjustizministeriums für ein 3. BtÄndG von 2004, S. 13, 24.

Es spricht daher im Ergebnis viel dafür, hinsichtlich der Rolle des Vormundschaftsgerichts die bestehende Rechtslage beizubehalten. Sie gewährleistet dem betroffenen Patienten einerseits einen großen Spielraum für eine individuelle Vorsorgeregelung mit Hilfe von Vorsorgevollmacht und Patientenverfügung und sorgt andererseits dafür, dass die Kontrolle durch das Vormundschaftsgericht gerade auch in den Fällen effektiv ist, in denen sie erforderlich erscheint: Wenn der Arzt begründete Zweifel daran hegt, dass der Vertreter nach dem Willen des Patienten handelt.

12.4 Die Rolle der Angehörigen

K.Schlimm

I Grundlegende Entscheidungen des Bundesgerichtshofes 2003

Voranzustellen sind die grundlegenden Entscheidungen des Bundesgerichtshofes[125] vom 17.03.2003 – XII ZB 2/03[126] und vom 28.04.2005 – III ZR 399/04[127] in ihrer Tragweite.

Wie an anderer Stelle eingehend dargelegt und erläutert, hat der BGH als Ausdruck des Selbstbestimmungsrechtes des Patienten in Anlehnung an Art. 1 I i.V.m. 2 I GG (allgemeines Persönlichkeitsrecht) grundsätzlich ausgeführt, dass der Patient in einer Patientenverfügung unter zwei Voraussetzungen den behandelnden Arzt anweisen kann, lebensverlängernde Maßnahmen abzustellen:
- wenn das Grundleiden einen irreversiblen und
- tödlichen Verlauf angenommen hat.

Bekannter Hintergrund dieser Entscheidungen ist die Tatsache, dass der Arzt mit seinen Maßnahmen eine Körperverletzung begeht, die nur durch die Einwilligung des Patienten oder seines Vertreters gerechtfertigt ist.[128] Auch und gerade in strafrecht-

licher Hinsicht ist danach eine lebensverlängernde Maßnahme nur so lange zulässig, wie der Patient oder sein gesetzlicher oder gewillkürter Vertreter zustimmt.

II Patientenverfügung

Dabei ist zu unterscheiden, ob der Patient eine sogenannte Patientenverfügung getroffen hat oder nicht:

1 Patientenverfügung als Ausdruck des Selbstbestimmungsrechtes

Liegt eine schriftliche Patientenverfügung als Ausdruck des Selbstbestimmungsrechtes vor, so legt der Angehörige diese Patientenverfügung dem Arzt vor. Soweit die Kriterien der Entscheidung des BGH vom 17.03.2003 erfüllt sind (irreversibler und tödlicher Verlauf, s. oben), so hat der Arzt diese Anweisung des Patienten zu beachten.

Probleme entstehen immer dann, wenn die Patientenverfügung zeitlich weit zurückliegt und die Medizin große Fortschritte in der Zwischenzeit gemacht hat, wenn der Angehörige bei Befragung des Arztes nicht ausschließen kann, dass der Betroffene unter Zugrundelegung dieser Fortschritte sich möglicherweise anders entschieden hätte. Eine solche Beurteilung bedarf allerdings der konkreten Bezeichnung, da ansonsten die Anordnung des Patienten als Ausfluss seines Selbstbestimmungsrechtes im Vordergrund bleibt.

Die sog. Patientenverfügung hat in der Regel in den üblichen Entwürfen die weitere Voraussetzung, dass zunächst während einer Zeit von 2–4 Monaten die Behandlung stattgefunden hat und 1–2 Fachmediziner die Voraussetzungen des irreversiblen und tödlichen Verlaufes bestätigen. Dieses bedeutet, dass für die ersten Tage und Wochen auf der Intensivstation die Maßgabe des Patienten durch seine Verfügung in diesem Fall ohnehin nicht greift. Bis zur Feststellung des irreversiblen und tödlichen Verlaufes sind auf der Intensivstation im Rahmen der Intensivmedizin alle Maßnahmen ärztlicherseits zu ergreifen.

---

[125] Im weiteren mit BGH abgekürzt.
[126] BGH, NJW 2003, 1588 = FPR 2003, 443.
[127] BGH, NJW 2005, 1937.
[128] Ständige BGH-Rechtsprechung, Vgl.: BGH, NJW 1956, 1106; 1971, 1887.

2 Patientenverfügung mit Altersvorsorgevollmacht

Liegt mit der Patientenverfügung auch eine Altersvorsorgevollmacht vor, die den Angehörigen oder eine enge Bezugsperson als Altersvorsorgebevollmächtigten bestellt, so hat der Vorsorgebevollmächtigte aus seiner Stellung ebenso wie ein Betreuer gem. § 1904 I BGB die vormundschaftsgerichtliche Genehmigung für seine Erklärung der Einwilligung zur Beendigung der lebensverlängernden Maßnahmen einzuholen.

3 Mündliche Erklärung zur Patientenverfügung

Hat der Patient eine schriftliche Patientenverfügung nicht verfasst, sondern sie gegenüber Angehörigen lediglich mündlich zum Ausdruck gebracht, so ist die Entscheidung des BGH vom 17.03.2003 ebenso maßgeblich. Die Problematik besteht allerdings darin, dass dem Arzt nur ein oder zwei Angehörige präsent sind, möglicherweise weitere Angehörige existieren und diese eine gegenteilige Mitteilung erklären könnten. Insoweit liegt in der Nachweisbarkeit für den behandelnden Arzt auf der Intensivstation eine Problemzone vor, die er für eine Sofortmaßnahme sicherlich nicht beantworten kann. Insoweit ist ihm nur dadurch geholfen, wenn er beim Vormundschaftsgericht eine Betreuung anregt und der Betreuer für die vormundschaftsgerichtliche Genehmigung ohnehin der Beurteilung eines Sachverständigengutachtens bedarf. Der Betreuer wird das gesamte Umfeld auszuloten haben, um dem Vormundschaftsrichter eine Entscheidungsgrundlage zu bieten.

Bis zur Entscheidung des BGH vom 17.03.2003 hatte der Vormundschaftsrichter mangels gesetzlicher Grundlage keine Möglichkeit der Entscheidung. Der BGH hat schließlich mit seiner Entscheidung aus dem Jahr 2003 die Grundlage geschaffen, die Genehmigung gem. § 1904 I BGB auszusprechen im Wege einer Fortbildung des Betreuungsrechtes, die sich »aus der Gesamtschau des Betreuungsrechtes und dem unabweisbaren Bedürfnis ergibt, mit den Instrumenten dieses Rechtes auf Fragen im Grenzbereich menschlichen Lebens und Sterbens für alle Be-

teiligten rechtliche verantwortliche Antworten zu finden.«[129]

Hat also der Patient die Patientenverfügung lediglich mündlich geäußert, befindet sich der Arzt auf der Intensivstation erst im sicheren Bereich des Rechtes, wenn die Betreuung nicht nur angeregt, sondern angeordnet und der entsprechende Antrag vom Betreuer gestellt ist sowie das Vormundschaftsgericht gem. § 1904 I BGB durch Beschluss genehmigt hat.

4 Mutmaßlicher Wille des Patienten

Der BGH hat in seiner Entscheidung vom 17.03.2003 festgestellt, dass auch das vom Patienten ausgeübte Selbstbestimmungsrecht zu respektieren ist, wenn die Verweigerung lebensverlängernder Maßnahmen dem »mutmaßlichen« Willen des Patienten entspricht, und zwar individuell nach dessen Lebensentscheidung, Wertvorstellungen und Überzeugungen. Für diese Situation sind die Angehörigen in einer ganz besonderen Position:

Die **Definition** des mutmaßlichen Willens bedeutet, dass der entscheidende Wille, lebenserhaltende oder verlängernde Maßnahmen zu unterlassen, daraus herrührt, dass durch Dritte (hier gegebenenfalls Verwandte) aus Unterredungen mit dem Patienten die bloße Schlussfolgerung gezogen wird, dass der Patient lebensverlängernde Maßnahmen nicht gewollt hätte, wenn er diese Situation vorausgesehen hätte. Diese Folgerung stellen die Verwandten oder enge Bezugspersonen aus den Gesprächen fest, die gegebenenfalls daher herrühren, dass der Patient diese Themen irgendwann einmal angesprochen hatte oder in Bezug auf andere Personen geäußert hatte, für den Fall wenn ihm solches widerfahren wäre. Hierbei handelt es sich um Schlussfolgerungen des Angehörigen oder enger Bezugspersonen des Patienten, die sie aus vergangenen Gesprächen und Situationen ziehen.

Dieser Komplex ist rechtlich extrem problematisch. Soweit 2–3 oder mehr Angehörige oder enge Bezugspersonen des Patienten aus Gesprächen solche Schlussfolgerungen ziehen, führt dies den Arzt in eine Beurteilungssituation, die ihm m.E. nicht zustehen kann. In diesem Fall ist dem Arzt an-

---

[129] BGH, Urt.v. 17.03.2003, aaO.

zuraten, ein Betreuungsverfahren einzuleiten, mit der Folge, dass der Vormundschaftsrichter nach entsprechender Beweiserhebung unter Umständen durch den einzusetzenden Betreuer oder, falls ein Vorsorgebevollmächtigter eingesetzt ist, die Entscheidung gem. § 1904 I BGB analog trifft.

Glaubt der Intensivmediziner dagegen den Mitteilungen der gerade anwesenden Angehörigen, selbst wenn sie diese schriftlich bestätigen, so ist nicht auszuschließen, dass andere Angehörige oder Bekannte genau das Gegenteil zu Protokoll erklären. Diese Diskrepanz kann jedenfalls dem Intensivmediziner in seiner Beurteilung der notwendigen Entscheidung nicht zugemutet werden. Insoweit muss der Arzt diese Entscheidung, selbst wenn der BGH die mutmaßliche Willensrichtung respektiert und beachten will, in die Beurteilung des Vormundschaftsgerichtes geben.

Soweit der BGH in seiner Entscheidung vom 17.03.2003 nach Widerstand der Instanzgerichte zu dem Ergebnis kommt, dass es aus der Gesamtschau des Betreuungsrechtes und dem unabweisbaren Bedürfnis, mit den Instrumenten dieses Rechtes auch hinsichtlich Fragen im Grenzbereich menschlichen Lebens und Sterbens für alle Beteiligten rechtlich verantwortliche Antworten zu finden, kann dem Arzt auf der Intensivstation nicht die Entscheidung aufgegeben werden, die die Gerichte der Vorinstanzen nicht beantworten konnten oder wollten.

Im Ergebnis kann nur zwingend angenommen werden, dass im Hinblick auf die Mutmaßlichkeit eines Patientenwillens nicht der Arzt, sondern das Gericht auf Antrag des Bevollmächtigten oder des Betreuers entscheidet.

III Ausblick

Die CDU, CSU und SPD haben im Koalitionsvertrag für die 16. Legislaturperiode des deutschen Bundestages eine Vereinbarung mit dem Titel getroffen »Gemeinsam für Deutschland. Mit Mut und Menschlichkeit«. Patientenverfügungen sind als »vorausgreifende Selbstbestimmung« Willensbekundungen einer einwilligungsfähigen Person zu medizinischen und begleitenden Maßnahmen für den Fall der Einwilligungsunfähigkeit.

Hierzu gab es einen Referentenentwurf des Bundesministeriums der Justiz im November 2004. Dieser wurde zunächst an Länder und Verbände zur Stellungnahme verschickt mit dem Ergebnis, dass der Entwurf nicht ins Bundeskabinett eingebracht wurde.

Die Bundesministerin der Justiz hat in verschiedenen Presseveröffentlichungen deutlich gemacht, dass sie baldmöglichst einen Gesetzesentwurf dem Bundestag vorlegen will. Es gibt derzeit Entwürfe eines Patientenverfügungsgesetzes – PatVerfG – von verschiedenen Bundestagsabgeordneten verschiedener Parteien. Die Entwürfe mit Begründungen[130] liegen derzeit vor von den

- Abgeordneten Wolfgang Bosbach u. a. vom 28.03.2007
- Abgeordneten Joachim Stünker u. a. vom 14.06.2007 und
- Abgeordneten Wolfgang Zöller u. a. vom 05.06.2007.

Es soll an dieser Stelle keine Bewertung der Entwürfe vorgenommen werden. Es bleibt abzuwarten, wie die Länder und Verbände die Entwürfe sehen. Eine Orientierung erfolgt jeweils an der Entscheidung des BGH mit Kodifizierungen, deren Tragweite noch im Einzelnen durchleuchtet werden muss. Beispielsweise sieht der Entwurf der Abgeordneten Bosbach u. a. zumindest grundsätzlich die Notwendigkeit der vormundschaftsgerichtlichen Genehmigung vor, es sei denn, dass die Erkrankung einen irreversiblen tödlichen Verlauf genommen hat und Arzt und Vertreter darin übereinstimmen, dass der Patient die Behandlung nicht wünscht bzw. wünschen würde.

> **Fazit**
>
> An dieser Stelle kann bereits auf die oben ausgeführten Schwierigkeiten verwiesen werden. Die Ungewissheit bleibt immer in der Verantwortung des Arztes, der letztlich handeln muss. Welche Modifikation schließlich ins Kabinett und in den Bundestag kommt, ist offen, sodass heute nur die Kriterien des BGH aus der Entscheidung im Jahre 2003 gelten.

---

[130] http://www.medizinethik.de/patientenautonomie.htm.

Literatur

Literatur zu Kap. 12.3

Ahrens, Martin Autonomie in Fesseln – Vorsorgevollmacht und Vorsorgeverhältnis an den Schranken des Rechtsberatungsgesetzes, in: Betreuungsrechtliche Praxis (BtPrax) 2005, 163

Ankermann, Ernst Verlängerung sinnlos gewordenen Lebens?, in: Medizinrecht (MedR) 1999, 387

Bauer, Axel Juristische Argumentationslinien und die Funktion der Justiz im Rahmen der Sterbehilfedebatte, in: Betreuungsrechtliche Praxis (BtPrax) 2002, 60

Baumann, Wolfgang/Hartmann, Christian Die zivilrechtliche Absicherung der Patientenautonomie am Ende des Lebens aus der Sicht der notariellen Praxis, in: Deutsche Notar-Zeitschrift (DNotZ) 2000, 594

Bienwald, Werner Die Vorsorgevollmacht – ein gleichwertiger Ersatz der Betreuerbestellung?, in: Betreuungsrechtliche Praxis (BtPrax) 1998, 164

Bienwald, Werner/Sonnenfeld, Susanne/Hoffmann, Birgit Betreuungsrecht Kommentar, 4. Auflage, Bielefeld 2005

Borasio, Gian Domenico/Putz, Wolfgang/Eisenmenger, Wolfgang Verbindlichkeit von Patientenverfügungen gestärkt, in: Deutsches Ärzteblatt (Dtsch Ärztebl.) 2003, A 2062

Damrau, Jürgen/Zimmermann, Walter Betreuungsrecht Kommentar zum materiellen und formellen Recht, 3. Auflage Stuttgart 2001

Deutsch, Erwin/Spickhoff, Andreas Medizinrecht: Arztrecht, Arzneimittelrecht, Medizinprodukterecht und Transfusionsrecht, 5. Auflage, Berlin 2003

Dodegge, Georg/Roth, Andreas Systematischer Praxiskommentar Betreuungsrecht, 2. Auflage, Köln 2005

Hahne, Meo-Michaela Zwischen Fürsorge und Selbstbestimmung, in: Zeitschrift für das gesamte Familienrecht (FamRZ) 2003, 1619

Heidelberger Kommentar zum Betreuungs- und Unterbringungsrecht (HK-BUR), hrsg. von Thomas Klie, 58. Aktualisierung 2007, Heidelberg

Höfling, Wolfram/Rixen, Stephan Vormundschaftsgerichtliche Sterbeherrschaft?, in: Juristenzeitung (JZ) 2003, 884

Hufen, Friedhelm Verfassungsrechtliche Grenzen des Richterrechts, in: Zeitschrift für Rechtspolitik (ZRP) 2003, 248

Hufen, Friedhelm In dubio pro dignitate – Selbstbestimmung und Grundrechteschutz am Ende des Lebens, in: Neue Juristische Wochenschrift (NJW) 2001, 849

Jansen, Paul Gesetz über die Angelegenheiten der freiwilligen Gerichtsbarkeit Großkommentar, 2. Band, Berlin 2005

Knittel, Bernhard Betreuungsgesetz Kommentar und Rechtsammlung, Stand 01.02.2007, Starnberg

Laufs, Adolf/Uhlenbruck, Wilhelm (Hrsg.) Handbuch des Arztrechts, 3. Auflage, München 2002

Lipp, Volker/Klein, Frederike C.A. Patientenautonomie und »Sterbehilfe« – Stand der aktuellen Debatte, in: FPR (Familie Partnerschaft Recht) 2007, 56

Lipp, Volker Betreuung und Zwangsbehandlung, in: Juristenzeitung (JZ) 2006, 661

Lipp, Volker Die Betreuungsverfügung als Instrument privater Vorsorge, in: Susanne Sonnenfeld (Hrsg.), Nichtalltägliche Fragen aus dem Alltag des Betreuungsrechts, Festschrift für Werner Bienwald zum 70. Geburtstag, Bielefeld 2006, S. 177

Lipp, Volker/Nagel, Michael Benedikt Zur Einstellung einer lebenserhaltenden Maßnahme (»passive Sterbehilfe«), in: LMK 2006, 1662

Lipp, Volker Patientenautonomie und Lebensschutz, Zur Diskussion um eine gesetzliche Regelung der »Sterbehilfe«, Göttingen 2005

Lipp, Volker »Sterbehilfe« und Patientenverfügung, in: Zeitschrift für das gesamte Familienrecht (FamRZ) 2004, 317

Lipp, Volker Patientenautonomie und Sterbehilfe, in: Betreuungsrechtliche Praxis (BtPrax) 2002, 47

May, Arnd »Patientenverfügungen«, in: Betreuungsrechtliche Praxis (BtPrax) 2007, 149

Münchener Kommentar zum Bürgerlichen Gesetzbuch (MünchKomm), hrsg. von Kurt Rebmann, Franz Jürgen Saecker, Roland Rixen, Band. 8, 4. Auflage, München 2002

Palandt, Otto Bürgerliches Gesetzbuch, 66. Auflage, München 2007

Roth, Andreas Die Verbindlichkeit der Patientenverfügung und der Schutz des Selbstbestimmungsrechts, in: Juristenzeitung (JZ) 2004, 494

Sass, Hans-Martin/Kielstein, Rita Patientenverfügung und Betreuungsvollmacht, 2. Auflage, Münster 2003

Spickhoff, Andreas Die Entwicklung des Arztrechts 2002/2003, in: Neue Juristische Wochenschrift (NJW) 2003, 1701

Spickhoff, Andreas Die Patientenautonomie am Lebensende: Ende der Patientenautonomie?, in: Neue Juristische Wochenschrift (NJW) 2000, 2297

Taupitz, Jochen Empfehlen sich zivilrechtliche Regelungen zur Absicherung der Patientenautonomie am Ende des Lebens?, Gutachten A zum 63. Deutschen Juristentag (DJT), 2000

Verrel, Torsten Patientenautonomie und Strafrecht bei der Sterbebegleitung, Gutachten C zum 66. Deutschen Juristentag (DJT), 2006

Wagenitz, Thomas Finale Selbstbestimmung? Zu den Möglichkeiten und Grenzen der Patientenverfügung im geltenden und künftigen Recht, in: Zeitschrift für das gesamte Familienrecht (FamRZ) 2005, 669

Bibliographie zu Kap. 12.3

Empfehlungen der BÄK und der Zentralen Ethikkommission der BÄK zum Umgang mit Vorsorgevollmacht und Patientenverfügungen. Dtsch Ärztebl 2006, A 891

Enquete-Kommission »Ethik und recht der modernen Medizin« des Deutschen Bundestages: Zwischenbericht »Patientenverfügungen« vom 13.09.2004, in: BT-Drs. 15/3700

Referentenentwurf eines 3. Betreuungsrechtsänderungsgesetzes vom 01.11.2004, Bundesministerium der Justiz, online unter: http://www.btprax.de/download/refe.pdf (Stand: September 2007)

Teil V   Die ärztliche Entscheidung

Rechte und Pflichten des Arztes

H. Pichlmaier

> Das Arztrecht ist ein wichtiges juristisches Thema geworden. An vielen deutschen Universitäten sind inzwischen Lehrstühle für Arztrecht entstanden. Für den Arzt ist es heute unerlässlich, die wesentlichen Inhalte des Arztrechts zu kennen. Im Folgenden werden hierzu verschiedene Aspekte aus dem medizinischen Alltag angesprochen. Der Schwerpunkt liegt auf den Pflichten des Arztes, weniger auf seinen Rechten. Fragen aus der klinischen Forschung können in diesem Zusammenhang nur angedeutet werden.

Rechte des Arztes

An vorderster Stelle steht das Recht zur **Ausübung ärztlicher Tätigkeit**, das durch die Approbation erworben wird. Bei gravierenden Verstößen kann diese Erlaubnis zu ärztlicher Tätigkeit entzogen werden. Die Kompatibilität des nationalen Rechts mit dem Europarecht ist hierbei noch nicht ausreichend gegeben, was zu speziellen Problemen führen kann.

Ein weiteres wichtiges Recht des Arztes ist die **Therapiefreiheit**. Ihr sind allerdings fachliche Grenzen gesetzt. Sie sind durch den medizinischen Standard definiert. Abweichungen von diesem Standard sind möglich, müssen jedoch begründet werden.

Ein Recht des Arztes ist es auch, eine gewünschte **Behandlung ablehnen** zu können. Allerdings ist dieses Recht vor allem innerhalb der kassenärztlichen Tätigkeit erheblich eingeschränkt und seine Inanspruchnahme bedarf der Begründung und Dokumentation. In keinem Fall dürfen Notfallbehandlungen und Maßnahmen der ersten Hilfe verweigert werden.

Besonders auf diesem Feld können schwierige Haftungsfragen auftreten und zu Auseinandersetzungen mit unsicherem Ausgang Anlass geben. Beispiel für eine solche Situation kann eine dringende Intubation bei einem Unfallopfer durch einen in dieser Maßnahme ungeübten Arzt werden. Als Arzt ist er verpflichtet, erste Hilfe zu leisten, mit der erforderlichen praktischen Aufgabe ist er jedoch nicht vertraut. Eine Fehlintubation kann tödlich enden, ihre Unterlassung auch. Wie wird das Gericht ex post entscheiden?

In einer Zeit, in der die Autonomie des Kranken eine überragende Rolle im Arzt-Patienten-Verhältnis spielt, muss mit Nachdruck darauf hingewiesen werden, dass auch der Arzt ein **Recht auf Autonomie** besitzt. So kann und darf er Ansinnen, die seinen rechtlichen und ethischen Grundvorstellungen von ärztlichem Handeln widersprechen, zurückweisen. Dies spielt unter anderem eine große Rolle bei Fragen der Abtreibung, der Sterbehilfe oder der Eingriffe ohne medizinische Indikation. Letzteres hat im Zusammenwirken von heutigen gesellschaftlichen Ansprüchen und Idealen, den zunehmenden Möglichkeiten der modernen Medizin und ökonomischen Überlegungen zu bemerkenswerten Erscheinungen geführt. Schnittentbindungen auf Wunsch, Adipositasoperationen, Mammachirurgie aus rein kosmetischen Überlegungen und verschiedene Formen der sog. »Lifestyle-Medizin« sind zu nennen.

Zweifellos bewegen sich der Mediziner und sein Kunde oder Klient – von »Arzt« kann man in diesem Zusammenhang definitionsgemäß ebenso wenig wie von Patient sprechen – zu mindest in einem Teil dieser Fälle auf schwierigem Gelände. An die Aufklärung und Dokumentation sind hierbei besonders strenge Anforderungen zu stellen. Ein Teil solcher Eingriffe ist durch eine zumindest zusätzliche medizinische Indikation gedeckt.

Pflichten des Arztes

Dabei sind zunächst die **allgemeinen ärztlichen Berufspflichten** zu nennen, wie sie in den Berufsordnungen der Kammern niedergelegt sind: Hier finden wir neben einer Reihe formaler Gegenstände an vorrangiger Stelle das **Sorgfaltsgebot**, woraus sich verschiedene Punkte ergeben. Die ärztliche Sorgfalt orientiert sich als Kernqualität ärztlichen Handelns an den Regeln des Faches, die ihrerseits als Standard der jeweiligen Disziplin gültig sind. Der Standard ergibt sich aus der Fachliteratur, den Hinweisen und Verlautbarungen der Gesundheitsbehörden, den Festlegungen medizinischer Fachgesellschaften und deren Arbeitsgemeinschaft

(AWMF), wie sie als Empfehlungen, Vereinbarungen, Leitlinien (ebenfalls Empfehlungen, **keine** Richtlinien!) und Richtlinien niedergelegt sind. Entsprechend der Weiterentwicklung der Medizin, die durch ein völlig starres System unterbunden würde, ändern sich die Standards. Sie werden dem aktuellen Stand der Medizinischen Wissenschaft in Zeitabständen angepasst und spiegeln den so genannten »gehobenen Facharztstandard«. Der Arzt ist verpflichtet, durch Fortbildung und Selbststudium den jeweiligen aktuellen Wissensstand der Medizin, bzw. seines Fachgebietes zu kennen und seiner Behandlungspraxis zu Grunde zu legen. Bei Rechtsstreitigkeiten gilt, was zum Zeitpunkt der strittigen Behandlung Fachstandard war.

Die Weiterentwicklung der Medizin erfolgt durch wissenschaftliche **Forschung und Beobachtung**, die vor allem den Ärzten der Universitätskliniken und vergleichbaren Institutionen aufgetragen sind. Diese, aber auch jeder nicht universitär tätige Arzt, der sich an klinischer Forschung beteiligt, unterliegen strengen internationalen, europäischen und nationalen Regeln und Vorschriften (z. B. Deklarationen von Helsinki und von Tokio, Menschenrechtsübereinkommen zur Biomedizin des Europarats), v. a. wenn es sich um Untersuchungen am Menschen handelt. Die genaue Kenntnis des rechtlichen und ethischen Rahmens ist unverzichtbar für jeden Arzt, der in irgendeiner Form mit Menschen forscht. Wichtigster Ansprechpartner ist in diesem Zusammenhang die zuständige Ethikkommission, ohne deren Zustimmung die Forschung mit Menschen problematisch und ihre Finanzierung durch offizielle Förderinstitutionen (z. B. Deutsche Forschungsgemeinschaft) nicht mehr möglich ist.

Schwerwiegende Fragen stellen sich in diesem Zusammenhang der klinischen Forschung vor allem bei nicht Einwilligungsfähigen, wie z. B. Kindern, Bewusstlosen oder Demenzkranken. In letzter Konsequenz bedeutet es die Wahl zwischen medizinischem Fortschritt durch Forschung und dem Stagnieren der Therapie auf dem gegenwärtigen Stand, ein nahezu unerschöpfliches, eigenständiges Thema.

Hierher gehört auch die Forschung mit Kranken, die intensivmedizinisch behandelt werden und häufig nur eingeschränkt oder nicht einwilligungsfähig sind. Ob bei Kranken in einem solchem Zustand eine randomisierte kontrollierte Studie erlaubt ist, stellt ein schwer lösbares ethisches Problem dar.

Der Oberbegriff der ärztlichen Sorgfalt reicht weit und geht an vielen Stellen gleitend in die Pflichten der **Aufklärung** und der **Dokumentation** über. Mängel auf diesem Feld können die Einwilligung eines Kranken in eine Behandlung als solche unwirksam machen und damit im Extrem dazu führen, dass selbst eine erfolgreiche ärztliche Maßnahme rechtlich als unerlaubt angesehen wird. Dies kann für den behandelnden Arzt weit reichende Folgen haben.

Nur eine angemessene Aufklärung und ihre überzeugende Dokumentation schützen den Arzt vor dieser Gefahr. Die Sorgfaltspflichten im ärztlichen Alltag betreffen nicht nur die Aufklärung über das unmittelbare therapeutische Handeln, sondern gleichermaßen über die Diagnostik, sowie die Vor- und Nachbehandlung. Nachlässigkeiten und Unterlassungen, z. B. bei der Befundweitergabe vom Diagnostiker an den Therapeuten, können zum Vorwurf mangelnder Sorgfalt führen und damit über die Feststellung eines »Behandlungsfehlers« im weiteren Sinne eine Haftpflicht auslösen. Ähnliches gilt für die Nachbehandlung, wo z. B. übersehene Infektionen, Blutungen, Schockereignisse, mangelhafte Überwachung nach Eingriffen in Narkose und vieles mehr, den Vorwurf eines Behandlungsfehlers begründen können.

Die Aufklärung muss die geplanten Maßnahmen laienverständlich darstellen und auf die allgemeinen Gefahren hinweisen. Die eingriffstypischen Risiken, auch wenn diese nur sehr selten auftreten, sind zu nennen. Der Arzt muss, wenn es anerkannte Behandlungsalternativen gibt, auch diese ansprechen. Sollte der behandelnde Arzt z. B. bei einer Gallenoperation nur die konventionelle Methode beherrschen, genügt es nicht, allein über diese aufzuklären. Er muss vielmehr auch auf die Alternativen hinweisen und den Kranken, falls dieser laparoskopisch operiert werden will, an eine hierfür geeignete Adresse überweisen.

Der Arzt muss nachweisen können, dass rechtzeitig, d. h. bei Planoperationen spätestens am Vortag der Operation, ein sachgerechtes Aufklärungsgespräche stattgefunden hat. Die Aufklärung

ist die rechtliche Basis der Einwilligung in eine Behandlung.

Am sichersten ist die unmittelbare Protokollierung der Gesprächsgegenstände mit Datum und Unterschrift des Einwilligenden und des aufklärenden Arztes. Rechtlich genügt auch die mündliche Aufklärung. Deren Nachweis erfolgt durch Zeugen. Doch welcher Zeuge erinnert sich nach Monaten oder Jahren noch an deren Inhalt und Details. So sollte man, wenn schon aus einem besonderen Grund auf ein unmittelbares Protokoll verzichtet wird, nach dem Gespräch ein solches anfertigen und von dem potentiellen Zeugen gegenzeichnen lassen. Handschriftliche Notizen haben mehr Überzeugungskraft als Formulare. Der vom Kranken unterschriebene Vermerk, dass er keine weiteren Fragen habe, verstärkt die Wirksamkeit.

Sehr überzeugend ist ein Aufklärungsprotokoll, wenn es beispielsweise eine während des Gesprächs angefertigte Operationsskizze enthält, denn zu welch anderem Zweck, als zur Erklärung des zu Besprechenden, sollte sie dienen? Bedenken muss der Arzt auch, dass im stationären Bereich eine arztunabhängige Pflegedokumentation geführt wird, die oft ausführlich ist und bei Streitigkeiten zur Beweiserhebung häufig parallel zu den ärztlichen Aufzeichnungen gelesen wird.

Nachdrücklich hinzuweisen ist auf die Dokumentationspflicht beim Auftreten von Komplikationen. Jetzt geht es um die Stärkung, wenigstens um den Erhalt des Vertrauens des Patienten und seiner Angehörigen zu dem behandelnden Arzt. Die Delegation einer solchen Aufgabe ist in dieser Situation verderblich (Typische Patientenaussage »Ich habe meinen Arzt danach nie mehr gesehen und gesprochen«).

Aufklärung und Dokumentation gehören zusammen. Beide sind heute eine wesentliche Voraussetzung jeder ärztlichen Behandlung, wobei auch diagnostische Maßnahmen betroffen sind. Fast immer gehört bei juristischen Auseinandersetzungen die vernachlässigte oder unterbliebene Aufklärung zum Standardvorwurf des Rechtsanwalts. Selbst eine erfolgreiche ärztliche Maßnahme ohne Aufklärung ist rechtlich gesehen Körperverletzung mit allen juristischen Folgen. Und es sei nochmals betont, dass Fehler und Unterlassungen in diesem Bereich den Arzt in größte Schwierigkeiten bringen können. Wie leicht wären sie zu vermeiden gewesen!

Nicht allzu sehr sollte man sich auf die etwas zurückhaltendere Beurteilung der Gerichte in jüngster Zeit verlassen, die mit dem Begriff der »hypothetischen«, d. h. mutmaßlichen Einwilligung in besonders gelagerten Einzelfällen dem betroffenen Arzt ein wenig Entlastung gibt.

Ein nicht einfacher Komplex in diesem Zusammenhang ist die interdisziplinäre ärztliche **Kooperation**. Sie ist heute vielfach durch Vereinbarungen der beteiligten Fachgesellschaften geregelt und basiert auf der Einhaltung der Sorgfalt, worauf sich jeder Beteiligte verlassen kann und muss. Doch all diese Regelungen bleiben fragwürdig, wenn es den Ärzten nicht gelingt, in ihrer fachlichen Umgebung eine Atmosphäre hohen kollegialen Respekts zu schaffen.

Und die Sorgfaltspflichten reichen weiter: So gehört die Beachtung **organisatorischer Pflichten**, beispielsweise hygienischer Standards, in den Verantwortungsbereich des zuständigen Arztes. Im operativen Fach spielt in dieser Hinsicht z. B. die mittlerweile weit verbreitete Infektion mit resistenten Keimen eine große Rolle. Innerhalb kürzester Zeit müssen die in diesem Fall zusätzlich erforderlichen Maßnahmen veranlasst sein: Isolierung, aseptischer Umgang mit dem Infizierten durch Tragen von Schutzkleidung und Handschuhen, laufende Desinfektion, Besuchsregelungen, gezielte Antibiotikatherapie und Prophylaxe. Die Einbeziehung eines Hygienebeauftragten des betroffenen Krankenhauses ist dringend zu empfehlen. Der Vermerk seines Namens, des Datums seines Konsiliarbesuchs und die kurze Dokumentation der veranlassten Maßnahmen, sowie des Zeitpunkts ihrer Durchführung, sollten hierbei der Dokumentationspflicht genügen.

In diesem Zusammenhang ist auch auf die Pflicht hinzuweisen, **komplizierte Fächerkooperationen** für den Kranken sicher zu **organisieren**. So geht es nicht an, im Rahmen einer ärztlich indizierten Adipositasbehandlung einen Magenballon oder ein gastric banding einzusetzen, ohne mit dem Kranken ein Gesamtkonzept der Therapie zu entwickeln, das schon zu Beginn Internisten, eventuell Psychotherapeuten, und nach der Ballonimplantation erfahrene weiterbehandelnde Ärzte

einschließt. Diese müssen in der Lage sein, sich anbahnende Störungen zu erkennen und zu handeln. Auch muss ein übergreifendes Konzept, mit dem der Patient einverstanden ist und an dem er mitwirkt, entwickelt werden, das z. B. nach Entfernung des temporär eingesetzten Ballons weiter verfolgt wird.

Sehr schwierig können sich Fragen der **Sicherheit des Kranken** im Durchgangssyndrom oder bei Demenz gestalten. Die hierbei gelegentlich denkbaren und notwendigen Zwangsmaßnahmen, wie Fixierung, Einschränkung der Bewegungsfreiheit, Sedierung u.a., stoßen an Grenzen, wie sie durch die Begriffe der Menschenwürde und der Autonomie gesetzt sind. Auf der andern Seite steht die Sorgepflicht für das Wohl des dem Arzt anvertrauten Kranken. Hierbei ist großes ärztliches Einfühlungsvermögen erforderlich, nicht zuletzt im Umgang mit seinen Angehörigen. In Grenzfällen kann die Hilfe eines Vormundschaftsgerichts in Anspruch genommen werden.

Schließlich gehören zur ärztlichen Sorgfalt auch Fragen der **Übernahme** einer Therapie, die die vor Ort vorhandenen Möglichkeiten übersteigt. Nur die erkennbar selbstkritische Haltung des Arztes vermeidet den möglichen späteren Vorwurf eines Übernahmeverschuldens. Bei gemischter Verantwortung zwischen dem ärztlichen und dem Verwaltungsbereich ist der Arzt gut beraten, auf gefährliche **Mangelsituationen**, die zu dem Vorwurf von Sorgfaltsverletzungen führen könnten, rechtzeitig und nachdrücklich schriftlich hinzuweisen und so die Verantwortung zumindest zu teilen.

Intensivtherapie und besondere Situationen

Im Folgenden soll kurz auf die Intensivtherapie eingegangen werden, die in besonders eindrucksvoller Weise den Zusammenhang von Recht und Medizin erkennen lässt:

Intensivmedizin bewegt sich an der Grenze des Lebens. Es ist nicht die Aufgabe des Arztes, über Leben zu entscheiden. Es ist auch nicht seine Aufgabe, Menschen zum Leben zu zwingen. Das wichtigste Instrument des Arztes ist die medizinische Indikation. Diese wird wesentlich durch den Willen des Kranken mitbestimmt. Oft handelt es sich um Patienten, deren Bewusstsein durch die Krankheit eingeschränkt oder durch ärztliche Maßnahmen unterbrochen ist. Es entstehen schwierige Situationen, die oft rasch entschieden werden müssen. Verbindliche Regeln für die jeweilige Einzelsituation gibt es nicht.

Ich möchte einige Verfahrensweisen nennen, die sich mir in über 40 Jahren Intensivmedizin bewährt haben. Sie sind Ausdruck meiner persönlichen Meinung:

Die ärztliche Indikation bestimmt, ob eine Intensivtherapie überhaupt begonnen wird oder nicht. Im weiteren Verlauf muss die Indikation in Zeitabständen überprüft werden, sie kann sich ändern. Der **bewusste Kranke** kann von seiner Autonomie Gebrauch machen und einem auf ärztlicher Indikation beruhenden Behandlungskonzept nicht zustimmen. In Fällen geplanter Intensivtherapie sollte der Arzt versuchen, über ein eingehendes Aufklärungsgespräch die Vorstellungen und Wünsche des Betroffenen zu erkennen, um sie nachfolgend berücksichtigen zu können.

Bei **nicht einwilligungsfähigen** Kranken kommt einer **Patientenverfügung** entscheidende Bedeutung zu. Sie hat vergleichbares Gewicht, wie die Einwilligung oder Ablehnung eines Therapievorschlages durch den bewussten Kranken, wenn sie denn vorliegt, genügend präzise im gegebenen Fall und zeitlich aktuell ist. Durch diese Bedingungen erfährt sie allerdings eine wesentliche Relativierung. Es ist daher ratsam, der Patientenverfügung eine Vollmacht mit Betreuungsverfügung bei zu fügen[131]. Dringend zu empfehlen ist es auch, sich bei der Abfassung der Verfügung von einem Arzt beraten zu lassen. Eine notarielle Bestätigung ist überlegenswert.

Ist mit dem Kranken vor Intensivbehandlungsbeginn diesbezüglich nicht gesprochen worden und liegt eine brauchbare Patientenverfügung nicht vor, so ist die Erkundung des **mutmaßlichen Willens** des Betroffenen wichtig, im gegebenen Fall aber oft schwierig und für den Arzt nicht ungefährlich. Angaben von Verwandten oder Bekannten sind womöglich emotional überlagert und manchmal von Eigeninteressen beeinflusst. Kommt man zu keiner Lösung, kann auch hier das Vormundschaftsgericht angerufen werden.

Da der nicht einwilligungsfähige Kranke dem Arzt in besonderem Maß ausgeliefert ist, übernimmt dieser eine große Verantwortung. Andererseits können allzu rigide juristische Vorgaben die Gefahr defensiver Medizin herbeiführen, die ihrerseits dem Kranken gefährlich wird.

Häufig kann der erfahrene Arzt den Zeitpunkt erkennen, an dem Hoffnung in Aussichtslosigkeit umschlägt. Besonders dann ist die medizinische Indikation neu zu überdenken und gegebenenfalls zu ändern. Ärztliche Entscheidungen, die Therapie weiter zu steigern, oder sie auf dem erreichten Niveau zu begrenzen (»einzufrieren«) bis hin zum Therapieverzicht oder -abbruch, sind möglich und gegebenenfalls nötig. Ich bin überzeugt, dass derartige Entschlüsse von den behandelnden Ärzten und Pflegenden gemeinsam und einstimmig gefasst werden müssen. Es handelt sich aber dabei um eine ärztliche Aufgabe. Hier ist der seltene Augenblick gekommen, in dem die Hierarchie einer Klinik für alle sichtbar werden muss: Der letztentscheidende Arzt übernimmt nach eingehender Beratung für alle erkennbar die Verantwortung (indem er z. B. das Protokoll unterschreibt oder bei festgestelltem Hirntod selbst den Respirator abschaltet).

Ob die auf einer derartigen, breiten Diskussion derer, die den Kranken innerhalb des Klinikums am besten kennen, beruhende Entscheidung durch die Stellungnahme einer lokalen Ethikkommission verbessert wird, bezweifle ich sehr. Sicherlich kann dadurch die Verantwortung des letztentscheidenden Arztes auf ein Gremium verteilt werden. Es entsteht ein gewisser »Verdünnungseffekt«. Ob sie dadurch an moralischem Wert, man könnte auch sagen an Tiefe, gewinnt, steht dahin.

Angehörige müssen über die Entwicklung des Krankheitsverlaufes eines Angehörigen unter Intensivtherapie in verständlicher Art und inhaltlich korrekt informiert werden. In ärztliche Entscheidungen sollten sie nicht einbezogen werden, da ihnen damit unausweichlich eine Verantwortung aufgeladen wird, die sie weder fachlich, noch emotional, tragen können. Sie wird für sie zum Trauma werden, möglicherweise lebenslang.

---

[131] Bayerisches Staatsministerium der Justiz: Vorsorge für Unfall, Krankheit und Alter, April 2001

Fallbeispiele

Ein nachdenklicher Kranker mittleren Alters stand vor einer großen Operation. Am Ende der Aufklärung gab er zu dem Eingriff seine Einwilligung. Eine Behandlung auf der Intensivstation nach dem Eingriff lehnte er ab. Ihm wurde erklärt, dass unter dieser Bedingung nicht operiert werden könne, da in einer derartigen Situation die Chance zu überleben auf der Kombination von Eingriff und Intensivbehandlung beruhe. Man einigte sich darauf, eine postoperative Intensivtherapie durchzuführen, sie jedoch abzubrechen, wenn der Umschlagpunkt zur Hoffnungslosigkeit überschritten sei. Dies trat erfreulicherweise nicht ein, doch ich bin sicher, dass das Versprechen eingehalten worden wäre, wenn der Verlauf ein anderer gewesen wäre.

Am Ende einer langen Diskussion bei einem 22-jährigen Polytraumapatienten kamen wir zu der Überzeugung, dass alle weiteren Maßnahmen sinnlos waren, und entschieden uns dazu, die Behandlung nicht weiter zu steigern. Ich hörte eine in meiner Nähe stehende Schwesternschülerin leise und gleichsam zu sich selbst sagen: »Aber er ist doch so jung«. Dies war für uns alle Anlass, die Intensivtherapie in vollem Umfang fortzusetzen. Der Verletzte starb 3 Tage später an Multiorganversagen. Die Schwesternschülerin wurde nach ihrem Examen eine wertvolle Mitarbeiterin auf unserer Intensivstation.

Zu dem Bereich ärztlicher Pflichten als Problemkomplex besonderer Art gehört der Datenschutz. Verschiedene Interessen spielen auch dabei eine große Rolle. Nichtmedizinische Bereiche, Verwaltung, Versicherung, Abrechnungsbeauftragte und andere beanspruchen heute auch zu sensiblen Daten Zugang. Archive haben viele Interessenten, man denke nur an die zahlreichen Doktoranden. Schließlich gibt es Daten, vor denen der betroffene Patient selbst geschützt werden muss, obwohl dieser grundsätzlich ein Recht auf Einsichtnahme besitzt. In der Psychiatrie kann das eine erhebliche Rolle spielen.

Manches auf diesem Feld scheint unlösbar. Vielerorts können unerwartete Probleme entstehen, und dies ist nur ein kleiner Blick in die Fülle der Möglichkeiten: So war die Weitergabe von Krankendaten unter Ärzten bisher unstrittig und üblich. Das gilt weiter für die im Einzelfall aktiv behandelnden Ärzte. Für die Information von Kollegen, die an der Behandlung eines Kranken im konkreten Fall interessiert, aber nicht beteiligt sind, ist das schon anders. In der Regel ist man in dieser Situation auf der sicheren Seite, wenn man vor der Weitergabe von persönlichen Daten das Einverständnis des Betroffenen einholt. Auch die durch den Patienten nicht ausdrücklich legitimierte Weitergabe von Befunden und Diagnosen an die Familie des Betroffenen ist nicht unproblematisch:

Ein 73-jähriger Mann wurde zur Klärung der Differenzialdiagnose Bronchialkarzinom vs. Tuberkulose mediastinoskopiert. Ausdrücklich bestand er bei der Aufklärung auf Nichtinformation seiner Familie. Fehlerhafterweise war dies nicht schriftlich dokumentiert worden. Postoperativ entwickelte er eine nekrotisierende Pankreatitis und verstarb. Nur durch die ärztlich erzwungene gerichtsmedizinische Obduktion, die einen technischen Fehler bei der Mediastinoskopie ausschloss, konnte eine Strafanzeige verhindert werden.

Höchst schwierig können Situationen sein, die sich aus den Erkenntnissen der **modernen Genetik** ergeben:

So hatte ein vermögender Mann 1982 aus diagnostischen Gründen eine Knochenprobe entnehmen lassen. Nach seinem Tod, 13 Jahre später, forderte ein Anwalt die Herausgabe der Präparate, um sie in einer Erbangelegenheit genetisch untersuchen zu lassen. Unter Verweis auf die damals geltende Aufbewahrungsfrist lehnten wir ab. Der Gewebespender hatte seinerzeit, wie üblich, keinerlei Verfügung über – oder einen Anonymisierungsvorbehalt – für das entnommene Material getroffen. Der findige Anwalt entdeckte einen 6 Jahre nach der Knochenbiopsie andernorts entnommenen Darmpolypen und konnte damit die Identität einer im Erbe nicht begünstigten unehelichen Tochter nachweisen. Das sorgfältig vorbereitete Erbgebäude stürzte völlig zusammen.

Resümmée

Man sagt, der Arztberuf sei frei und sieht darin zu Recht ein hohes Gut. Man muss sich aber bewusst sein, dass dieser Freiheit immer engere Grenzen gezogen wurden und werden. Das notwendige und das Erlaubte sind nicht immer deckungsgleich. Auch die Interessen des Kranken, der Angehörigen und der beteiligten Ärzte können divergieren. Zwar sind im konkreten Fall die Grenzen ärztlicher Pflichten nicht starr und Grenzüberschreitungen möglich, für den Fortschritt sogar nötig, doch das Risiko wächst rasch und wird schnell unüberschaubar. Ähnliches gilt für Grenzunterschreitungen bei Unterlassung von oder Verzicht auf die Erfüllung formaler Pflichten. Unerlässlich ist es für den Arzt, sich in den Grenzbereichen seines Handelns auszukennen und zu Recht zu finden.

Vor diesem Hintergrund sollte man z. B. wissen, dass allein im Kammerbezirk Nordrhein in den letzten Jahren bis zu jeweils 1800 Begutachtungsanträge gestellt wurden. Die langfristige Behandlungsfehlerquote liegt dabei in den operativen Fächern bei 33%. Gründe dafür sind in den meisten Fällen Sorgfaltsmängel, Verletzungen der Grenzen ärztlichen Handelns, sowie Pflichtversäumnisse bei der Aufklärung und Dokumentation. Die meisten von ihnen wären vermeidbar gewesen.

Der vorliegende Text ist von der Sicht des operativ tätigen Arztes geprägt und berührt in der gebotenen Kürze auch einige spezielle Bereiche, die die enge Verbindung von Arzt und Recht deutlich machen.

> ❯ **Fazit**
>
> Die Rechte des Arztes sind in den Berufsordnungen der Ärztekammern zusammengefasst, wobei zentral die ärztliche Approbation steht. Besonders wichtig ist es für den Arzt, seine Pflichten zu kennen, deren Vernachlässigung zivil- und strafrechtlich erhebliche, v. a. Letztere auch existenzielle Folgen für ihn haben kann.
> Von entscheidender Bedeutung ist die Sorgfaltspflicht, die sich in viele Teilbereiche gliedert. Neben der unmittelbaren ärztlichen Handlung ist Sorgfalt ebenso erforderlich bei der die Einwilligung des Kranken begründenden Aufklärung über die Krankheit, deren Erkennung, Behandlung, Nachbehandlung, Gefahren und Folgen (direkte und indirekte, wie berufliche, ökonomische, soziale usw.) für den Einzelnen und eventuell Mitbetroffene. Darunter fällt auch die Organisation der Diagnostik und Therapie. Die Aufklärung muss beweisbar sein (Dokumentation!). Die Sorgfaltspflicht reicht entsprechend der fachlichen Ausrichtung des einzelnen Arztes von Problemen der menschlichen Fruchtbarkeit bis zu den letzten Fragen des Sterbens und des Todes und schließt ggf. gesellschaftliche, soziale und rechtsmedizinische Bereiche ein.

Prognostizierbarkeit des Todes – Ärztliche Beurteilung oder Scores?

R.T. Grundmann

> Trotz aller Fortschritte der Intensivmedizin garantieren diese im Einzelfall nicht das Überleben. In Grenzsituationen ist zu entscheiden, ob man eine Behandlung maximieren, d. h. alle intensivmedizinischen Therapiemaßnahmen ausschöpfen soll, oder ob man die Therapie besser begrenzt, d. h. eine Steigerung der durchgeführten Behandlungsmaßnahmen vermeidet und keine neuen Therapien ansetzt.

Die Vorhersage des Todes auf der Intensivstation – Problemstellung

Bei sicherer Vorhersehbarkeit des Todes schließlich können Therapiereduktion und -abbruch unter komplettem Verzicht auf alle intensivmedizinischen Maßnahmen bei Sicherstellung der Basisversorgung angebracht sein. Ethisch sind diese Entscheidungen damit zu begründen, dass einem Patienten mit der Behandlung Nutzen, nicht aber Schaden zugefügt werden darf und dass durch vergebliche Therapiemaßnahmen der Sterbeprozess und damit das Leiden unnötig verlängert werden.

Bereits früh wurden im angelsächsischen Sprachraum Leitlinien entwickelt [4, 18, 26], die auf die Autonomie des Patienten verweisen und den Arzt berechtigen, eine Therapie einzustellen oder nicht anzuwenden, wenn sie nutzlos ist und keinen Einfluss auf das Überleben des Patienten hat. Mit einer Leitlinie ist für den Arzt im konkreten Fall die Problematik der Entscheidung allerdings nicht gelöst, er muss **sicher** sein, dass die noch möglichen Therapiemaßnahmen mit Recht abgesetzt oder nicht eingesetzt werden.

Die subjektive Beurteilung des Verlaufs der Erkrankung durch den Arzt und der erwartete tödliche Ausgang begründen die Entscheidung. Da nicht ausgeschlossen werden kann, dass auch der Erfahrenste sich in seiner Prognose irrt, wäre es wünschenswert, die Entscheidung über Therapieverzicht oder -abbruch auf eine festere Grundlage als nur die subjektive Erfahrung zu legen. Ob dies Scoringsysteme erreichen können, die den Schweregrad der Erkrankung klassifizieren, ist die Frage.

Im Folgenden soll ein Überblick über die Möglichkeiten der Prognostizierbarkeit des Todes – auch anhand von Scores – gegeben und ein praktischer Algorithmus zum Vorgehen vorgestellt werden.

Häufigkeit des Therapieverzichts bzw. -abbruchs auf der Intensivstation und allgemeine Entscheidungskriterien

Die Dringlichkeit, die Entscheidung über Therapieabbruch oder Verzicht auf eine möglichst objektive Datenbasis zu gründen, zeigen Studien zur Häufigkeit des Therapieabbruchs auf der Intensivstation. Eine der größten Untersuchungen wurde von Ferrand et al. [23] publiziert. In einer Zweimonatsübersicht über 113 französische Intensivstationen wurden bei 807 von 7309 Patienten (11%) lebensunterstützende Therapiemaßnahmen abgebrochen oder vorenthalten. Den 1175 erfassten Todesfällen auf der Intensivstation gingen in 53% (n=628) der Fälle Entscheidungen voraus, die Therapie wegen ihrer Nutzlosigkeit einzuschränken.

Ein ähnliches Bild gibt eine spanische Multizenterstudie, in der bei 6,6% (226 von 3498 Patienten) die Therapie nicht gesteigert oder abgebrochen wurde. Von den 226 Patienten verstarben 221 [19]. Therapieabbruch oder Verzicht wurden mehrheitlich von den Ärzten auf der Intensivstation initiiert (in 92,9% der Fälle), ähnlich wie in der Untersuchung von Ferrand et al. [23], in der in 34% ein Team von Ärzten auf der Intensivstation, in 54% die Ärzte zusammen mit dem Pflegepersonal und in 12% ein einzelner Arzt den Entschluss zum Therapieverzicht fassten.

Eine Untersuchung von Sprung et al. [55] in 37 Intensivstationen aus 17 europäischen Ländern belegt kulturelle Differenzen zwischen einzelnen Ländern hinsichtlich der Einstellung zu Therapieverzicht und -abbruch. In dieser prospektiven Erhebung an insgesamt 31.417 Patienten auf der Intensivstation verstarben 4.248 Patienten. Bei den verstorbenen Patienten wurde in 37,5% der Fälle die Therapie nicht gesteigert und in 32,9% sogar abgebrochen, mit der geringsten Therapieabbruchrate bei griechisch-orthodoxer, mohammedanischer und jüdischer Bevölkerung, während bei protestantischer und katholischer Bevölkerung der Therapieabbruch gleichermaßen häufiger war.

Die subjektive Einschätzung der Situation durch den Arzt – und damit sein Therapieentscheid – orientierten sich an

- dem Alter des Patienten,
- der Schwere der akuten Erkrankung,
- der chronischen Grundkrankheit – wie Zirrhose, schwere Herz- und Lungeninsuffizienz, neurologische und kognitive Einschränkungen, Aids/HIV oder Tumorleiden – und
- der Länge des Intensivstationsaufenthalts.

Klinische Parameter, die dazu führten, auf der Intensivstation aufgrund der erwarteten schlechten Prognose die Beatmung einzustellen, analysierten Cook et al. [14] in einer Studie an 851 Patienten. Zu den unabhängigen Faktoren, die die Entscheidung des Arztes für einen Therapieabbruch beeinflussten, zählten in einer multivariaten Analyse:

- Einschätzung der Wahrscheinlichkeit des Überlebens auf der Intensivstation auf unter 10%,
- Einschätzung, dass der Patient das Krankenhaus nach 1 Monat nicht lebend verlassen wird,
- Einsatz von Katecholaminen,
- aber auch die Einschätzung, dass der Patient eine weitere Therapiesteigerung nicht wünscht!

In dieser Untersuchung spielte demnach die **Einschätzung der Patientenerwartung** eine nicht unwichtige Rolle, ein Parameter, der durch Scores nicht erfasst werden kann.

Scores für die Entscheidung zum Therapieverzicht oder -abbruch

Scoringsysteme wurden zunächst eingeführt, um Therapiemaßnahmen bei bestimmten Patientenkollektiven auf der Intensivstation vergleichen und in klinischen Studien bewerten zu können [7, 35, 36].

Ursprüngliches Ziel von Scores war es sicherlich nicht, die Prognose des individuellen Patienten vorherzusagen, sondern Patientengruppen zu stratifizieren. So ist es auch mit keinem der bisher entwickelten Scores gelungen, die Mortalität 100%

sicher vorauszusagen. In ◘ Tab. 14.1 sind einige Ergebnisse verschiedener Scoresystem vorgestellt, wovon APACHE II/III, MPM und SOFA Score zu den bekanntesten gehören.

Von APACHE III, MPM II und SAPS II wird angenommen, dass sie nicht nur für den Vergleich von Populationen geeignet sind, sondern auch im Einzelfall die Prognose recht verlässlich voraus-

◘ Tab. 14.1. Prognosewahrscheinlichkeit einiger Scores/Studienergebnisse. [Nach 4]

Scoringsystem	Positiver Vorhersagewert	Sensitivität	Stichprobe	Autor
MPM0 >90% Mortalität	69%	13%	8724 28% Mortalität	Rowan 1994 [49]
APACHE II >90% Mortalität	83%	7%	8724 28% Mortalität	Rowan 1994 [49]
MPM0 >90% Mortalität	75%	7,8%	10027 20% Mortalität	Moreno 1998 [46]
SAPS II >90% Mortalität	85%	11%	10027 20% Mortalität	Moreno 1998 [46]
Intensivstation Arzt >90% Mortalität	71%	31%	366 40% Mortalität	Kruse 1988 [38]
Intensivstation Pflegepersonal >90% Mortalität	68%	22%	366 40% Mortalität	Kruse 1988 [38]
APACHE II >90% Mortalität	71%	26%	366 40% Mortalität	Kruse 1988 [38]
Arzt in Training >90% Mortalität	76%	27%	215 33% Mortalität	Brannen 1989 [5]
APACHE II >90% Mortalität	71%	5,9%	215 33% Mortalität	Brannen 1989 [5]
Riyadh Programm Todesvorhersage	100%	38%	831 35% Mortalität	Chang 1989 [8]
modifizierter APACHE II Todesvorhersage	95%	23%	3600 16% Mortalität	Atkinson 1994 [2]
modifizierter APACHE II Todesvorhersage	59%	23%	3350 21% Mortalität	Rogers 1994 [47]
APACHE III >90% Mortalität am 1. Tag	93%	13%	17440 17% Mortalität	Knaus 1991 [35]
APACHE III >90% Mortalität an jedem Tag	90%	31%	17440 17% Mortalität	Wagner 1994 [57]
Arzt (SUPPORT) >85% Mortalität	85%	34%	4028 47%Mortalität	Knaus 1995 [36]
SUPPORT Model >85% Mortalität	88%	22%	4028 47% Mortalität	Knaus 1995[36]
SUPPORT Model + Arzt >85% Mortalität	89%	31%	4028 47% Mortalität	Knaus 1995 [36]

sagen [40]. Jedoch ist bei den erheblichen Konsequenzen eine zurückhaltende Wertung des Scores zu fordern (s. unten: »Todescomputer«). Es kommt hinzu, dass die Sores auch von der Leistungsfähigkeit der Intensivmedizin und ihren therapeutischen Fortschritten abhängig sind.

In Vergleichsuntersuchungen an verschiedenen Intensivstationen zeigte sich, dass der Score für einige Stationen zu wenige, für andere zu viele Todesfälle voraussagte [40], was besagt, dass die Güte der Therapie in die mathematischen Modelle einfließt. Des Weiteren erfassen die gängigsten Scores nur bestimmte Zeitperioden auf der Intensivstation, um die Prognose vorherzusagen, entweder die Aufnahme auf die Intensivstation (MPM 0), die ersten 24 Stunden auf der Intensivstation (SAPS II und APACHE III) oder drei 24 Stunden Zeitpunkte (MPM 24, MPM 48, MPM 72). Positiver Vorhersagewert und Sensitivität in ◘ Tab. 14.1 belegen, dass für den Einzelfall eine alles andere als 100%ige Voraussage möglich ist. Dies gilt erst recht für die Score-Absolutwerte, bei denen in den

untersuchten Kollektiven entweder alle Patienten verstarben oder überlebten (◘ Tab. 14.2), die Standardabweichungen waren doch ganz erheblich, was eine relativ große Grauzone bedeutet. Trotzdem gingen einige Untersucher davon aus, dass man durch Scoring die Subjektivität der Einschätzung durch den Arzt überwinden könne, was die Diskussion um die »Todescomputer« ausgelöst hat.

»Todescomputer« – Überwindung der Subjektivität des Arztes durch objektive Entscheidungen eines Computerprogramms?

1997 kam das Scoreprogramm Riyadh [30, 31, 39], benannt nach der saudiarabischen Stadt, wo die statistischen Daten gesammelt wurden, zunehmend in die Schlagzeilen, sodass sein Einsatz schließlich, z. B. in Bremen, politischerseits untersagt wurde [48]. Das Programm des Chirurgen Chang [8–10] sollte zuverlässig den Verlauf einer Erkrankung

◘ Tab. 14.2. Score Absolutwerte und Sterblichkeit

Autor	Score	Scorewert	Fallzahl (n)	Ausgang
Miguel 1998 [44]	APACHE III initial	38±24	301	100% Überlebende nach1 Jahr
		86±29	71	100% Letalität nach1 Jahr
	SOFA initial	4±4	301	100% Überlebende nach1 Jahr
		9±4	71	100% Letalität nach1 Jahr
Arabi 2001 [1]	APACHE II	15,75±7,46	659	100% Überlebende
		25,63±8,8	310	100% Letalität
	SAPS II	31,2±15,63	659	100% Überlebende
		52,98±20,11	310	100% Letalität
Ferreira 2001 [25]	SOFA initial	>11	21	95,2% Letalität ICU (n=20)
		10–11	24	50% Letalität ICU (n=12)
Junger 2002 [33]	SOFA initial	4,5±2,1	459	100% Überlebende
		7,6±2,9	65	100% Letalität
Ceriani 2003 [7]	SOFA (Gesamtmaximalwerte)	9,06±2,75	184	100% Überlebende
		14,85±3,71	34	100% Letalität
Chiavone 2003 [11]	APACHE II	>30	23	95,6% Letalität ICU (n=22)
		26–30	41	68,3% Letalität ICU (n=28)

voraussagen und gleichzeitig eine Vorhersage über die Kosten der Behandlung treffen [58]. Dies war der entscheidende Kritikpunkt.

Scores wurden entwickelt, um die **subjektive Entscheidung** des Arztes durch **objektive Daten** zu unterstützen, was legitim ist. In den USA und Großbritannien werden Scores zur Triage für die Verlegung bzw. Nicht-Verlegung eines Patienten von der Normal- auf die Intensivstation und vice versa genutzt.

Mit der Angabe nicht nur der Überlebenschancen, sondern auch der Kosten der Therapie macht das Riyadh-Programm aber mehr, es erstellt eine **Kosten-Nutzen-Analyse,** bei knappen Ressourcen kann so unter ökonomischen Gesichtspunkten die Entscheidung getroffen werden, Patienten mit geringen Überlebenschancen die Therapie vorzuenthalten und nur noch demjenigen anzubieten, bei dem die Erfolgsaussichten gut sind. Dies hat in der Öffentlichkeit zu der Frage geführt, ob Computer das Schicksal von Schwerstkranken besiegeln dürfen [37, 48].

Laut Presseberichten aus England, wo Kosten-Nutzen-Analysen im Gesundheitssystem strikt umgesetzt werden, sollen Computer dort tatsächlich im Einzelfall über die Weiterbehandlung eines Todkranken entschieden haben. Die Debatte über das Riyadh System wurde mittlerweile beendet, die Entscheidung über einen Therapieabbruch fällt in Deutschland ein Team von Ärzten, die außer dem Schweregrad der Erkrankung auch die Lebensumstände des Patienten berücksichtigen [58]. In keinem Fall war daran gedacht, z. B. bei der Testung des Riyadh-Programms in Berlin, die Behandlung eines Patienten zu beenden, weil der Computer seine Überlebenschancen als gering bewertete.

Eine derartige Vorgehensweise würde gegen das Strafrecht und das ärztliche Standesrecht verstoßen. Sie wäre auch ein Beispiel für eine automatisierte Entscheidung, die nach der EU-Datenschutzrichtlinie verboten wäre (Art. 15) [32].

Letztlich ist das Riyadh Programm an seinen Ansprüchen gescheitert: die vermeintliche Zuverlässigkeit (99,9% Sterbewahrscheinlichkeit) gab dem Programm den Namen »Todescomputer«, obwohl die Zuverlässigkeit tatsächlich sehr viel geringer war [37].

Daran ändert auch nicht die Tatsache, dass Chang et al. in einer Vergleichsstudie zwischen **Arzt, Schwester** und **Computervorhersage** für den Arzt und das Pflegepersonal eine falsch-positive Todesvorhersage zwischen 7,7% und 16,7% fanden, aber keine bei Einsatz der computerisierten Trendanalyse [9]. Diese Aussage konnte keineswegs von allen bestätigt werden, im Gegenteil: Studien von Brannen et al. [5], Marks et al. [42], Rogers et al. [47], Scholz et al. [52] sowie Sinuff et al. [53] zeigten sogar eine höhere Prognosesicherheit durch den Arzt verglichen mit Scores und in der Untersuchung von Kruse et al. [38] gab es zumindest keinen Unterschied zwischen den Prognosen von Ärzten bzw. Pflegekräften verglichen mit den APACHE II-Vorhersagen! Eine Zusammenfassung der Kritik an Scores als alleiniger Entscheidungsbasis findet sich in der Übersicht.

Limitierungen der prognostischen Modelle (Scores) für die Entscheidung auf Therapieverzicht auf der Intensivstation (nach [20])
- Prognostische Modelle berechnen Wahrscheinlichkeiten des Überlebens oder Todes, sie geben keine individuelle Ja/nein-Antwort. Aufgrund der 95% Konfidenzintervalle kann kein Modell das Überleben zu 100% ausschließen, selbst bei schwerstkranken Patienten. Die individuelle Genauigkeit des Scores hängt davon ab, ob die Erkrankung des speziellen Patienten ausreichend in der Population repräsentiert war, auf der das Modell beruht.
- Die meisten Modelle leiten ihre Vorhersage von Faktoren ab, die bei Aufnahme auf die Intensivstation oder kurz danach vorhanden sind und liefern nicht eine aktualisierte Sterblichkeitsabschätzung im Verlauf, wenn sich der Zustand des Patienten ändert.
- Einige Patienten haben von Natur aus einen unvorhersehbaren Verlauf.
- Die meisten Modelle sagen nur das Hospitalüberleben voraus, nicht aber das Langzeitüberleben, den Funktionszustand oder die Lebensqualität nach Krankenhausentlassung.

Definition von Hochrisikokonstellationen

Subjektiv entscheidet der Arzt aufgrund des Verlaufs der akuten Erkrankung, der Grundkrankheit des Patienten und der Definition von Risikofaktoren, bei denen eine Therapie wahrscheinlich aussichtslos ist. Historisch gesehen ist das **Patientenalter** ein wesentlicher Bestandteil der Prognoseeinschätzung. In einer schwedischen Untersuchung berücksichtigten 65% der Intensivmediziner das Patientenalter bei dem Entscheid, die Therapie abzubrechen, obwohl offiziell in Schweden eine altersbasierte Rationierung nicht gerechtfertigt ist [43].

In einer anderen Studie wurde eine Hochrisikogruppe älterer Patienten über 80 Jahre überprüft, die eine Langzeitbeatmung benötigten [13]. Überstieg die Summe an Lebensjahren (= Alter) und Beatmungsdauer (in Tagen) 100, überlebten nur 2 von 22 Patienten, wobei von den beiden überlebenden Patienten der eine zwei Monate nach Hospitalentlassung, der andere 4,5 Jahre später im Pflegeheim verstarb, das er seit Klinikentlassung nicht verlassen hatte.

Auf Basis dieser Studie sollte auch der **Langzeitverlauf der Patienten** und ihre **Lebensqualität,** die bei »erfolgreicher« Intensivmedizin noch zu erzielen sind, mit abgeschätzt werden.

In einer Untersuchung aus Norwich [16] hatten die über 85-Jährigen ein 1-Jahres-Überleben von 27%, verglichen mit 56% bei den Patienten, die 70–84 Jahre alt waren.

Ein anderer Faktor, der die Prognose beeinflusst, ist die **Dauer des Aufenthalts auf der Intensivstation,** jedoch ist dies nicht unproblematisch: In einer US-Studie konnten 52 von 83 Patienten, die länger als 14 Tage auf der Intensivstation verbrachten, nach Hause entlassen werden, von ihnen betrug die Überlebensrate nach 18 Monaten noch 77% [21].

Selbst Patienten über 70 Jahre, die mehr als 30 (!) Tage auf der Intensivstation verbrachten, überlebten zu 67% die Intensivstation und zu 47% den Hospitalaufenthalt in einer Untersuchung von Montuclard et al. [45]. Auch in einer kanadischen Studie ergab sich ein Jahr nach Behandlung bei 61 Patienten, die für mehr als 14 Tage beatmet wurden, noch eine Überlebensrate von 44% mit zufriedenstellender Lebensqualität [29].

Patienten mit **Tumorleiden im Endstadium** [54, 56] haben zwangsläufig eine sehr ungünstige Prognose, z. B. verstarben in einer Studie aus Florida mehr als 75% der intensivtherapierten onkologischen Patienten innerhalb von 3 Monaten zu Hause [50]. In einer Studie aus London überlebte kein Patient bei einem APACHE-Score größer 26 und maligner haematologischer Erkrankung den Hospitalaufenthalt, der mittlere Scorewert betrug bei den verstorbenen Patienten 30,6 + 8,2 Punkte verglichen mit 20,2 + 5,2 bei den Überlebenden [41].

> ❽ Zusammenfassend kann festgehalten werden, dass alle genannten Risikokonstellationen isoliert betrachtet zwar prognostisch sehr ungünstig sind, aber keineswegs zuverlässig den tödlichen Verlauf der Erkrankung auf der Intensivstation voraussagen. Erst die Summe aller Faktoren ergibt die Prognose und fließt bewusst, aber auch unbewusst (als Intuition und Erfahrung, s. unten) in die Entscheidung des Arztes ein.

Prognosevorhersage durch Ärzte und Pflegepersonal?

Copeland-Fields et al. [15] kamen bei Analyse von 235 Patienten auf der Intensivstation zu dem Ergebnis, dass das dort involvierte Pflegepersonal das Überleben der Patienten genauso gut wie die Ärzte voraussagte, eine Tatsache, der auch die Untersuchung von Frick et al. [27] nicht widerspricht:

In dieser Untersuchung wurde nicht nur das Überleben der Patienten analysiert, sondern auch die Einschätzung der Lebensqualität der überlebenden Patienten. Es kam zu unterschiedlichen Einschätzungen der späteren Lebensqualität der Patienten, das Pflegepersonal war pessimistischer als die Ärzte. Allerdings schätzten **beide** Berufsgruppen die spätere Lebensqualität nicht zuverlässig ein: überlebten die Patienten, so bestand nur selten eine schlechte Lebensqualität (6%) oder schwere Körperbehinderung (2%). Weder Ärzte noch Pflegepersonal konnten dies zufriedenstellend voraussagen.

Das pessimistischer eingestellte Pflegepersonal schlug eine Therapieeinstellung bei einigen Patienten vor, die später überlebten, die pessimistischere Einschätzung führte aber umgekehrt für das Gesamtkollektiv zu einer genaueren Prognosevorhersage als die der Ärzte.

Dass bei Ärzten auch die Erfahrung eine Rolle spielt, beweisen Untersuchungen von Barrera et al. [3] sowie Gusmão et al. [28], mit steigender Erfahrung prognostizierten die Ärzte zuverlässiger den weiteren Verlauf. Es lässt sich folgern, dass bei Ärzten und Pflegepersonal unterschiedliche Ansichten über die Therapiebegrenzung bestehen können, wie dies auch die Untersuchung von Ferrand und Mitarbeitern [24] belegt. In dieser Befragung von 3156 Pflegekräften und 521 Ärzten auf 133 französischen Intensivstationen zeigte sich eine Diskrepanz zwischen Praxis und Realität: 91% der Pflegenden und 80% der Ärzte meinten, dass die Entscheidung zum Therapieabbruch **gemeinsam** gefällt werden sollte, in der Realität sah es aber anders aus: nur 27% der Pflegekräfte und 50% der Ärzte gaben an, dass dies bei ihnen auch tatsächlich der Fall sei!

Der vermutete Patientenwille

Die Beobachtung, dass überlebende Patienten ihre gewonnene Lebensqualität unter Umständen anders einschätzen als von den Behandelnden vorhergesagt [27], belegt die Notwendigkeit, auch den vermuteten Patientenwillen in die Entscheidung einfließen zu lassen, wozu die Ärzte in den USA vom Gesetzgeber her verpflichtet sind.

Trotzdem gibt es hier Defizite, wie eine Untersuchung von Farber et al. zeigt [22]. 407 Internisten wurden befragt, ob sie in bestimmten Situationen die Therapie absetzen oder vorenthalten würden, wenn dies der Patient vermutlich so wolle. Im Fragebogen wurden 32 Situationen beschrieben, die hinsichtlich der Art des Therapieverzichts und Abbruchs, der Erkrankung des Patienten, seiner Einsichtsfähigkeit, Prognose und der infragegestellten Behandlung variierten. Nur die Hälfte der Ärzte war bereit, in **allen** Szenarios die Therapie abzusetzen oder nicht zu steigern, wie vom Patienten vermutlich gewünscht. 49% fühlten sich in bestimmten Situationen nicht an die Patientenverfügung gebunden.

Es gibt demnach Konfliktsituationen, in denen die Einschätzung der Prognose seitens der Ärzte, Pflegekräfte oder auch Angehörigen nicht übereinstimmt und in denen darüber hinaus die Ärzte der Überzeugung sind, den vermuteten Patientenwillen übergehen zu können oder zu müssen: Diese Konfliktsituationen lassen sich am besten durch die Einrichtung eines Ethikkomitees entschärfen.

Das klinische Ethikkomitee

Im Gegensatz zu Ethikkommissionen, die Stellungnahmen zu medizinischen Forschungsvorhaben am Menschen abgeben, sind klinische Ethikkomitees, die ethische Probleme aus dem Alltag der Behandlung und Pflege von Patienten beraten, in Deutschland noch relativ spärlich vertreten. Nach einem Bericht des Deutschen Ärzteblatts [34] hatten von 483 Krankenhäusern, die auf eine Befragung im Jahr 2005 antworteten (Rücklaufquote lediglich 22%!) nur 38 ein Ethikforum bzw. einen runden Tisch eingerichtet, 15 ein Ethikkonsiliar und 33 ein sonstiges Beratungsgremium. Allerdings ist die Tendenz der klinischen Ethikberatung steigend, bis November 2006 hatten 149 Krankenhäuser ein Ethikkomitee gegründet und bei 77 Krankenhäusern befand sich die Ethikberatung im Aufbau.

Die Zentrale Ethikkommission bei der Bundesärztekammer begrüßt in ihrer Stellungnahme vom 24. Januar 2006 [6] ausdrücklich die Ethikberatung in der klinischen Medizin und ermuntert zur Einrichtung eines solchen Angebots, sofern es noch nicht besteht. Eine wichtige Aufgabe soll dabei die Beratung im konkreten Einzelfall sein (ethische Fallberatung). Während dies bei uns noch auf freiwilliger Basis geschieht, ist die Etablierung klinischer Ethikkomitees in den USA schon lange gängige Praxis, Krankenhäuser, die entsprechend akkreditiert werden wollen, müssen eine Struktur zur Handhabung ethischer Konflikte nachweisen!

Dies ist aus Sicht des Autors auch für die Bundesrepublik Deutschland zu fordern. Erfahrungen mit einem interdisziplinären Ethikkonsil auf der operativen Intensivstation wurden von Chromik et al. [12] berichtet. Diese Autoren überprüften 764 Patienten, die länger als 24 Stunden auf der Intensivstation beobachtet wurden. Von ihnen wurden 52 (6,8%) einer Ethikkonsilentscheidung unterzogen, wobei die Entscheidung durch die Bestimmung des SOFA-Scores ergänzt wurde.

Patienten, bei denen die Entscheidung für die Einberufung eines Ehtikkonsils getroffen wurde, hatten sich signifikant in ihrem Score zwischen Aufnahme auf die Intensivstation und dem Zeitpunkt der Indikationsstellung verschlechtert, sodass mit der Dokumentation des Scores die Entscheidung, ein Ethikkonsil einzuberufen, objektiviert werden konnte. Dies spricht dafür, einen Score in den Algorithmus zum Therapieentscheid

und der Prognosebestimmung einfließen zu lassen (◘ Abb. 14.1).

Die Wertigkeit der Ethikkomiteeberatung in Konfliktsituationen ist mittlerweile auch durch eine prospektiv randomisierte Studie wissenschaftlich abgesichert worden [51]. In der Studie von Schneiderman et al. wurden 278 Patienten einem Ethikkonsil unterzogen, bei 273 geschah dies nicht. Es zeigte sich kein Unterschied in der Gesamtsterblichkeit beider Gruppen, jedoch erfolgten vergebliche Therapiemaßnahmen bei den Patienten, die nicht überlebten, signifikant kürzer, wenn ein Ethikkomitee abgehalten wurde: Der Ge-

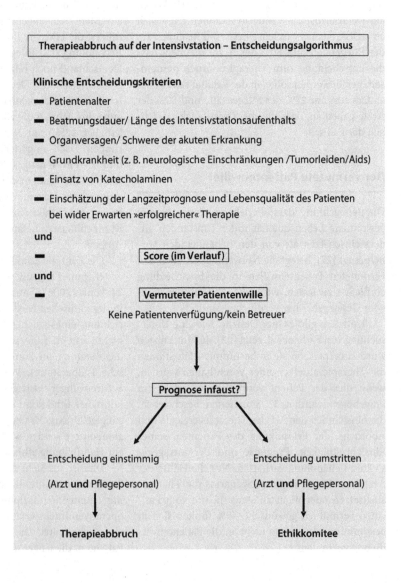

◘ Abb. 14.1.
Therapieabbruch auf der Intensivstation – Entscheidungsalgorithmus

samthospitalaufenthalt reduzierte sich um minus 2,95 Tage, der Intensivstationsaufenthalt um minus 1,44 Tage und die Dauer der künstlichen Beatmung um minus 1,7 Tage. Die Ethikkomiteeberatung fand auch hohe Akzeptanz bei Ärzten, Pflegepersonal und Angehörigen, 87% hielten die Beratung für nützlich, Meinungskonflikte über die Prognose des Patienten und seine weitere Therapie auf der Intensivstation zu lösen!

Ausblick

Wie die oben gemachten Ausführungen belegen, kann die Prognose des Patienten vom erfahren Arzt mit sehr hoher – wenn vielleicht auch nicht mit 100iger Sicherheit – anhand klinischer Parameter vorausgesagt werden. Die subjektive Einschätzung der Situation durch den Arzt ist die wesentliche Basis, Scoresysteme können helfen, die Entscheidung zu objektivieren [36], v. a. dann, wenn sich trotz aller Therapiemaßnahmen die Scores weiter verschlechtern! In Konfliktsituationen – und nur dann – sollte ein Ethikkonsil einberufen werden, das durch Moderation die Prognoseeinschätzung der einzelnen Berufsgruppen und auch der Angehörigen zu einem Abgleich bringt.

Tatsächlich sind diese kritischen Situationen, wo Zweifel an der Prognose bestehen, aber relativ selten und in maximal 5% aller Intensivstationsbehandlungen zu erwarten, was die hohe Sicherheit der klinischen Prognoseabschätzung belegt.

Die **Intuition** des erfahrenen Arztes und seine genaue Beobachtung des Verlaufs erlauben eine hohe Zuverlässigkeit der Prognostizierbarkeit des Todes unter Berücksichtigung von Grundkrankheit und vorangegangenen Therapiemaßnahmen, eine Synopsis, die sich durch eine Computerentscheidung anhand von Scores nicht verbessern lässt.

> **❽ Nicht alle Erfahrungen können und müssen mit Zahlen belegt werden,und so sei abschießend auf einen Tag aus dem Leben des Katers Oscar [17] verwiesen, wie er vor kurzem berichtet wurde.**
>
> **Oscar der Kater lebt im 3. Stockwerk des Steere House Nursing and Rehabilitation Center in Providence, Rhode Island. Er streicht über die Flure, manchmal springt er auf ein Bett und legt sich neben die Bettinsassen. Wenn er sich so zusammenrollt, muss man in den nächsten Stunden mit dem Tod der Bettlägrigen rechnen; bisher hat er bei 25 Pflegeheimbewohnern den nahen Tod vorausgesagt. Er hat auch die begleitet, die anderenfalls allein gestorben wären und erfreut sich deshalb bei Ärzten, Pflegepersonal, aber auch den Familienangehörigen höchster Wertschätzung für seinen ganz ungewöhnlichen Instinkt.**

> **❯ Fazit**
>
> Der Arzt ist berechtigt, eine Therapie einzustellen oder nicht anzuwenden, wenn sie nutzlos und ohne Einfluss auf das Überleben des Patienten ist. Es ergibt sich hieraus die Notwendigkeit, den Tod möglichst sicher vorherzusagen, was dem erfahrenen Kliniker durchaus gelingt, wie zahlreiche Studien belegen.
>
> Die subjektive Einschätzung der Situation orientiert sich an dem Patientenalter, dem Organversagen und der Schwere der akuten Erkrankung sowie ihrem Verlauf, der chronischen Grundkrankheit, der Länge des Intensivstationsaufenthalts und der Beatmungsdauer sowie der Katecholaminpflichtigkeit. Hinzu kommt die Einschätzung der noch zu erwartenden Lebensqualität des Patienten und seiner Pflegebedürftigkeit, falls es wider Erwarten doch noch eine Chance des Überlebens gäbe.
>
> Scores sind keineswegs sicherer in ihrer Vorhersagekraft als die Prognose des erfahrenen Arztes. Speziell durch Erhebung im Verlauf (Verschlechterung des Scores) können sie aber hilfreich sein, die Entscheidung mit Zahlen zu objektivieren. Wesentlich ist, dass die Prognosebewertung vom Team der behandelnden Ärzte gemeinsam getroffen wird, wobei die Pflegenden in die Entscheidung auch deshalb miteinbezogen werden sollten, da sie die Prognose des Patienten in den meisten Situationen ebenso sicher wie der Arzt beurteilen können. In den seltenen Situationen, bei denen eine Entscheidung nicht konsensfähig ist (in nicht mehr als 5% zu erwarten), sollte ein Ethikkonsil erfolgen.

Literatur

1. Arabi Y, Haddad S, Goraj R, Al-Shimemeri A, Al-Malik S. Assessment of performance of four mortality prediction systems in a Saudi Arabian intensive care unit. Critical Care 2002; 6: 166–174

2. Atkinson S, Bihari D, Smithies M, Daly K, Mason R, McColl I. Identification of futility in intensive care. Lancet 1994; 344: 1203–06

3. Barrera R, Nygard S, Sogoloff H, Groeger J, Wilson R. Accuracy of predictions of survival at admission to the intensive care unit. J Crit Care 2001; 16 (1): 32–5

4. Bewley JS. Treatment withdrawal in Intensive Care: the decision making process. www.avon.nhs.uk/bristoli-tutrainees/dissertations/Jeremy_bewley_dissertation.pdf

5. Brannen AL, Godfrey LJ and Goetter WE. Prediction of outcome from critical illness – a comparison of clinical judgment with a prediction rule. Arch Intern Med1989; 149: 1083–1086

6. Bundesärztekammer, Zentrale Ethikkommission. Ethikberatung in der klinischen Medizin. Deutsches Ärzteblatt 2006; 103 (24): A1703–1707

7. Ceriani R, Mazzoni M, Bortone F, Gandini S, Solinas C, Susini G, Parodi O. Application of the Sequential Organ Failure Assessment Score to Cardiac Surgical Patients. Chest 2003; 123: 1229–1329

8. Chang RW. Individual outcome prediction models for intensive care units. Lancet 1989; 2 (8655): 143–146

9. Chang RW, Lee B, Jacobs S, Lee B. Accuracy of decisions to withdraw therapy in critically ill patients: clinical judgment versus a computer model. Crit Care Med 1989; 17 (11): 1091–7

10. Chang RW, Bihari DJ. [Outcome prediction for the individual patient in the ICU.] Unfallchirurg. 1994; 97 (4): 199–204

11. Chiavone PA, dos Santos Sens YA, Evaluation of APACHE II system among intensive care patients at a teaching hospital. Sao Paulo Med J 2003; 121 (2): 53–57

12. Chromik AM, Wemhöner T, Sülberg D, Reploh KG, Laubenthal H, Uhl W, Mittelkötter U. Das interdisziplinäre Ethikkonsil auf der operativen Intensivstation. Zentralbl Chir (»im Druck«)

13. Cohen IL, Lambrinos J, Fein IA. Mechanical ventilation for the elderly patient in intensive care. Incremental changes and benefits. JAMA 1993; 269 (8): 1025–9

14. Cook D, Rocker G, Marshall J, Sjokvist P, Dodek P, Griffith L, Freitag A, Varon J, Bradley C, Levy M, Finfer S, Hamielec C, McMullin J, Weaver B, Walter S, Guyatt G, for the Level of Care Study Investigators and the Canadian Critical Care Trials Group. Withdrawal of Mechanical Ventilation in Anticipation of Death in the Intensive Care Unit. N Engl J Med 2003; 349 (12): 1123–1132

15. Copeland-Fields L, Griffin T, Jenkins T, Buckley M, Wise LC. Comparison of outcome predictions made by physicians, by nurses, and by using the Mortality Prediction Model. Am J Crit Care 2001; 10 (5): 313–9

16. Djaiani G, Ridley S. Outcome of intensive care in the elderly. Anaesthesia 1997; 52 (12): 1130–6

17. Dosa DM. A Day in the Life of Oscar the Cat. N Engl J Med 2007; 357 (4): 328–29

18. Eschun GM, Jacobsohn E, Roberts D, Sneidermann B. Ethical and practical considerations of withdrawal of treatment in the Intensive Care Unit. Can J Anesth 1999; 46 (5): 497–504

19. Esteban A, Gordo F, Solsona JF, Alia I, Caballero J, Bouza C, Alcala-Zamora J, Cook DJ, Sanchez JM, Abizanda R, Miro G, Fernandez Del Cabo MJ, de Miguel E, Santos JA, Balerdi B. Withdrawing and withholding life support in the intensive care unit: a Spanish prospective multi-centre observational study. Intensive Care Med 2001; 27 (11): 1744–9

20. Faber-Langendoen K, Lanken PN, for the ACP-ASIM End-of-Life Care Consensus Panel. Dying Patients in the Intensive Care Unit: Forgoing Treatment, Maintaining Care. Ann Intern Med 2000; 133: 886–893

21. Fakhry SM, Kercher KW, Ruthledge R. Survival, quality of life, and charges in critically ill surgical patients requiring prolonged ICU stays. J Trauma 1996; 41 (6): 999–1007

22. Farber NJ, Simpson P, Salam T, Collier VU, Weiner J, Boyer EG. Physicians′Decisions to Withhold and Withdraw Life-Sustaining Treatment. Arch Intern Med 2006; 166:560–564

23. Ferrand E, Robert R, Ingrand P, Lemaire F. French LATAREA Group. Withholding and withdrawal of life support in intensive-care units in France: a prospective survey. Lancet 2001; 357 (9249): 9–14

24. Ferrand E, Lemaire F, Regnier B, Kuteifan K, Badet M, Asfar P, Jaber S, Chagnon JL, Renault A, Robert R, Pochard F, Herve C, Brun-Buisson C, Duvaldestin P for the French RESSENTI Group. Discrepancies between Perceptions by Physicians and Nursing Staff of Intensive Care Unit End-of-Life Decisions. Am J Respir Crit Care Med 2003; 167: 1310–1315

25. Ferreira FL, Bota DP, Bross A, Mélot C, Vincent JL. Serial Evaluation of the SOFA Score to Predict Outcome in Critically Ill Patients. JAMA 2001; 286: 1754–1758

26. Field MJ, Cassel CK. INSTITUTE OF MEDICINE. Approaching Death – Improving Care at the End of Life. NATIONAL ACADEMY PRESS Washington, D. C. 1997

27. Frick S, Uehlinger DE, Zuercher-Zenklusen RM. Medical futility: predicting outcome of intensive care unit patients by nurses and doctors – a prospective comparative study. Crit Care Med 2003; 31 (2): 456–61

28. Gusmão Vicente F, Polito Lomar F, Melot C, Vincent JL. Can the experienced ICU physician predict ICU length of stay and outcome better than less experienced colleagues? Intensive Care Med 2004; 30 (4): 655–9

29. Heyland DK, Konopad E, Noseworthy TW, Johnston R, Gafni A. Is it »worthwhile« to continue treating patients with a prolonged stay (>14 days) in the ICU? An economic evaluation. Chest 1998; 114: 192–198

30. Hope AT, Plenderleith JL. The Riyadh Intensive Care Program mortality prediction algorithm assessed in 617 intensive care patients in Glasgow. Anaesthesia 1995; 50 (2): 103–7

31. Jacobs S, Arnold A, Clyburn PA, Willis BA. The Riyadh Intensive Care Program applied to a mortality analysis of a teaching hospital intensive care unit. Anaesthesia 1992; 47 (9): 775–80

32. Jahresbericht des Berliner Datenschutzbeauftragten 1997. www.datenschutz-berlin.de/jahresbe/97

33. Junger A, Engel J, Benson M, Böttger S, Grabow C, Hartmann B, Michel A, Röhrig R, Marquardt K, Hempelmann G. Discriminative power on mortality of a modified Sequential Organ Failure Assessment score for complete automatic computation in an operative intensive care unit. Crit Care Med 2002; 30 (2): 338–42

34. Klinkhammer G. Handeln zum Wohle des Patienten. Deutsches Ärzteblatt 2007; 104 (6): A 324–326

35. Knaus WA, Wagner DP, Draper EA, Zimmermann JE, Bergner M, Bastos PG, Sirio CA, Murphy DJ, Lotring T, Damiano A. The APACHE III prognostic system. Risk prediction of hospital mortality for critically ill hospitalized adults. Chest 1991; 100: 1619–1636

36. Knaus WA, Harrell FE, Lynn J, Goldman L, Phillips RS, Connors AF, Dawson NV, Fulkerson WJ, Califf RM, Desbiens N, Layde P, Oye RK, Bellamy PE, Hakim RB, Wagner DP. The SUPPORT Prognostic Model: Objective Estimates of Survival for Seriously Ill Hospitalized Adults. Annals of Internal Medicine 1995; 122: 191–203

37. Koch K. Wenn der Computer kontrolliert, ob Ärzte Fehler machen. Berliner Zeitung 15.04.1998. www.berlinonline.de/berliner-zeitung/archiv

38. Kruse JA, Thill-Baharozian MC, Carlson RW. Comparison of clinical assessment with APACHE II for predicting mortality risk in patients admitted to a medical intensive care unit. JAMA 1988; 260: 1739–1742

39. Lefering R, Wolfrum B, Wauer H, Neugebauer EA. Limitations of score-based daily outcome predictions in the individual intensive care patient. An example of the RIYADH algorithm. Inflamm Res 2004; 53 (Suppl 2): 169–74

40. Le Gall JR. Scores: Are they useful in clinical practice? Euroanaesthesia 2003 – Glasgow

41. Lloyd-Thomas AR, Wright I, Lister TA, Hinds CJ. Prognosis of patients receiving intensive care for liefethreatening medical complications of haematological malignancy. Br Med J 1988; 296: 1025–1029

42. Marks RJ, Simons RS, Blizzard RA, Browne DR. Predicting outcome in intensive therapy units – a comparison of APACHE II with subjective assessments. Intensive Care Med 1991; 17 (3): 159–63

43. Melltorp G, Nilstun T. Age and life-sustaining treatment. Attitudes of intensive care unit professionals. Acta Anaesthesiol Scand. 1996; 40: 904–8

44. Miguel N, León MA, Ibánez J, Díaz RM, Merten A, Gahete F. Sepsis-related organ failure assessment and withholding or withdrawing life support from critically ill patients. Crit Care 1998; 2: 61

45. Montuclard L, Garrouste-Orgeas M, Timsit JF, Misset B, De Jonghe B, Carlet J. Outcome, functional autonomy, and quality of life of elderly patients with a long-term intensive care unit stay. Crit Care Med 2000; 28 (10): 3389–95

46. Moreno R. Miranda DR, Fidler V, Van Schilfgaarde R. Evaluation of two outcome prediction models on an independent database. Critical Care Medicine 1998; 26: 50–61

47. Rogers J, Fuller HD. Use of daily APACHE II scores to predict individual patient survival rate. Critical Care Medicine 1994; 22: 1402–5

48. Rotondo R. Score-Systeme für die Intensivmedizin. Überwindung der Subjektivität des Arztes durch objektive Entscheidungen eines Computerprogramms? Intensiv-Fachzeitschrift für Intensivpflege und Anästhesie 1997; 5 (5): 210–212

49. Rowan KM, Kerr JH; Major E, McPherson K, Short A, Vessey MP.Intensive Care Society´s APACHE II study in Britain and Ireland: a prospective multicenter, cohort study comparing two methods for predicting outcome for adult intensive care patients. Critical Care Medicine 1994; 22: 1392–1401

50. Schapira DV, Studnicki J, Bradham DD, Wolff P, Jarrett A. Intensive care, survival, and expense of treating critically ill cancer patients. JAMA 1993; 269 (6): 783–6

51. Schneiderman JL, Gilmer T, Teetzel HD, Dugan DO, Blustein J, Cranford R, Briggs KB, Komatsu GI, Goodman-Crews P, Cohn F, Young EWD. Effect of Ethics Consultations on Nonbeneficial Life-Sustaining Treatments in the Intensive Care Setting. A Randomized Controlled Trial JAMA 2003; 290 (9):1166–72

52. Scholz N, Bäsler K, Saur P, Burchardi H, Felder S. Outcome prediction in critical care: physicians prognoses` vs. scoring systems. Eur J Anaesthesiol 2004; 21 (8): 606–11

53. Sinuff T, Adhikari NK, Cook DJ, Schünemann HJ, Griffith LE, Rocker G, Walter SD. Mortality predictions in the intensive care unit: comparing physicians with scoring systems. Crit Care Med 2006; 34 (3): 878–85

54. Soares M, Fontes F, Dantas J, Gadelha D, Cariello P, Nardes F, Amorim C, Toscano L, Rocco JR. Performance of six severity-of-illness scores in cancer patients requiring admission to the intensive care unit: a prospective observational study. Critical Care 2004; 8: R 194-R203

55. Sprung CL, Cohen SL, Sjokvist P, Baras M, Bulow HH, Hovilehto S, Ledoux D, Lippert A, Maia P, Phelan D, Schobersberger W, Wennberg E, Woodcock T for the Ethicus Study Group. End-of-Life Practices in European Intensive Care Units. JAMA 2003; 290 (6): 790–797

56. Thiery G, Azoulay E, Darmon M, Ciroldi M, De Miranda S, Levy V, Fieux F, Moreau D, Le Gall JR, Schlemmer B. Outcome of cancer patients considered for intensive care unit admission: a hospital-wide prospective study. J Clin Oncol 2005; 23: 4406–4413

57. Wagner DP, Knaus WA, Harrell FE, Zimmerman JE, Watts C. Daily prognostic estimates for critically ill adults in intensive care units: results from a prospective multicenter, inception cohort analysis. Critical Care Medicine 1994; 22: 1359–1372

58. Zylka-Menhorn V. »Todescomputer«: Risikobewertung von Intensivpatienten. Deutsches Ärzteblatt 1997; 94 (11): A 621

Therapiebegrenzung und Therapieabbruch in der Intensivmedizin

T. Junginger

> Die Intensivmedizin hat die Fortschritte der Chirurgie erst ermöglicht, andererseits führen die Möglichkeiten der Intensivtherapie zu Grenzsituationen, in denen die Wiederherstellung des Patienten nicht mehr zu erwarten ist und das bereits eingetretene Sterben verlängert wird. Diese Grenzsituationen sind gekennzeichnet durch den Übergang vom Zustand einer schweren, aber möglicherweise reversiblen Erkrankung in den irreversiblen Prozess des Sterbens.

Während es zur Überwindung einer lebensbedrohlichen Situation und der Wiederherstellung der Lebensqualität sinnvoll sein kann, alle Möglichkeiten der Intensivtherapie einzusetzen, verlieren diese Maßnahmen bei einem Sterbenden ihren Sinn und ihre Berechtigung. Mit zunehmender Verbreitung der Intensivmedizin und Erfahrung ihrer Grenzen, die in einer Letalität von 10–30% zum Ausdruck kommt, wurde auch vermehrt die Begrenzung intensivtherapeutischer Maßnahmen diskutiert und durchgeführt. Zahlen über einen Therapieverzicht wurden zunächst aus den USA und Kanada, später auch aus Europa mitgeteilt. Aus Deutschland, wo dieses Thema höchst zurückhaltend diskutiert wird, liegen bislang keine entsprechenden Angaben vor.

Ziel der vorliegenden Arbeit war es, für die Intensivtherapie des Erwachsenen die vorliegenden Ergebnisse darzustellen und, ausgehend von den verschiedenen Formen des Therapieverzichts, dessen Häufigkeit und Gründe sowie das Vorgehen nach der Entscheidung aufzuzeigen.

Formen des Therapieverzichts

Der Therapieverzicht kann beinhalten [17, 19, 23, 24, 45]:

- die Therapiebegrenzung (»withholding«), d. h. den Verzicht auf den Beginn oder die Eskalation einer Intensivtherapie wie z.B. den Verzicht auf eine Reanimation (»do not resuscitate«, »DNR«), die Steigerung der Katecholamingabe, die Gabe von Antibiotika oder Blutprodukten, eine Hämodialyse, eine Operation oder die Zufuhr von Ernährung und Flüssigkeit. Die

Begrenzung erfolgt in der begründeten Überzeugung durch diese Maßnahmen den ungünstigen Verlauf der Erkrankung nicht mehr beeinflussen zu können.

- den Therapieabbruch (»withdrawal«), d. h. die teilweise oder vollständige Rücknahme intensivmedizinischer Maßnahmen wie Katecholamine, Blutprodukte, die Reduktion der FiO2-Konzentration der Beatmungsluft auf 21%, die Beendigung der Beatmung oder die Extubation. Das Vorgehen erfolgt im Bewusstsein, dass das Sterben begonnen und die Therapieänderung den Tod zur Folge hat. Oft gehen Maßnahmen der Therapiebegrenzung der Therapiereduktion voraus.
- die aktive (absichtliche) Verkürzung des Sterbeprozesses. Gegen dieses Vorgehen bestehen in den meisten Ländern ethische und juristische Vorbehalte, so dass es nur in wenigen Ländern erfolgt [51].

Häufigkeit eines Therapieverzichts

Die meist prospektiv angelegten mono- und multizentrischen Studien der **außereuropäischen Länder** (USA, Kanada, Australien, ◪ Tab. 15.1) belegen einen Therapieverzicht zwischen 45% und 90% der auf der Intensivstation Verstorbenen. Bezogen auf die auf Intensivstation aufgenommenen Patienten belief sich der Anteil auf 2%-20%. Ein Therapieabbruch wurde häufiger als eine Therapiebegrenzung vorgenommen. Je eine Studie aus den USA [44] und Kanada [37] wiesen eine Steigerung der Therapiebegrenzungsrate zwischen 1987/88 und 1992/93 [44] bzw. 1988 und 1998 [37] auf 90% bzw. 80% nach.

Untersuchungen an **europäischen Intensivstationen** (◪ Tab. 15.2) ergaben eine Therapiebegrenzung in ähnlicher Höhe [34% bis 87%]. Bezogen auf die aufgenommenen Patienten schwankte der Anteil zwischen 7% und 22%, Therapiebegrenzung und Therapieabbruch waren etwa gleich häufig. Eine Zunahme der Therapiebegrenzung wurde in einer Multizenterstudie aus England (1995 und 2001 [61]) und einer Monozenterstudie aus Schweden (1994–2000 [40]) nicht beobachtet.

Diese Zahlen lassen den Schluss zu, dass die Therapiebegrenzung auf den Intensivstationen in europäischen und außereuropäischen Ländern eine Realität darstellt und zumindest bei der Hälfte der auf der Intensivstation Verstorbenen durchgeführt wird.

Variabilität des Therapieverzichts

Zwei repräsentative Studien aus den USA und England, die jeweils mehr als 100 Intensivstationen hinsichtlich der Häufigkeit einer Therapiereduktion untersuchten, fanden eine erhebliche Streubreite der Begrenzungsrate in den einzelnen Einrichtungen (USA 0–79% [45]; England 2% bis 96%, [61]). Ebenso fand eine Studie aus Spanien [17], die 6 Intensivstationen verglich, erhebliche Unterschiede (27–56%). Auch zwischen den einzelnen Ländern bestehen Unterschiede. Bosshard et al. [5] haben mehr als 20.000 Todesfälle (einschließlich Intensivstation) in 6 europäischen Ländern untersucht und die niedrigste Therapiebegrenzungsrate in Italien [6%] und die höchste in der Schweiz (41%) gefunden.

Diese Variabilität kann methodisch bedingt sein durch Unterschiede der Datenerfassung und der Definitionen, wenn beispielsweise der Verzicht auf eine Reanimation (»DNR«) nicht als Behandlungsbegrenzung angesehen und registriert wird [33]. Daneben sind patientenbedingte Faktoren, wie die Zusammensetzung und Schwere des Krankenguts [19], aber auch arztbedingte Faktoren ursächlich. In der Studie von Wunsch [61], die 54% der allgemeinen Intensivstationen für Erwachsene aus England erfasste, blieben, ähnlich wie bei Ferrand et al. [19], die Unterschiede zwischen den einzelnen Stationen auch nach Ausschaltung der patientenbedingten Einflussfaktoren erhalten, was auf eine unterschiedliche ärztliche Praxis beim Behandlungsverzicht hinweist und das Spektrum der Einstellung hierzu vom Erhalt des Lebens um jeden Preis bis zu einem aggressiven Therapieabbruch widerspiegelt.

Zahlreiche Einflussfaktoren auf die ärztliche Entscheidung wurden nachgewiesen wie Alter des Arztes (jüngere Ärzte beenden die Beatmung eher als ältere [2, 3], Fachgebiet, spezielle intensivmedizinische Erfahrung (Intensivmediziner eher [30]) oder die Religionszugehörigkeit. Eine Therapiebegrenzung wurde häufiger bei Ärzten (und Patien-

◻ Tab. 15.1. Daten zur Therapiebegrenzung (außereuropäische Länder)

Autor, Land	Jahr	Studie p/r; Zahl ICU; Krankengut; Krankenhaus	Zeit-raum	Aufgenommene Patienten n	Therapie-verzicht n	% 1]	Verstorbene n	% 1]	Therapie-verzicht/ Verstorbene n	%	Therapie-begrenzung »Withholding«	Therapie-reduktion »Withdrawing«	Bemerkungen
Smedira, USA	1990	p, 2, i ch, U	1987/88	1719	115	7	198	12	89	45	19%*	81%*	* geschätzt, Hirntod eingeschlossen
Daffurn, Australien	1992	p, 1, i ch, TH	[9 Mo]	Keine Angaben	49		49	ca. 10	27	55	4%	96%	NC, Herzchirurgie ausgenommen
Wood, Kanada	1995	p, 1, i ch, U	1993/94	1134	71	6	110	10	71	65	1%	99%	
Keenan, Kanada	1997	r, 3, i ch, TH	1993/94	3243	292	9	417	13	292	70	28%	72%	Hirntod [8%] ausgeschlossen
Prendergast, USA	1997	p, 2, i ch, TH	1987/88	1719	114	7	224	13	114	51	19%	81%	Hirntod eingeschlossen
			1992/92	1711	179	11	200	12	179	90	22%	78%	
Prendergast, USA	1998	p, 131	1994/95	74502	4366	6	6303	9	4366	69	32%	38%	Hirntod 8,4% eingeschlossen, Erfolglose REA 23%
McLean, Kanada	2000	r, 2, i ch, TH	1988 A	524			105	20				43%	ohne NC, Herzchirurgie
			1988 B	603			120	20				46%	
			1998 A	626			90	14				66%	
			1998 B	723			124	17				80%	
Hall, Kanada	2000	r, 2, i ch, TH	1996/99	1327	138	10	174	13	138	79**			** Therapiebegrenzung und -abbruch
Cook, USA, Kanada, Australien, Schweden	2003	p, 15, i ch, TH	[3 Mo]	851*	166	20	304	36	160	53		100%	* nur beatmete Patienten >72 h
Buckley, Hong Kong	2004	p, 1, i ch, TH	1997-99	2649	288	11	490	19	288	59	39%	71%	Hirntod ausgeschlossen
Lewis, Australien	2007	r, 1, i ch, TH	1982-02	26.016	396	2	2821	11	2434	14**			**Therapiebegrenzung und -abbruch

1) Bezogen auf aufgenommene Patienten.
p/r: prospektive/ retrospektive Untersuchung.
ICU: Intensivstation, NC Neurochirurgische Patienten.
Krankenhaus: U Universität, TH Teachinghospital, NU Nicht-Universität.
Krankengut: i ch: internistich/chirurgisch.
REA: Reanimation, NC neurochirurgische Patienten.

◻ Tab. 15.2. Daten zur Therapieverzicht (europäische Länder)

Autor, Land	Jahr	Studie p/r; Zahl ICU; Art ICU; Krankenhaus	Zeitraum	Aufgenommene Patienten	Therapieverzicht		Verstorbene		Therapieverzicht/Verstorbene		Therapiebegrenzung »Withholding«	Therapiereduktion »Withdrawing«	Bemerkungen
				n	n	% 1]	n	% 1]	n	%			
Turner, London, Capetown	1996	p, 2, i ch, U	1993/94	1299	92	7	106	9	92	87	27%	73%	
Manara, England	1998	r, 1, i ch, NU	1992/96	1745	220	13	338	19	220	65	Keine Angaben	100%	neurologische Erkrankungen eingeschlossen
Esteban, Spanien	2001	p, 6, i ch, TH	1996	3498	226	7	644	18	221	34	35%	65%	Hirntod 9, 6% ausgeschlossen
Ferrand, Frankreich	2001	p, 113	1997	7309	807	11	1175	16	628	53	unklar	unklar	Hirntod ausgeschlossen
Pochard, Frankreich	2001	p, 26, U/NU	1999	1009	105	11	208	20	105	50	62%*	38%*	* geschätzt
Holzapfel, Frankreich	2002	p, 1, i ch, NU	1999	475	83	17	111	23	73	66	70%	30%	
Sprung, Europa	2003	p, 37	1999/00	31.417	3068	10	4058	13	3068	76	38%	33%	Hirntod ausgeschlossen [8%], erfolglose REA 20%
Nolin, Schweden	2003	p, 1, i ch, NU	1994/00	3904	318	8	466	12	191	41		100%	NC, Thoraxchirurgie ausgeschlossen
Gajewska, Belgien	2004	p, 1, i ch, U	2001	610	50	8	109	18	50	46	14%	86%	Hirntod 17% eingeschlossen
Wunsch, England	2005	r, 127	1995/01	118199	11694	10	25877	22	11586	45 [1, 7-96, 1]	Keine Angaben	100%	
Ganz, Israel	206	p, 3, i ch, U	1999/00	2778	Keine Angaben		363	13	270	74	93%	7%	Hirntod, erfolglose REA ausgeschlossen
Nava, Europa	2007	p, 28* respiratory intermediate Care Units	2005	6008	1292	22	[884]		[884]	[100]	89%*	11%*	* geschätzt

1) Bezogen auf aufgenommene Patienten.
p/r: prospektive/ retrospektive Untersuchung.
ICU: Intensivstation, NC Neurochirurgische Patienten.
Krankenhaus: U Universität, TH Teachinghospital, NU Nicht-Universität.
Krankengut: i ch: internistich/chirurgisch.
REA: Reanimation, NC neurochirurgische Patienten.

ten) protestantischer, katholischer oder fehlender Religionszugehörigkeit festgestellt, als bei moslemischem, jüdischem oder griechisch-orthodoxem Glauben [51], wobei der jüdische Glaube die Reduzierung einer kontinuierlichen Intensivtherapie verbietet [23]. Unbewusste Faktoren spielen ebenfalls eine Rolle. Wachter et al. [50] haben nachgewiesen, dass trotz gleicher Prognose ein Therapieverzicht (»DNR«) bei Patienten mit Lungenkarzinom oder Aids signifikant häufiger erfolgte als bei Patienten mit Leberzirrhose oder Herzinsuffizienz.

Daneben sind eine Reihe weiterer Einflussfaktoren anzunehmen wie die Verfügbarkeit von Intensivbetten, Regelungen für die Aufnahme auf Intensivstation und ökonomische Aspekte, wobei letztere nach den bisher vorliegenden Studien keine oder nur eine geringe Rolle [5%,19] bei der Entscheidung zum Therapieverzicht spielten. Auch organisatorische Faktoren könnten von Bedeutung sein. Bach et al. [4] fanden in den USA bei den Intensivstationen der Universität häufiger eine Therapiebegrenzung (»DNR«) und einen -abbruch (59% und 19%) als in Stationen kommunaler Häuser (33% und 2%).

Eine Studie aus England [61] konnte dagegen keinen Einfluss der Art des Krankenhauses feststellen. Kollef und Ward [30] fanden als unabhängigen Einflussfaktor auf die Entscheidung zur Therapiebegrenzung den Status des einweisenden Arztes sowie den Versicherungsschutz. Bei Patienten mit privat einweisendem Arzt und privater Krankenversicherung war eine Therapiebegrenzung seltener als bei den übrigen Patienten (29,9% vs. 80,5%, $p<0{,}001$).

Gründe für den Therapieverzicht

Der Therapieverzicht kann durch den Willen des Patienten, durch die Beurteilung der Prognose oder des Therapieverlaufs begründet sein.

Verwirklichung des Patientenwillens

Therapieentscheidungen in Grenzsituationen der Intensivmedizin werden bestimmt vom Recht des Patienten auf Leben und von seinem Recht auf Sterben. Die Vorstellungen vom Sterben sind individuell so unterschiedlich wie das Leben selbst, so dass nur der Patient hierüber entscheiden kann. In den vorliegenden Untersuchungen war die Mehrzahl der Patienten (73–100%) nicht in der Lage, eine Entscheidung zur Therapiebegrenzung zu treffen, so dass nur wenige Patienten [0 bis 10%) daran beteiligt waren. Eine Patientenverfügung lag bei 0–5% vor, der mutmaßliche Patientenwille konnte über Familienangehörige oder Freunde bei 8–50% ermittelt werden (◘ Tab. 15.3).

Um den Patientenwillen zu verwirklichen sollten alle Patienten vor Operationen, bei denen die Möglichkeit einer postoperativen Intensivtherapie besteht, bereits im Rahmen der präoperativen Aufklärung nach ihren Vorstellungen in kritischer Situation befragt und dies schriftlich festgehalten werden. In allen anderen Fällen, in denen Entscheidungen zur Therapiebegrenzung anstehen, empfiehlt sich die Einrichtung einer Betreuung, um auf diese Weise sicherzustellen, dass die ärztlichen Entscheidungen den Vorstellungen des Patienten entsprechen.

Beurteilung der Prognose

Eine Begrenzung der Intensivtherapie ist dann zu diskutieren, wenn der Umfang der Intensivtherapie in einem Missverhältnis zur Prognose steht, wobei die Prognose sowohl das kurzfristige wie das langfristige Überleben des Patienten und seine zu erwartende Lebensqualität beinhaltet (◘ Tab. 15.4). Der Zeitpunkt der Therapiebegrenzung ist abhängig von der zugrunde liegenden Erkrankung. Nach einer zerebralen Schädigung oder bei einer schweren Herzerkrankung ist die Prognose meist frühzeitiger zu stellen (2 Tage nach Aufnahme), als bei Sepsis (10 Tage) oder bei einem schweren Lungenversagen (22 Tage [28]).

Kurzfristige Überlebenschance

Die Beurteilung der kurzfristigen Überlebenschance begründet, abgesehen von neurologischen Erkrankungen, in den meisten Untersuchungsserien den Therapieverzicht [12, 19, 22, 28, 38, 45, 50, 60]. Dabei gehen die Meinungen über die Höhe der

◻ Tab. 15.3. Therapieverzicht: Beteiligung des Patienten, der Pflege und Angehörigen. Ablehnung eines Therapieverzichts

Autor	Jahr	Patienten entscheidungsfähig		Patienten an Entscheidung beteiligt	Patienten-verfügung vorhanden	Patientenwille bekannt	Pflege beteiligt	Familie		Therapieverzicht abgelehnt
		Nein	Ja					beteiligt	informiert	
Smedira	1990	90%	10%		0	11%		93%		2%
Daffurn	1992	92%		.		22%	.	100%		7%
Wood	1995	90%	10%	10%	1%	50%		90%		0
Keenan	1997			0,8%	0-5%		16%.	83-100%		
Prendergast	1997	96%	3-4%	4%	0-5%	11-16%	.	93%		4%
Prendergast	1998	Keine Angaben								
McLean	2000	Keine Angaben								
Hall	2000	91%	9%	9%			43%	94%		
Cook	2003	80%	20%		.			.		
Buckley	2004			4,5%	0		73%	98%		5%
Lewis	2007	Keine Angaben								
Turner	1996						91%	81%		
Manara	1998				0			87%		
Esteban	2001	100%	0	0	0	9%		72%		3%
Ferrand	2001	73%	27%	0,4%		8%	54%	44%	13%	
Pochard	2001							17%	42%	
Holzapfel	2002	[100%]		0				meist		7%
Sprung	2003	Keine Angaben								
Nolin	2003			6%				85%		
Gajewska	2004								91%	
Wunsch	2005	Keine Angaben								
Ganz	2006	73%	1%	1%		17%		36%	21%	
Nava	2007	63%	37%	37%	30%		56%	57%		

❑ Tab. 15.4. Gründe für Therapieverzicht (Begrenzung und Abbruch)

Autor	Jahr	Gründe für Therapieverzicht
Smedira	1990	Schlechte Prognose 89%, Futility 30%
Daffrun	1992	Schwere der Erkrankung 49%, Therapieversagen 49%, schlechtes outcome 74%
Wood	1995	Schlechte Prognose, Lebensqualität, Malignom
Keenan	1997	Schlechte Prognose 97%, Leiden 18%, Lebensqualität 9%
Prendergast	1997	Futility (56%: Mortalität 100%, 20%: Keine Angaben, 24%: median 5%)
Prendergast	1998	Keine Angaben
McLean	2000	Keine Angaben
Hall	2000	Sepsis 46%, Organversagen 36%
Cook	2003	Mutmaßlicher Patientenwille, kognitive Defekte, Prognose <10%, Katecholamine
Buckley	2004	3 Organversagen 40%, Organversagen und croniche Erkrankung 33%
Lewis	2007	Keine Angaben
Turner	1996	Multiorganversagen (≥ 3, > 3 Tage)
Manara	1998	Bevorstehender Tod 45%, Lebensqualität 50%, Grunderkrankung 5%
Esteban	2001	Koma 65%, Endstadium COPD 52%, Sepsis MOV 30%
Ferrand	2001	Futility 58–73%, Lebensqualität 44–56%
Pochard	2001	Therapieversagen bei schwerer Grunderkrankung, infauste Prognose
Holzapfel	2002	Keine Angaben
Sprung	2003	Patientenalter, akut/chron. Erkrankung, Verweildauer ICU, Region, Religion
Nolin	2003	Therapieversagen 37%, schlechte Prognose 37%, Vorerkrankung 20%
Gajewska	2004	»Futility«
Wunsch	2005	Patientenalter, Vorerkrankung, Notfalloperation
Ganz	2006	Therapieversagen 69%, MOV 10%
Nava	2007	Begrenzung: schlechte Überlebenschance, schlechte LuFu Reduzierung: schlechte Überlebenschance, Patientenwille

Überlebenschance, unter der ein Therapieverzicht vertretbar ist, erheblich auseinander. Prendergast und Luce [44] berichteten von 133 auf zwei kalifornischen Intensivstationen Verstorbenen, bei denen die Intensivtherapie begrenzt bzw. beendet wurde. Bei 74 (56%) waren die Ärzte sicher (100%), dass keine Überlebenschance bestand, in 26 Fällen weigerten sie sich, diese zu quantifizieren, und bei 33 (25%) schätzten sie diese zwischen unter 1% und 50% (Median, 5%) ein.

Ähnliche Schwankungsbreiten ergab eine Umfrage unter amerikanischen Chirurgen und Internisten [56]. In einer Untersuchung an 15 vorwiegend amerikanischen Intensivstationen [12] wurde in einer multivariaten Analyse als unabhängiger Faktor für eine Beendigung der Beatmung neben der Katecholamingabe, dem vermuteten Patientenwillen und der Prognose des Arztes, wonach der Patient einen Monat nach Verlegung von der Intensivstation wegen kognitiver Defekte das Krankenhaus nicht wird verlassen können, als weiterer Faktor die Prognose des Arztes, wonach die Überlebenswahrscheinlichkeit unter 10% liegt, angegeben. 6 von 166 Kranken überlebten, was nicht verwunderlich ist: Rocker et al. [46] konnten zeigen, dass 29,4% der Patients, bei denen eine Überlebenschance von unter 10% angenommen wurde, tatsächlich überlebten, was die Problematik der quantitativen Prognosebeurteilung verdeutlicht.

Beurteilung der zu erwartenden Lebensqualität

Neben der ungünstigen Überlebenschance wird in einigen Studien die zu erwartende schlechte Lebensqualität als Grund für den Therapieverzicht genannt (◨ Tab. 15.4) [13, 19, 34, 60]. Hierbei handelt es sich v. a. um Patienten mit schweren neurologischen Defiziten. Im Krankengut von Manara et al. [34] lag bei 54% eine neurologische Erkrankung einschlie0lich schwerem Schädelhirntrauma vor und bei Daffurn et al. [13] war bei 48% eine neurologischen Verschlechterung Grund für den Therapieverzicht.

In der Studie von Ferrand et al. [19] fanden sich in 40% (Therapiebegrenzung) bzw. 51% (Therapieabbruch) ein neurologisches Organversagen und bei Wood et al. [60] in 14% eine schwere Hirnschädigung. Diskutiert wird ein Therapieverzicht unter dem Aspekt der zu erwartenden Lebensqualität auch bei persistierender Bewusstlosigkeit sowie dauernder Abhängigkeit von intensivtherapeutischen Maßnahmen [1, 2, 47]. Abgesehen von diesen speziellen Situationen, bei denen die Prognose relativ zuverlässig einzuschätzen ist, kann die Lebensqualität nur vom Patienten selbst beurteilt werden. Nach Untersuchungen von Frick et al. [20] ist sie weder von ärztlicher noch von pflegerischer Seite zuverlässig einzuschätzen, so dass »größte Vorsicht bei der Begründung eines Therapieverzichts aufgrund der späteren Lebensqualität geboten ist«.

Langfristige Überlebenschance

Die langfristige Überlebenschance aufgrund einer schweren Grunderkrankung wird eher selten als alleinige Begründung eines Therapieverzichts he-

rangezogen. Manara et al. [34] haben die Gründe für einen Therapieverzicht unterteilt in:

- den bevorstehenden Tod, unabhängig von einer Fortführung oder Beendigung der Intensivtherapie,
- in qualitative, insbesondere neurologische Gründe wie Koma oder schwere geistige oder körperliche Behinderung und
- letale Grunderkrankungen, bei denen ein langfristiges Überleben unwahrscheinlich ist, wie ein disseminiertes Tumorleiden oder das Endstadium einer kardiorespiratorischen Erkrankung.

In diesem Krankengut mit überwiegend neurologischen Erkrankungen (54%) war neben der zu erwartenden ungünstigen Lebensqualität (50%), der bevorstehende Tod in 45% und die zugrunde liegende Erkrankung in nur 5% Ursache der Therapiereduktion. Häufig ist eine schwere Grunderkrankung mit nur geringer Lebenserwartung ein zusätzlicher Grund für einen Therapieverzicht.

Sinnlosigkeit der Intensivtherapie

Bei der Begründung einer Therapiebegrenzung ist auch die Wirksamkeit bzw. der Nutzen und Schaden der Therapie zu beurteilen [11, 23, 40] und die Frage zu beantworten, ob nach dem bisherigen Verlauf von einer Fortführung oder einer Steigerung eine Prognoseverbesserung zu erwarten und das Therapieziel erreichbar ist. Umfragen in Deutschland haben ergeben (zit. n. [21]), dass eine Übereinstimmung zu den Voraussetzungen, unter denen ein Therapieverzicht vertretbar ist, besteht. Dazu gehört, dass die Therapiekonzepte »ausgereizt« sind. Auch das Absetzen von Maßnahmen, die vermeintlich sinnlos und belastend sind, wird akzeptiert.

In den USA wurde eine intensive Diskussion zum Begriff der Sinnlosigkeit der Intensivtherapie (»futility«) geführt, auch unter ökonomischen Aspekten [49], insbesondere aber auch als Antwort auf medizinisch nicht nachvollziehbare, überzogene Behandlungsvorstellungen von Angehörigen, die aus der dort gesetzlich festgeschriebenen Patientenautonomie entstanden. Eine einheitliche, allgemein akzeptierte, auf die verschiedenen Situationen zutreffende Definition ist bislang allerdings nicht gefunden.

Nach Schneiderman et al. [47] sind quantitative und qualitative Aspekte zu berücksichtigen: Kommt der Arzt aufgrund seiner persönlichen Erfahrung, der Erfahrung der mitbehandelnden Kollegen oder aufgrund vorliegender Daten zum Schluss, dass eine Behandlung der letzten 100 vergleichbaren Patienten erfolglos war, dann kann die Behandlung als sinnlos gelten.

Mathematisch würde sich eine Überlebenschance von unter 1% errechnen, was beinhaltet, dass in Ausnahmefällen die Behandlung dennoch erfolgreich sein könnte. Dies würde jedoch unter den skizzierten Bedingungen die Therapieentscheidung nicht ändern. Hinsichtlich der Lebensqualität ist eine Intensivtherapie nach Schneidermann bei permanent Bewusstlosen oder bei Patienten, die dauerhaft von intensivmedizinischen Maßnahmen abhängig sind sinnlos.

Ähnlich bezeichnet die American Thoracic Society [1] eine Maßnahme als sinnlos, wenn medizinische Vernunft und Erfahrung sagen, dass die Behandlung höchstwahrscheinlich zu keinem für den Patienten akzeptablen (»meaningfull«) Überleben führt, wobei nicht nur die Dauer des Überlebens, sondern auch die Lebensqualität berücksichtigt werden müssen. Differenzierter ist das Konsensusstatement des Ethikkomitees der Gesellschaft für Critical-Care-Medizin [14]. Danach sind Maßnahmen nur dann sinnlos, wenn sie keinen Effekt haben, z.B. eine Reanimation bei einem rupturierten Myokard. Maßnahmen, deren Erfolg extrem unwahrscheinlich, unsicher oder umstritten ist, sollten ebenso wie Maßnahmen, die zwar einen positiven Effekt, aber extrem teuer sind, als nicht angemessen und daher nicht ratsam bezeichnet werden.

Damit übereinstimmend wurde in einer Umfrage unter 15 intensivmedizinischen Gesellschaften aus 12 europäischen Ländern festgehalten, dass die Notwendigkeit der Begrenzung lebensverlängernder Maßnahmen besteht, wenn die klinische Situation hoffnungslos ist und die Behandlung als sinnlos oder nicht ratsam erscheint [8].

Wenn auch keine einheitliche Definition des Begriffs der Sinnlosigkeit vorliegt und vermutlich auch nicht gefunden werden kann [49], sind Situationen, bei denen die Fortführung der Intensivtherapie als »sinnlos« erscheint, eher zunehmend. Wird von den an der Behandlung des Intensivpatienten Beteiligten die Therapie als »sinnlos« empfunden, bedeutet dies nicht den Therapieverzicht, sondern muss Anlass sein, das weitere Vorgehen aufgrund der subjektiven ärztlichen und pflegerischen Einschätzung und objektiver Parameter zu begründen.

Verlauf nach Therapieverzicht

Nach Therapieverzicht verstarben nach den vorliegenden Studien nahezu alle Patienten, entweder auf Intensivstation oder nach Verlegung (99, 11%, ◘ Tab. 15.5). Wenige Patienten (155/17.346, 0, 89%) konnten aus der Klinik entlassen werden, wonach die meisten, sofern der Verlauf berichtet wird, innerhalb eines Jahres verstarben (◘ Tab. 15.5).

Ein längerfristiges Überleben wird in drei Untersuchungen mitgeteilt.

Holzapfel et al. [27] beschreiben 3 Patienten, die länger als 1 Jahr überlebten. Die Therapiebegrenzung bestand bei allen in der Anordnung keine Reanimation durchzuführen und die Katecholamine nicht über 20 mg/kg KG zu erhöhen bei sonst uneingeschränkter Intensivtherapie.

Nolin und Andersson [40] beschrieben 4 Patienten mit einem Überleben von mehr als 5 Jahren. Der Therapieabbruch war bei zwei aufgrund des Patentenwillens erfolgt. Ein Patient lebt mit schwerem hypoxischen Hirnschaden und Tracheotomie und bei einem Patienten handelt es sich um einen chronischen Alkoholiker, bei dem wegen eines akuten Abdomens eine Bauchoperation abgelehnt und konservativ behandelt wurde (genauere Umstände sind nicht bekannt; Nolin, pers. Mitteilung 2008).

Lewis et al. [33] teilten den Verlauf von zwei Patienten mit, die mit schweren neurologischen Symptomen 3 Jahre überlebten. Die Therapiebegrenzung bestand bei beiden Kranken mit intrakranieller Infektion bzw. Blutung in der Anordnung keine Reanimation durchzuführen und den Patienten nicht wieder auf Intensivstation aufzunehmen und war gemeinsam mit der Familie wegen der angenommen schlechten Prognose entschieden worden.

Bezogen auf alle Patienten mit Therapieverzicht sind dies Einzelfälle. Sie verdeutlichen, dass jede medizinische Entscheidung unter Unsicherheit erfolgt, auf Wahrscheinlichkeiten beruht. und auch die Wahrscheinlichkeit eines Irrtums beinhaltet. Entscheidungen zum Therapieverzicht müssen sorgfältig bedacht und überdacht werden, um die Möglichkeit einer Fehlentscheidung möglichst auszuschließen, andererseits sind sie immer wieder kurzfristig an Hand des Verlaufs zu überprüfen und ggf. zu revidieren.

☐ Tab. 15.5 Anzahl der nach vorangegangenem Therapieverzicht (Begrenzung oder Abbruch) entlassenen Patienten

Autor	Jahr	Therapieverzicht	Entlassen		Verlauf		
		(n)	(n)	(%)		Verstorben	Leben
Smedira	1990	115	1	0, 9	Keine Angaben		
Lee	1994	28	4	14		2 <1 Mo	2 Keine Angaben
Daffurn	1992	27	0	0			
Wood	1995	71	0	0			
Prendergast	1997	293	0	0			
Prendergast	1998	Keine Angaben					
Keenan	1997	Keine Angaben					
McLean	2000	Keine Angaben					
Hall	2000	138	0	0			
Cook	2003	166	6	3, 6	Keine Angaben		
Buckley	2004	288	1	0, 4		<12 Mo	
Lewis	2007	396	9	2, 3*	Keine Angaben:1	6<6 Mo, 1:3, 5 J	1>3 Jahre
Turner	1996	92	0	0			
Manara	1998	220	0	0			
Esteban	2001	226	0	0			
Ferrand	2001	Keine Angaben**					
Pochard	2001	105	0	0			
Holzapfel	2002	83	3	3, 6		-	3 >1 Jahr
Sprung	2003	3086	0	0			
Nolin	2003	318	23	7, 2		13<3 Mo, 5<12 Mo 1>5 Jahre	4>5 Jahre
Gajewska	2004	Keine Angaben					
Wunsch	2005	11.694	108	0, 9			
Alle		17.346	155	0, 89			

* Nolin pers. Mitteilung 2008
** Nur Todesfälle auf ICU erfasst.

Entscheidung zum Therapieverzicht

Die Abschätzung der Überlebenschance mit der sich daraus ergebenden therapeutischen Konsequenz ist Aufgabe des verantwortlichen Arztes, wobei er unterstützt wird durch das Urteil des Pflegepersonals und objektiver Parameter.

Objektive Kriterien

Die objektiven Parameter beziehen sich auf den Patienten (Alter, Vor-, Grund- und Begleiterkrankungen), auf die Ursache der Aufnahme auf Intensivstation, die Erkrankungsschwere, die Dauer der Intensivtherapie, die vorliegenden Organversagen und die Dynamik der Erkrankung. Die Beobachtung, wonach das Mortalitätsrisiko mit zunehmender Zahl der Organversagen steigt [41], führte zur Empfehlung, dass es bei einem Multiorganversagen vertretbar ist, bei Versagen von vier oder mehr Organen über mehr als 3 Tage auf die Fortführung lebensverlängernder Maßnahmen zu verzichten [7].

Später wurden weitere Kriterien mit berücksichtigt und differenziertere Klassifizierungen wie der APACHE II/III-Score, der SOFA-Score [58] oder der MPM-Score erarbeitet [32]. Auch hiermit lassen sich in den einzelnen Untersuchungen Konstellationen errechnen, bei denen die Mortalität 100% war. So besteht nach Cabre et al. [7] bei einem SOFA-Score von mehr als 10 bei einem über 60-jährigen Patienten und einem unveränderten oder sich über 5 Tage verschlechternden Score keine Überlebenschance.

Für die individuelle Beurteilung der Prognose sind diese Scores dennoch nicht geeignet [35, 52], da die Vergleichbarkeit mit der konkret vorliegenden Situation oft nicht gegeben ist, und sich die Erfahrungen im Extrembereich nur auf wenige Patienten beziehen. Ergab sich beispielsweise bei 100 aufeinander folgenden Patienten kein Erfolg, dann kann davon ausgegangen werden, dass bei einem 95-prozentigen Konfidenzintervall dennoch bis zu drei erfolgreiche Behandlungen bei jeweils weiteren 100 vergleichbaren Fällen zu erwarten sind. Dieses Konfidenzintervall verkleinert sich mit zunehmender Zahl der Beobachtung. War eine Behandlung bei 200 Patienten nicht erfolgreich,

so errechnet sich für jeweils 100 Patienten eine maximale Erfolgsrate von 1,5, und erst wenn 1.000 Fälle ohne Erfolg beobachtet wurden, wäre die zu erwartende Erfolgsrate bei 100 Patienten 0,3.

Derartige Fallzahlen liegen für keinen Score im kritischen Bereich vor. Zu bedenken ist auch die Weiterentwicklung der Intensivmedizin, die eine permanente Weiterentwicklung der Scores erfordert. Zwar ergibt sich in wenigen Untersuchungen eine gute Korrelation zwischen der Einschätzung durch den erfahrenen Arzt und den Scores [38], kein Score war jedoch bislang der Beurteilung durch den erfahrenen Arzt überlegen. Allerdings hat sich gezeigt, dass die Sicherheit der klinischen Entscheidung durch Wahrscheinlichkeitsangaben, die auf harten Daten beruhen, vergrößert werden kann. »Statistic should be used as a drunken man uses the lamppost – for support rather than illumination« [53, 16.29].

Unabhängig davon dienen die Scores nicht der Beurteilung der zu erwartenden Lebensqualität und des Langzeitüberlebens.

Die Rolle der Pflegenden

Die Beurteilung durch das Pflegepersonal findet bei der Entscheidung nur teilweise Berücksichtigung, wobei allerdings nur in wenigen Studien Angaben hierzu zu finden sind (◘ Tab. 15.3). Nach einer schriftlichen Umfrage unter europäischen Intensivmedizinern [57] war das gesamte Behandlungsteam in 52% der Fälle an der Entscheidung zu einer Therapiebegrenzung beteiligt.

Je schwerer der Patient erkrankt und je umfassender die Intensivtherapie ist, umso intensiver ist auch die Pflege. Die Pflegenden haben engen Kontakt zum Patienten und den Angehörigen, gewinnen durch die Beobachtung des Patienten und des Krankheitsverlaufs wichtige Informationen und stellen meist eher als die Ärzte die Frage nach dem Sinn der weiteren Therapie.

Zwar sind Pflegende in ihrer Einschätzung pessimistischer als die Ärzte [20], dennoch sind Beobachtung und Urteil der Pflegenden eine wichtige Informationsquelle [25]. Frühzeitig sollten sie in den Entscheidungsprozess eingebunden und eine gemeinsame Strategie entwickelt werden, z. B.

zunächst Fortführung der Maximaltherapie und nach 24 h erneut gemeinsame Diskussion über das weitere Vorgehen. Diese gemeinsame Strategie verbessert nicht nur die Qualität der Entscheidungen, sondern auch die Zufriedenheit des Pflegepersonals. Voraussetzung für eine Zusammenarbeit ist eine hohe fachliche Kompetenz aller Beteiligten und der gegenseitige Respekt.

Die Rolle der Angehörigen

Die Rolle der Angehörigen ist unterschiedlich in den USA und in den meisten europäischen Ländern [43]. Während in den USA bei einem nicht entscheidungsfähigen Patienten die Angehörigen legalisiert sind, über alle Aspekte der medizinischen Behandlung zu entscheiden, kommt den Angehörigen in Deutschland keine Entscheidungsbefugnis zu, sofern sie nicht vom Patienten ermächtigt oder als Betreuer vom Vormundschaftsgericht eingesetzt sind Dementsprechend sind die Angehörigen in den USA häufiger (83–100%) als in den europäischen Ländern an der Entscheidung beteiligt, wo die Angehörigen nur teilweise in die Entscheidung einbezogen und teilweise nur informiert werden (◨ Tab. 15.3). Sie spielen aber eine wichtige Rolle bei der Erforschung des mutmaßlichen Patientenwillens, wobei die Eigeninteressen der Angehörigen mit den eigentlichen Interessen des Patienten nicht übereinstimmen müssen.

Mit den Angehörigen wird man das Gespräch suchen, sie informieren und nach den Vorstellungen des Patienten befragen. Die Entscheidung über die Therapie, insbesondere über eine Begrenzung der Therapie, wird man den Angehörigen jedoch nicht aufbürden. Sie besitzen in der Regel nicht die fachliche Kompetenz, um die Situation zu beurteilen und sind auch meist nicht unter dem Eindruck der schweren Erkrankung ihres Angehörigen in der Lage, losgelöst von jeder Emotion eine Entscheidung zu treffen. Zeichnet sich ein Konflikt zwischen der ärztlichen Meinung und den Vorstellungen der Angehörigen ab, der in bis zu 7% zu erwarten ist (◨ Tab. 15.3), sollte in intensiven Gesprächen ein Konsens gesucht werden.

In neuerer Zeit wird insbesondere in den USA als Mittelweg zwischen der Überbetonung der Au-

tonomie des Patients und dem eher paternalistisch geprägten Vorgehen in Europa das sogenannte Decision-Sharing-Modell favorisiert [15], nach dem schon frühzeitig nach Beginn der Intensivtherapie Angehörige und die an der Behandlung Beteiligten die Situation gemeinsam erörtern (Familienkonferenz) und dann im weiteren Verlauf die anstehenden Entscheidungen treffen.

In Anbetracht der Komplexität der Situation, der aufgezeigten Schwierigkeiten der Prognoseeinschätzung und der sich daraus ergebenden Konsequenzen, sollte der Entscheidungsprozess interdisziplinär erfolgen und alle an der Behandlung des Patienten Beteiligten einbeziehen, um zu einer von allen getragenen Entscheidung zu kommen, die dann mit den Angehörigen besprochen und abgesprochen wird.

Im Konfliktfall kann eine Ethikkommission einberufen werden, wobei in einer Umfrage unter europäischen Intensivstationen 60% dies nicht für hilfreich hielten [57] im Gegensatz zu Untersuchungen in Amerika, wo 87% der Beteiligten ein Ethikkomitee positiv beurteilten [48]. Dieses sollte immer mit dem verantwortlichen Intensivmediziner und, bei operierten Patienten, dem Operateur gemeinsam die Situation erörtern. Ein Komitee kann beraten, dem Arzt die Entscheidung abnehmen kann es nicht. Kommt es im Konfliktfall auch mit dieser Institution nicht zu einer Einigung, wäre das Vormundschaftsgericht einzuschalten.

Maßnahmen bei Therapieverzicht

Ist die Entscheidung zu einem Therapieverzicht gefallen, ändert sich das Therapieziel von einer potentiell kurativen zu einer palliativen Intensivmedizin, die den Sterbenden begleitet. Bei einer *Therapiebegrenzung* unterbleibt entweder die Intensivtherapie, da die Erkrankung mit dem Überleben nicht vereinbar ist, oder eine bestehende Intensivtherapie wird auf dem bestehenden Niveau fortgeführt, jedoch nicht gesteigert.

Die Art der Maßnahmen ist von der individuellen Situation abhängig. Meist beinhaltet eine Therapiebegrenzung den Verzicht auf eine Reanimation, die Intubation oder die Steigerung der Sauerstoffkonzentration in der Einatmungsluft.

Bei einem *Therapieabbruch* empfehlen Leitlinien [10, 54] aus den USA, sämtliche Maßnahmen unter der geänderten therapeutischen Zielsetzung zu überprüfen und nur symptom- und bedürfnisorientierte Maßnahmen fortzusetzen. Die Reihenfolge, in der die lebenserhaltenden Maßnahmen abgesetzt werden, ist unterschiedlich und abhängig von der vorliegenden Situation, wie Anzahl lebenserhaltender Maßnahmen, von der Einstellung der Ärzte [2, 9] und auch den Vorstellungen der Angehörigen.

Von Jonsen et al. (zitiert nach [18]) wird als Reihenfolge der Verzicht auf experimentelle Maßnahmen, die kardiopulmonale Reanimation, die Beatmung, die Vasopressoren, Antibiotika, künstliche Ernährung und schließlich die Flüssigkeitsreduktion vorgeschlagen. Entscheidend sind dabei der Verzicht auf eine Reanimation, das Absetzen der Katecholamine und der Beamtung. Hierzu werden in den USA v. a. zwei Verfahren angewendet: die schrittweise Reduzierung des Sauerstoffgehalts der Beatmung auf 21% (»terminales weaning«) und die Beendigung der Beatmung, wobei situationsabhängig der Tubus belassen wird, um die Atemwege freizuhalten [10, 54]. Die Entscheidung ist immer individuell zu treffen, sie muss begründet, nachvollziehbar und unter dem Ziel, ein humanes Sterben zu ermöglichen, angemessen sein.

Voraussetzung für einen Behandlungsverzicht sind die Information aller Beteiligten, eine ausreichende Sedierung und die Intensivpflege des Patienten wie Absaugen und Lagerung. Alle belastenden Maßnahmen sollten vom Patienten ferngehalten werden wie routinemäßige Röntgenaufnahmen, Blutabnahmen, Katheterwechsel u. a.

Die 10 wichtigsten Bedürfnisse der Angehörigen (Recomendations for End-Life-Care [54])

1. To be with the person
2. To be helpful to the dying person
3. To be informed of the dying person's changing condition
4. To understand what is being done to the patient and why
5. To be assured of the patient's comfort
6. To be comforted
7. To ventilate emotions
8. To be assured that their decisions were right
9. To find meaning in the dying of their loved one
10. To be fed, hydrated, and rested

Nach Möglichkeit sollte der Patient auf der Intensivstation verbleiben. Nach unter Umständen längerer Intensivtherapiezeit wurde die Intensivstation zu seinem Zuhause, ebenso ist zwischen ärztlichem und pflegerischem Personal und Angehörigen eine intensive Beziehung entstanden.

Aufgabe des Intensivpersonals ist es, sowohl den Bedürfnissen des Patienten wie denen der Angehörigen gerecht zu werden. Neben den medizinischen und pflegerischen Aufgaben kommt der Gesprächsführung und dem Umgang mit den Angehörigen entscheidende Bedeutung zu, was in den USA in entsprechenden Leitlinien [15, 54] festgehalten ist.

Grundsätze der palliativen Intensivtherapie (mod. nach [8])

- 1. Beseitigung von Schmerzen und belastenden Symptomen
- 2. Keine Beschleunigung und keine Verzögerung des Sterbens
- 3. Positive Einstellung zum Leben und Tod
- 4. Berücksichtigung religiöser und spiritueller Bedürfnisse
- 5. Hilfe zum »Leben bis zuletzt«
- 6. Unterstützung der Angehörigen

Die Betreuung Sterbender und ihrer Angehörigen ist Teil der Intensivtherapie und sollte als »palliative Intensivtherapie« fest in der Aus- und Weiterbildung der Ärzte und Pflegekräfte verankert sein.

 Fazit

Begrenzung und Abbruch der Intensivtherapie sind in zahlreichen mono- und multizentrischen Studien dokumentierte Realität. Bei etwa der Hälfte der auf der Intensivstation Verstorbenen gehen Maßnahmen des Therapieverzichts dem Tod voraus. Dabei besteht eine große Schwankungsbreite, bedingt durch methodische Unterschiede, patientenbedingter Faktoren und Unterschiede der ärztlichen Praxis.

Hauptgründe für einen Therapieverzicht sind die infauste Prognose und das Versagen der Intensivtherapie sowie insbesondere bei neurologischen Erkrankungen. die zu erwartende schlechte Lebensqualität.

Die meisten Patienten sind bei Aufnahme auf die Intensivstation nicht entscheidungsfähig. Eine Patientenverfügung liegt nur selten vor (0–5%). Die Entscheidung zum Therapieverzicht ist Aufgabe des verantwortlichen Arztes und erfolgt unter Beachtung des mutmaßlichen Patientenwillens aufgrund subjektiver Erfahrung und objektiver Kriterien möglichst im Einvernehmen mit Pflegepersonal und Angehörigen. Die Entscheidung erfolgt unter Unsicherheit und erfordert alle Sorgfalt, um Fehlentscheidungen möglichst zu vermeiden.

Die Maßnahmen des Therapieverzichts haben das Ziel, dem Patienten ein humanes Sterben zu ermöglichen. Die Betreuung des Patienten und der Angehörigen ist wesentliche Aufgabe einer palliativen Intensivmedizin.

Literatur

1. American Thoracic Society Withholding and Withdrawing Life-Sustaining Therapy Am Rev Respir Dis 1991, 144: 726–731
2. Asch DA, Hansen-Flaschen J, Lanken PN (1995) Decisions to Limit or Continue Life-sustaining Treatment by Critical Care Physicians in the United States: Conflicts Between Physicians' Practices and Patients' Wishes Am J Respir Crit Care Med, 151: 228–292
3. Asch DA, Christakis NA Why Do Physicians Prefer to Withdraw Some Forms of Life Support over Others? Intrinsic Attributes of Life-Sustaining Treatments Are Associated with Physicians' Preferences Original Article
4. Bach PB, Carson SS, Leff A (1998) Outcomes and Resource Utilization for Patients with Prolonged Ciritcal Illness Managed by University-based or community-based Subspecialists Am J Respir Crit Care Med, 158: 1410–1415
5. Bosshard G, Nilstun T, Bilsen J, Norup M, Miccinesi G, van Delden JJM, Faisst K, van der Heide A (2005) Forgoing Treatment at the End of Life in 6 European Countries Arch Intern Med, 165: 401–407
6. Buckley TA, Joynt GM, Tan PYH, Cheng CAY, Yap FHY (2004) Limitation of life support: Frequency and practice in a Hong Kong intensive care unit Crit Care Med, 32: 415–420
7. Cabré L, Mancebo J, Solsona JF, Suara P, Gich I, Blanch L, Carrasco G, Martin MC (2005) Multicenter study of the multiple organ dysfunction syndrome in intensive care units: the usefulness of Sequential Organ Dailure Assessment scores in decision making Intensive Care Med, 31: 927–933
8. Carlet J, Thijs LG, Antonelli M, Cassell J, Cox P, Hill N, Hinds C, Pimentel JM, Reinhart K, Thompson BT (2004) Challenges in end-of-life Care in the ICU (Statement of the 5th International Consensus Conference in Critical Care: Brussels, Gelbium, April 2003) Intensive Care Med, 30: 770–784
9. Christakis NA, Asch DA (1993) Biases in how physicians choose to withdraw life support Lancet, 342: 642–646
10. Cist AF, Troug RD, Brackett SE, Hurford WE (2001) Practical guidelines on the withdrawal of life-sustaining therapies Int Anesthesiol Clin, 39: 87–102
11. Consensus report on the ethics of foregoing life-sustaining treatments in the critically ill (1990) Crit Care Med, 18: 1435–1439
12. Cook D, Rocker G, Marshall J, Sjokvist ?, Dodek P, Griffith L, Freitag A, Varon J, Bradley C, Levy M, Finfer S, Hamielec C, McMullin J, Weaver B, Walter S, Guyatt G (2003) withdrawal of Mechanical Ventilation in Anticipation of Death in the Intensive Care Unit N Engl J Med, 349: 1123–1132
13. Daffurn K, Kerridge R, Hillman KM (1992) Active management of the dying patient Med J Aust, 157: 701–704
14. Danis M, Truog R, Devita M, Dagi F, Englehardt T, Grenvik A, Hofmann P, Lo B, Lynn J, Rie M, Rosenbaum S, Sprung CL, Teres D, Wallace TE (1997) Concensus statement of the Society of Critical Care Medicine's Ethics Commmittee regarding futile and other possibly inadvisable treatments Crit Care Med, 25: 887–891
15. Davidson JE, Powers K, Hedayat KM, Tieszen M, Kon AA, Shepard E, Spuhler V, Todres ID, Levy M, Barr J, Thandi R, Hirsch G, Armstrong D (2007) Clinical practice guidelines for support of the family in the patient-centered intensive care unit: American College of Critical Care Medicine Task Force 2004–2005 Crit Care Med, 35: 605–622
16. De Dombal FT (1984) Clinical decision making and the computer: Consultant, expert or just another test? Brit J Healthcare Computing, 1: 7–14
17. Esteban A, Gordo F, Solsona JF, Alia I, Caballero J, Bouza C, Alcala-Zamora J, Cook DJ, Sanchez JM, Abizanda R, Miró G, del Cabo MJF, de Miguel E, Santos JA, Balerdi B (2001) Withdreawing and withholding life support in the intesive care unit: a Spanish prospective multi-centre observational study Intensive Care Med, 27: 1744–1749
18. Faber-Langendoen K, Bartels DM (1992) Process of forgoing life-sustaining treatment in a university hospital: An empirical study Crit Care Med, 20: 570–577
19. Ferrand E, Robert R, Ingrand P, Lemaire F (2001) Withholding and withdrawal of life support in intensive-care units in France: a prospective survey Lancet, 357: 9–14

20. Frick S, Uehlinger DE, Zuercher Zenklusen RM (2003) Medical futility: Predicting outdome of intensive care unit patients by nurses and doctors – A prospective comparative study Crit Care Med, 31:456–461

21. Friedrich H (2006) Sterben in Deutschland in Selbstbestimmung am Lebensende (Kettler D, Simon A, Anselm R, Lipp V Buttge G (Hg) Universitätsverlag Göttingen

22. Gajewska K, Schroeder M, De Marre F, Vincent J (2004) Analysis of terminal events in 109 successive deaths in a Belgian intensive care unit Intensive Care Med, 30:1224–1227

23. Ganz FD, Benbenishty J, Hersch M, Fischer A, Gurman G, Sprung CL (2006) The impact of regional culture on intensive care end of life decision making: an Isreaeli perspective from the ETHICUS study J Med Ethics, 32:196–199

24. Hall RI, Rocker GM (2000) End-of-Life Care in the ICU: Treatments Provided When Life Support Was or Was Not Withdrawn Chest, 118: 1424–1430

25. Heland M (2006) Fruitful or futile : intensive care nurses eyperiences:and perceptions of medical futility Aust Crit Care , 19: 25–31

26. Helft PR, Siegler M, Lantos J (2000) The Rise and Fall of the Futility Movement NEJM, 343: 293–296

27. Holzapfel L, Demingeon G, Piralla B, Biot L, Nallet B (2002) A four-step protocol for limitation of treatment in terminal care. An observational study in 475 Intensive care unit patients Intensive Care Med, 28: 1309–1315

28. Keenan SP, Busche KD, Chen LM, McCarthy L, Inman KJ, Sibbald WJ (1997) A retrospective review of a large cohort of patients undergoing the process of withholding or withdrawal of life support Crit Care Med, 25: 1324–1331

29. Knaus WA, Raus A, Alperovitch A, Le Gall J, Loirat P, Patois E, Marcus SE (1990) Do Objective Estimates of Chances for Survival Influence Decisions to Withhold or Withdraw Treatment? Med Decis Making, 10:163–171

30. Kollef MH, Ward S (1999) The influence of access to a private attending physician on the withdrawal of life-sustaining therapies in the intensive care unit Crit Care Med, 27: 2125–2132

31. Lee DKP, Swinburne AJ, Fedullo AJ, Wahl GW (1994) Withdrawing Care JAMA, 271: 1358–1361

32. Lemeshow S, Teres D, Avrunin JS, Gage RW (1988) Refining intensive care unit outcome prediction by using changing probabilities of mortality Crit Care Med, 16: 470–477

33. Lewis JP, Ho KM, 'Webb SA (2007) Outcome of patients who have therapy withheld or withdrawn in ICU Anesth Intensive Care, 35:387–392

34. Manara AR, Pittman JAL, Braddon FEM (1998) Reasons for withdrawing treatment in patients receiving intensive care Anaesthesia, 53: 523–528

35. Marks RJ, Simons RS, Blizzard RA, Browne DRG (1991) Predicting outcome in intensive therapy units – a comparison of Apache II with subjective assessments Intensive Care Med, 17: 159–163

36. McClish DK, Powell SH (1989) How Well Can Physicians Estimate Mortality in a Medical Intensive Care Unit? Med Decis Making, 9: 125–132

37. McLean RF, Tarshis J, Mazer CD, Szalai JP (2000) Death in two Canadian intensive care units: Institutional difference and changes over time Crit Care Med, 28: 100–103

38. Nava S, Sturani C, Hartl S, Magnl G, Clontu M, Corrado A, Simonds A (2007) End-of-life decision-making in respiratory intermediate care untis: a European Survey Eur Respir J, 30: 156–164

39. Nelson JE, Angus DC, Weissfeld LA, Puntillo KA, Danis M, Deal D, Levy MM, Cook DJ (2006) End-of-life care for the critically ill: A national intensive care unit survey Crit Care Med, 34: 2547–2553

40. Nolin T, Andersson R (2003) Withdrawal of medical treatment in the ICU. A cohort study of 318 cases during 1994–2000 Acta Anaesthesiol Scand, 47: 501–507

41. Mayr VD, Dünser MW, Greil V, Hochberger S, Luckner G, Ulmer H, Friesenecker BE, Takala J, Hasibeder WF (2006) Causes of death and determinants of outcome in critically ill patients Crit Care 10: R154

42. Pearlman RA, Inul TS, Carter WB (1982) Variability in Physician Bioethical Decision-Making Ann Intern Med, 97: 420–425

43. Pochard F, Azoulay E, Chevret S, Vinsonneau C, Grassin M, Lemaire F, Hervé C, Schlemmer B, Zittoin R, Dhainaut J (2001) French intensivists do not apply American recommendations regarding decisions to forgo life-sustaining therapy Crit Care Med, 29: 1887–1892

44. Prendergast TJ, Luce JM (1997) Increasing Incidence of Withholding and Withdrawal of Life Support from the Critically Ill Am J Respir Crit Care Med, 155: 15–20

45. Prendergast TJ, Claessens MT, Luce JM (1998) A National Survey of End-of-life Care for Critically Ill Patients Am J Respir Crit Care Med 158: 1163–1167

46. Rocker G, Cook D, Sjokvist P, Weaver B, Finfer S, McDonald E, Marshall J, Kirby A, Levy M, Dodek P, Heyland D, Guyatt G (2004) Clinician predictions of intensive care unit mortality Crit Care Med, 32: 1149–1154

47. Schneiderman LJ, Jecker NS, Jonsen AR (1990) Medical Futility: Its Meaning and Ethical Implications Ann Intern Med, 112: 949–954

48. Schneiderman LJ, Gilmer T, Teetzel HD, Dugan DO, Blustein J, Cranford R, Briggs KB, Komatsu GI, Goodman-Crews P, Cohn F, Young EWD (2003) Effect of Ethics Consultations on Nonbeneficial Life-Sustaining Treatments in the Intensive Care Setting JAMA, 290: 1166–1172

49. Sibbald R, Downar J, Hawryluck L (2007) Perceptions of »futile care« among caregivers in intensive care units CMAJ 177: 1201–1208

50. Smedira NG, Evans BH, Grais LS, Cohen NH, Lo B, Cooke M, Schecter WP, Fink C, Epstein-Jasffe E, May C, Luce JM (1990) Withholding and withdrawal of life support from the critically ill N Engl J Med, 322: 309–315

51. Sprung CL, Cohen SL, Sjokvist P, Baras M, Bulow HH, Hovilehto S, Ledoux D, Lippert A, Maia P, Phelan D, Schobersberger W, Wennberg E, Woodcock T (2003) End-of-life pfractices in European intensive care units: the Ethicus Study JAMA, 290: 790–797

52. Suter P, Armaganidis A, Beaufils F, Bonfill X, Burchardi H, Cook D, Fagot-Largeault A, Thijs L, Vesconi S, Williams A

(1994) Predicting outcome in ICU patients Intensive care Med, 20: 390–397

53. TPN and Apache Lancet (1986. 1(8496): 1478
54. Truog RD, Cist AFM, Brackett SE, Burns JP, Curley MAQ, Danis M, DeVita MA, Rosenbaum SH, Rothenberg DM, Sprung CL, Webb, SA, Wlody GS, Hurford WE (2001) Recommendations for end-of-life care in the intensive care unit: The Ethics Committee of the Society of Critical Care Medicine Crit Care Med, 29: 2332–2348
55. Turner JS, Michell WL, Morgan CJ, Benatar SR (1996) Limitation of life support: frequency and practice in a London and a Cape Town intensive care unit Intensive Care Med, 22: 1020–1025
56. Van McCrary S, Swanson JW, Youngner SJ, Perkins HS, Winslade WJ (1994) Physicians' Quantitative Assessments of Medical Futility J Clin Ethics, 5: 100–105
57. Vincent JL (1990) European attitudes towards ethical problems in intensive care medicine: results of an ethical questionnaire Intensive Care Med, 16: 256–264
58. Vincent J, de Mendonca A, Cantraine F, Moreno , Takala J, Suter PM, Sprung CL, Colardyn F, Blecher S (1998) Use of the SOFA score to assess the incidence of organ dysfunction/failure in intensive care units: Results of a multicenter, prospective study Crit Care Med, 26: 1793–1800
59. Wachter RM, Luce JM, Hearst N, Lo B (1989) Decisions about Resuscitation: INequities among Patients with Different Diseases but Similar Pognoses Ann Intern Med, 111: 525–532
60. Wood GG, Martin E (1995) Withholding and withdrawing life-sustaining therapy in a Canadian intensive care unit Can J Anaesth, 42: 186–191
61. Wunsch H, Harrison DA, Harvey S, Rowan K (2005) End-of-life dedisions: a cohort study of the withdrawal of all active treatment in intensive care units in the United Kingdom Intensive care Med, 31: 823–831

Die perkutane endoskopische Gastrostomie (PEG) – ist der Verzicht vertretbar?

U. Körner

Die PEG schien in der Medizin der jüngeren Zeit eine nebulöse Sonderstellung einzunehmen. Bewertungen und Zuordnung schwankten zwischen Basisversorgung und Intensivmedizin, ebenfalls die Deutungen des Beendens der Nahrungszufuhr am Lebensende zwischen erlaubter (passiver) und unerlaubter (aktiver) Sterbehilfe. Andererseits ist das vom Betroffenen selbst vollzogene Beenden der Nahrungsaufnahme ein häufiger normaler Schritt zu einem nicht mit dem akuten Versagen eines Vitalorgans, sondern in einem eher allgemeinen Versiegen der Lebenskräfte des Organismus eintretenden Tod, v. a. im höheren Alter. Zur ärztlich sorgfältig erwogenen Therapiezieländerung in der Nähe des Sterbens gehört denn auch – ob mit oder ohne PEG – das Zurücknehmen der Nahrungs- und Flüssigkeitszufuhr (Kolb 2003).

Doch lässt sich für einen Apalliker, noch nicht sterbend und in einem persistierenden vegetativen Zustand (PVS), ein Therapieziel für eine fortgesetzte Anwendung der PEG bestimmen? Lassen sich die im Thema enthaltenen offenbar schwierigen Fragen beantworten?

Indikation und Verzicht

Über einen Therapieversuch erfährt der Arzt medizinische Gründe für den Therapieverzicht. Letzterer kann erfolgen aufgrund biomedizinischer Wirkungslosigkeit oder den Nutzen überwiegender Komplikationen. Zum anderen erfolgt ein Therapieverzicht aus Erwägungen von Arzt und Patient über die noch bestehende und weiterhin erreichbare bzw. nicht erreichbare subjektive Lebensqualität. Beide Begründungsmuster sind in der modernen Medizin gleichermaßen Teil der ärztlichen Verantwortung und Indikationsstellung. Besonders zur künstlichen Ernährung war jedoch in den letzten Jahren umstritten, wie weit die Gesichtspunkte der Lebensqualität und der Willensentscheidung des Patienten entscheidungsrelevant sind. Der vordergründige Dissenspunkt war, ob die Nahrungs- und Flüssigkeitszufuhr auch mit künstlichen Mitteln wie PEG der ärztlichen Indikationsentscheidung unterliegt oder als unverzichtbar zur Pflege und Grundversorgung rechnet.

Da kein Leben und keine Therapie endlos dauern, kann es jedoch hinsichtlich der im Thema genannten Frage letztlich nicht um das »ob« gehen, sondern nur um die Voraussetzungen und Kriterien für den Verzicht. Denn im konkreten Fall tritt irgendwann bei jedem Patienten der Zeitpunkt für einen Verzicht dann ein, wenn die medizinischen Wirkungen zur Verbesserung oder Erhaltung des Funktionszustandes und der Lebensqualität, die eine Anwendung begründeten, schwinden und die subjektive Erwartung und Einwilligung, die den Eingriff rechtfertigen, nicht mehr gegeben sind. Wenn eine Therapie nicht mehr zur Verbesserung oder Erhaltung des gesundheitlichen Zustandes beiträgt und Risiken und Schädigungen die positiven Wirkungen übersteigen, liegt es in der auf die medizinische Kompetenz gegründeten Verantwortung des Arztes, diese Maßnahme zu beenden (Lipp 2007). Dazu bedarf es keines Einwilligungserfordernisses, jedoch wird der Arzt möglichst das Verständnis des Patienten und dessen Angehöriger erreichen und gegebenenfalls Alternativen für ein geändertes Therapieziel vorschlagen.

Die Anwendung ernährungsmedizinischer Maßnahmen ist bei krankheitsbedingten oder durch Fehlernährung verursachten Mangelzuständen indiziert, sowie bei Störungen der Fähigkeit zur Nahrungsaufnahme bis zu vollständiger Schluckunfähigkeit. Wenn von »künstlicher Ernährung« gesprochen wird, ist also zu sehen, dass ernährungstherapeutische Maßnahmen in zweierlei Hinsicht »künstlich« (technisch gemacht) sein können: Zum einen durch die Anwendung besonders zusammengesetzter Nahrung mit spezifischer therapeutischer Zielstellung und zum anderen durch Einsatz eines technischen Zuführungswegs in den Körper des Patienten. Beides gibt es einzeln oder in Kombination, als Ergänzung zur natürlichen oder als ausschließliche Ernährungsform, sowie als vorübergehende oder dauerhaft obligate Anwendung. Auch bei obligater Nahrungs- und Flüssigkeitszufuhr über eine Sonde ist stets die – soweit noch begrenzt mögliche – orale Nahrungsaufnahme zu gewährleisten, für die Ermöglichung von Nahrungsgenuss und für das Training von (Rest-)Funktionen (Körner et al. 2003). »Aus dem Umstand, dass wir Menschen im normalen Leben die Ernährung zu einem Grundvergnügen kultiviert haben, folgt die ethische Verpflichtung für die Ernährungsmedizin, die Ernährung soweit irgend möglich als Mittler für ein positives Lebensgefühl zu gestalten.«(Körner et al. 2004)

Im Mittelpunkt der vorliegenden Abhandlung stehen Problemfragen zur Anwendung der PEG in Situationen, bei denen die enterale Nährstoffaufnahme und die Lebenserhaltung vollständig und endgültig von der Nahrungszufuhr über eine Sonde abhängen.

Einige Grundsätze zur Ernährungstherapie

Als ein Ausgangspunkt für die Beantwortung der Themenfrage seien vier auf Aussagen der Ethik-Recht-Kapitel in den Leitlinien der Deutschen Gesellschaft für Ernährungsmedizin (DGEM) sowie der European Society for Clinical Nutrition and Metabolism (ESPEN) (2006) basierende Grundsätze vorangestellt:

- Die Nahrungsaufnahme hat der Mensch, wenngleich große Teile der Bevölkerung in vielen Ländern von dieser kulturellen Errungenschaft ausgeschlossen sind, Hunger leiden und hungers sterben, zu einem seiner Grundvergnügen kultiviert. Entsprechend sollte auch jede künstliche Ernährung so gestaltet werden, dass sie ein positives Lebensgefühl vermitteln kann.
- Solange sich ein Patient a) physiologisch in einem hinsichtlich möglicher Therapiealternativen nicht eindeutig entscheidbaren Zustand oder b) in zwischen Ablehnung und Hinnahme schwankender Willenslage befindet, gilt das Prinzip »In dubio pro vita« (im Zweifel für die Erhaltung des Lebens). Dabei ist die zugleich bestehende unbedingte Verpflichtung zu beachten, den Zweifel durch diagnostische und sonstige geeignete Bemühung zu beseitigen und eine klare Begründung der jeweiligen Behandlung oder Nichtbehandlung zu gewinnen.
- Gegen den ausdrücklichen Willen oder gegen den konstant aufrecht erhaltenen Widerstand eines Patienten sind Ernährungsmaßnahmen eine ethisch nicht zu rechtfertigende und auch rechtlich verbotene Zwangsernährung, soweit

nicht vom Gesetzgeber ausdrücklich Ausnahmen bestimmt worden sind, wie beispielsweise den Strafvollzug betreffend.

— Während im höheren Alter oft durch funktionelle Störungen der Nahrungsaufnahme das Problem einer Mangelernährung und Fehlernährung besteht, gibt es in der Nähe des Todes wegen des sehr gering werdenden Nährstoff- und Wasserbedarfs eher das Problem der Fehlbehandlung und Schädigung durch ein Zuviel an Nahrung und Flüssigkeit. Bei einer Ernährung auf den Tod hin ist das individuell angemessen rechtzeitige Reduzieren und Absetzen von Nahrungs- und Flüssigkeitszufuhr ein wesentlicher Bestandteil der ärztlichen Sorgfaltspflicht.

Ethische Aspekte zur ärztlichen Lebensbewahrungspflicht

Die traditionelle ärztliche Pflicht zur Erhaltung des Lebens unterliegt in der modernen heutigen Medizin der ergänzenden Bedingung, dass dieses Leben für den Betroffenen eine möglichst erträgliche und mit einer Sinnmöglichkeit verbundene Lebensqualität haben soll.

Auf allen **Zielebenen ärztlichen Handelns**, von den Zielstellungen **Gesundheit zu erhalten** und **Krankheiten zu heilen** über das Bestreben **nichtheilbare Krankheiten zu lindern** und **den vorzeitigen Tod zu verhindern** bis hin zur Aufgabe **ein friedliches Sterben zu ermöglichen** ist der gemeinsame Nenner und das **Grundziel** für das ärztliche Handeln die Verbesserung der **Lebensqualität,** deren Bewertung dabei letztlich dem Patienten obliegt.

Dass heute im Kontext der ärztlichen Pflicht zur Bewahrung von Gesundheit und Leben die Lebensqualität als zentrales Kriterium gilt und der Patient letztlich über das Durchführen oder Unterlassen der vom Arzt vorgeschlagenen Behandlung entscheidet, ist Ergebnis eines Paradigmenwechsels in Folge der wissenschaftlich-technischen Revolution in der Medizin in der Zeit nach dem Zweiten Weltkrieg.

Seit den Anfängen wissenschaftlich fundierter Medizin zu Zeiten des Hippokrates war ein paternalistisches Verhältnis des Arztes zum Patienten typisch. Dessen wesentliche Grundlage war ein »blindes« Vertrauen des Patienten, der Arzt werde schon das Beste für seine Gesundheit tun, während der Arzt weitgehend nur auf die Selbstheilungskräfte des Patienten bauen konnte und beim definitiven Versagen von Vitalfunktionen machtlos war. Die nach Christoph Wilhelm Hufeland (1762–1836) höchste ärztliche Pflicht[132], das Leben der Menschen zu erhalten und womöglich zu verlängern, und nichts zu tun, wodurch das Leben eines Menschen verkürzt werden könnte, hatte lange Zeit fast ausschließlich mit ihrem zweiten Aspekt, das Leben nicht zu verkürzen, praktische Bedeutung als ärztliche Handlungsorientierung.

Das änderte sich mit den in der Zeit nach dem Zweiten Weltkrieg aufkommenden Reanimations- und Intensivtechniken. Angesichts dieser neuartigen therapeutischen Möglichkeiten machte die damals das ärztliche Denken noch prägende, maßgebend von Hufeland artikulierte Maxime, unbedingt alles für die Erhaltung und Verlängerung eines Lebens mögliche zu tun, die Ärzte geradezu entscheidungsunfähig. Zumal hatten auch Gesetz und Rechtsprechung diese Maxime zum Maßstab und gegen das Nichtanwenden lebenserhaltender Intensivtherapie drohte die Strafrechtsfigur der »Unterlassenen Hilfeleistung mit Todesfolge«. Praktisch war im vital bedrohlichen Notfall eine intensivmedizinische Intervention zwar rasch vorgenommen, doch entstand, wenn die Erhaltung und Wiederherstellung der natürlichen Lebensfunktionen nicht hinreichend gelang, große Ratlosigkeit bei der Frage »Wann sollen wir aufhören?«. Es bedurfte bei lebenserhaltenden medizinischen Behandlungen also der Abwägung von Tun oder Lassen. Man konnte schließlich mit den neuen Techniken sogar Vitalfunktionen des Organismus über dessen Tod hinaus aufrechterhalten, wie der Ende der 1950er Jahre von französischen Intensivmedizinern entdeckte intravitale Hirntod sinnfällig veranschaulichte (Mollaret 1959).

---

[132] »Das Leben der Menschen zu erhalten und womöglich zu verlängern, ist das höchste Ziel der Heilkunst, und jeder Arzt hat geschworen, nichts zu tun, wodurch das Leben eines Menschen verkürzt werden könnte...« (Enchiridion medicum, 1836).

Zum Hirntod eine kurze Erläuterung (neben dem anschließend fortgesetzten Thema)

Bei einer Reihe von Wiederbelebungsfällen waren nach etwa 1–2 Wochen trotz aller Bemühung, mit der man üblicherweise intensivmedizinisch die Grundfunktionen des Organismus stützen und ggf. wieder normalisieren konnte, die Elektrolytspiegel, die Temperaturregulation und sonstige physiologische Funktionen nicht mehr steuerbar, und die Herz-Kreislauf-Funktion ließ sich mit allem technischen Einsatz nicht aufrechterhalten. Bei Obduktionen fand man ein erweichtes, teils schon nekrotisch verflüssigtes Gehirn. Offensichtlich hatte man Menschen beatmet, bei denen schon an irgendeinem zuvor liegenden Zeitpunkt der Tod eingetreten war, und man hatte deren Herz und Kreislauf in Gang gehalten.

Zunächst ging es den Ärzten dann darum, möglichst zeitnah den larvierten, unter der Maske intensivmedizinisch erzeugten Anscheins von Leben verborgenen Tod zu erkennen, um die nutzlos gewordenen Geräte abzuschalten, und dann auch die vermutlich verschiedenen Formen des Todeseintritts zu erforschen. Viel gravierender wurde aber bald die Faszination, dass nun eine bisherige Tabuzone der Organtransplantation betreten werden könnte. Aufgrund der im Organismus eines toten Menschen intensivmedizinisch fortgesetzten Perfusion der Organe und Versorgung mit Sauerstoff, Elektrolyten und Nährstoffen erschien ethisch vertretbar zu werden, was zuvor nur im Kontext der Ermordung eines Menschen gedacht werden konnte: ein lebensfrisches Herz zu transplantieren. Das wurde bald ein in den herzchirurgischen Zentren weltweit intensiv (tier)experimentell bearbeitetes Thema.

Als dann tatsächlich fast 10 Jahre später im Dezember 1967 die Herztransplantation am Menschen begann, wurde es zentral bedeutsam, über eindeutige und zuverlässig reproduzierbare Kriterien der Hirntodfeststellung zu verfügen, die auch möglichst rasch nach dessen Eintritt die sichere Diagnose des Hirntodes möglich machten. Zunächst standen dabei technische Verfahren im Vordergrund, wie der angiographische Nachweis des Zirkulationsstopps in den Hirnarterien (in Deutschland) oder der Nachweis eines Nulllinien-EEG (in den USA).

Man lernte bald, Besonderheiten bei traumatischer oder endogener Verursachung des Hirntods zu differenzieren. Und ab den 1980er Jahren wusste man den Hirntod auch sicher durch die Beobachtung internistischer und neurologischer Kriterien im klinischen Verlauf festzustellen. Die dabei erforderliche Beobachtungsdauer ist jedoch für eine raschere Verfügbarkeit der Organe durch die Kombination mit technischen Verfahren (wie EEG) deutlich zu verringern. Allerdings im Unterschied zur Eindeutigkeit und Zuverlässigkeit der medizinischen Hirntod-Diagnostik ist die Frage, ob der Hirntod auch der Tod des Menschen sei, eine psychologisch und kulturell problemgeladene Frage geblieben.

Aufgrund der intensivmedizinisch-technischen Entwicklungen kam es in den Grundorientierungen des ärztlichen Berufsstandes zum Paradigmenwechsel von der absoluten Lebensbewahrungspflicht und »Heiligkeit« des Lebens zum Leitkriterium der Lebensqualität sowie von der Dominanz des ärztlichen Paternalismus zur Dominanz der Patientenautonomie. Dabei ist **Lebensqualität kein objektives oder gar absolutes Kriterium, sondern relativ zu den gegebenen Möglichkeiten und Erwartungen einer Person.** Und keinesfalls geht es um eine positive oder negative Wertschätzung des Lebens des Betroffenen durch andere, sondern nur um sein eigenes Lebensbedürfnis. Und **positive Lebensqualität ist gegeben, wenn es noch** irgendwelche **annehmbare Erlebensmöglichkeiten oder angestrebte und erreichbare Lebensziele gibt,** und seien diese im Blick eines Außenstehenden auch noch so geringfügig.

Die Autonomie des Patienten bzw. gleichbedeutend die Achtung seiner Persönlichkeitsrechte ist zwar offensichtlich ein rechtlicher Angelpunkt der Medizinentwicklung seit den 1980er Jahren. Jedoch **ist der zentrale ethische Wert in der Me-**

dizin die Lebensqualität, d. h. das ärztliche Bemühen um deren Wiedergewinnung, Erhaltung und Verbesserung.

Grenzen der Lebenserhaltung und der ärztliche Qualitätsauftrag am Lebensende

Allerdings der Erfolg des Einsatzes lebenserhaltender Therapie gleicht nicht selten einem Pyrrhus-Sieg. Soweit noch Lebenszeit verbleibt, wird der Arzt dem wahrnehmungsfähigen und bewussten Patienten helfen, mit seinen verbleibenden Daseinsmöglichkeiten gut zu leben. Er wird ihn ermuntern.

Jedoch das Erleben der Qualität seines Lebens und seines Daseins zu bewerten, wird er dem Patienten überlassen. Der Arzt begibt sich in eine Anmaßung, wenn er versucht, die subjektive Lebensqualität und Lebensempfindung eines Patienten, dessen Bewertung des eigenen Daseins, gültig aus seiner ärztlichen Wahrnehmung heraus festzustellen und zu benennen. So muss es immer der (Letzt-)Entscheidung des Patienten obliegen, ob eine für sein medizinisches Befinden aus ärztlicher Sicht potentiell nützliche Maßnahme tatsächlich an ihm durchgeführt wird.

Andererseits ist der Arzt souverän in seiner Pflicht, die sachlich angemessenen Behandlungsmöglichkeiten festzustellen und ein eventuelles Verlangen des Patienten nach bestimmten Maßnahmen findet seine Grenze in der ärztlichen Sachkenntnis. Der Arzt kann weder durch den Patientenwillen gezwungen, noch aufgrund rechtlicher Maßgaben genötigt werden, medizinisch nicht indizierte Maßnahmen durchzuführen (Lipp 2007).

Desgleichen gehört **das Beenden einer biomedizinisch schädlichen oder nutzlosen Maßnahme** in den Pflichtenbereich des Arztes für die Gewährleistung der Behandlungsqualität. Diese Beendigung einer dem gegebenen Therapieziel nicht mehr dienlichen oder zuwiderlaufenden Behandlung ist mit dem Patienten bzw. dem Vertretungsberechtigten zu besprechen, aber grundsätzlich nicht von seiner Einwilligung abhängig (ebd.). Auch ernährungsmedizinische Maßnahmen bilden keine Ausnahme von diesen Grundsätzen.

Praktisch ist die Beendigung einer Behandlung gemäß den Regeln der betreffenden medizinischen Disziplin und in einer der individuellen Situation angemessenen Vorgehensweise vorzunehmen. Sonstige helfende Maßnahmen und seine Fürsorge für den Patienten wird der Arzt jedoch fortsetzen. Sofern auf das Beenden der Behandlungsmaßnahme der Tod des Patienten folgt, erfordert das ärztliche Vorgehen insbesondere die fürsorgliche Beachtung des Erlebens der Bezugspersonen.

Die PEG zwischen Pflege und Intensivmedizin

Angesichts des unkomplizierten chirurgischen Eingriffs und des einfachen Schlauchs zwischen der Bauchdecke und dem Magen ist die in den 1990er Jahren und bis nach der Jahrhundertwende vielfach in den Vordergrund gestellte Ansicht nachvollziehbar, die Nahrungszufuhr mittels PEG der Pflege und der Erfüllung der elementaren Grundbedürfnisse zuzurechnen. Denn augenscheinlich war v. a., dass die PEG eine erhebliche Pflegeerleichterung leisten kann. Bei der vordem schon verfügbaren nasogastralen Sonde, zweifellos auch eine technische Ernährungshilfe, kam kaum schon jemand auf den Gedanken, sie nicht dem Verantwortungsbereich der Pflege belassen. Und die PEG ist schließlich wesentlich angenehmer für Patienten und ermöglicht eine bessere Lebensqualität.

Doch dass der chirurgische Eingriff zum Legen der PEG geringfügig ist und eine nur geringe Belastung für den Patienten darstellt sowie dass die weitere Nahrungszufuhr keiner hochkomplizierten Apparatur bedarf (wenn man vergleichsweise den technischen Regelungsaufwand für das Einpumpen von Luft in die Lunge betrachtet), ändert letztlich nichts an der Tatsache, dass bei irreversibler Schluckunfähigkeit eine terminale Insuffizienz vorliegt, die ohne den ärztlichen Eingriff des Legens der PEG und ohne die künstliche Nahrungszufuhr tödlich ist.

Die wesentlichen Elemente der künstlichen Ernährung mittels PEG gleichen denen der künstlichen Beatmung: Intubation und Lufteinpumpen. Die prinzipielle medizinische Situation bei künstlicher Nahrungszufuhr und bei künstlicher Luftzufuhr unterscheidet sich offenbar nur unwesentlich: der technische Regelungsaufwand ist anders und die Zeitdauer zwischen dem Beenden der Zufuhr und dem Todeseintritt ist unterschiedlich.

Ein realistischer Grund für die häufig vertretene Ansicht, dass Ernährung einschließlich der Sondenernährung – anders als die intensivmedizinische Beatmung – unverzichtbar zur Basisversorgung gehöre, weil sie ein »natürliches Mittel der Lebenserhaltung« sei, erschließt sich auch bei längerem Nachdenken nicht. Ist das Verlangen nach Luftaufnahme in Nase und Lunge nicht ein genauso elementares Bedürfnis, wie das Bedürfnis nach Nahrungsaufnahme in Mund und Magen? Und ist die Luft nicht ein genauso wichtiges natürliches Mittel der Lebenserhaltung wie die Nahrung?

Darüber hinaus lässt sich nach ethischen und rechtlichen Kriterien der Patientenautonomie und Lebensqualität auch zwischen natürlicher und künstlicher Ernährung kein beachtlicher Unterschied finden. Denn hinsichtlich des Selbstbestimmungsrechtes der Patienten ist es unerheblich, ob Ernährung als Basisbetreuung oder als medizinischer Eingriff, ob in Fürsorgeverantwortung der Pflegenden oder in ärztlicher Behandlungsverantwortung stattfindet, wie es schlussendlich auch ethisch und rechtlich keinen Unterschied macht, ob ein Mensch eine Nahrungsaufnahme über den Mund einstellt und verweigert oder die Nahrungszufuhr über eine Sonde.

> ❶ Ethisch und rechtlich sind die entscheidenden Voraussetzungen für jede Ernährungsmaßnahme stets, dass die Durchführung für die betroffene Person ein erträgliches Leben mit positiven Erlebensmomenten sichert und dass die Person mit der Art und Weise der Nahrungszuführung in ihren Körper einverstanden ist.

Längere Zeit wurde jedoch die Zurechnung der Ernährung zur Grundversorgung und Pflege in den Vordergrund der Bewertung auch medizinischer Ernährungsmaßnahmen und insbesondere der PEG gestellt. So wurde im Jahre 1995 vom Päpstlichen Rat für die Seelsorge im Krankendienst in der »Charta der im Gesundheitsdienst tätigen Personen« gefordert: »Die Versorgung mit Nahrung und Flüssigkeit gehört, auch wenn sie künstlich erfolgt,

zur normalen Fürsorge, die man dem Kranken immer schuldet, solange sie sich nicht als unerträglich für ihn erweist.« (Kieltyka 2006, S. 188.).

Diese Sicht dominierte eine Zeit lang auch die Rechtspositionen. So stellten Schmidt/Madea (1998) fest, dass zur Frage des Einstellens der Sondenernährung bei Apallikern »im deutschsprachigem Schrifttum wiederholt mit großer Eindringlichkeit gemahnt worden (ist), dass es sich de facto um ein Verhungernlassen lebender Patienten handeln würde.« Sie kamen zu dem Schluss, dass »unter den rechtlichen Rahmenbedingungen in Deutschland« beim als irreversibel diagnostizierten apallischen Syndrom »mit betreuendem Pflegepersonal und Angehörigen ein Konsens über den Verzicht auf akut- und intensivmedizinische Maßnahmen wie Reanimation, erneute Beatmung oder Dialyse gesucht werden (sollte). Eine optimale pflegerische Versorgung sowie Flüssigkeits- und Nahrungszufuhr sind aber in jedem Fall zu gewährleisten, um die Würde des Patienten zu wahren.«(Schmidt 1998). Denn aus rechtmedizinischer Sicht sei ein »Verhungernlassen als Tötung durch Unterlassung und damit grundsätzlich als nichtnatürlicher Tod zu qualifizieren«.

Mit anderen Worten bedeutet diese zitierte Position also: Die ärztliche Pflicht zur Lebenserhaltung besteht nicht mehr, wenn beim Apalliker die Irreversibilität festgestellt ist. Bei entsprechenden Komplikationen dann den Tod durch Atemversagen bzw. Ersticken eintreten zu lassen, sei zulässig. Ebenso sei der Tod durch Nichtbehandlung einer Infektion z. B. einer Lungenentzündung oder der Tod durch die Urämie bei Nierenversagen hinzunehmen. Doch unzulässig sei der Todeseintritt aufgrund der auch unbedingt tödlichen terminalen Schluckunfähigkeit.

Da vorauszusetzen ist, dass der irreversibel bewusstlose Mensch im apallischen Syndrom weder von dem einen noch von dem anderen etwas wahrnimmt, bleibt es rätselhaft, wieso der Todeseintritt durch den Verzicht auf künstliche Beatmung oder durch den Verzicht auf künstliche Dialyse moralisch gut, der Todeseintritt durch den Verzicht auf künstliche enterale Nahrungszufuhr aber moralisch böse und sogar strafwürdig sein soll.

Vollends absurd wird es, wenn ein entsprechender Unterschied zwischen parenteraler künstlicher

Ernährung und enteraler künstlicher Ernährung gemacht wird. Schon Ankermann (1999) wies, indem er sich kritisch auf eine Formulierung dieser Unterscheidung von Opderbecke und Weißauer bezog, auf die Absurdität der Unterscheidung hin, die parenterale Ernährung zu den »remedia extraordinaria« zu rechnen und die Sondenernährung zu den »remedia ordinaria«, demzufolge dann »eine künstliche Ernährung über Sonden nicht beendet werden dürfe. Es ist dem Autor nicht einsichtig, weshalb derjenige, der nur durch Infusionen ernährt werden kann, sterben dürfen soll, der andere aber nicht. Rechts- und Interessenlage und die Rücksicht auf die Menschenwürde des Patienten unterscheiden sich in nichts«(Ankermann 1999).

Im Jahre 2002 noch versuchte U. Eibach die Ansicht, die Sondenernährung mittels PEG gehöre zur »natürlichen Ernährung« und damit zur stets unverzichtbaren »Befriedigung der Grundbedürfnisse« mit einer Begründung zu versehen. Für den Säugling zutreffend ging er von der Definition aus, Grundbedürfnisse seien all das, »was ein soeben geborener Säugling an Bedürfnissen hat, aber nicht selbständig befriedigen kann«. Zunächst klarzustellen ist, ein Säugling benötigt Hilfe durch Darreichung der Nahrung, kann im Unterschied zum schluckunfähigen, über PEG ernährten Patienten aber die Nahrung durch Schlucken und über den Ösophagus selbst in seinen Körper aufnehmen.

Das in Bezug auf den Säugling definierte natürliche Bedürfnis nach Ernährung beinhaltet also die Hilfe durch Darreichung von Nahrung, doch keinesfalls die Hilfe durch die Nahrungszufuhr in den Magen. Der Säuglingsvergleich kann also die These der »Natürlichkeit« der PEG-Ernährung nicht stützen.

Und was Eibach dann weiterhin »argumentierte«, kommt aus einer logisch-semantischen Trickkiste: »Nahrungszufuhr ist sinngemäß bei kranken Menschen eine pflegerische Maßnahme.« Das Fehlen natürlicher oraler Nahrungsaufnahme sei kein hinreichender Grund, keine »künstliche« Ernährung vorzunehmen. »Es gibt gute Gründe – genannt wird bei Eibach keiner –, unter einer natürlichen Ernährung jede über den Verdauungstrakt mögliche Ernährung zu verstehen, also auch die über eine Nasen- und PEG-Sonde, selbst

wenn sie nicht mehr über den Mund geschieht und Letztere einen kleinen operativen Eingriff in den Körper erfordert und insofern ‚künstlich' ist. Die ‚künstliche' Ernährung darf keinem Menschen grundsätzlich nur deshalb verweigert werden, weil er nur mit ihr fähig ist, weiterzuleben«(Eibach 2002).

Also: Jede über den Verdauungstrakt mögliche Ernährung ist gemäß Eibach eine natürliche Ernährung, auch wenn die Nahrungszufuhr künstlich erfolgt, und darf also weil sie natürlich ist, keinem Menschen vorenthalten werden. Von der sachlichen Konfusion ganz abgesehen, begeht Eibach, wie A. Simon (2006) aufwies, einen sog. naturalistischen Fehlschluss, d. h. den Fehler, eine Sachbeschreibung direkt als Begründung einer Sollensaussage zu nehmen. Denn weder beim Säugling noch beim Kranken und weder über den Mund noch über die Sonde erfolgt eine Verpflichtung zur Ernährung weil die Nahrungsaufnahme oder die Nahrungsverwertung natürlich vor sich gehen, sondern sie erfolgt aufgrund der normativen Prämisse, dass man einem hilfsbedürftigen Menschen notwendige Hilfe nicht vorenthalten soll.

Die Natürlichkeit ist kein Grund für die Ernährung, sondern Gründe sind, dass die Ernährung zur Erhaltung und Förderung der physischen Kondition indiziert ist und eine Hilfe für den Patienten bedeutet, die dieser auch als solche erleben kann und gewollt hat.

Als einen Grund für die Kontroversen um die Nahrungszufuhr mittels PEG-Sonde und deren Abbruch, sowie für deren unterschiedliche Bewertung gegenüber anderen lebenserhaltenden Therapien benannten Truog und Cochrane (2005), dass bei der Dialyse oder bei künstlicher Beatmung der Defekt direkt die Nieren oder die Lunge betreffe, während »withdrawal of tube feedings is typically considered in patients who have normal alimentary tracts, are fully capable of absorbing nutrition, and are not imminently dying unless this nutrition is withheld. The organ that is failing in these patients is the brain«(Truog 2005).

Gegen diese Interpretation von Truog/ Cochrane ist hier festzustellen, dass zwar bei der Niereninsuffizienz die Schädigung direkt des Nierengewebes ursächlich ist, jedoch die künstliche Beatmung mittels Respirator nur funktioniert, wenn die Lunge funktionsfähig ist und der Gasaustausch in den Lungenbläschen erfolgt. Eine Lungenobstruktion ist zwar ein die Möglichkeit der Beatmung begrenzender Faktor. Beim typischen Fall des Atemversagens wegen Ausfall des Atemzentrums handelt es sich jedenfalls bei der Beatmung mittels Respirator um eine prinzipiell gleiche Konstellation wie bei der Nahrungszufuhr mittels PEG-Sonde.

Atemversagen und Schluckunfähigkeit sind prinzipiell gleiche Defektsituation. Denn die gleiche Bedeutung, wie die Anwendung eines Respirators für die Sauerstoffaufnahme des Organismus beim Verlust der Luftaufnahmefähigkeit, hat die PEG-Sonde für die Nährstoff- und Wasseraufnahme des Organismus bei Verlust der Nahrungsaufnahmefähigkeit. Übereinstimmend in beiden Situationen erfolgt der Stoffübergang in die Blutbahn auf dem normalen natürlichen Weg in den Darmzotten bzw. in den Lungenbläschen.

Die Nahrungszufuhr mittels PEG kann bei Patienten, deren sonstige physiologische Funktionen intakt sind, über längere Zeit eine gute Lebensqualität mit nur wenig eingeschränkter sozialer Mobilität ermöglichen. Ein Vorzug ist auch, dass vergleichbare organschädigende Nebenwirkungen, wie bei künstlicher Beatmung oder Dialyse, nicht auftreten. Ein besonderes ethisches Entscheidungsproblem entsteht jedoch, wenn – wie beim apallischen Syndrom – sich bei länger durch die Sondenernährung zu ermöglichender physischer Überlebensfähigkeit, bewusstes Erleben und soziale Lebensqualität der betroffenen Person als nicht mehr wiederherstellbar erweisen.

Zur Frage des Therapieziels beim persistierenden apallischen Syndrom

Von Intensivmedizinern wird gern konstatiert, dass »sog. ‚Wachkoma'-Patienten … als Langzeit-Pflegefälle eine andere Problematik bieten als die Intensivtherapie-Patienten« (DGAI 1999). Im Blick auf das klinische Erscheinungsbild mit der nur von einer Ernährungssonde abhängigen Lebenserhaltung ist das nachvollziehbar. Jedoch ist die lebenserhaltende PEG-Anwendung bei Verlust der Schluckfähigkeit, wie oben dargelegt, gegenüber anderen

beim Ausfall einer Vitalfunktion angewendeten intensivmedizinischen Lebenserhaltungstherapien nicht prinzipiell verschieden. Entsprechend ist zur Therapiebegründung lebenserhaltender Sondenernährung auch gleichfalls von den **grundsätzlichen Anwendungszielen intensivmedizinischer Lebenserhaltung** auszugehen. Das sind erstens die **zeitweilige Überbrückung tödlicher** bzw. **lebensbedrohlicher Funktionsstörungen** bei einem besserungsfähigen Grundleiden, zweitens der **fortdauernde Ersatz einer irreversibel ausgefallenen Vitalfunktion bei noch bewusst zu erlebendem und gewolltem Lebensvollzug** des Betroffenen und drittens in manchen Situationen **auch die Lebensqualitätssicherung beim nicht mehr aufzuhaltenden Sterben.**

Bei jedem Notfall mit erkennbar schwerer Hirnschädigung, bei dem die Chance des Überlebens besteht, ist anfangs von der ersten Zielsetzung auszugehen. Nach der Diagnose eines apallischen Syndroms ist dann konkret das Therapieziel zunächst die Wahrung der Chance zum (partiellen) Wiedererlangen des bewussten Lebensvollzugs. Eine künstliche Ernährung ist dabei erstens eindeutig als ärztliche Handlungsverpflichtung begründet und muss zweitens vorab, da Ernährungsmaßnahmen ohne Zeitdruck eingeleitet werden können, durch den vorab erklärten Patientenwillen gerechtfertigt sein bzw. als dessen Substitut durch die Entscheidung eines an die Verfügung und Präferenzen des Patienten gebundenen Vertretungsberechtigten. **Ein nicht** rechtswirksam **durch den Patientenwillen gerechtfertigtes Anlegen einer PEG** bzw. ein Zuführen von Nahrung und Flüssigkeit durch dieselbe, ist **auch beim Apalliker eine rechtlich verbotene Zwangsernährung.** Denn jede in die physische und psychisch-soziale Körperintegrität des Patienten eingreifende Behandlung gilt nach der auf einem Urteil des deutschen Reichsgerichtes vom 30. März 1894 (RGSt 25, 275–389) fußenden ständigen deutschen Rechtsprechung ohne die aufgeklärte Einwilligung des Patienten als strafbare Körperverletzung.

Für die Bewertung künstlicher Ernährung beim apallischen Syndrom ist auch zu beachten, dass unterschiedliche Muster und Verläufe von Hirnschädigungen zu differenzieren sind, deren Unterschiede in Diskussionen über Patienten im »Wachkoma« oft nicht hinreichend bedacht werden. Vier Grundbilder von Hirnschädigungen mit intensivmedizinischen Implikationen sind zu unterscheiden: Der Hirntod, das Koma, das apallische Syndrom (»Wachkoma«) und das Locked-In-Syndrom.

Insbesondere beim apallischen Syndrom variieren stark die zugrunde liegenden Schädigungsmuster, entsprechen in etwa den Auswirkungen eines generalisierten Schlaganfalls. Erstens besteht ein deutlicher Unterschied zwischen dem bei anoxisch oder toxisch verursachter Hirnschädigung eingetretenen apallischen Syndrom gegenüber dem apallischen Syndrom bei traumatisch oder apoplektisch verursachter Schädigung. Und zweitens ist beim traumatisch verursachten apallischen Syndrom die Möglichkeit des in jüngerer Zeit häufiger differenzierten Status mit unterschwelligen minimalen Bewusstseinserscheinungen (Minimal Conscious State, MCS) zu beachten, wo es auch eher eine Chance für die Wiederkehr sozialer Kommunikationsfähigkeit gibt.

Offensichtlich hat es sich auch bei dem Fall des Terry Wallis, bei dem nach 19 Jahre andauerndem reaktionslosen Zustand im Jahre 2003 Ansätze von Bewusstsein und Kommunikationsfähigkeit wiederkehrten, um einen solchen MCS gehandelt. Das Wiedererwachen von Bewusstsein beruhte auf dem Auswachsen neuer Nervenfasern, die beim Unfall zerstörte Nervenverbindungen reparierten. T.W. blieb wie zu erwarten schwerstgeschädigt und pflegabhängig. Er konnte sich zwar sprachlich äußern, den Kopf bewegen und verfügte über Gedächtnisinhalte aus der Zeit vor dem Unfall, blieb aber weitgehend ohne Neugedächtnis und Erholung des Denkvermögens (Voss 2005).

Ein akutes apallisches Syndrom kann nach Tagen und Wochen in eine (partielle) Remission übergehen oder sich als Durchgangsstadium zum Hirntod erweisen oder in ein persistierendes apallisches Syndrom bzw. einen persistierenden vegetativen Status (PVS) münden. Beim persistierenden Wachkoma tritt im weiteren Verlauf die Frage nach der vermutlichen Irreversibilität der Bewusstlosigkeit in den Vordergrund. Es bedarf dazu erstens einer grundsätzlichen Wertung, ob und wie ein aufgrund von Hirndefekten eingetretener irrever-

sibler Verlust der Bewusstseinsfähigkeit die ethische und rechtliche Verpflichtung zum Bemühen um den personalen Lebenserhalt verändert. Und zweitens bedarf es einer sicheren diagnostischen Feststellung der Irreversibilität. Jedoch so deutlich sich eine Entscheidung hinsichtlich der Lebenserhaltungspflicht nach irreversiblem Verlust der Bewusstseinsfähigkeit treffen lässt, so schwierig ist andererseits gegenwärtig noch die diagnostische Feststellbarkeit dieses Verlustes.

Als Zielkriterium der ärztlichen Lebensbewahrungspflicht kann allgemein gelten, für den Betroffenen erlebbares Leben zu erhalten, das – auch über zeitweilige Verzweiflungen hinweg – als positiv erlebbares Dasein gewollt ist. Bei fehlender direkter Äußerungsfähigkeit des Kranken, wenn zudem auch keine auf die Situation zutreffende Patientenverfügung vorliegt und wenn schließlich kein vom Kranken Bevollmächtigter oder anderer Vertretungsberechtigter für die Entscheidung zur Verfügung steht, kann eine Lebenserhaltung »objektiv« gerechtfertig sein, wenn biomedizinische Anhaltspunkte für die voraussichtliche Wiedergewinnung des bewussten Lebensvollzugs vorliegen und gute Gründe dafür aufzuweisen sind, dass der Patient die Lebenserhaltung mutmaßlich wollen würde.

Gemäß diesen Voraussetzungen besteht die ärztliche Lebensbewahrungspflicht nach dem Eintritt des irreversiblen Verlustes der Bewusstseinsfähigkeit nicht mehr. Das ist zwar als theoretische Aussage ethisch und rechtlich folgerichtig. Jedoch ist eine eindeutige diagnostische Feststellung und Befundinterpretation extrem schwierig. Und die Unsicherheit und psychische Schwierigkeit des Umgangs mit der Verantwortung für einen Menschen ist groß, zumal für einen nahen Angehörigen, wenn dieser sich in dem Schwebezustand zwischen Leben und Tod befindet, nicht zurückholbar ist und irgendwann bewusst »nach Drüben« begleitet werden soll.

Wenn also mit festgestellter irreversibler Bewusstlosigkeit die ärztliche Lebensbewahrungspflicht gegenstandslos wird und die Änderung des Therapieziels in »Sterbelassen« erfolgt, enden nicht abrupt die ärztlichen Verpflichtungen. Der Arzt ist zur Achtung der Persönlichkeitsrechte des betroffenen Patienten und zu besonderer Fürsorge gegenüber seinen Angehörigen verpflichtet. Zwar haben alle lebensverlängernden, auf die Wiederherstellung eines bewusst-personalen Lebensvollzugs zielenden medizinischen Maßnahmen beim irreversiblen Schwebezustand zwischen Leben und Tod ihren Sinn und Zweck verloren und sind gemäß der ärztlichen Pflichtenlage zu beenden. Aber das zeitlich und medizinisch konkrete Vorgehen bei der Gestaltung des endgültigen Grenzübergangs vom Leben zum Tod ist gemäß den medizinisch und kulturell vorgegebenen Regeln für die Therapierücknahme und im Konsens mit den Angehörigen oder anderen Vertretungsberechtigten zu gestalten.

Es erscheint dann, sofern die Verfügung des Patienten nicht eine andere Vorgehensweise erforderlich macht, auch nicht die Entscheidung ausgeschlossen, den Schwebezustand zwischen Leben und Tod durch ein anderes nicht mehr zu behandelndes gesundheitliches Ereignis, nicht durch die unbehandelte Schluckunfähigkeit »natürlich« zu Ende gehen zu lassen.

Als Fazit aus klinischen Verläufen und den bei Obduktionen gesehenen Zerstörungsbildern wird seit den 1990er Jahren als praktische Orientierung für Therapieentscheidungen davon ausgegangen, dass bei anoxisch oder auf andere Weise physiologisch verursachter Hirnschädigung spätestens 3 Monate nach dem Ereignis und bei traumatischer Hirnschädigung ein Jahr nach dem Ereignis keine Aussicht mehr für das Wiederauftreten von Bewusstseinsäußerungen besteht (Oehmichen 2001).

Relative Gewissheit über die Schäden im Gehirn kann man bei der Obduktion erhalten. Bei Terry Schiavo beispielsweise hatte nach Auskunft des Gerichtsmediziners Jon Thogmartin eine anoxische bzw. metabolische Schädigung zu einer ausgedehnten Nekrose geführt. Letztlich wog das Gehirn nur noch 615 g, und die 41 Jahre alte Patientin sei aufgrund ihrer Hirnschädigung blind gewesen und habe auch sonst ihre Umwelt nicht wahrgenommen (Thogmartin 2005).

Beim Beginn eines apallischen Syndroms und insbesondere auch bei Defektzuständen mit MCS ist die Wahrnehmung der ärztlichen Lebensbewahrungspflicht zweifelsfrei angezeigt. Das länger andauernde Aufrechterhalten des Lebens von Apallikern mit MCS kann dann gewissermaßen als Humanexperiment sicherlich für die neurologische Forschung höchstwichtig sein.

❽ So faszinierend es sein kann, das Wiederauftreten von Bewusstseinsfunken in einem stark zerstörten Gehirn zu beobachten und vielleicht zu fördern, womit aber könnte man begründen, dass es für einen Betroffenen nutzbringend oder auch nur zumutbar ist?

Denn es bedeutet für einen betroffenen Menschen offensichtlich nicht, eine beachtliche Chance zu haben, erstens das volle Bewusstsein wiederzuerlangen oder zweitens den – etwa einem generalisierten Schlaganfall entsprechenden – extremen sensorischen und motorischen Ausfällen und der Aussicht auf eine rundum von fremder Hilfe abhängige Existenz zu entkommen.

Wenn allerdings die Irreversibilität des Bewusstseinsverlustes feststeht, ist rechtlich und medizinisch die Situation klar. Da der vollständige Verlust der Bewusstseinsfähigkeit die Möglichkeit des spezifisch menschlichen Lebensvollzugs einer Persönlichkeit aufhebt, die medizinische Hilfe aber gerade diesen menschlichen Lebensvollzug gewährleisten soll, verliert bei diesen Patienten die fortgesetzte künstliche Lebenserhaltung vollständig ihren Grund, ist diese hinsichtlich des betroffenen Menschen und seines Interesses unbegründet. Ein Mensch der aufgrund hirnorganischer Defekte irreversibel bewusstlos ist, keine Bewusstseinsinhalte zu reproduzieren mehr im Stande sein wird und keine Fähigkeit zur Bewusstseinstätigkeit mehr erlangen kann, ist zwar, solange seine Atmung, sein Blutkreislauf und sein Stoffwechsel funktionieren, noch nicht tot, doch gemessen an den menschlichen Wesenskriterien bereits als Mensch gestorben. So jedenfalls hat es sinnfällig auch in der Grabinschrift für die 15 Jahre im apallischen Syndrom am Leben erhaltene Terry Schiavo Ausdruck gefunden:

❽ »Schiavo Theresa Marie, Beloved Wife, Born December 3. 1963, Departed this Earth February 25. 1990, at Peace March 31. 2005 I kept my Promise.«

❯ Fazit

Die Perkutane endoskopische Gastrostomie ist eine segensreiche Therapie bei schweren Schluckstörungen und bei Schluckunfähigkeit. Sie bietet dabei die Chance wesentlicher Verbesserung der Pflegequalität und ist auch zeitökonomisch positiv, was zeitweilig Manager von Altenheimen zu dem Missbrauch verführte, die PEG-Sonde als Personalersatz zu kalkulieren und deren Legen nicht medizinisch streng indiziert für die Heimaufnahme zu fordern.

Die Frage nach der Verzichtbarkeit der PEG ist letztendlich eine Frage nach der angemessenen, diagnostisch und prognostisch wohlbegründeten ärztlichen Indikationsstellung, die sich am subjektiven Wohl des Patienten orientiert und an der Rechtfertigung durch den Patientenwillen.

Das Therapieziel der künstlichen Ernährung beim Appalliker ist anfangs die Wahrung der Chance für die Wiedergewinnung eines bewussten Lebensvollzuges in sozialer Kommunikation. Wenn allerdings die Schwere der Schädigungen erkennen lässt, dass der Verlust der Bewusstseinsfähigkeit irreversibel ist, widerspricht es grundsätzlich dem ärztlichen Auftrag, die Lebenserhaltungstherapie fortzusetzen. Ein Therapieziel für die Anwendung der PEG ist dann nicht mehr auffindbar.

Eine zeitlich begrenzte Anwendung kann ggf. beim sozial würdigen Zu-Ende-gehen-lassen der physischen Lebensvorgänge noch angezeigt sein.

Literatur

Ankermann E (1999) Verlängerung sinnlos gewordenen Lebens? Zur rechtlichen Situation von Koma-Patienten. MedizinRecht 1999, 387–392

Bundesärztekammer (2004) Grundsätze der Bundesärztekammer zur ärztlichen Sterbebegleitung. Deutsches Ärzteblatt 101/19: A1298–1299

Deutsche Gesellschaft für Anästhesiologie und Intensivmedizin (1999) Leitlinie zu Grenzen der intensivmedizinischen Behandlungspflicht. Anästhesie u. Intensivmedizin 40: 94–96

Eibach U, Zwirner K (2002) Künstliche Ernährung: um welchen Preis? Eine ethische Orientierung zur Ernährung durch »perkutane endoskopische Gastrostomie« (PEG-Sonden) Medizinische Klinik 97: 558–563

Kieltyka R (2006) Der Umgang mit Wachkoma-Patienten. Dissertation, Theologische Fakultät der Universität Freiburg (Schweiz)

Kolb C (2003) Nahrungsverweigerung bei Demenzkranken: PEG-Sonde – ja oder nein? Mabuse Verlag, Frankfurt am Main

Kolb G (2004) Nahrung als Zwang? Künstliche Ernährung beim dementen Menschen. Dr. Med. Mabuse Nr.148, März/April 2004, S.51–53

Körner U (1995) Hirntod und Organtransplantation. Fragen zum menschlichen Leben und zum menschlichen Tod. Humanitas Verlag Dortmund (2.Aufl.)

Körner U, Biermann E, Bühler E, Oehmichen F, Rothärmel S, Schneider G, Schweidtmann W (2003) Leitlinie Enterale Ernährung der DGEM und DGG: Ethische und rechtliche Gesichtspunkte. Aktuelle Ernährungsmedizin 29: 226–230

Körner U, Biermann E, Bühler E., Oehmichen F, Rothärmel S, Schweidtmann W (2004) Ethische und rechtliche Gesichtspunkte. In: Leitlinie enterale Ernährung der DGEM und DGG. Aktuelle Ernährungsmedizin 29/4: 226–230

Körner U, Bondolfi A, Bühler E, MacFie J, Meguid MM, Messing B, Oehmichen F, Valentini L, Allison SP (2006) Ethical and legal aspects of enteral nutrition (Chapter of the ESPEN guidelines on enteral nutrition.). Clinical Nutrition 25: 196–202

Lennard-Jones JE, working party (1992) A positive approach to nutrition as treatment. Report on the role of enteral and parenterale feeding in hospital and at home. London: Kings Fund Centre

Lipp V (2007) Rechtliche Grundlagen der Entscheidungsfindung. In: Ueberschär E, Charbonnier R (Hrsg.) Lebensverlängernde Maßnahmen beenden? Gesetzeslage – Rechtsprechung – Medizinische Praxis, Rehberg-Loccum, S. 65

Mollaret P, Goulon M (1959) Le coma dépassé. Rev. Neurol. 101: 3–15

Oehmichen F (2001) Künstliche Ernährung am Lebensende. Berliner Medizinethische Schriften Nr.45 (Hrsg. U Körner) Dortmund: Humanitas Verlag

Päpstlicher Rat für die Seelsorge im Krankendienst (1995) Charta der im Gesundheitswesen tätigen Personen. Vatikanstadt (Dolentium Hominum Nr. 29)

Schmidt P, Madea B (1998) Grenzen ärztlicher Behandlungspflicht am Ende des Lebens, MedizinRecht 1998, S.406–409

Simon A (2004) Ethische Aspekte der künstlichen Ernährung bei nichteinwilligungsfähigen Patienten. Ethik in der Medizin 16: 211–216

Thogmartin J (2005) Autopsiebericht. Terri Schiavos Gehirn war unrettbar zerstört (Bericht in stern.de am 16.6.2005 über die öffentliche Präsentation der Autopsieergebnisse durch den Gerichtsmediziner Jon Thogmartin)

Truog RD, Cochrane TI (2005) Refusal of hydration and nutrition. Irrelevance of the »artificial« vs »natural« distinction. Archive of Internal Medicine 165: 2574–2576

Voss HU, Ulug AM, Dyke JP, Watts R, Kabylarz EJ, McCandliss BD, HeierLA, Beattie BJ, Hamacher KA, Vallabhajosula S, Goldsmith SJ, Ballon D, Giacino JT, Schiff ND (2005) Possible axonal regrowth in late recovery from the minimally conscious state. Journal of Clinical Investigation 116: 2005–2011

Rolle der Pflegenden

S. Pfeffer

Sterben auf der Intensivstationen ist in Deutschland immer noch ein Tabuthema, mit dem sich auch professionell Pflegende auseinandersetzen müssen.

Intensivpflege bedeutet neben hohem pflegerischen Fachwissen, fachlicher Autonomie und Erbringen von qualitativen Dienstleistungen auch das Auseinandersetzen mit moralischen Werten und den Einsatz von ethischem Pflegewissen. Die Übernahme einer Art Stellvertreterfunktion für die Patienten und Angehörigen gehören zur elementaren Verantwortung der Pflegenden.

Werteorientiertes Handeln in der Pflege

Die Verletzlichkeit des Menschen ist Grundlage dafür, dass Pflege und Fürsorge einen elementaren Teil unseres Lebens ausmachen. Den Tod empfinden wir als schmerzlichen Verlust und deshalb schreiben wir dem Leben eine hohe Wertigkeit zu. Das Leben ist wertvoll. Im Gegensatz zu anderen Individuen sind wir in der Lage das Dasein wahrlich zu empfinden und somit auch den Tod bewusst zu erleben. Sterben ist die Fortsetzung dessen, was der Einzelne in seinem Leben als wesentlich empfunden hat und damit ein wichtiger Teil seines Lebens, wenn auch der letzte.

Die professionelle Pflege braucht einen Konsens über Verhaltensnormen, um den Sterbeprozess individuell begleiten zu können. Ohne einen ethischen Minimalkonsens im therapeutischen Team und die Akzeptanz moralischer Barrieren ist professionelle Pflege nur eingeschränkt möglich. Die ethische Verantwortung ist wichtig und ein wertvoller Baustein im werteorientiertem Handeln. Der Ausdruck »werteorientiert« kann durchaus mehrdeutig gesehen werden. In der landläufigen Bedeutung meint er an »guten« Werten orientiert. Woran lassen sich nun »gute« von »schlechten« Werten unterscheiden? » Aus dem Bauch heraus« würde man vielleicht sagen, alles was dem Mensch dient ist gut, und alles was ihm schadet ist schlecht. Aber was ist denn schon gut und schlecht für »die Menschen«? Werteorientiertes Handeln beinhaltet auch immer praktische Entscheidungen für den Patienten, die auf grundsätzlichen Überlegungen beruhen und nachvollziehbar sein sollen.

II. Grenzbereich Intensivstation

Grenzen haben etwas Paradoxes an sich, einerseits dienen sie der Ab- und Einschließung, andererseits der Überschreitung. Trotz allen medizinischen Fortschritts ist der Tod ständiger Begleiter auf Intensivstationen. Die Pflegenden werden immer wieder mit neuen Situationen konfrontiert. Es muss situativ eingeschätzt und entschieden werden und das nicht nur intuitiv, sondern argumentativ für alle Beteiligten nachvollziehbar. Das pflegerische Handeln bezieht sich nicht nur auf die technischen Aspekte und die Krankenbeobachtung. Die kommunikative Kompetenz ist von herausragender Bedeutung. Professionelle Pflege bedeutet situationsbezogenes, verstehendes Handeln und dient nicht dem Selbstzweck. Der Pflegealltag auf Intensivstationen ist charakterisiert durch Unwägbarkeiten besonders im Umgang mit dem Tod. Handlungsraum und Handlungsgrenzen im pflegerischen Kontext werden oft neu ausgelotet und der jeweiligen Situation angepasst.

1. Erkennen des Sterbens

In medizinisch aussichtslosen Situationen immer das Gute und das richtige zu entscheiden ist nicht immer einfach. Sterben ist ein Prozess und kein Zustand und erfordert von Pflegenden und Ärzten Sensibilität und die Fähigkeit, diesen Prozessbeginn zu erkennen.

Professionell Pflegende erkennen oft schon sehr bald intuitiv den Beginn des Sterbeprozesses, lange bevor das ärztliche Team über eine Therapiebegrenzung bzw. einen Therapieabbruch nachdenkt. Auf der einen Seite reagieren Pflegende intuitiv, auf der anderen Seite gibt es Parameter, die auf den Beginn des Sterbens hindeuten. Auch bei beatmeten, analgosedierten Patienten ist dies erfahrbar. Der körperliche Zerfall ist oft an folgenden Symptomen zu erkennen:

- Es kommt zu einer deutlichen Gewichtsreduktion.
- Die Hautfarbe verändert sich und kann blass bis livide und marmoriert sein.
- Blutergüsse zeichnen sich ab.

- Die Nasenflügel fallen ein, und somit wirken die Gesichtszüge oft starr.
- Mund und Nase trocknen sehr schnell aus.
- Die Zunge ist starr und oft schon livide.
- Es kommt zu starkem Schwitzen, die Extremitäten werden kalt.

2. Entscheidung zur Therapiebegrenzung

Die Pflegenden äußern den Ärzten gegenüber, einen Therapieabbruch oder eine Therapiebegrenzung in Erwägung zu ziehen – oft erfolglos. Häufig stehen sie dann medizinischen Interventionen ohnmächtig gegenüber und halten sie manchmal sogar für falsch. Auf den Versuch der Pflegenden Chancen und Risiken für den Patienten mit den Ärzten erörtern, gehen diese oft nicht ernsthaft ein. Im Gegenteil, mit dem absurden Hinweis, sie seien keine Euthanasieärzte und ob sie verantworten könnten, dass der Patient dann stirbt, wird das Anliegen der Pflegenden abgewiesen. Solche Reaktionen hinterlassen bei den Pflegenden Wut, Enttäuschung Frustration und auch Verunsicherung, die unweigerlich zu Konfliktpotential in der weiteren Zusammenarbeit führen.

Pflegende müssen diesen Konflikt auch Angehörigen gegenüber aushalten und befinden sich oft in einer ambivalenten Haltung. Nicht jede Beendigung von Leben ist zugleich auch ein Angriff auf die Menschenwürde! Die Würde des Menschen ist auch dann verletzt, wenn er zum willenlosen Intensivobjekt wird, ohne dass der Fortsetzung der Behandlung ein Sinn abzugewinnen wäre.

Hier ist es zwingend notwendig, eine Gesprächskultur zu entwickeln, die allen am Prozess Beteiligten Gehör verschafft, um solche Konflikte zu lösen. Ärzte und Pflege tragen in diesem Prozess gemeinsame Verantwortung. Pflegende brauchen sich keine neue Moralphilosophie ausdenken. Die Werte der Menschlichkeit und Mitmenschlichkeit zeichnen Beziehungen zwischen Menschen aus. In der Pflege geht es um Beziehungen, die moralisch bedeutsam sind und unsere fachlichen Entscheidungen beeinflussen. Gegenseitige Achtung und Respekt sind Ausdruck menschlicher Würde.

Die moralische Verantwortung der Pflegenden hat nichts mit juristischer Verantwortung zu tun. Im Gegenteil, die Stellvertreterfunktion der Pflegenden besteht darin, solche Beziehungen zu stützen, zu fördern und mitzugestalten. Aus diesem Grund sind ethische Probleme nicht durch Kompetenzabgrenzungen zu lösen. Es gilt vielmehr ein Selbstbewusstsein zu leben, das sich aus dem professionellen beruflichen Handeln ergibt. Jedes Gruppenmitglied braucht Regeln zur Handlungsfreiheit und Regeln zur Erhaltung der persönlichen Freiheit. Erst dadurch entsteht eine Verbindlichkeit, eine Moral.

> Die entscheidende Frage lautet danach nicht, ob wir im Team entscheiden, die Beatmung oder die künstliche Ernährung abzubrechen. Vielmehr sollte sich das Team die Fragen stellen:
> - Dürfen wir noch weitermachen?
> - Hat nicht bereits das Sterben begonnen?
> - Dient unsere Behandlung dem Wohle und Besten für den Patienten?
> - Bedarf es einer Korrektur unserer getroffenen Entscheidungen?

❽ Behandlungsziele bedürfen einer fortlaufenden Überprüfung und kritischen Reflexion aller Beteiligten.

Oft wird folgenschweres Fehlverhalten in der Medizin dadurch entschuldigt. alles für den Patienten getan zu haben. Selbstverständlich sollen Sterbende das subjektive Hunger- und Durstgefühl stillen dürfen. Es ist aber ein Irrtum zu glauben, dass durch übermäßige Kalorienzufuhr über Sonden und Katheter ein subjektives Wohlbefinden beim Sterbenden hergestellt wird. Nicht selten liegt hier die Ursache für ein qualvolles Sterben. Forschungsergebnisse zeigen, dass die Minderung von Nahrungs- und Flüssigkeitsaufnahme ein Teil des natürlichen Sterbens ist und zur Bildung von Stoffen führt, die einen analgetischen und beruhigenden Effekt haben.

Verwunderung ist angebracht ob der Entwicklungen im europäischen Ausland. Der britische Ärztebund (British Medical Association, BMA), der britische Krankenpflegeverband (Royal College of Nursing RCN) und der Resuscitation Council haben eine gemeinsame Leitlinie zur kardiopulmonalen Reanimation herausgegeben. Sie beinhaltet Entscheidungshilfen zur Wiederbelebung bei infausten Prognosen. Besonders zu bemerken ist, dass ein Abschnitt daraus besagt, dass es fachkompetentem Pflegepersonal erlaubt sein soll diese Entscheidung zu treffen. Bislang war dies nur den Medizinern vorbehalten. Solche Entwicklungen sind in Deutschland aus rechtlicher Sicht derzeit sicher nicht möglich.

Ärzte und Pflege sollten ihre Entscheidung zur Therapieeinschränkung und zum Therapieabbruch **gemeinsam** treffen und sich nicht gegenseitig Qualifikationen absprechen, sondern die Qualifikation und Kompetenz des Einzelnen erkennen lernen. Pflegerische Entscheidungen können sich von medizinischen Entscheidungen abgrenzen, aber auch aufeinander verweisen oder sich gegenseitig bedingen. Dabei besteht ein Unterschied zwischen sachlich-fachlichen und moralischen Entscheidungen. Moralische Probleme im pflegerisch-medizinischen Bereich treten immer in Grenzsituationen auf und die Differenzierung der Bereiche moralisch oder unmoralisch fällt allen Beteiligten oft sehr schwer.

Wenn also einzelne Handelnde keine Entscheidungsautorität haben und auch nicht nach einem allgemeingültigen Wertesystem oder Moralkodex handeln können, sondern letzt endlich eine persönliche Entscheidung treffen müssen, ist es zwingend notwendig in der Organisation moralische Handlungsnormen auszuformulieren und danach die Weichen zu stellen.

Es wird immer davon ausgegangen, dass Ärzten in entscheidenden Fragen die letzte Verantwortung zusteht. Für die Therapieanordnung und die Durchführung dieser ist dies rechtlich unumstritten. Aber **die Pflege an sich** hat schon **therapeutischen Wert,** und die Pflegenden tragen hierfür Verantwortung. Moralische Probleme können in solchen Grenzsituationen zu Konflikten zwischen Ärzten und Pflegenden führen und es fällt oft schwer eine gemeinsame Entscheidung für den Patienten zu finden. Moralisches Handeln muss eingeübt werden. Hilfreich dafür sind Ethikvisiten und die beratende Unterstützung durch eine Ethikkommission.

3. Leitbild Ethik, Ethikvisite

Ein ethisches Leitbild böte die Möglichkeit eine Richtlinie für Therapie und Pflege zu setzen. Dies befähige auch Patienten Entscheidungen im Hinblick auf ihre Behandlung zu fällen und sich vertrauensvoll in eine Einrichtung zu begeben. Solche Verbindlichkeiten geben Orientierung und Hilfestellungen für ethische Fragestellungen.

Solche Leitbilder sind keineswegs starr, sondern ermöglichen die Förderung und auch Bewahrung für ethisches Handeln im täglichen Miteinander.

Bei der Ethikvisite werden ähnlich wie bei jeder anderen Visite Probleme aufgespürt, analysiert und diskutiert. Hier handelt es sich allerdings um moralische Probleme. Es bleibt die Frage: Wie entwickelt sich Kompetenz, die »richtigen« Entscheidungen zu treffen?

Die Entwicklung von Moral ist sicherlich nicht in unseren Genen angelegt, sondern moralisches Verhalten und moralische Einschätzungen sind das Ergebnis eines Bildungsprozesses. Es sind bestimmte Fähigkeiten gefragt und zu erlernen, um moralische Vorstellungen mit dem Handeln in Übereinstimmung zu bringen. Moralische Entwicklung und Urteilsbildung ist an das logische Denken und Argumentieren gebunden.

❶ Ärzte und Pflegende müssen lernen, dass ihre moralische Urteilskompetenz zuerst einmal nicht davon ab hängt, was vom Einzelnen für gut und richtig gehalten wird, sondern ob das, was als gut und richtig behauptet und begründet wird, das Beste für den Patienten ist.

In der Ethikvisite oder Ethikkommission ist es unverzichtbar, eine gewisse Artikulationsfähigkeit zu erlangen, um die Bedürfnisse des Patienten zu artikulieren und Forderungen klar darzulegen. Die geäußerten Bedürfnisse wollen ebenfalls interpretiert werden. Die vorgebrachten Argumente gilt es zu verstehen und mit Argumenten anzweifeln zu können. Reifes moralisches Denken und Handeln fallen nicht vom Himmel, sondern unterliegen einem Lern- und Entwicklungsprozess. Um Konsensfähigkeit zu erlangen müssen alle Betroffenen alle Probleme des Patienten mit in den Diskurs

einbeziehen und berücksichtigen. Die Ethikkommission hat immer eine beratende Position. Sie soll konkrete Situationen abschätzen und die ethischen Positionen erwägen.

❶ Die Unabsehbarkeit der Krankheitsverläufe verlangt aber immer wieder eine fortlaufende Überprüfung von getroffenen Entscheidungen in festgelegten Strukturen.

Die Ergebnisse des Diskussionsprozesses sind klar zu dokumentieren und für das therapeutische Team verbindlich.

4. Autonomie des Patienten

Die Autonomie des Sterbenden ist als eines seiner Kernrechte und -bedürfnisse zu achten und zu respektieren. Die Würde des Menschen ist unantastbar. Es ist dafür zu sorgen, dass diese nicht verloren geht oder missachtet wird. Im Sterbeprozess können wir den Patienten das Recht und die Fähigkeit auf eine mündige Entscheidung nicht vorenthalten, im Gegenteil dieses Recht ist ihnen als Pflicht aufzubürden. Hier geht es auch nicht darum zusätzliche Machtterritorien für die Pflege zu schaffen, sondern die Patientenautonomie zu fördern.

Die Pflege ist hier Sprachrohr des Patienten und der Angehörigen. Sie sollte die Kooperation der am Sterbeprozess Beteiligten stützen, beraten und die Eigenverantwortung des Patienten fördern. Die Lösung zu pflegerischen Handeln wächst aus dem gemeinsamen Denken mit dem Patienten oder wenn er nicht mehr in der Lage dazu ist einer anderen ihm nahestehenden Person. Entscheidungen sollten nicht nur von abstrakten Befunden abhängen, sondern die gesamte Lebenssituation und persönlichen Werte des Patienten betrachten.

5. Umgang mit Angehörigen

Die Angehörigen sind meist nicht auf die kritische Situation vorbereitet. Die Pflegenden stellen für sie wichtige Bezugspersonen dar. Andererseits sind die Angehörigen auch für die Pflegenden wichtig und oft ist die Abwesenheit der Angehörigen belastend. Angehörige übernehmen eine Schlüsselrolle und können zu einem friedlichen Sterben beitragen. Es gilt eine Beziehung zwischen Patient, Angehörigen und Pflegekraft aufzubauen um eine ganzheitliche, vertrauensvolle Pflege zu gestalten. Die Angehörigenbetreuung und -begleitung ist eine zeitaufwendige, intensive und anspruchsvolle pflegerische Aufgabe, die auch von Pflegenden gefordert wird. Begleiten verlangt nach Qualitäten wie Offenheit gegenüber Andersdenkenden, die Fähigkeit sich schnell wechselnden psychologischen Situationen anzupassen und die Fähigkeit im Einklang mit seinen eigenen Gefühlen authentisch zu bleiben. Gespräche mit Angehörigen helfen, Konfliktssituationen zu meistern.

- Der Umgang mit den Angehörigen sollte geprägt sein durch:
- Information
  Die Aussagen Angehörigen gegenüber sollten klar und verständlich sein und möglichst wenig medizinische Fachbegriffe beinhalten.
  Das Weglassen von Informationen führt bei Angehörigen zu Unsicherheit, Ängsten und Misstrauen und stört das Vertrauensverhältnis.
- Miteinbeziehen in die pflegerischen Tätigkeiten
  Das Miteinbeziehen in pflegerische Tätigkeiten vermittelt Anerkennung und Wertschätzung.
- Zuwendung
  Zuwendung sollte auch den Angehörigen gegenüber ausgedrückt werden. Ein »Wie geht es Ihnen?« vermittelt Beistand und Fragen nach dem persönlichen Wohlbefinden werden von Angehörigen als sehr angenehm empfunden.
- Vorausplanung
  Bei Krisensituationen und Verschlechterung des Zustands des Patienten sollte abgeklärt sein: Wer wird verständigt? Möchten die Angehörigen in den letzten Stunden dabei sein?

Pflege der Sterbenden

Die professionelle Pflege hat sich mit dem Sterben zu beschäftigen. Ein wichtiges ethisches Prinzip der Grundregeln des Weltbundes der Krankenschwestern und Krankenpflegern (international Council of nurses) ICN ist: » die Gesundheit zu fördern, Krankheiten zu verhüten, Gesundheit wiederherzustellen, Leiden zu lindern.« So wurde die Theorie Virginia Hendersons in den vom International Council of Nursing angenommenen »Grundregeln der Krankenpflege« aufgenommen und wie folgt definiert:

»Die besondere Funktion der Schwester besteht in Hilfeleistung für den einzelnen, ob krank oder gesund; in der Durchführung jener Handlungen, die zur Gesundheit oder Genesung beitragen (oder zu einem friedlichen Tod), welche der Kranke selbst ohne Unterstützung vornehmen würde, wenn er über die nötige Kraft, den Willen und das Wissen verfügte. Diese Hilfeleistung hat in der Weise zu geschehen, dass der Kranke so rasch wie möglich seine Unabhängigkeit wieder erlangt.«

❽ Pflegende ermöglichen Hilfe beim Sterben und nicht Hilfe zum Sterben.
Sterben bedeutet für Pflegende die Herstellung von »Lebensqualität bis zuletzt.

Im Mittelpunkt allen Bemühens steht der Sterbende als »ganzer Mensch«, der der individuellen Pflege bedarf, geplant und abgesprochen mit dem therapeutischen Team, allen Betroffenen und den Angehörigen, wobei ein Reihe von Maßnahmen zur Anwendung kommen:

Die **Schmerzbehandlung ist ein wichtiger Beitrag zum Erhalt von Würde** und Selbstbestimmung. Es gilt das individuelle Schmerzempfinden des Patienten zu berücksichtigen und ungewollte und unnötige Schmerzen zu lindern. Die Therapie sollte auf der Balance zwischen den Wünschen des Patienten und unserem Wissen beruhen. Ein individuelles Schmerzmanagement fördert das ohnehin schon eingeschränkte Selbstwertgefühl des Patienten und stützt dessen Autonomie.

Die **symptom- und bedürfnisorientierte Pflege steht im Vordergrund.** Grundsätzlich sind die Wünsche des Patienten und der Angehörigen zu berücksichtigen. Viele Patienten wünschen sich

Ruhe und wenig Umgebungsreize. Dies könnte durch einen einzelnen Raum oder durch Trennwände zu Mitpatienten bewerkstelligt werden.

Symptom- und bedürfnisorientiert Pflegen heißt hier z. B. das Verwenden von eigenen Pflegesubstanzen, Lieblingsspeisen, regelmäßige Befeuchtung der Mundschleimhaut, atemerleichternde Maßnahmen und Lagerungstechniken, basale Stimulation, individuelle Lagerung, Maßnahmen zur Unterstützung der Wärmeregulation, pflegerische Maßnahmen zur Bekämpfung von Übelkeit und Erbrechen, Maßnahmen zur Linderung von Angst- und Unruhezuständen.

Sterbende haben oft eine reduzierte oder auch verstärkte Sinneswahrnehmung. Ein sorgfältiges Abwägen zwischen Notwendigen und überflüssigen Pflegehandlungen ist unbedingt zu berücksichtigen, um nicht unnötige Reize zu provozieren.

Eine zugewandte **Kommunikation** zwischen dem therapeutischen Team, den Angehörigen und dem Patienten sollte geprägt sein durch Sehen, Hören und Beantwortung von Fragen.

Eine Begleitung in spirituellen und religiösen Fragen sollte durch die Einbindung von Seelsorgern und Psychologen angestrebt werden.

Selbstpflege der Pflegenden

Die Betreuung und Begleitung von Patienten in Grenzsituationen bis zum Tod fordert von allen Beteiligten fachliche, soziale und auch nicht zuletzt emotionale Kompetenz. Diese Kompetenzen können nur dann erfolgreich sein, wenn die Pflegenden selbst über genügend Ressourcen verfügen. Der Aspekt der Selbstfürsorge ist nicht wegzudenken um nach ethischen Prinzipien professionell zu pflegen. Nur so können die Pflegenden sich einen eigenständigen und eigenverantwortlichen Raum schaffen. Wer für sich selbst sorgen kann-kann auch für die Fürsorge übernehmen.

Um auch Pflegenden die Möglichkeit zu geben, diesen Sterbeprozess würdevoll abzuschließen, ist es wichtig Rituale des Abschieds zu schaffen. Rituale schaffen ein »Wir-Gefühl« und damit einen Raum, in dem Gefühle zum Ausdruck kommen können, die sonst kaum mitgeteilt werden. Das Erlebte zu verarbeiten heißt über das Erlebte zu reden. Die Entwicklung einer Gesprächskultur kann hier sehr nützlich sein. Solch ein Ritual hilft Ängste abzubauen, schafft aber auch gleichzeitig Freiräume für die Beschäftigung mit einem selbst für eine eigene Identitätsfindung.

❯ **Fazit**
Wesentlich bei der Pflege ist der Respekt vor der physischen Integrität des Sterbenden. Entscheidungen zum Therapieabbruch sollten gemeinsam mit allen Beteiligten (interdisziplinär) getroffen werden, unter Beachtung und Förderung der Autonomie des Sterbenden. Sterben ist ein Prozess, bei dem der Patient von Pflegenden, Ärzten und Angehörigen begleitet wird.
Die kontinuierliche Schmerztherapie steht im Vordergrund, ergänzt durch spirituelle und religiöse Begleitung.

Literatur

Arndt, M. (1996). Ethik denken – Maßstäbe zum Handeln in der Pflege. Stuttgart, Georg Thieme Verlag

Endres, H. H. und Beuse, H. (2007). Britische Pflegende können über CPR entscheiden. Intensiv: Fachzeitschrift für Intensivpflege und Anästhesie. 15. Jahrgang, Seite 266

Henderson, Virginia (1997). Das Wesen der Pflege. In: Schaeffer/Steppe, Pflegetheorien – Beispiele aus den USA. Bern: Huber 1997. Seite 39–54

Weltbund der Krankenschwestern und Krankenpfleger (1973). Ethische Grundregeln für die Krankenpflege

Angehörige auf der Intensivstation – Besucher, Helfer oder Traumatisierte?

E. Winkler

> Entscheidungen in Grenzsituationen auf der Intensivstation drehen sich ganz überwiegend um die Frage, ob die Ausschöpfung aller intensivtherapeutischer Möglichkeiten weiter sinnvoll ist oder eine Begrenzung der Therapie erwogen werden soll. Da 95% der Intensivpatienten selbst nicht mehr entscheidungsfähig sind, weil sie zu krank oder sediert sind, werden Angehörige häufig zu den Wünschen und Wertvorstellungen des Patienten befragt. Während die Belastungen der Patienten durch ihren Intensivaufenthalt gut untersucht sind, sind das Erleben und die Verarbeitung des Erlebten auf Seite der Angehörigen erst seit kurzem in das Blickfeld wissenschaftlichen Interesses gerückt. Die Daten zeigen, dass es ganz wesentlich in der Hand der Behandelnden liegt, die Erfahrung »Intensivstation« zum Wohl oder Wehe der Angehörigen zu gestalten.

Grenzsituation Therapiebegrenzung

Die Möglichkeiten der Intensivmedizin heute erlauben es, das Leben von Patienten auch ohne Aussicht auf Genesung beträchtlich zu verlängern. Daher ist es in aussichtslosen Situationen und in Übereinstimmung mit dem Wunsch des Patienten sinnvoll, die intensive Behandlung zu begrenzen, damit der Patient sterben kann. Inzwischen geht den meisten erwarteten Todesfällen auf der Intensivstation ein Entscheidungsprozess zur Therapiebegrenzung voraus [1–3].

Die Änderung des Therapieziels von einem kurativen hin zu einem palliativen gehört zu den schwierigsten Entscheidungen und ist häufig konfliktbehaftet [4, 5]. Im Idealfall sollte der Patient selbst an Entscheidungen zur Therapiebegrenzung beteiligt werden – bei entscheidungsfähigen Patienten mit chronischen oder onkologischen Erkrankungen in der Terminalphase gelingt dies auch immer wieder. Im Sinne der Therapiebegrenzung entscheiden sie sich häufig gegen Reanimationsmaßnahmen und gegen eine Verlegung auf eine Intensivstation [6]. Dies bedeutet jedoch, dass auf der Intensivstation eine Selektion von Patienten behandelt wird, bei der erst im und wegen des Verlaufs ihrer Erkrankung eine Therapiebegrenzung diskutiert wird.

Wer entscheidet anstelle des Patienten?

Weniger als 5 % der Patienten sind zu diesem Zeitpunkt jedoch noch in der Lage, sich mit ihren

Vorstellungen und Wünschen in die Entscheidung einzubringen [7], sodass **die Angehörigen als Informationsquelle in den Mittelpunkt rücken.**

Zwar sind Patientenverfügungen genau für diesen Fall der eigenen Entscheidungsunfähigkeit in lebensbedrohlichen Situationen gedacht, sie kommen jedoch in der Praxis kaum zur Anwendung. Zum einen, weil weniger als 10% der Intensivpatienten eine Patientenverfügung ausgefüllt hat, zum anderen weil es in der Praxis näher liegt, sich an die Familie zu wenden, als auf ein Schriftstück zu verlassen, dass nur im günstigsten Fall genau die zu verhandelnde Situation antizipiert und kommentiert.

Laut Datenlage sollten Angehörige in diesen Situationen auch eine größere Rolle spielen dürfen als ihnen in den meisten Ländern rechtlich zugesprochen wird, denn sowohl in Europa wie in den USA wünscht sich die überwiegende Mehrheit der Befragten im Falle der eigenen Bewusstlosigkeit Angehörige und Ärzte gemeinsam als Entscheidungsträger [8–10].

Auch wenn Intensivmediziner sehr unterschiedliche Meinungen bezüglich der Frage vertreten, wann eine Therapiebegrenzung festgelegt werden soll, wer an der Entscheidung beteiligt werden soll und ob dieses Vorgehen überhaupt akzeptabel ist [3;11] scheint sich die Überzeugung durchzusetzen, dass Entscheidungen zur Therapiebegrenzung zeitgerecht und am besten einvernehmlich oder gemeinschaftlich mit der Familie und dem Behandlungsteam getroffen werden sollen.

Nahezu alle Empfehlungen der Fachgesellschaften in Europa, Großbritannien und USA stimmen darin überein, dass Patienten, deren Tod auf der Intensivstation antizipiert wird, nicht mehr aggressiv therapiert werden sollen, sondern eine palliative Behandlung in den Vordergrund rückt und dass dies in enger Absprache und im Konsens mit der Familie geschieht [8;12].

»Shared Decision Making« statt Autonomie oder Paternalismus

Das hiermit als Goldstandard **propagierte Entscheidungsmodell** für alle Entscheidungen, bei denen Wert- und Lebenskonzepte des Patienten zum Tragen kommen, **basiert auf dem Prinzip der gemeinsamen Entscheidungsfindung** (»shared decision making«) und stellt einen **Mittelweg dar zwischen einem autonomiegeprägten Modell,** wie es in den USA vertreten wird, **und einem paternalismusbasierten Modell,** wie es traditionell in Europa gelebt wird.

Die Literatur legt nahe, dass beide letztgenannten Modelle der Situation und den Bedürfnissen der Angehörigen nicht gerecht werden: Das Autonomiemodell sieht Angehörige als alleinige Entscheider über die Belange des Patienten an und überfordert Familien in Krisenzeiten, da sie mehr Beistand in der Entscheidungsfindung benötigen als das Autonomiemodell vorsieht [13].

Das Paternalismusmodell spricht dem Arzt die Aufgabe zu, an Stelle des Patienten zu entscheiden. Es negiert damit Informationen über den Patienten, die nur die Familie bereithält und übergeht deren Bedürfnis nach Information, Einbeziehung und Mitbestimmung [14].

Das Shared-decision-Modell sieht einen kommunikativen Prozess vor, in dem kritische und wertbasierte Entscheidungen gemeinsam getroffen werden, ist aber offen bezüglich des Grads an Einbeziehung, den die Angehörigen wünschen: in einer kanadischen Studie bevorzugten 15% der Familien, dass der Arzt alleine entscheidet, 24% dass der Arzt ihre Meinung berücksichtigt und dann alleine entscheidet, 39% wollten sich die Verantwortung mit dem Arzt teilen, 22 % wollten selbst entscheiden, nachdem sie die Meinung des Arztes gehört hatten, und nur 1% wollte ganz alleine entscheiden [15].

Der ideale Weg – Entscheidungsfindung mit der Familie

Gute Kommunikation wird seit der ersten Studie 1979 **konstant als neuralgischer Punkt beschrieben,** von dem das »Wohl und Wehe« der Erfahrung und der Verarbeitung der Krisenzeit auf der Intensivstation seitens der Angehörigen abhängt [16, 17]. Auch der Erfolg des Shared-Decision-Modells beruht auf einer gelungenen Verständigung unter den verschiedenen Beteiligten.

Von allen Interventionen, die zur Verbesserung der Kommunikation mit Familienangehörigen beitragen sollen, hat sich **eine leitfadenorientierte Familienkonferenz zu Fragen am Lebensende am besten bewährt** [18]. Empfehlungen, die zum Gelingen einer solchen Konferenz zum speziellen Thema der Therapiebegrenzung und damit zur konsensgetragenen Entscheidung beitragen, sind in den Übersichten, basierend auf der derzeitigen Datenlage, zusammengefasst.

Fragen zur Vorbereitung auf eine Familienkonferenz

- Wer gehört zur »Familie«?

  Die Familie umfasst all die Menschen, die dem Patienten nahe stehen und ihn unterstützen – das müssen nicht notwendig Blutsverwandte sein [32]. Sie wird normalerweise vom Patienten selbst festgelegt – bei bewusstlosen Patienten muss der Kreis der nahestehenden Angehörigen mit Sensibilität von den Behandelnden eruiert werden. Hilfreich ist es, bei einer größeren Familie, diese zu bitten, einen Sprecher zu benennen, der als Hauptansprechpartner für Fragen seitens der Ärzte und der eigenen Familienangehörigen dient. Zur Familienkonferenz sollten jedoch möglichst alle relevanten Familienmitglieder eingeladen werden, damit die Verantwortung für Entscheidungen zur Therapiebegrenzung auch innerhalb der Familie gemeinschaftlich getragen werden kann und nicht nur auf einem Familienmitglied lastet.

- Wer soll von Seiten des Behandlungsteams teilnehmen?

  Wann immer möglich, sollen alle, die in der Betreuung des Patienten involviert sind, an dem Treffen teilnehmen – dazu gehören neben Ärzten und Pflege auch Atemtherapeuten und Geistliche, wenn dies für hilfreich gehalten wird.

- Wann soll das Treffen stattfinden?

  Eine erste Familienkonferenz sollte innerhalb der ersten 24–48 h nach Aufnahme des Patienten angesetzt werden. Alle weiteren Treffen entsprechend den Neuigkeiten zur Situation des Patienten oder der Notwendigkeit Entscheidungen am Lebensende zu diskutieren [33].

- Wo soll das Treffen stattfinden?

  Bewährt hat sich ein ruhiger Raum abseits der Intensivtechnik und -hektik. Völlig ungeeignet ist der Flur oder das Krankenzimmer. Alle Anwesenden sollten sich am Tisch oder im Kreis gegenübersitzen.

- Wie sollte die Familie auf das Treffen vorbereitet werden?

  Die Familie sollte informiert werden, was das Ziel des Treffens ist, wer anwesend sein wird und dass es für viele Familien hilfreich ist, wenn sie sich ihre Fragen vor dem Treffen aufschreiben.

Ziel der Familienkonferenz ist es, auf der einen Seite die Familie früh im Verlauf des Intensivaufenthaltes über die Situation ihres Angehörigen zu informieren und ihr das Spektrum möglicher Verläufe darzulegen – daszu gehört auch als »worst case scenario« die mögliche Notwendigkeit einer Therapiebegrenzung. Diese rückt dann bei Familienkonferenzen am Ende des Lebens thematisch in den Mittelpunkt. Auf der anderen Seite dient die Konferenz dazu, dem Behandlungsteam zu einem besseren Verständnis der Persönlichkeit des bewusstlosen Patienten zu verhelfen. Sie hilft außerdem zu verstehen, was die Familie am meisten belastet und wie sie diese unterstützen können.

Leitfaden für die Durchführung einer Familienkonferenz zum Thema Therapiebegrenzung bei einem nicht entscheidungsfähigen Patienten (mod. nach [18])

Do's

- Stellen Sie jeden in der Runde vor, damit die Rolle aller Teilnehmer bekannt ist.
- Geben Sie der Diskussion einen Rahmen, indem Sie sagen, dass das solche Konferenzen auf Ihrer Intensivstation Usus sind, wenn ein Patient schwerkrank ist und möglicherweise stirbt.

- Finden Sie mittels offener Fragen heraus, was die Familie verstanden hat, von der medizinischen Situation, in der sich ihr Angehöriger befindet, wie sie damit umgehen und wovor sie Angst haben. Geben Sie den Angehörigen die Möglichkeit, das Leben und die Krankheitsgeschichte des Patienten zu beschreiben.
- Erleichtern Sie es der Familie, über Sterben und Tod zu sprechen – verwenden Sie explizit die Wörter »Tod« und »Sterben«.
- Wiederholen Sie, was Sie gehört und wie Sie es verstanden haben. Das ermöglicht, Missverständnisse auszuräumen und fördert das Vertrauen.
- Informieren Sie die Familie ehrlich und eindeutig über die Prognose. Bieten Sie der Hoffnung einen neuen Inhalt an – nicht Genesung, sondern ein Sterben in Würde, ohne Schmerzen oder Atemnot und Zeit bei und mit dem Patienten, bis er stirbt.
- Legen Sie die verschiedenen palliativen Behandlungsmöglichkeiten dar, wenn sich das Behandlungsziel von einem kurativen in ein palliatives ändert.
- Machen Sie deutlich, dass die Familie eine Entscheidung im Interesse des Patienten treffen muss und dies nicht notwenig ihre eigenen Interessen sind (z. B. »Wenn Ihr Mann/Frau/Vater in der Lage wäre zu sprechen, was würde er wollen, was wir für ihn tun sollen?).
- Anerkennen Sie starke Emotionen und die schwierige Situation, in der sich die Familie befindet.
- Zum Ende des Gesprächs fassen Sie die wichtigsten Punkte zusammen und geben Sie die Möglichkeit, Fragen zu stellen.
- Vereinbaren Sie ein Folgetreffen oder bieten Möglichkeiten der Kontaktaufnahme an, falls zwischenzeitlich noch Fragen aufkommen.

Don'ts
- Vermeiden Sie unnötige technische Formulierungen.

- Widerstehen Sie der Versuchung, zu sehr in pathophysiologische Details zu gehen, weil Sie damit dem eigenen Unbehagen und Sorge vor emotionalen Ausbrüchen begegnen.
- Stellen Sie nicht alle möglichen Behandlungsoptionen als gleichwertig dar, sondern geben Sie eine Empfehlung ab.
- Vermitteln Sie der Familien nicht das Gefühl, als hätten Sie beschlossen, bei ihrem Angehörigen die Maschinen auszuschalten.

Dabei ist das **Zuhören** ein **wichtiger Faktor**, der zur Verständigung und zur Zufriedenheit der Familien beiträgt. Ärzte reden im Schnitt mindestens 75% der Zeit – in einem Modell, das explizit das Zuhören zu einem Hauptziel der Konferenz erklärt, hatten die Angehörigen sehr viel mehr Zeit, ihre Fragen und Ängste zu äußern [19]. So werden die besten Voraussetzungen geschaffen für einen Konsens über das angemessene Behandlungsziel für den Patienten.

Hindernisse auf dem Weg zur Therapiebegrenzung im Einvernehmen

Ein solcher Konsens ist nicht selbstverständlich. Angehörige berichten noch ein Jahr, nachdem sie auf der Intensivstation Diskussionen zur Therapiebegrenzung erlebt haben, zu 46%, dass diese zum Konflikt mit dem Behandlungsteam geführt haben, und gaben Kommunikationsprobleme als Hauptursache an [5].

Von Seiten der Ärzte und Pflege werden ebenfalls etwa in der Hälfte der Fälle Konflikte bei Entscheidungen zur Therapiebegrenzung berichtet – sei es innerhalb des Behandlungsteams, mit der Familie oder innerhalb der Familie [4].

Das verwundert nicht, denn die Bedingungen für eine gute Verständigung sind von beiden Seiten nicht günstig: Angehörige sind in Zeiten, in denen sie mit widerstreitenden Gefühlen zu kämpfen haben und mit ihrem Bedürfnis, die schockierende Realität zu verleugnen, keine »rationalen« Verhandlungspartner [20–22] – hinzu kommen die Schwierigkeiten im Verständnis medizinischer Sachverhalte und die Tatsache, dass viele nicht darauf vorbereitet sind, stellvertretend für einen nahen Angehörigen Entscheidungen über Leben und Tod zu treffen [23]. Aber auch Intensivmediziner, die primär gelernt haben, Leben zu retten, haben es nicht leicht, den Entscheidungsprozess hin zur Therapiebegrenzung optimal zu moderieren [24, 25] – zumal dieser deutlich personal- und zeitintensiver ist, als eine Entscheidung im Alleingang und die institutionellen Ressourcen in Form von Personal und Infrastruktur oft nicht bereit gestellt werden. Es ist daher ermutigend, dass **Familienkonferenzen**, die das Shared-decision-making-Modell benutzen und dem adaptierten Leitfaden (s. Übersicht) folgen, in der Lage waren, die **Konflikte in der Entscheidungsfindung** auszuräumen und **unrealistische Erwartungen** von Angehörigen zu **reduzieren** [19].

Angehörige als Hilfsbedürftige

Während die Belastungssituation des Patienten auf der Intensivstation gut untersucht ist, ist das Erleben und die Verarbeitung des Erlebten auf Seite der Angehörigen erst seit kurzem in das Blickfeld wissenschaftlichen Interesses gerückt. Erste Ergebnisse machen deutlich, dass durch die vitale Bedrohung des Intensivpatienten auch die Angehörigen eine kritische Lebensphase durchmachen, die durch Bestürzung, Ungewissheit, Gefühlschaos und Stress gekennzeichnet ist. Vor allem in den ersten Tagen auf der Intensivstation kennen sie die Abläufe noch nicht, wissen nicht, wie es um ihren nahen Verwandten steht, wie es weitergeht, wen sie fragen können, wie sie sich verhalten sollen [14].

Die Bedürfnisse der Angehörigen gruppieren sich einerseits um ihre Beziehung zum Schwerkranken – sie möchten beim Kranken sein, möchten ihm helfen, möchten die Hoffnung nicht aufgeben, über seinen Zustand informiert sein und gewiss sein, dass er die bestmögliche Betreuung erfährt [26]. Zum anderen bedürfen Angehörige selbst der Unterstützung, müssen ihre Gefühle äußern können und sich ernst genommen fühlen. Auch wenn sich Patienten wie Angehörige von ihrem Intensivmediziner zuallererst wünschen, dass er fachlich kompetent ist [27] , hängt die Bewertung ihrer Erfahrung auf der Intensivstation wesentlich von einer respektvollen und guten Verständigung

mit dem Behandlungsteam gerade in schwierigen Entscheidungssituationen ab [28].

Entgegen der ärztlichen Einschätzung spielen keine Rolle bei der Bewertung Faktoren, wie die Dauer des Intensivaufenthaltes, ob der Patient beatmet wird oder ob er den Aufenthalt überlebt. Die Familien von verstorbenen Patienten waren sogar zufriedener mit ihrer Erfahrung auf der Intensivstation als die von Überlebenden, weil ihnen mehr Zuwendung und Gesprächsbereitschaft entgegengebracht wurde [29]. Entsprechend lassen sich aus der Studienlage verschiedene Belastungsfaktoren und Hilfestellungen für Angehörige zusammenstellen (Übersicht).

> **Hilfestellung und Stressfaktoren für Angehörige auf der Intensivstation**
> **Angehörige empfinden es hilfreich, wenn Ärzte und Pflegepersonal...**
> - ... sie beim Erstbesuch vorbereiten auf das, was sie erwartet
> - ...Hoffnung erhalten (das kann sich auch auf einen würdevollen Tod oder Zeit mit dem Sterbenden beziehen)
> - ... Fragen ehrlich und in verständlicher Sprache beantworten
> - ... sie umgehend und komplett über Veränderungen im Zustand des Patienten informieren
> - ...sie jederzeit zum Patienten lassen
> - ... den Eindruck vermitteln, dass der Patient bestmöglich versorgt ist
> - ... auf ihre negativen Gefühle – wie Schuld und Wut – eingehen
> - ... sie in wertbasierte Entscheidungen wie Therapiebegrenzung einbeziehen
>
> **Angehörige empfinden es als belastend...**
> - ... wenn mehr als zwei Ärzte für ihren Angehörigen zuständig sind
> - ... wenn täglich eine andere Pflegekraft für den Patienten zuständig ist
> - ... wenn sie widersprüchliche Informationen aus dem Behandlungsteam erhalten
> - ... wenn sie nicht über die Aufgabenverteilung im Behandlungsteam informiert werden

Posttraumatische Stressreaktion bei Angehörigen von Intensivpatienten

Insgesamt zeigen die Ergebnisse, dass das Ausmaß der Belastung von Angehörigen bislang unterschätzt wurde: während des Intensivaufenthaltes leiden 70% der Familienmitglieder des Schwerkranken unter signifikante Angstgefühlen, 35% unter klinisch relevanten Zeichen einer Depression und 32% leiden unter beidem [23]. Angst und Depression waren nicht nur über die Dauer des Intensivaufenthaltes nur wenig rückläufig, sondern bestimmten auch lange nach dem Erlebten das Leben von Angehörigen [23, 30, 31]. Diese Ergebnisse werden im Sinne eines posttraumatischen Stresssyndroms interpretiert, bei dem die Erfahrung der vitalen Bedrohung des nahen Verwandten nachhaltige Auswirkung auf die Lebensqualität der Familienmitglieder hat.

Jones et al hat bei der Hälfte der Angehörigen noch 6 Monate nach Entlassung ihres nahen Verwandten von Intensivstation Zeichen einer posttraumatischen Stressreaktion nachweisen können. Diese gingen häufig mit Depression und Angstgefühlen einher und führten zu einer verminderten Lebensqualität. Schon während der initialen Intensivaufenthaltes wünschen sich 47% der Familien Hilfe von Psychologen, werden jedoch hierbei häufig nicht von ihrem Hausarzt unterstützt [23].

Solange noch keine klaren präventiven Maßnahmen oder Früherkennungskriterien aus der Literatur ableitbar sind, ist es daher wichtig, gerade Familienmitglieder mit heftiger Stressreaktion über das Risiko einer posttraumatischen Störung zu informieren und für diesen Fall psychologische Hilfe zu empfehlen.

Belastet die Einbeziehung in Entscheidungen Angehörige nicht unnötig?

Tatsächlich zeigt eine der wenigen Studien, die Risikofaktoren für eine posttraumatische Stressreaktion identifiziert, dass die **Beteiligung an Entscheidungen zur Therapiebegrenzung** in hohem Maße mit **Belastungsreaktionen** korreliert: 3 Monate nach dem Ereignis hatten v. a. die Angehörigen Symptome posttraumatischer Stressreaktion, deren Verwandte verstorben sind [50%], deren Verwandte in Folge einer Entscheidung zur Therapiebegrenzung verstorben sind [60%] und die selbst an der Entscheidung zur Therapiebegrenzung beteiligt waren [82%].

Nicht untersucht ist, ob es Angehörigen besser geht, wenn sie nicht in die Entscheidung zur Therapiebegrenzung vor dem Tod ihres Verwandten einbezogen werden. Im Gegensatz hierzu konnte in einer französischen Studie gerade die gelungene Einbeziehung der Angehörigen in Entscheidungen am Lebensende eine post-traumatische Stressreaktion lindern [19].

Auch hier zeigt sich wieder, dass die **Art und Weise,** wie diese Entscheidungen **kommuniziert und gemeinsam getroffen** werden, darüber entscheidet, ob die Erfahrung, einen nahen Verwandten auf der Intensivstation zu verlieren, im Rahmen einer normalen Trauerreaktion verarbeitet werden kann oder traumatisierend das weitere Leben der Angehörigen beeinträchtigt.

❯ Fazit

Angehörige von Intensivpatienten sind nicht einfach nur Besucher auf der Intensivstation. Sie sind einerseits Helfer in schwierigen Entscheidungen, bei denen die Wünsche und Wertvorstellungen des Patienten eine Rolle spielen. Andererseits sind sie Hilfsbedürftige als Betroffene einer Krisensituation. Für beide Aspekte kann die Bedeutung einer fortlaufenden kommunikativen Einbeziehung der Angehörigen gar nicht überschätzt werden. Das ist schon seit 30 Jahren bekannt, aber schwer im klinischen Alltag umzusetzen.

In der Praxis bewährt haben sich Familienkonferenzen. Die Empfehlungen in der Übersicht sollen als Leitfaden für die Moderation einer Familienkonferenz dienen. Wenn Familienkonferenzen nach professionellem Standard durchgeführt werden, beziehen sie die Angehörigen als Partner in Entscheidungen ein und mindern bei ihnen das Risiko einer posttraumatischen Stressreaktion – gerade dann, wenn der Tod des Intensivpatienten unabwendbar ist.

Literatur

Wichtigste weiterführende Literatur

Carlet J, Thijs LG, Antonelli M, Cassell J, Cox P, Hill N et al. (2004) Challenges in end-of-life care in the ICU. Statement of the 5th International Consensus Conference in Critical Care: Brussels, Belgium, April 2003. Intensive Care Med 5: 770–784

Davidson JE, Powers K, Hedayat KM, Tieszen M, Kon AA, Shepard E et al. (2007) Clinical practice guidelines for support of the family in the patient-centered intensive care unit: American College of Critical Care Medicine Task Force 2004–2005. Crit Care Med 2: 605–622

Quellenangaben

1. Ferrand E, Robert R, Ingrand P, Lemaire F: Withholding and withdrawal of life support in intensive-care units in France: a prospective survey. French LATAREA Group. Lancet 9249 (2001) 9–14
2. Esteban A, Gordo F, Solsona JF, Alia I, Caballero J, Bouza C et al.: Withdrawing and withholding life support in the intensive care unit: a Spanish prospective multi-centre observational study. Intensive Care Med 11 (2001) 1744–1749
3. Vincent JL: Forgoing life support in western European intensive care units: the results of an ethical questionnaire. Crit Care Med 8 (1999) 1626–1633
4. Breen CM, Abernethy AP, Abbott KH, Tulsky JA: Conflict associated with decisions to limit life-sustaining treatment in intensive care units. J Gen Intern Med 5 (2001) 283–289
5. Abbott KH, Sago JG, Breen CM, Abernethy AP, Tulsky JA: Families looking back: one year after discussion of withdrawal or withholding of life-sustaining support. Crit Care Med 1 (2001) 197–201
6. Winkler EC, Lange-Rieß D, Reiter-Theil S, Hiddeman W: Einbeziehung hämatologisch-onkologischer Patienten in Entscheidungen zur Therapiebegrenzung. 113.Kongress der Deutschen Gesellschaft für Innere Medizin, Wiesbaden 2007, Abstractband
7. Prendergast TJ, Luce JM: Increasing incidence of withholding and withdrawal of life support from the critically ill. Am J Respir Crit Care Med 1 (1997) 15–20
8. Carlet J, Thijs LG, Antonelli M, Cassell J, Cox P, Hill N et al.: Challenges in end-of-life care in the ICU. Statement of the 5th International Consensus Conference in Critical Care: Brussels, Belgium, April 2003. Intensive Care Med 5 (2004) 770–784
9. Heyland DK, Tranmer J, O'Callaghan CJ, Gafni A: The seriously ill hospitalized patient: preferred role in end-of-life decision making? J Crit Care 1 (2003) 3–10
10. Sahm SW: Sterbebegleitung und Patientenverfügung – Ärztliches Handeln an den Grenzen von Ethik und Recht. Campus Verlag, Frankfurt (2007).
11. Sprung CL, Cohen SL, Sjokvist P, Baras M, Bulow HH, Hovilehto S et al.: End-of-life practices in European intensive care units: the Ethicus Study. JAMA 6 (2003) 790–797
12. Davidson JE, Powers K, Hedayat KM, Tieszen M, Kon AA, Shepard E et al.: Clinical practice guidelines for support of the family in the patient-centered intensive care unit: American College of Critical Care Medicine Task Force 2004–2005. Crit Care Med 2 (2007) 605–622
13. Goold SD, Williams B, Arnold RM: Conflicts regarding decisions to limit treatment: a differential diagnosis. JAMA 7 (2000) 909–914
14. Kirchhoff KT, Song MK, Kehl K: Caring for the family of the critically ill patient. Crit Care Clin 3 (2004) 453–45x
15. Heyland DK, Cook DJ, Rocker GM, Dodek PM, Kutsogiannis DJ, Peters S et al.: Decision-making in the ICU: perspectives of the substitute decision-maker. Intensive Care Med 1 (2003) 75–82
16. Molter NC: Needs of relatives of critically ill patients: a descriptive study. Heart Lung 2 (1979) 332–339
17. Azoulay E, Chevret S, Leleu G, Pochard F, Barboteu M, Adrie C et al.: Half the families of intensive care unit patients experience inadequate communication with physicians. Crit Care Med 8 (2000) 3044–3049
18. Lautrette A, Ciroldi M, Ksibi H, Azoulay E: End-of-life family conferences: rooted in the evidence. Crit Care Med 11 Suppl (2006) S364-S372
19. Lautrette A, Darmon M, Megarbane B, Joly LM, Chevret S, Adrie C et al.: A communication strategy and brochure for relatives of patients dying in the ICU. N Engl J Med 5 (2007) 469–478
20. Prendergast TJ, Puntillo KA: Withdrawal of life support: intensive caring at the end of life. JAMA 21 (2002) 2732–2740
21. Azoulay E, Sprung CL: Family-physician interactions in the intensive care unit. Crit Care Med 11 (2004) 2323–2328
22. Heußner P. Helfer oder Hilfsbedürftige – Psychoonkologische Aspekte des Umgangs mit Angehörigen und deren Einbindung in den Informations- und Behandlungsprozess. In: Dorfmüller M, Dietzfelbinger H, editors. Psychoonkologie. Springer Verlag (2008).
23. Pochard F, Azoulay E, Chevret S, Lemaire F, Hubert P, Canoui P et al.: Symptoms of anxiety and depression in family members of intensive care unit patients: ethical hypothesis regarding decision-making capacity. Crit Care Med 10 (2001) 1893–1897
24. Nelson JE, Angus DC, Weissfeld LA, Puntillo KA, Danis M, Deal D et al.: End-of-life care for the critically ill: A national intensive care unit survey. Crit Care Med 10 (2006) 2547–2553
25. Asch DA, Hansen-Flaschen J, Lanken PN: Decisions to limit or continue life-sustaining treatment by critical care physicians in the United States: conflicts between physicians' practices and patients' wishes. Am J Respir Crit Care Med 2 Pt 1 (1995) 288–292
26. Verhaeghe S, Defloor T, Van ZF, Duijnstee M, Grypdonck M: The needs and experiences of family members of adult patients in an intensive care unit: a review of the literature. J Clin Nurs 4 (2005) 501–509
27. The views of patients and relatives of what makes a good intensivist: a European survey: Intensive Care Med 11 (2007) 1913–1920

28. Heyland DK, Tranmer JE: Measuring family satisfaction with care in the intensive care unit: the development of a questionnaire and preliminary results. J Crit Care 4 (2001) 142–9

29. Wall RJ, Curtis JR, Cooke CR, Engelberg RA: Family Satisfaction in the ICU: Differences Between Families of Survivors and Nonsurvivors. Chest 5 (2007) 1425–1433

30. Paparrigopoulos T, Melissaki A, Efthymiou A, Tsekou H, Vadala C, Kribeni G et al.: Short-term psychological impact on family members of intensive care unit patients. J Psychosom Res 5 (2006) 719–722

31. Jones C, Skirrow P, Griffiths RD, Humphris G, Ingleby S, Eddleston J et al.: Post-traumatic stress disorder-related symptoms in relatives of patients following intensive care. Intensive Care Med 3 (2004) 456–460

32. National Consensus Project for Quality Palliative Care: Clinical Practice Guidelines for Quality Palliative Care. J Palliat.Med. 5 (2004. 611–627 Ref Type: Abstract

33. Schneiderman LJ, Gilmer T, Teetzel HD: Ethics consultations in the intensive care setting. Crit Care Med 2 (2002) 489

Klinische Ethikberatung: Therapieziele, Patientenwille und Entscheidungsprobleme in der modernen Medizin

N. W. Paul

> Die klinische Ethikberatung in Deutschland wurde zunächst v.a. in Krankenhäusern unter konfessioneller Trägerschaft, später auch motiviert durch Verfahren der Krankenhauszertifizierung etabliert. Ihre Aufgaben bestehen in der Regel in der klinischen Ethikberatung, der Mitwirkung an der Erstellung von Leitlinien sowie in der Aus- und Fortbildung des ärztlichen und pflegerischen Personals in Fragen der Ethik. Darüber hinaus gibt es vereinzelt Krankenhäuser, in denen Ethikkomitees im Einzelfall oder in der Regel in das ganze Klinikum betreffende Grundsatzentscheidungen eingebunden sind.

Klinische Ethikberatung und Grundströmungen der Medizinethik

Wandel der Medizin und Rolle des Patienten

Die aktuelle Bedeutung der klinischen Ethikberatung hat ihren Ursprung in drei wesentlichen Gegenwartsströmungen der Medizin: Zum einen hat die klinische Praxis seit etwa 50 Jahren ihren Charakter grundlegend verändert, zum anderen ist – vornehmlich ausgehend vom angelsächsischen Sprachraum – die Bedeutung des Patienten als selbstbestimmtes Entscheidungssubjekt und damit das Konzept der Patientenautonomie zum Dreh- und Angelpunkt des medizinischen Problemlösens, Entscheidens und Handelns geworden. Schließlich hat die Begrenztheit von Ressourcen bei ständiger Leistungsinduktion durch medizinische Innovation den »Abstand zwischen der Verfügbarkeit teurer Hochleistungsmedizin und dem begrenzten Zugang zu ihr aufgrund beschränkter finanzieller Mittel« vergrößert und zwingt so zu ethisch reflektierten Allokationsentscheidungen im Spannungsfeld von Verteilungsgerechtigkeit und optimaler Versorgung des individuellen Patienten (STEINKAMP u. GORDIJN 2003).

Der Wandel der klinischen Medizin verdankt sich v.a. wissenschaftlich-technischen Entwicklungen, die dazu geführt haben, dass selbst schwerwiegende Erkrankungen immer beherrschbarer werden.

Unsere Möglichkeiten zur technologischen Gestaltung des Lebens – sei es am Lebensbeginn oder am Lebensende – haben sich beständig und in vorher nicht gekanntem Maße erweitert. Während sich so einerseits immer mehr Mittel für medizinische Interventionen auch bei krisenhaften oder infausten Krankheitsverläufen ergeben haben ist andererseits der Zwang zur kritisch reflektierten und wohlbegründete Auswahl zwischen mehreren therapeutischen Optionen – vom zum Teil erheblicher Invasivität – entschieden größer geworden.

Etwa parallel zum Wandel der klinischen Praxis hat sich die Rolle des Patienten verändert. Vormals Adressat und Objekt professionellen medizinischen Entscheidens und Handelns hat sich unter dem Banner der Patientenautonomie seine Rolle nachhaltig hin zu einem mit dem Arzt partnerschaftlich entscheidenden Subjekt gewandelt. Die Irrungen und Wirrungen, die diese Emanzipation vom Paternalismus des Arztes über ein gleichermaßen ideales und irreales, weil utopisches Verständnis weitestgehender Autonomie des Patienten hin zum gegenwärtigen Partnerschaftsmodell des Arzt-Patienten-Verhältnisses kennzeichnen, können nicht Gegenstand dieses Beitrages sein und sind andernorts ausführlich bearbeitet worden (NOACK u. FANGERAU 2006).

Hier soll daher lediglich hervorgehoben werden, dass sich die klinische Ethik von anderen Formen bio- und medizinethischer Forschung und Praxis v. a. durch eine spezifische Annäherung an Entscheidungen und Handlungen im partnerschaftlichen Binnenverhältnis von Arzt und Patient sowie an deren – häufig jedoch vernachlässigte – Einbettung in einen historisch gewachsenen und kulturell kontingenten Kontext unterscheidet (ILKILIC 2006, 2007).

Als strukturelle Faktoren für das vermehrte Auftreten ethischer Konflikte werden insbesondere von Seiten der ärztlich oder pflegerisch Tätigen ökonomische Zwänge und rechtliche bzw. organisatorische Reglementierungen in der Praxis als zunehmende Herausforderung wahrgenommen. Gegenwärtig führen insbesondere die **Ökonomisierung** und **Verrechtlichung** der klinischen Praxis als äußere, nicht medizinspezifische Faktoren zur Verschärfung ethischer Konflikte (LABISCH u. PAUL 1998). Die Frage, vor die sich

die in der Versorgung Tätigen häufig gestellt sehen lautet: Soll medizinisches Entscheiden und Handeln primär medizinisch sinnvoll, sozial und ethisch sein, oder soll es vorrangig an pragmatischen Rahmenbedingungen orientiert sein (PAUL 1998)?

Bei der Allokation medizinischer Ressourcen geht es um mehr als nur um Geld. Daher ist in jeder Debatte um die Bezahlbarkeit medizinischer Leistungen eine zweite, wichtige Grundsatzfrage enthalten: Auf welche Weise ist eine Intervention oder Unterlassung **medizinisch** begründbar und/oder geboten? Ihr folgt unmittelbar die Frage: Ist diese medizinisch vertretbare Handlung/Unterlassung auch in Bezug auf den **individuellen** Patienten in seiner **spezifischen** Situation geboten (MARCKMANN 2006)? Medizinische und patientenorientierte Kriterien bilden damit immer gemeinsam den Ausgangspunkt ärztlichen Entscheidens. Sie sind konstituierend für eine ethische und soziale klinische Praxis lege artis (HURST, HULL et al. 2005).

Bevor wir uns den Aufgaben, Problemen und Perspektiven der klinischen Ethik zuwenden, soll zur Abgrenzung eine freilich gänzlich holzschnittartige Kennzeichnung anderer Formen und Praktiken der medizinischen Ethik geleistet werden.

Welche Form der Ethik?

Die seit etwa den 1970er Jahren voranschreitende Ausformung der Bio- und Medizinethik hat zu einer Differenzierung von wissenschaftlichen Ansätzen einerseits und zu einer Ausprägung unterschiedlichster Institutionalisierungsformen andererseits geführt. Medizinethik ist eine Unterform der angewandten Ethik. Sie widmet sich den spezifischen Begründungsfragen und Wertkonflikten in ihrem Anwendungsfeld, der Medizin. Sie tut dies einerseits als wissenschaftliche Disziplin in Forschung und Lehre und ist als solche in der Regel den medizinischen und/oder philosophischen Fakultäten zugeordnet.

Ihre Rolle innerhalb der Medizin begründet sich v. a. im Anspruch der Medizinethik gemeinsam mit der Medizingeschichte und Medizintheorie durch eine kritische Reflexion der Entwicklungen, Erklärungsmodelle und Praktiken in der Medizin Orientierungswissen innerhalb der Medizin zu schaffen (PAUL 1997, 1998, 2006a–c).

Die Vermittlung dieses Wissens ist im Rahmen der ärztlichen Ausbildung durch das in der Ärztlichen Approbationsordnung verankerte Fach »Geschichte, Theorie und Ethik der Medizin« abgebildet. Die Forschungsinteressen in diesem genuin interdisziplinären Fach sind so vielfältig wie die Gegenstände und Praktiken der Medizin. Sie sind jedoch auch im Bereich der Ethik, um den es hier gehen soll, nicht primär auf eine Anwendung am Krankenbett gerichtet sondern versuchen Grundfragen und -probleme der Medizin vor dem Hintergrund ihrer jeweiligen zeitlichen, lokalen und kulturellen Kontexte auch im Hinblick auf Werthaltungen und Wertkonflikte zu rekonstruieren und einer Analyse zugänglich zu machen.

Fragen der Forschungsethik, historische, kulturelle und ethische Fragen des Umgangs mit Tod und Sterben aber auch Probleme der gerechten Verteilung von Gesundheitsgütern und der sozialen Erreichbarkeit von Gesundheit wären Beispiele für diesen Themenkreis. Im Falle einer stark anwendungsorientierten medizinethischen Forschung richtet sich diese bestenfalls auf die Klärung von Bedingungen für die Moralität oder ethische Rechtfertigbarkeit von letztlich situativen Entscheidungen und Handlungen (SCHULZ, STEIGLEDER et al. 2006).

Die **klinische** Ethik als praktische Ethik hingegen argumentiert situativ. Dabei geht sie entweder von Entscheidungsmustern in der klinischen Praxis – etwa in einem Klinikum oder einer Organsitation – aus, die aus ethischer Sicht als begründungsbedürftig, häufig gar als defizitär angesehen werden oder sie orientiert sich an klinischen Fällen die durch Wert- und/oder Entscheidungskonflikte am Krankenbett gekennzeichnet sind – etwa im Rahmen von Therapiezieländerungen von der kurativen zur palliativen Versorgung.

Von der ausschließlich am professionellen oder persönlichen Ethos des Arztes gebundenen ärztlichen Ethik unterscheidet sich die klinische Ethik demnach v. a. dadurch, dass ethische Fragen im Rahmen der klinischen Behandlung und Versorgung nicht ausschließlich im Rahmen der Arzt-Patienten-Beziehung gesehen werden, sondern als Fragen innerhalb der Klinik, der Organisation, oder des übergeordneten Kontextes angesehen werden (STEINKAMP u. GORDIJN 2003:66).

Die ersten Klinischen Ethikkomitees wurden in den USA auf Vorschlag der dortigen »Catholic Hospital Organisation« schon 1949 eingerichtet. Auch in Deutschland ist es v. a. Anstößen aus dem Bereich der konfessionell getragenen Krankenversorgung zu verdanken, dass sich die klinische Ethik institutionalisieren konnte. Im Jahr 1997 wurde durch eine gemeinsam »Empfehlung der Evangelischen und der Katholischen Krankenhausverbände« eine institutionalisierte Ethikberatung gefordert, sodass heute größere konfessionelle Krankenhäuser in der Regel über gut etablierte Einrichtungen zu klinischen Ethikberatung verfügen.

Ein eher von im Sinne Horkheimers »instrumenteller Vernunft« getriebener Ansatz zur Etablierung klinischer Ethikkomitees hat sich im Rahmen der Zertifizierung von Krankenhäusern ergeben, in deren Rahmen, z. B. durch die KTQ (Kooperation für Transparenz und Qualität im Krankenhaus), eine strukturierte Einrichtung der Ethikberatung positiv bewertet wird. Schließlich hat sich im Jahr 2006 die Zentrale Ethikkommssion der Bundesärztekammer mit der prinzipiellen Struktur und Arbeitsweise klinischer Ethikkomitees befasst und eine entsprechende Stellungnahme zu klinischen Ethik-Beratung veröffentlicht (Zentrale Kommission zur Wahrung Ethischer Grundsätze in der Medizin und ihren Grenzgebieten bei der Bundesärztekammer 2006).

Institutionalisierung

Sowohl die theoretischen als auch die praktischen Formen ethischer Expertise sind nicht nur in Forschung und Lehre, sondern auch in den Bereichen der Krankenversorgung, der ethischen Beratung sowie der ethischen Begutachtung abgebildet. Holzschnittartig ergibt sich hierfür das in ☐ Tab. 19.1 gezeigte Bild.

Der Schwerpunkt dieses Beitrages soll im Folgenden auf der Praxis der Einzelfallberatung in klinischen Ethikkomitees liegen. Dieses Thema ist

◘ Tab. 19.1. Institutionalisierung von Ethik im Gesundheitswesen

Institution	Aufgabenbereich
Außeruniversitäre Institute und Forschungseinrichtungen	Forschung in den Bereichen Bio- und Medizinethik, häufig in einem designierten Aufgabenbereich bzw. auf der Grundlage einer weltanschaulichen Verankerung
Universitäre Institute und Forschungseinrichtungen	Forschung und Lehre in den Bereichen Bio- und Medizinethik, an medizinischen Fakultäten oft als interdisziplinäres Fach »Geschichte, Theorie und Ethik der Medizin«, an philosophischen Fakultäten im Bereich der praktischen Philosophie.
Klinische Ethikkomitees	Lokale Einrichtungen in Krankenhäusern und Kliniken mit Aufgaben in der Leitbild- und Leitlinienerstellung, Prozess- und Ergebnisqualitätssicherung und in der ethischen Einzelfallberatung. Aus-, Weiter- und Fortbildung des ärztlichen und pflegenden Personals einer Einrichtung.
Ethikkommissionen nach Landesrecht	Einrichtungen zur Begutachtung von Anträgen auf die Durchführung klinischer Studien (insbes. gem. AMG, MPG) und zur Erteilung von berufsrechtlich erheblichen Ethikvoten im behördlichen Sinne
Ethikkommissionen der Fachverbände und der Bundesärztekammer	Erstellung von Grundsätzen und Leitlinien in den einzelnen Fachdisziplinen oder für anwendungsspezifische Fragen auf Ebene der gesamten Ärzteschaft. Verbreitung und Diskussion ethischer Grundfragen in der Ärzteschaft.
Nationaler Ethikrat bzw. Deutscher Ethikrat und Bioethik-Kommission des Landes Rheinland-Pfalz (als einzige Landeskommission)	Grundfragen der Bio- und Medizinethik im Hinblick auf ihre gesamtgesellschaftliche Relevanz sowie im Hinblick auf bestehenden gesellschaftspolitischen und/oder rechtlichen Klärungs- und/oder Regelungsbedarf. Aufklärung und Information der Öffentlichkeit und Etablierung eines sozialen Diskurses über Grundfragen der Bio- und Medizinethik.

sowohl vor dem Hintergrund einer – auch im Rahmen von Zertifizierungsprozessen – immer weiter reichenden Implementierung von lokalen klinischen Ethikkomitees von Bedeutung als auch aufgrund der spezifischen systematischen Fragestellungen, die sich für Ethikberatungen im Einzelfall ergeben. Im Sinne einer Zuspitzung des Arguments, sollen diese wissenschaftstheoretisch an sich komplexen Fragestellungen hier in drei kurzen Schritten abgehandelt werden.

Zunächst wird nach dem Verhältnis der klinischen Ethikberatung zur Medizin zu fragen sein. Darauf aufbauend soll das Verhältnis zur eigentlichen Bezugsdisziplin, der Ethik, zu Sprache kommen um abschließend auf das Verhältnis der klinischen Ethik zur Lebenswirklichkeit von Patientinnen und Patienten einerseits und ärztlich wie pflegerisch Tätigen andererseits einzugehen.

Über das Verhältnis der klinischen Ethik zur Medizin

Was ist das Spezifische klinisch-ethischen Argumentierens, und wie verhält sich zu medizinischem Wissen, Entscheiden und Handeln? Diese Frage ist v. a. vor dem Hintergrund der Tatsache zu sehen, dass auch die klinische Ethik als angewandte Ethik von den Bedingungen ihres Anwendungsbereichs abhängig ist. Eine essentielle Voraussetzung klinisch ethischen Argumentierens ist daher die Rekonstruktion des medizinischen Sachverhalts im gegebenen Einzelfall sowie der aktuell, vor dem Hintergrund des kontingenten Kontextes gegebenen klinischen Handlungsoptionen (PAUL 2006).

Dies erfordert neben medizinischer Sachkenntnis insbesondere einen kritisch-hermeneutischen Umgang mit den Wissensbeständen der Medizin, der neben der Beteiligung unterschiedlicher Fachdisziplinen insbesondere dann, wenn es sich nicht um klinische Routinefälle handelt, auch eine gründliche Auseinandersetzung mit der aktuellen Forschungsliteratur, der medizinischen Fachliteratur sowie den einschlägigen Leitlinien. Eine gründliche **Rekonstruktion** des Einzelfalles geht jedoch weit darüber hinaus. Sie umfasst neben Gesprächen mit dem ärztlichen und pflegerischen Personal auch einen Besuch des Patienten und insbesondere – soweit möglich – ein Gespräch mit dem Patienten selbst.

Häufig sind Patienten und deren Angehörige vor dem Hintergrund einer in der Regel krisenhaft verlaufenden Erkrankungen mit einer Vielzahl von Ärzten sowie Pflegenden konfrontiert, sodass sich das Anberaumen einer zusätzlichen »ethischen Visite« als für die Kommunikationssituation nachteilig erwiesen hat und Erstgespräche mit den Patienten und/oder ihren Angehörigen in möglichst persönlichem Rahmen geführt werden sollten – eine Forderung, die häufig genug an pragmatischen Gegebenheiten scheitert.

Auch die auf die Rekonstruktion folgende, erste **Analyse** von Werthaltungen und Wertkonflikten, die auf die Rekonstruktion der medizinischen Sachverhalte folgt, ist stark auf den jeweiligen Handlungsraum der klinischen Medizin bezogen. Prinzipiell indizierte und durchführbare Maßnahmen gilt es, vor dem Hintergrund einer reflektierten Therapiezielsetzung zu charakterisieren. Prinzipiell sind therapeutische Strategien dabei einer der folgenden vier Gruppen zuzuordnen:

- Therapiemaximierung: Darunter versteht man das Ausschöpfen aller zur Verfügung stehenden Maßnahmen zur Erreichung des nächstgelegenen Therapieziels und des bestmöglichen klinischen Gesamtergebnisses.
- Therapiebegrenzung: Darunter versteht man sowohl die Vermeidung einer Eskalation von Maßnahmen wie auch die Anpassung der laufenden Therapie, ohne jedoch neue Therapien anzusetzen
- Therapiereduktion: Im Unterschied zur Therapiebegrenzung handelt es sich hier um die Beschränkung der laufenden Therapie auf die zum Erreichen des nächstgelegenen Therapieziels erforderlichen Maßnahmen bei einer dem

Krankheitszustand angemessenen Grundversorgung.
- Therapieabbruch: Unter Therapieabbruch versteht man den vollständigen Verzicht auf jede weitere Interventionen jedoch stets unter Sicherstellung der Basisversorgung.

In der Regel wird die kritische Analyse der gegebenen Handlungsoptionen auch die Suche nach Alternativen im Sinne der Therapiezieländerung umfassen. Dies gilt v. a. in Fällen, in denen ein Überleben der Patienten nur noch durch dauerhafte intensivmedizinische Therapie sichergestellt werden kann.

Dabei ist die Frage, welches Therapieziel angestrebt werden soll, eine Herausforderung sowohl für das ärztliche und pflegerische Personal wie auch für die in die ethische Beratung Eingebundenen. Zwar stellt die **Umorientierung** von einem **kurativen** hin zu einem **palliativen Therapieziel,** das zugunsten einer Verbesserung der Lebensqualität auf eine Lebensverlängerung verzichtet ein häufiges Problem innerhalb der klinischen Medizin dar, es wird außerhalb der Palliativmedizin jedoch nur in seltenen Fällen strukturiert und theoretisch fundiert angegangen und unterliegt damit häufig den Gegebenheiten situativen Entscheidens.

Es muss klar hervorgehoben werden, dass sowohl der **Zeitpunkt** als auch die **Art und Weise der Therapiezieländerung** in einem **interdisziplinär orientierten Ansatz** geklärt werden sollten, der medizinische, ethische, psychologische, sozial- und kulturwissenschaftlichen sowie theologischen Aspekte zu integrieren vermag. Hier hat es sich bewährt, klinische Ethikkomitees so zusammenzusetzen, dass sie in professioneller Hinsicht möglichst bereit aufgestellt sind. Welche spezifischen Fähigkeiten und Fertigkeiten ein klinischer Fall erfordert, muss jeweils neu ermittelt werden, wobei typische Probleme verteilter Kompetenz auftreten können.

Ein großer Teil derjenigen Reibungsverluste, die sich durch Übersetzungsprozesse in interdisziplinären Bereichen ergeben, können zwar durch moderierte Verfahren und Leitlinien zur klinisch-ethischen Beratung abgefangen werden, letztlich entscheidet jedoch häufig die kommunikative Kompetenz über die Einbeziehung von fachlicher Kompetenz. Daher ist es im Hinblick auf die Beratungsqualität mehr als hilfreich, sich auf ein standardisiertes Vorgehen bei der klinischen ethischen Beratung zu einigen und die entsprechenden methodischen Voraussetzungen der Beratungspraxis innerhalb eines klinischen Ethik Komitees kritisch zu reflektieren.

Das Verhältnis der klinischen Ethikberatung zur Ethik

Die Bewertung von Therapiezielen orientiert sich aus ethischer Sicht immer auch an den in der Betrachtung von biomedizinischer Innovation erprobten Konzepten der »Wünschbarkeit (desirability)« und »Anwendbarkeit (applicability)« (TEN HAVE 1995). Ein an sich gesehen angemessenes und taugliches Verfahren sollte daher sowohl im Hinblick auf seine Durchführung als auch auf das plausibel zu erwartende Ergebnis medizinisch, ethisch und sozial wünschenswert sein. In diesem Zusammenhang bildet der **Patientenwille** den Dreh- und Angelpunkt des Konzepts der Wünschbarkeit. Es gilt jedoch, mit besonderer Sorgfalt zwischen Wünschen erster und höherer Ordnung zu unterschieden.

Während **Wünsche erster Ordnung** direkt geäußerte, häufig unvermittelte Wünsche darstellen, sind **Wünsche höherer Ordnung** prinzipiell von längerfristigen Grundüberzeugungen und kritisch-rationalen, »vernünftigen« Vorentscheidungen geleitet. Es sind diese Wünsche höherer Ordnung, die ausschlaggebend für die Ermittlung des Patientenwillens sind und die – wenn sie nicht bereits in reflektierter Form vorliegen – erst noch zu explizieren sind.

Es setzt sich aufgrund der Unsicherheit, die dies für Patienten birgt, immer mehr durch, die von den eigenen Werthaltungen und längerfristigen Grundüberzeugungen geprägten Wünsche bezüglich einer medizinischen Behandlung am Lebensende durch einen vorab erklärten Willen, eine Patientenverfügung, niederzulegen. Auch bei Vorliegen einer Patientenverfügung hat der aktuell erklärte Wille des Patienten beziehungsweise seines Betreuers und/oder Vertreters immer Vorrang.

Liegt jedoch kein vorab schriftlich geäußerter Patientenwille vor, muss der mutmaßliche Wille ermittelt werden. Unter den mutmaßlichen Willen versteht man dabei den Willen, den ein Patient zum gegenwärtigen Zeitpunkt äußern würde, wenn er dazu in der Lage wäre. Um den mutmaßlichen Willen zu ermitteln, sind Betreuer und Bevollmächtigte sowie das Behandlungsteam gehalten, sich gemeinsam ein möglichst genaues Bild von den individuellen Wertvorstellungen des Patienten anhand früherer Äußerungen und Lebensentscheidungen zu machen.

Im Umgang mit dem Patientenwillen treten immer wieder ethische Entscheidungskonflikte auf. Die Hauptquelle für **ethische Entscheidungskonflikte ist** dabei **die Deutungsoffenheit eines Patientenwillens.** Diese ergibt sich zum einen aus der potenziellen Schwierigkeit, den Patientenwillen auf eine aktuell gegebene Entscheidungssituation mit hinreichender Eindeutigkeit zu beziehen (SAHM 2004; CRANE, WITTINK et al. 2005; BURT 2006; SAHM 2006). Zum anderen kann sich Deutungsoffenheit jedoch auch daraus ergeben, dass der Patient seinen Willen und seine Zielvorstellungen nicht hinreichend klar äußert oder geäußert hat.

Viele der heute vorgelegten **Patientenverfügungen** sind mit rechtlichem Beistand erstellt worden und aus juristischer Sicht meist nicht zu beanstanden (ROTH 2004). Sie genügen aber häufig den Ansprüchen an eine hinreichende Genauigkeit in Bezug auf die medizinischen Umstände, unter denen der Wille des Patienten gelten soll, nicht.

Es ist ferner nicht immer eindeutig festzustellen, welche Richtung und welchen Ausgang der Verlauf einer Erkrankung nehmen wird (PAUL 2006). Aufgrund dieser für medizinisches Entscheiden und Handeln charakteristischen Unsicherheit kann es zu konfligierenden Einschätzungen bezüglich des Nutzens therapeutischer Maßnahmen im Verhältnis zur Belastung des Patienten und der Erreichung des Therapieziel mit den zur Verfügung stehenden Ressourcen kommen. Dies führt in der Praxis zu belastenden und schwerwiegenden Abwägungsproblemen, die einen erhöhten Begründungsbedarf und eine gesteigerte ethische Verantwortungsverpflichtung induzieren. Dies ist typischer Weise eine Situation, in der durch klinisch-ethische Beratung eine konsensuellen Entscheidungsfindung moderiert werden sollte.

Spezifische Probleme der Abwägung ergeben sich darüber hinaus, wenn es sich um Patienten mit wechselnden Phasen zwischen Einsichts- und Entscheidungsfähigkeit oder -unfähigkeit oder aber Kinder und Jugendliche handelt. Auch prinzipiell grundeinsichtsfähige aber minderjährige Patienten sollten, soweit sie zur verständigen Betrachtung ihrer Situation in der Lage sind, in die Entscheidung einbezogen werden.

❽ Das Ziel beim Umgang mit Entscheidungskonflikten muss es sein, so zu entscheiden, dass nach menschlichem Ermessen der Patient bei verständiger Betrachtung der getroffenen Entscheidung zustimmen würde.

In dieser in ihrer medizinischen und ethischen Reichweite häufig unterschätzten Explikationsarbeit besteht ferner regelmäßig die Gefahr, dass Interessen von Angehörigen oder aber des ärztlichen und pflegerischen Personals auf den mutmaßlichen Willen des Patienten projiziert werden und diesen überlagern. Eine – eher pragmatische – Rückbindung an ethische Prinzipien kann helfen, diese Gefahr der Interessenüberlagerung erheblich zu mindern.

Hier können die von BEAUCHAMP u. CHILDRESS (1994) erstmals diskutierten vier Prinzipien der **Autonomie**, der **Non-Malefizienz**, der **Benefizienz** und der **Gerechtigkeit** zumindest eine erste Orientierung geben.

Es muss deutlich hervorgehoben werden, dass in der möglichst sorgfältigen Reflexion des erklärten bzw. Rekonstruktion des mutmaßlichen Patientenwillen und seiner Beachtung bei der Etablierung von Therapiezielen der Schlüssel zur adäquaten Wahrnehmung des Patienten und seiner **Autonomie** als Entscheidungssubjekt in einer partnerschaftlichen Arzt-Patienten-Beziehung liegt. Ist dies sichergestellt, sind darüber hinaus ausgehend von dem allgemeinen Gebot, dem Patienten zu aller erst nicht zu schaden, in der konkreten klinischen Entscheidungssituation unter Bezug auf wünschenswerte und anwendbare Therapieziele daher zunächst folgende Kernfragen in Bezug auf die **Non-Malefizienz** (das »Nicht-Schadens-Gebot«) zu stellen:

- Ergibt sich der Schaden für den Patienten oder das Leid des Patienten primär aus der Grunderkrankung oder aus der Intervention?
- Gibt es einen Weg, größeren Schaden oder weit das Leid für den von Patienten zu vermeiden, ohne größten Schaden nach sich zu ziehen?

- Ist des unvermeidbar, den Patienten kurzfristig in seiner Lebensqualität zu beeinträchtigen, sein Leiden vorübergehend zu vergrößern, um einen größeren Patientennutzen zu erzielen?
- Ist sichergestellt, dass Schaden und Nutzen auch im Sinne subjektiver und kulturvarianter Kategorien berücksichtigt worden sind?

Im Hinblick auf die **Benefizienz** ergeben sich folgende Anschlussfragen:
- Welches der realisierbaren Therapieziele ist im besten und Interesse des Patienten oder entspricht seinen Willen?
- sind die Maßnahmen zur Erreichung des Therapieziels wünschenswert und durchführbar beziehungsweise auf den Fall anwendbar?
- Wie kann unter Verfolgung des geeigneten Therapieziels die größtmögliche Lebensqualität für den Patienten hergestellt werden?

Wie in jeder Entscheidungssituation in der Medizin gilt auch bei der Ermittlung und Umsetzung des Therapieziels dass man nicht »Nicht-Handeln« kann und man nicht »Nicht-Entscheiden« sollte. Auch ein gezieltes Unterlassen, etwa das Zuwarten auf eine Komplikation, stellt im ethischen Sinne eine Handlung dar und bedarf der expliziten Rechtfertigung.

Tun und Unterlassen sind damit in gleichem Maße **begründungsbedürftig**. Die Begründung sollte sich dabei im idealen Falle immer aus einem auf dem Patientenwillen basierendes, durch Bezug auf Krankheit, Gesundheit und Lebensqualität gerechtfertigtes und plausibel erreichbares Therapieziel herleiten lassen. Doch wie steht es mit der Einbeziehung des Kriteriums der Gerechtigkeit in situatives, klinisch-ethisches Entscheiden?

Klinische Ethik und das Problem der Anwendung

Das Hauptaugenmerk klinisch-ethischer Beratung liegt auf der normativ begründeten Entscheidung im Einzelfall. Wenn Entscheidungen für oder wider eine medizinische Maßnahmen letztlich auch immer nur in ärztlicher Verantwortung getroffen werden können und sollen, so kann sie sich die klinische Ethik jedoch nicht des Anspruchs verwehren, auch einen Beitrag zur Umsetzung des ermittelten und als wünschenswert und erreichbar eingestuften Therapieziels zu leisten. Typischer Weise begegnet man in der klinischen Ethik auf der Ebene der Anwendung drei unterschiedlichen Problemklassen; Problemen der Ökonomie, des Rechts und der Kommunikation.

Vor allem werden immer wieder **ökonomische Erwägungen** vorgebracht, um im Konsens erarbeitete Therapieziele und ihre Umsetzung – häufig mit Bezugnahme auf Fragen der Verteilungsgerechtigkeit – unter Hinweis auf ihre Finanzierbarkeit in die Kritik zu nehmen. Es ist bereits häufig darauf hingewiesen worden, dass das Ideal einer partnerschaftlichen Arzt-Patienten-Beziehung in der gegenwärtigen Situation v. a. durch einen grundlegenden Strukturwandel in der Medizin in Frage gestellt ist, durch den sich die Rolle des Arztes für den Patienten »from advocacy to allocation« (MECHANIC 1986) ändert (MCCULLOUGH 1999).

Gemeint ist der ökonomisch stimulierte Effekt, dass Ärzte mehr und mehr in die Situation geraten, die Bedürfnisse des Patienten gegen die Notwendigkeit der Kostenkontrolle abzuwägen. Hervorgerufen wird dieser Effekt durch eine in weiten Teilen der Leistungsbemessung erfolgende **Rationalisierung und Ökonomisierung** auf der Basis unklarer oder zumindest für die klinische Praxis unangemessener Kriterien mit dem Effekt einer ungesteuerten und unerwünschten **impliziten bettseitigen Rationierung** (YOUNG 2000; MARCKMANN 2006).

Eine aus Gesichtspunkten der Gerechtigkeit ethisch wohlbegründete **explizite Rationalisierung** als bedarfsgerechte Zuteilung begrenzter Ressourcen, vorzugsweise von solchen medizinischen Maßnahmen, deren Nutzen nicht unbestritten ist (PORZSOLT 1996), kann hingegen nicht bettseitig erfolgen, sondern muss auf höheren Ebenen der **Meso- und Makroallokation** verhandelt werden.

Vor dieser Problematik bildet ein erweiterter Nutzenbegriff in der Medizin gegenwärtig den vielversprechendsten Zugang zu einer sinnvollen Eingrenzung und Legitimation von Einschnitten in Art und Umfang medizinischer Leistungen. In dem heute gängigen beschränkten Nutzenbegriff ist jedoch die Vorannahme enthalten, medizinisches Entscheiden

sei in Form von Allgemeinsätzen – oder zumindest doch in Form allgemeinverbindlicher heuristischer Regeln – abzubilden (NUNES 2003; GERBER u. LAUTERBACH 2005). Nur so lässt sich die Standardisierung diagnostischer und/oder therapeutischer Verfahren auf der Basis von Fallgruppen und DRGs sowie die Einengung der Entscheidungsautonomie in der Arzt-Patienten-Beziehung rechtfertigen.

Die lineare und ausschließliche Legitimation klinischer Einzelentscheidungen und individueller Leistungen auf der Basis probabilistischen Wissens ist zumindest in Häusern der Supramaximalversorgung problematisch, denn sie würde in der Tat die aus klinisch-ethischer Sicht einzufordernden situativen, patientenbezogenen Nutzenkriterien sowie die besondere klinische Schwere der hier behandelten Fälle nicht berücksichtigen.

Das Kunststück besteht darin, medizinisches Wissen und Können einerseits und pragmatische Rahmenbedingungen andererseits im Einzelfall in einem **ausgewogenen** Verhältnis zur Grundlage klinischen Entscheidens und Handelns zu machen (PAUL 2003, 2006a, b), in dem individuelle Behandlungsziele mit den übergeordneten Zielen einer nachhaltigen Krankenversorgung in eine ausgewogene Balance gebracht werden. Diese Ausgewogenheit ist aber nicht nur in Gefahr, sie scheint bereits zu Ungunsten der patientenzentrierten medizinischen Indikationsstellung verloren und nicht nur Pessimisten fürchten, dies sei unumkehrbar. Hier im Sinne der Verbesserung der Versorgungskultur auch auf die Versorgungsstruktur einzuwirken, ist vor dem Hintergrund der Frage nach Bedarfs- und Ermöglichungsgerechtigkeit eine Aufgabe, der sich lokale klinische Ethikkomitees stellen sollten.

Auf der Ebene der Anwendung wird die klinische Ethik – gerade bei Entscheidungen am Lebensende, bei denen es auch um Therapiereduktion oder -minimierung geht – aber immer wieder auch mit **rechtlichen Erwägungen** konfrontiert. Rechtliche Regelungen sollten im Kontext klinisch-ethischer Entscheidungen zunächst v. a. unter dem Gesichtspunkt der Realisierung von Werthaltungen und ihrer positiv normativen Wirkung im Binnenverhältnis zwischen medizinischem Personal, Patienten und Angehörigen betrachtet werden. Dem gegenüber besteht jedoch eine deutliche Tendenz,

Missbrauchsverhütung höher als die Eigenverantwortung von Arzt und Patient zu bewerten. Es ist diese Haltung, die zur Blüte einer im weitesten Sinne defensiven Medizin geführt hat, in der der Gedanke an patientenzentrierte Therapiezielsetzung auf Normalstationen unter Druck gerät und Fragen der Therapiereduktion oder -minimierung vornehmlich im Vorgriff auf eine »juristische Indikationsstellung« entschieden werden. In der klinischen Situation ist dieses strukturelle Problem nur schwer zu lösen.

Es ist jedoch zentral, im Rahmen der klinischethischen Beratung zunächst allein auf Realisierung von medizinisch sinnvollen, ethisch rechtfertigbaren und aus Sicht des Patientenwillens angemessenen Therapiezielen hinzuarbeiten. Dabei ist es nützlich, innerhalb klinischer Ethikkomitees auch juristische Expertise vertreten zu haben, um im Zweifel Entscheidungen so umzusetzen zu können, dass sie aus rechtlicher Sicht unanfechtbar sind.

Ein letzter Punkt, der in der Praxis häufig die eigentliche Ursache von Konflikten ist, soll hier nur kurz aufgegriffen werden. Oft unausgesprochen und in der Regel uneingestanden sind es **Probleme der Kommunikation** sowohl innerhalb des Behandlungsteams als auch zwischen ärztlichem und pflegerischem Personal einerseits und Angehörigen und Patienten andererseits, die einer Umsetzung von gleichermaßen wünschenswerten und anwendbaren Therapiezielen im Wege stehen (REDDER 1994).

Zwar kann durch klinische Ethikkomitees hier ein gezieltes Aus- und Fortbildungsangebot gemacht werden, die Verbesserung der Kommunikation ist jedoch zu einem so erheblichen Maße von pragmatischen Rahmenbedingungen – Raum, Zeit, Hierarchien, professionelle Interessen etc. – abhängig, dass nur schwer einzuschätzen ist, welchen Beitrag die klinische Ethik hier zu leisten vermag.

Dem Grundsatz nach, dass es keine Wissenschaft vom Individuellen geben kann, der philosophiehistorisch seinen Ursprung in der Aussage »de singularibus non est scientia« hat, ist klinische Ethik ihrem Wesen nach eine Praxis. Sie ist ganz auf die theoretischen Grundlagen ihrer Bezugsdisziplinen angewiesen. Hier schließt sich der Kreis, denn eine klinische Ethik ohne Rückbindung an die Geschichte, Theorie und Ethik der Medizin bleibt weit hinter dem Anspruch an wohlbegründetes und nachvollziehbares Entscheiden und Handeln – dem die Medizin in der Praxis stets verpflichtet ist – zurück und wäre als letztlich intuitionistisch und vornehmlich auf die individuelle soziale und moralische Kompetenz der Beteiligten Personen angewiesen. Dies scheint einer zeitgemäßen klinischen Ethik jedoch nicht angemessen (COHN, GOODMAN-CREWS et al. 2007).

Resümmée

Angesichts des breiten Aufgabenspektrums der klinischen Ethik und der im vorliegenden Beitrag nur angedeuteten Dimension der einzelnen Arbeitsbereiche muss über die Beziehung der klinischen Ethik (als Praxis) zu den Methoden und Grundlagen ihrer Bezugsdisziplinen, der praktischen Philosophie einerseits und dem interdisziplinären Fach Geschichte, Theorie und Ethik der Medizin andererseits immer wieder neu nachgedacht werden. Gerade in Häusern abseits von universitärer Forschung und Lehre muss kritisch hinterfragt werden, welchen Standards der Medizinethik und welchen Methoden und Verfahrensweisen man sich aus welchen Gründen verpflichtet sieht. Aber auch an Universitätskliniken muss klar sein, dass eine qualitativ hoch stehende klinische Ethik nicht ausschließlich auf der Basis individueller Kompetenz zu errichten ist, sondern die enge Vernetzung mit den Bezugsdisziplinen einerseits und die fortlaufende medizinische und medizinethische Fortbildung der Mitglieder der Ethikkommissionen andererseits Grundvoraussetzung für die klinische Ethikberatung sind.

Darüber hinaus sollte im Sinne der Qualitätssicherung ein systematischer Rahmen für das Vorgehen in Beratungsfällen sowie für eine strukturierte Dokumentation und kritische Evaluation der Tätigkeit des klinischen Ethikkomitees gegeben sein. Dies scheint umso dringlicher, als Studien zeigen, dass die Durchführung von klinischen Ethikberatungen sich signifikant auf Liegezeiten von Patienten im Krankenhaus, insbesondere auf Intensivstationen auswirken und diese in der Regel deutlich verkürzen (SCHNEIDERMAN, GILMER et al. 2000, 2003; SCHNEIDERMAN 2006).

Angesichts ihrer klinischen Wirksamkeit kann die Perspektive der klinischen Ethikberatung daher nur in einer noch stärkeren Professionalisierung bestehen.

Kliniken, die Ethikkomitees etablieren, müssen sich fragen, ob sie bereit sind für eine professionelle klinische Ethik, und die erforderlichen Ressourcen zur Verfügung stellen. Mitglieder von klinischen Ethikkomitees sollten sich selbstkritisch prüfen, ob die eigenen fachlichen und die erforderlichen strukturellen Voraussetzungen für eine professionellen Standards genügende Mitwirkung im Bereich der klinischen Ethik erfüllt sind.

Nach wie vor besteht im Bereich der klinischen Ethik ein erheblicher Forschungs- und Lehrbedarf. Der Brückenschlag von der Geschichte, Theorie und Ethik der Medizin und der praktischen Philosophie hin zur Praxis der klinischen Ethik ist sowohl wissenschaftstheoretisch als auch wissenschaftspraktisch weitestgehend ungeklärt (HUCKLENBROICH 2005). Zwar gibt es vereinzelte Vorstöße, dies zu ändern (KETTNER 2005), eine Auswirkung auf die Tätigkeit von klinischen Ethikkomitees steht – auch an Universitätskliniken – jedoch noch aus.

> **Fazit**
>
> Insgesamt nimmt die Bedeutung der klinischen Ethik – auch in Deutschland – permanent zu. Ihrem Charakter und ihrem Anlass nach ist sie eine Praxis. Daher sind die Ressourcen für klinische Ethik aus dem Bereich der Versorgung in einem Umfang bereitzustellen, der professionelles Arbeiten erlaubt. Gleichzeitig ist ein möglichst enger Bezug zu den Bezugsdisziplinen in Lehre und Forschung, der praktischen Philosophie wie der Geschichte, Theorie und Ethik der Medizin herzustellen, um die methodischen und systematischen Grundlagen situativen ethischen Entscheidens stets neu zu klären und kritisch zu hinterfragen. Es bleibt zu hoffen, dass klinische Ethik in Deutschland über die konfessionellen Häuser hinaus – und dann nicht nur im Zuge von Zertifizierungsmaßnahmen – den Stellenwert erlangt, der ihr gebührt, und die Qualität erreicht, die der Tragweite der Entscheidungen angemessen ist.

Literatur

BEAUCHAMP, T.L. and J.F. CHILDRESS (1994). Principles of Biomedical Ethics, 4th edition. New York, Oxford University Press

BURT, R.A. (2006). »Law's Effect on the Quality of End-of-life Care: Lessons from the Schiavo Case.« Crit Care Med 34 (11 Suppl): 348–354

COHN, F., P. GOODMAN-CREWS, et al. (2007). »Proactive ethics consultation in the ICU: a comparison of value perceived by healthcare professionals and recipients.« J Clin Ethics 18 (2): 140–7

CRANE, M.K., M. WITTINK, et al. (2005). »Respecting End-of-life Treatment Preferences.« Am Fam Physician 72 (7): 1263–1268

GERBER, A. and K.W. LAUTERBACH (2005). »Evidence-based Medicine: Why do Opponents and Proponents use the Same Arguments?« Health Care Anal 13 (1): 59–71

HUCKLENBROICH, P. (2005). »Wie die Theorie medizinethischer Beratungsorgane in die Theorie der Medizin eingebettet werden kann.« Erwägen, Wissen, Ethik 16 (1): 35–38

HURST, S.A., S.C. HULL, et al. (2005). »Physicians' Responses to Resource Constraints.« Arch Intern Med 165 (6): 639–44

ILKILIC, I. (2006). Zum Bedarf an »Kulturoffenheit« in der Medizinethik am Beispiel von muslimischen Patienten in einer wertpluralen Gesellschaft. In: Biomedizin im Kontext.S. GRAUMANN and K. GRÜBER, eds., Berlin: 51–65

ILKILIC, I. (2007). »Medizinethische Aspekte im Umgang mit muslimischen Patienten.« Deutsche Medizinische Wochenschrift 132 (30)

KETTNER, M. (2005). »Ethik-Komitees. Ihre Organisationsform und ihr moralischer Anspruch.« Erwägen, Wissen, Ethik 16 (1): 3–16

LABISCH, A. and N.W. PAUL (1998). Medizin (zum Problemstand). In: Lexikon der Bioethik Bd 2. W. KORFF, ed., Gütersloh, Gütersloher Verl.-Haus: 631–642

MARCKMANN, G. (2006). Verteilungsgerechtigkeit in der Gesundheitsversorgung. In: Geschichte, Theorie und Ethik der Medizin: Eine Einführung.S. SCHULZ, K. STEIGLEDER, H. FANGERAU and N.W. PAUL, eds., Frankfurt/M., Suhrkamp

MCCULLOUGH, L.B. (1999). »Laying medicine open: understanding major turning points in the history of medical ethics.« Kennedy Inst Ethics J 9 (1): 7–23.

MECHANIC, D. (1986). From Advocacy To Allocation: The Evolving American Health Care System. New York, Free Press/ Collier Macmillan

NOACK, T. and H. FANGERAU (2006). Zur Geschichte des Verhältnisses von Arzt und Patient in Deutschland. In: Geschichte, Theorie und Ethik der Medizin: Eine Einführung.S. SCHULZ, K. STEIGLEDER, H. FANGERAU and N.W. PAUL, eds., Frankfurt/M., Suhrkamp

NUNES, R. (2003). »Evidence-based Medicine: A New tool for Resource Allocation?« Med Health Care Philos 6 (3): 297–301

PAUL, N.W. (1997). Von der medizinethischen Reichweite strukturhistorischer Erklärungsmodelle in der Medizingeschichte. In: Geschichte und Ethik in der Medizin. Von den Schwierigkeiten einer Kooperation.R. TOELLNER and U. WIESING, eds., Stuttgart, Fischer: 49–65

PAUL, N.W. (1998). »Incurable Suffering from the »hiatus theoreticus«? Some Epistemological Problems in Modern Medicine and the Clinical Rrelevance of Philosophy of Medicine.« Theoretical Medicine and Bioethics 19 (3): 229–251

PAUL, N.W. (1998). »Wider besseres Wissen? Historische, theoretische und ethische Überlegungen zur primären Allokation unter wachsendem Kostendruck.« Der Gynäkologe 31 (7): 608–615

PAUL, N.W. (2003). The Representational Framework of Health and Disease. In: Tradtitions of Pathology in Western Europe. Theories, Institutions and their Cultural Setting.C.-R. PRÜLL, ed., Pfaffenweiler, Centaurus: 123–138

PAUL, N.W. (2006a). Diagnose und Prognose. In: Geschichte, Theorie und Ethik der Medizin: Eine Einführung.S. SCHULZ, K. STEIGLEDER, H. FANGERAU and N.W. PAUL, eds., Frankfurt/M., Suhrkamp: 143–152

PAUL, N.W. (2006b). Gesundheit und Krankheit. In: Geschichte, Theorie und Ethik der Medizin: Eine Einführung.S. SCHULZ, K. STEIGLEDER, H. FANGERAU and N.W. PAUL, eds., Frankfurt/M., Suhrkamp: 131–142

PAUL, N.W. (2006c). Medizintheorie. In: Geschichte, Theorie und Ethik der Medizin: Eine Einführung.S. SCHULZ, K. STEIGLEDER, H. FANGERAU and N.W. PAUL, eds., Frankfurt/M., Suhrkamp: 59–73

PAUL, N.W. (2006d). Wissenschaftstheoretische Aspekte medizinischer Forschung. In: Geschichte, Theorie und Ethik der Medizin: Eine Einführung.S. SCHULZ, K. STEIGLEDER, H. FANGERAU and N.W. PAUL, eds., Frankfurt/M., Suhrkamp: 268–282

PORZSOLT, F. (1996). »Rationalisierung und Rationierung im Gesundheitssystem.« Münchener Medizinische Wochenschrift 138 608–611

REDDER, A., ed. (1994). Medizinische Kommunikation: Diskurspraxis, Diskursethik, Diskursanalyse. Opladen

ROTH, A. (2004). »Die Verbindlichkeit der Patientenverfügung und der Schutz des Selbstbestimmungsrechts.« Juristenzeitung (10): 494–502

SAHM, S. (2004). »Selbstbestimmung am Lebensende im Spannungsfeld zwischen Medizin, Ethik und Recht.« Ethik in der Medizin 16 (2): 133–147

SAHM, S. (2006). Sterbebegleitung und Patientenverfügung: Ärztliches Handeln an den Grenzen von Ethik und Recht. Frankfurt, Campus Verlag

SCHNEIDERMAN, L.J. (2006). »Effect of ethics consultations in the intensive care unit.« Crit Care Med 34 (11 Suppl): S359–63

SCHNEIDERMAN, L.J., T. GILMER, et al. (2000). »Impact of ethics consultations in the intensive care setting: a randomized, controlled trial.« Crit Care Med 28 (12): 3920–4

SCHNEIDERMAN, L.J., T. GILMER, et al. (2003). »Effect of ethics consultations on nonbeneficial life-sustaining treatments in the intensive care setting: a randomized controlled trial.« Jama 290 (9): 1166–72

SCHULZ, S., K. STEIGLEDER, et al., eds. (2006). Geschichte, Theorie und Ethik der Medizin: Eine Einführung. Frankfurt/M., Suhrkamp

STEINKAMP, N. and B. GORDIJN (2003). »Ethik zwischen Leitbild und Stationsalltag. Das Zweilagenmodell der Ethik in der Klinik.« Zeitschrift für Medizinische Ethik (49): 65–75

TEN HAVE, H. (1995). »Medical Technology Assessment and Ethics – Ambivalent Relations.« Hastings Center Report 25 (5): 13–19

YOUNG, E.W. (2000). »Changing Economics and Clinical Ethical Decision-making: A View from the Trenches.« Camb Q Healthc Ethics 9 (2): 284–7

Zentrale Kommission zur Wahrung ethischer Grundsätze in der Medizin und ihren Grenzgebieten bei der Bundesärztekammer (2006). »Stellungnahme der Zentralen Ethikkomission der Bundesärztekammer zur Ethikberatung in der Medizin vom 24.01.2006.« Deutsches Ärzteblatt (103): A1703–A1707

Palliativmedizin und Intensivmedizin

F. Nauck

❯ Auf den ersten Blick erscheinen Palliativmedizin und Intensivmedizin eher konträr zueinander zu stehen. Gemeinsamkeiten oder gar ein sich ergänzendes Miteinander werden jedoch bei näherer Betrachtung deutlich. In der Palliativmedizin wie auch in der Intensivmedizin geht es um Grenzbereiche des Lebens. In diesen Grenzsituationen ist es ärztliche Aufgabe und Herausforderung, nicht nur medizinische, sondern auch ethische Entscheidungen im Spannungsfeld zwischen der Selbstbestimmung des Patienten, der medizinischen Prognose und der ärztlichen Fürsorge zu treffen.

Ziel der Palliativmedizin ist eine suffiziente Symptomkontrolle, um die bestmögliche Lebensqualität bei nicht heilbaren Patienten, deren Erkrankung fortgeschritten und lebensbegrenzend ist, zu erreichen. Die Akzeptanz des Sterbens und somit eine Änderung des Therapieziels hin zu einer umfassenden Linderung von Leid ist ein wesentliches Charakteristikum der Palliativmedizin. Das Ziel einer Lebensverlängerung steht im Gegensatz zur Intensivmedizin nicht im Vordergrund.

Behandlungsziel der Intensivmedizin ist in erster Linie die Sicherung des Überlebens und, wenn möglich, die Wiederherstellung der Gesundheit; wobei konsequente Symptomkontrolle und Leidenslinderung ebenfalls wesentliche Bestandteile der Intensivbehandlung sind. Der scheinbare Widerspruch zwischen Palliativmedizin als »sprechender Medizin« und Intensivmedizin als »Apparatemedizin« hält einer genaueren Analyse jedoch nicht stand. Gemeinsamkeiten und wesentliche Merkmale beider Bereiche sind die Erfordernis hoher fachlicher Expertise der Spezialisten, die Arbeit im inter- und multidisziplinären Team, der Abbau hierarchischer Strukturen, Teamgeist, bewusste Auseinandersetzung mit Grenzsituationen und Setzen realistischer Ziele, der respektvolle Umgang mit Patienten und Angehörigen sowie offene Kommunikation. Die Aufgabe in der Zukunft ist es, die Gemeinsamkeiten von Palliativmedizin und Intensivmedizin zu erkennen und für die zu behandelnden Patienten und ihre Angehörigen, aber auch für die Behandelnden zu nutzen.

Entwicklung der Intensiv- und Palliativmedizin

Die rasante medizinische Entwicklung des letzten halben Jahrhunderts hat dazu geführt, dass aufgrund neuer intensivmedizinischer Therapiemöglichkeiten immer häufiger Patienten eine vorübergehende lebensbedrohliche Erkrankung oder einen erforderlichen operativen Eingriff überleben können. Diese neuen Möglichkeiten bergen jedoch die Gefahr, dass Ärzte ethisch gebotene Grenzen der Intensivmedizin nicht erkennen bzw. nicht in ihre therapeutischen Überlegungen mit einbeziehen. Daraus kann die von vielen Menschen gefürchtete »Übertherapie bei Sterbenden« resultieren.

Hier wird deutlich, dass für den Intensivmediziner, aber auch für das gesamte intensivmedizinische Behandlerteam nicht ausschließlich die oft schwierigen medizinischen Herausforderungen und Entscheidungen zu treffen sind, sondern in besonderem Maße ethische Entscheidungen eine wichtige Rolle spielen. Somit erweitert sich das Aufgabenfeld bei der Behandlung von Patienten in Grenzsituationen, in denen neben der objektiv-fachlichen Urteilsbildung in besonderem Maße die Respektierung individueller Werte und eine Verantwortungsübernahme, die auch mit der Möglichkeit des Irrtums einhergehen kann, eine Herausforderung darstellt.

Die Palliativmedizin hat sich aufgrund von Defiziten in unserem modernen Gesundheitssystem entwickelt. Defizite lagen nicht nur in der Behandlung von Schmerzen oder anderen belastenden körperlichen Symptomen bei Patienten mit weit fortgeschrittenen inkurablen Erkrankungen am Lebensende, sondern auch in unzureichender psychosozialer und spiritueller Begleitung der Patienten und ihrer Angehörigen. Optimale Symptomkontrolle physischer Beschwerden und Unterstützung bei psychosozialen Problemen, Kommunikation, Auseinandersetzung mit der Erkrankung und Begleitung des Sterbenden und seiner Angehörigen sind wesentliche Merkmale der Palliativversorgung.

Die Entwicklungen der modernen Medizin haben sowohl die Arzt-Patienten-Beziehung verändert als auch das Verständnis von Krankheit. Nicht nur in der Intensivmedizin schieben sich zwischen Arzt und Patient Geräte. Der Arzt muss neue Kompetenzen zur Anwendung der Techniken erwerben, während die Krankheitsschilderung der Patienten scheinbar überflüssig wird. Diese Entwicklung wird in der Gesellschaft zunehmend beklagt und macht einen großen Teil der Unzufriedenheit von Patienten aus. Oftmals interessieren sich Ärzte mehr für das Laborergebnis als für die Schilderung der Beschwerden des Patienten – mit der **Gefahr** einer medizinischen Haltung, die zwar den **Befund ernst nimmt, nicht aber das Befinden des Patienten.**

Wir benötigen hingegen eine Medizin, die sich dem ganzen Menschen und seiner komplexen psychosozialen Verfasstheit widmet und die von einer gesprächs- und behandlungsorientierten Medizin sinnvoll ergänzt wird. Sowohl in der Intensivmedizin als auch in der Palliativmedizin ist die Auseinandersetzung mit ethischen Problemen in Grenzsituationen nicht nur aufgrund der öffentlichen Diskussion um Themen wie Therapieabbruch, Therapieverzicht und aktive Sterbehilfe zunehmend thematisiert worden. Hier können und müssen sich – auch wenn die Behandlungsprioritäten und therapeutischen Konzepte in Intensiv- und Palliativmedizin unterschiedlich sind – beide Bereiche ergänzen.

Entscheidungsfindung in der Intensivmedizin

Im Grenzbereich zwischen Leben und Sterben bedarf es insbesondere im Spannungsfeld von medizinischen Möglichkeiten, sozialen Interessen, gesellschaftlichen Prioritäten und individuellen Erwartungen einer Orientierungshilfe (De Ridder, Dißmann 1998).

❽ Die vier medizinethischen Prinzipien (Respekt der Autonomie = Selbstbestimmung), Benefizienz, Non-Malefizienz und Gerechtigkeit) sind als Handlungskriterien bei schwierigen Therapieentscheidungen hilfreich. Voraussetzung ist jedoch, dass die übergeordneten Prinzipen »Schutz des Lebens« und »Akzeptanz des Sterbens als natürlicher Prozess« beachtet werden.

Medizinisch-ethische Herausforderungen in der Intensivmedizin werden durch Begriffe wie ärztliches Ethos, Selbstbestimmungsrecht des Patienten, Lebenserhaltungsprinzip, Behandlungsauftrag und Verantwortung für Leben und Sterben deutlich. Gleichzeitig ist die Beurteilung, ob der Sterbeprozess eines Menschen bereits begonnen hat und ob Maßnahmen eine Verlängerung des Sterbens oder des Lebens bedeuten würden, nicht nur in der Intensivmedizin häufig schwierig. Erschwert wird sie auch dadurch, dass doch Sterben und Sterbebegleitung dem intensivmedizinischen Selbstverständnis widersprechen, in dem mit allen Mitteln dem Tod entgegenzuwirken die vordringlichste Aufgabe ist. Das führt dazu, dass Ärzte sich mit einem Behandlungsverzicht nicht nur aus Angst vor juristischen Konsequenzen und Furcht vor Vorwürfen Angehöriger oder Vorgesetzter schwer tun und eher den »sicheren« Weg der Maximaltherapie wählen.

Ärzte müssen sich vergegenwärtigen, dass Heileingriffe nach gültiger Rechtsprechung den (äußeren) Tatbestand der Körperverletzung erfüllen. Dies gilt selbst dann, wenn der Eingriff vital indiziert und dringend ist, lege artis durchgeführt wird und in jeder Hinsicht erfolgreich verläuft (Weißauer 1999).

Das Selbstbestimmungsrecht des bewusstseinsklaren Patienten muss respektiert werden, auch wenn der Patient einen lebensrettenden oder lebensverlängernden Eingriff ablehnt (Säuberlich 1998).

In der Intensivbehandlung nimmt infolge demographischer Entwicklungen sowie aufgrund der Fortschritte der Medizin die Zahl nicht einwilligungsfähiger Patienten zu. Gleichzeitig müssen Ärzte sich nicht nur in der Intensivmedizin mit der Tatsache auseinandersetzten, dass Patientenverfügungen, Vorsorgevollmachten oder Betreuungsverfügungen von Angehörigen oder Betreuern vorgelegt werden.

Hierdurch kann der Patient auch für den Fall, dass er sich nicht (mehr) mündlich äußern kann, sein Selbstbestimmungsrecht wahrnehmen und Einfluss auf eine medizinische Behandlung nehmen. Ärztliches Handeln ist an die medizinische Indikation und die Zustimmung des Patienten gebunden, – und damit auch an den in einer Patientenverfügung geäußerten Willen.

Je konkreter Patientenverfügungen inhaltlich gestaltet werden, desto eher besteht auch die Chance, dass sie adäquat umgesetzt werden können. Ein unreflektiertes Abarbeiten eines in einer Patientenerklärung vor Monaten oder Jahren festgehaltenen Willens könnte jedoch dazu führen, dass sich der Arzt bei Vorliegen einer Patientenverfügung nicht mehr aufgefordert sieht, den individuellen Patientenwillen in der jetzt gegebenen, konkreten Situation zu ermitteln (Nauck et al. 2003). Für die Erstellung einer Patientenverfügung empfiehlt es sich, diese nicht ohne ein ausführliches Informationsgespräch mit dem betreuenden Arzt zu verfassen (Hirthammer 2000).

Jedoch haben sich nicht alle Menschen über ihre Erwartungen bezüglich der menschlichen und medizinischen Betreuung und Versorgung am Lebensende und/oder bei lebensbedrohlichen Erkrankungen Gedanken gemacht. Forensischen Problemen bei Nichteinwilligungsfähigkeit kann durch eine rechtzeitige Bestimmung eines Vorsorgebevollmächtigten/Betreuers in der Behandlung von Intensivpatienten begegnet werden.

Kann zwischen **Ärzten und Vorsorgebevollmächtigtem/Betreuer keine Einigkeit** über die weitere Behandlung erzielt werden, so kann das **Vormundschaftsgericht** angerufen werden.

Lange Zeit sollte ärztliches Handeln sich ethisch und medizinisch nur an einem einzigen Ziel orientieren, dem »Heil und Wohl des Patienten« – »aegroti salus suprema lex«: »das Heil des mir Anvertrauten ist das oberste Gebot für mich.« Nun stellt sich insbesondere in der Intensivmedizin immer häufiger die Frage: Was ist das Heil und Wohl des Patienten und wer entscheidet darüber, der Arzt, der Patient oder gar die Familie?

Das paternalistische Arzt-Patienten-Verhältnis früherer Zeiten steht heute mit dem Bild des »mündigen Patienten«, der eigenverantwortlich über seine Lebensumstände bestimmt, nicht mehr im Einklang.

Bis vor wenigen Jahrzehnten war es der Arzt, der für den Patienten die nach seiner Ansicht und seinem Wissensstand beste medizinische Behandlung bestimmt und durchgeführt hat. Dieses paternalistische Arzt-Patienten-Verhältnis besteht heute aufgrund des Rechts auf Selbstbestimmung des Patienten, d. h. Entscheidungen zu treffen und mit zu verantworten, nicht mehr. Entscheidungen von Patienten für oder gegen eine Behandlungsmaßnahme setzen jedoch eine umfassende ärztliche Aufklärung voraus. Die rechtswirksame Einwilligung des Patienten erfordert dessen uneingeschränkte Einsichts- und Willensfähigkeit. Bei fehlender oder zweifelhafter Einwilligungsfähigkeit darf und muss der Arzt bei unaufschiebbarer Behandlung, wie es in der intensivmedizinischen Behandlung häufig ist, als »Geschäftsführer ohne Auftrag« nach dem mutmaßlichen Willen des Patienten handeln (Opderbecke 1999).

Was ist aber der »mutmaßliche Wille« des Patienten? In Abhängigkeit der Interessen (Angehöriger, Arzt, Krankenpflege etc.) kann es zu völlig unterschiedlichen Interpretationen des mutmaßlichen Willens kommen. Das führt dazu, dass sich Ärzte bei der Behandlung nicht einwilligungsfähiger Patienten nicht nur in der Unsicherheit befinden, wie sie das Selbstbestimmungsrecht des Patienten ausreichend achten können, sondern gleichzeitig auch in einer juristischen »Grauzone«.

Patientenverfügung, Vorsorgevollmacht und Betreuungsverfügung haben sich zunehmend etabliert, um diesen Unsicherheiten sowohl der potentiellen Patienten als auch der behandelnden Ärzte begegnen zu können. Fraglich bleibt jedoch, inwieweit bei einem nicht mehr einwilligungsfähigen Patienten der zuvor schriftlich festgelegte Wille, lebenserhaltende Maßnahmen in bestimmten Situationen zu unterlassen, zu respektieren ist; dies besonders unter dem Aspekt, dass es für Menschen schwierig ist, Entscheidungen, die Gesundheit oder Krankheit betreffen, zu antizipieren.

Umfragen bei chronisch Kranken (im Gegensatz zu Umfragen bei gesunden Menschen) weisen, wie etwa eine Studie von Eibach und Schäfer, einen Prozentsatz von fast 90% der Befragten auf, die sich am Lebensende vertrauensvoll in die Fürsorge ihrer Ärzte und Angehörigen begeben möchten (Eibach, Schäfer 2001). Im Unterschied zum Gesunden, der bei einer Befragung ein theoretisches, antizipiertes Szenario entwirft, vor dessen Hintergrund er seine Antwort formuliert, hat der Kranke im Laufe seiner Erkrankung eine Entwicklung durchgemacht, in der die meisten Menschen ihre Vorstellungen und Wünsche ih-

ren realistischen Möglichkeiten anpassen (Gap-Theorie) und durchaus Lebensqualität empfinden (Calman 1984). Dieses Wissen darf bei der Beurteilung des »mutmaßlichen Willens« nicht außer Acht gelassen werden.

Grundsätze der Bundesärztekammer zur ärztlichen Sterbebegleitung

In den Grundsätzen der Bundesärztekammer zur ärztlichen Sterbebegleitung werden Hinweise zum Umgang mit Therapieentscheidungen am Lebensende aufgeführt. Dabei wird deutlich, dass Lebensverlängerung nicht in jedem Fall und nicht mit allen Mitteln das ausschließliche Ziel ärztlichen Handelns sein kann und darf (Grundsätze der Bundesärztekammer zur ärztlichen Sterbebegleitung 2004). Hierbei gilt es, die Voraussetzungsebene und die Handlungsebene zu beachten. Die Voraussetzungsebene umfasst in der Einschätzung des Patienten: »offensichtlicher Sterbevorgang«, »aller Voraussicht nach in absehbarer Zeit sterben«, »Beachtung des geäußerten Willens oder des mutmaßlichen Willens des Patienten«, die die Handlungsebene: »Verpflichtung zur Lebenserhaltung nicht unter allen Umständen«, »Therapieverfahren nicht mehr angezeigt und Begrenzung geboten«, »Änderung des Behandlungszieles«, »Maßnahmen unterlassen oder nicht weitergeführt« (Grundsätze der Bundesärztekammer zur ärztlichen Sterbebegleitung 2004).

Die besondere Situation der Intensivmedizin ist, dass in der Regel Entscheidungen unter Zeitdruck getroffen werden müssen, meist ohne den aktuellen Willen des Patienten zu kennen. Dabei kommt der Reanimation in Grenzsituationen eine zentrale Bedeutung zu und diese gilt als Ausdruck des Anspruchs, Leben zu erhalten. Dennoch ist es ärztlich geboten, im Behandlungsverlauf anhand des Krankheitsbildes, aber auch anhand des Willens des Patienten eine angemessene Behandlung durchzuführen, die auch den Verzicht auf therapeutische Maßnahmen einschließen kann.

Bei einer Änderung des Therapieziels bestehen unterschiedliche Entscheidungsoptionen, die nur nach sorgfältiger Prüfung der aktuellen Situation und bei nicht entscheidungsfähigen Patienten wenn möglich im Konsens der Behandelnden mit den Betreuenden und Angehörigen eines Patienten im multidisziplinären Team im Sinne eines **ethischen Fallgespräches** getroffen werden sollten. Solche Entscheidungen erfordern weit mehr als medizinisches Wissen. Die Einschätzung der aktuellen klinischen Situation und der Prognose unter Berücksichtigung des Willens des Patienten, des psychosozialen und familiären Umfeldes ist wesentliche Voraussetzung für eine nicht nur medizinisch adäquate, sondern auch für eine medizinisch-ethisch vertretbare Entscheidung.

Entscheidungsoptionen sind hierbei die Entscheidungen zu Therapieverzicht (Nicht-Beginnen einer möglichen intensivmedizinischen Therapie), Einfrieren der begonnenen Therapie oder Therapieerhalt bei kritischer Prognose und geringen Überlebenschancen (Nicht-Erweitern einer intensivmedizinischen Behandlung, z. B. Dialyse, Reanimation), Therapiereduktion, wenn keine Überlebenschance mehr besteht (Beendigung einer Therapie mit Katecholaminen, Beatmung mit 21% O_2 und optimale Basisversorgung) oder Therapieabbruch am Lebensende (Beenden einer das Sterben verlängernden Therapie bei infauster Prognose).

❽ **Voraussetzung für die Durchführung jeglicher medizinischer Behandlung ist jedoch, dass eine Indikation für die Therapie besteht oder weiterhin besteht.**

Das ethische Fallgespräch« stellt für den behandelnden Arzt eine Hilfe bei der Entscheidungsfindung für oder gegen eine medizinische Behandlung dar. Letztendlich steht jedoch der betreuende Arzt als Mensch und als juristisch verantwortliche Person vor einer Entscheidung, die ihm keine Gruppe und kein Angehöriger abnehmen kann, es sei denn, ein Vorsorgebevollmächtigter oder Betreuer ist schriftlich benannt, oder bei Dissens mit dem Bevollmächtigten/Betreuer hat das Vormundschaftsgericht entschieden.

Eine Entscheidung hin zu einer Änderung des Therapieziels (Therapieverzicht, Einfrieren der Therapie oder Therapieabbruch) darf jedoch nicht das Ende therapeutischer Maßnahmen bedeuten, sondern erfordert auch in der Intensivmedizin die Begleitung und Betreuung des Sterbenden und

Schwerkranken mit infauster Prognose im Sinne der Palliativmedizin.

Fallbericht – Änderung des Therapieziels auf Wunsch der Patientin

Eine 89-jährige Patientin kam notfallmäßig nach einem Sturz in der häuslichen Umgebung zur stationären Aufnahme. Klinisch und radiologisch zeigte sich eine offene Sprunggelenksfraktur rechts bei Zustand nach Bradyarrhythmie mit Synkope. Aus der Anamnese ergibt sich eine langjährige biventrikuläre Herzinsuffizienz bei chronischem Vorhofflimmern mit bradykarder Überleitung; 1991 wurde ein Herzschrittmacher im VVI-Modus implantiert. Des Weiteren kam es in der Vergangenheit zu rezidivierenden tiefen Beinvenenthrombosen und Lungenarterienembolien bei Trikuspidal- und Mitralklappeninsuffizienz III. Grades bzw. II. Grades.

Im Röntgenbild des Thorax zeigt sich bei Aufnahme eine globale kardiale Dekompensation bei bradykarder Herzrhythmusstörung. Das Schrittmacheraggregat hätte bereits vor einem Jahr gewechselt werden sollen. Diese Maßnahme hatte die Patientin jedoch wiederholt unter Verweis auf ihr Alter und ihre Lebenssituation abgelehnt.

Unmittelbar nach Aufnahme in die Universitätsklinik erhielt die Patientin einen externen Schrittmacher und die Fraktur wurde operativ versorgt. Bei unauffälligem postoperativen Verlauf auf der Intensivstation bittet die Patientin um Entfernung des externen Schrittmachers. Es folgten wiederholte Gespräche mit der Patientin und ihrer Familie, den betreuenden Intensivärzten und dem Psychologen der Palliativstation. Letztendlich wurde dem Willen der Patientin entsprochen, die externe Schrittmachersonde wurde entfernt und die Patientin wie zuvor besprochen auf die Palliativstation verlegt. Hier folgten weitere Gespräche, eine intensive und als hilfreich empfundene seelsorgerische Betreuung sowie eine Anpassung der Symptomkontrolle. Die Patientin verstarb bei guter Symptomkontrolle am Folgetag auf der Palliativstation.

In dem dargestellten Patientenbeispiel wurde dem Willen der bewusstseinsklaren Patientin entsprochen. Für das multidisziplinäre Team der Intensivstation stellte die enge Zusammenarbeit und Absprache mit dem Team der Palliativmedizin eine große Erleichterung dar. Hier zeigt sich beispielhaft, dass Intensivmedizin und Palliativmedizin einander ergänzende Stärken haben. Selbstverständlich kann es auch Situationen geben, in denen Patienten der Palliativstation von Behandlungsoptionen der Intensivmedizin profitieren.

In diesem Fallbeispiel war die Entscheidung trotz der Tatsache, dass die Patientin bewusstseinsklar war, nicht einfach. In den Gesprächen wurde immer wieder darüber nachgedacht und lebhaft diskutiert, ob die Patientin wirklich ihre Entscheidung selbstbestimmt trifft, ob sie in der Lage ist, die letztendliche Konsequenz des raschen Versterbens ausreichend realisiert zu haben und ob nicht andere Umstände dazu geführt haben, dass die Patientin den Wunsch hat, sich nicht weiter behandeln zu lassen.

Wie viel schwerer fällt Ärzten dann eine Entscheidung bezüglich einer Änderung des Therapieziels, wenn der Wille des Patienten nicht hinreichend ermittelt werden kann oder der Patient eine nicht eindeutige Patientenverfügung hat?

❽ Für diese schwierigen Situationen sollte auf Intensivstationen ein ethisches Fallgespräch durchgeführt werden, in dem bei unklaren und schwierigen Entscheidungen bei nicht entscheidungsfähigen Patienten, bzw. wenn im Behandlungsteam kein Konsens bezüglich der weiteren Behandlung besteht, mit Ärzten, Pflegenden, Seelsorgern, Sozialarbeitern und ggf. Angehörigen die bestmögliche und angemessene medizinische, pflegerische, seelsorgerische und psycho-soziale Betreuung und Behandlung für die Patienten ermittelt wird.

Ethisches Fallgespräch in der Intensivmedizin

Ein ethisches Fallgespräch stellt eine interdisziplinäre ethische Beratung über die individuelle weitere Behandlungsstrategie kritisch kranker Patienten der Intensivstation unter Berücksichtigung medizinischer, pflegerischer und psychosozialer Aspekte dar. Das strukturierte Gespräch wird mit allen an der Therapie beteiligten ärztlichen Mitarbeitern der unterschiedlichen Fachabteilungen, den Krankenpflegekräften sowie den Vertretern der Seelsorge und Sozialarbeit geführt und kann von jedem Mitarbeiter der an der Therapie beteiligten Berufsgruppen angeregt werden.

Die Leitung des ethischen Fallgespräches sollte von einem Moderator, der nicht in die Behandlung involviert ist, übernommen werden. Voraussetzungen für ein ethisches Fallgespräch sind hohe Kompetenz in der Gesprächsführung und Erfahrung mit ethischen Fragestellungen sowie ein strukturierter Ablauf. Hierzu gehören Vorstellung des Patienten und Darstellung der medizinischen und sozialen Aspekte der Erkrankung, des Verlaufs und der aktuellen Situation, Statements der Teilnehmer aus ihrer Sicht sowie eine gemeinsame Diskussion und Beratung zur medizinischen Sachlage, zu den pflegerischen Aspekten, zum psychosozialen Umfeld und zum aktuellen oder mutmaßlichen Patientenwillen unter Einschluss der Informationen aus dem Angehörigenbereich und des behandelnden Hausarztes. Grundlagen der Urteilsbildung sind die gleichwertige Betrachtung medizinischer, pflegerischer, psychosozialer und ethischer Gesichtspunkte sowie die Berücksichtigung standesethischer und rechtlicher Bestimmungen.

Entscheidungen einer ethischen Fallbesprechung sind für den juristisch verantwortlichen Arzt nicht verbindlich. Davon abweichende Entscheidungen sollte der Arzt aber allen Teammitgliedern gegenüber hinreichend verständlich und medizinisch-ethisch begründen. Bei einer Änderung des therapeutischen Vorgehens (»Einfrieren« der Therapie oder Therapiereduktion) sollte die Entscheidung im Konsens getroffen und das Ergebnis zusammenfassend in der Krankenakte dokumentiert werden.

❯ Fazit
Patientenautonomie und zunehmende Patientenkompetenz fordern die Ärzte auf, sich Gedanken zu machen über die medizinischen und die ethischen Entscheidungen am Lebensende. Durch die enormen medizinischen Erfolge der

Intensivmedizin wurden Sterben und Tod zunehmend verdrängt. Gleichzeitig ging jedoch die Faszination des medizinisch-technisch Machbaren nicht selten zu Lasten der Achtung des medizinisch-ethisch Vertretbaren. Ein Beschluss der 5th International Conference in Critical Care in Brüssel 2003 lautet, dass zu einer optimalen Betreuung des Intensivpatienten die Konzentration auf »cure, care and comfort« als gleichwertige Elemente unter Beachtung palliativmedizinischer Prinzipien, Einbeziehung des Patienten und seiner Angehörigen im Sinne von »shared decision making« und »comfort care« unter Berücksichtigung physischer, psychischer, sozialer und spiritueller Gesichtspunkte im multidisziplinären Team gehören.

Ist eine Lebensverlängerung und Wiederherstellung lebensbedrohlich gestörter Organfunktionen nicht möglich, so kommt es für den behandelnden Arzt darauf an, den Übergang von »cure to (comfort) care« zu erkennen und zu vermitteln. Die ärztliche Kunst liegt darin, zur richtigen Zeit die jeweils beste, ethisch und medizinisch gebotene Entscheidung mit dem Patienten zusammen oder in dessen Sinne zu wählen. Hier können die Aufgaben, Konzepte und Ziele der Palliativmedizin hilfreiche Ergänzung in der Behandlung von Intensivpatienten in Grenzbereichen des Lebens sein.

Literatur

Calman KC. Quality of life in cancer patients–a hypothesis. J Med Ethics 1984 Sep;10(3):124–7

De Ridder M, Dißmann W. Vom Unheil sinnloser Medizin. Der Spiegel 1998; 18: 202–210

Eibach U / Schaefer K. Patientenautonomie und Patientenwünsche. Ergebnisse und ethische Reflexion von Patientenbefragungen zur selbstbestimmten Behandlung in Krisensituationen. MedR 2001: 19: 21–28

Grundsätze der Bundesärztekammer zur ärztlichen Sterbebegleitung vom 7. Mai 2004, Dtsch Ärztebl Jg. 101, Heft 19, B1076–1077

Hirthammer C. Empfehlungen zur Patientenverfügung. Ärztekammer Nordrhein bietet Handreichungen für Ärzte und Ärztinnen sowie Patienten und Patientinnen. Rheinisches Ärzteblatt. 2000 (6): 25

Nauck F, Ostgathe C, Klaschik E: Stellenwert von Patientenverfügungen. Viszeralchirurgie 2003; 38: 67–71

Opderbecke HW. Der Wille des Kranken – oberstes Gesetz. Anästhesist 1999; 48: 591–592

Säuberlich G. Hilfe im und zum Sterben? Welche Konsequenzen hat das Patiententestament für den behandelnden Arzt? Anästhesist 1998: 47: 143–144

Weißauer W. Behandlung nicht einwilligungsfähiger Patienten. Rechtliche Anforderungen in der Anästhesie und Intensivmedizin. Anästhesist 1999; 48: 593–601

VI

Teil VI   Sterbehilfe – Geschichte und Entwicklungen

Geschichte und Bedeutung des Begriffs Sterbehilfe

F.S. Oduncu

Terminologie

Der deutsche Begriff »Sterbehilfe« ist alles andere als genau oder präzise. Sterbehilfe beschreibt in der Medizin, Rechtsprechung und deutschen Literatur ein breites Spektrum unterschiedlichster medizinischer Maßnahmen mit unterschiedlichem normativem Gehalt. So zeigen zahlreiche Befragungen unter Ärzten, dass ein beträchtlicher Anteil der Befragten nicht zwischen den verschiedenen Formen der Sterbehilfe unterscheiden kann (Müller-Busch et al. 2003, Weber et al. 2001, Wehkamp 1998).

Im Einklang mit dem Medizinethiker Vollmann können die verschiedenen Formen von Sterbehilfe (aktive, passive, direkte, indirekte, reine Sterbehilfe) aufgrund moralischer Vorentscheidung missverstanden werden: »Durch eine einengende Begriffswahl können moralische Vorentscheidungen getroffen werden, ohne diese offen zu legen.

In Deutschland wird im Gegensatz zur neueren englischsprachigen Fachliteratur zwischen sog. »aktiver« und »passiver« Sterbehilfe unterschieden, wobei »aktive« Sterbehilfe überwiegend abgelehnt und »passive« Sterbehilfe mit Einschränkungen er-laubt oder geboten erscheint. Aus medizinethischer Sicht ist diese Unterscheidung jedoch fragwürdig, da sie suggeriert, dass aktives Tun im Bereich der Sterbehilfe ethisch stets verwerflich, dagegen »passives« Unterlassen erlaubt sei.

In der medizinischen Praxis führt dieses zu Missverständnissen und Verwirrung. Zum Beispiel bezeichnen viele Ärzte den Abbruch einer mechanischen Beatmung als aktives Tun und damit als moralisch verwerfliche »aktive« Sterbehilfe, während andere dies als »passive« Sterbehilfe einordnen, da lediglich eine intensivmedizinische Behandlungsmaßnahme abgebrochen wird« (Vollman 2001, S. 3 f.).

Aufgrund dieser besonderen Begriffsschwierigkeiten verzichtet die Bundesärztekammer in ihren neu gefassten »Grundsätzen zur ärztlichen Sterbebegleitung« vom 7. Mai 2004 gänzlich auf den vielfach emotional belegten Ausdruck »Sterbehilfe« und verwendet stattdessen den Begriff »Sterbebegleitung« (Bundesärztekammer 2004).

Ebenso verzichtet auch der sog. »Alternativ-Entwurf Sterbebegleitung« (AE-StB) auf die »hergebrachte Sterbehilfeterminologie«, der im Oktober

2005 von einer Arbeitsgruppe von deutschen, österreichischen und schweizerischen Professoren des Strafrechts und Medizin verfasst wurde: »Einer der Gründe für die anhaltende Verunsicherung über den Umfang zulässiger Behandlungsbegrenzungen ist die überkommene, scheinbar rein naturalistische Unterscheidung zwischen (verbotener) aktiver und (grundsätzlich erlaubter) passiver Sterbehilfe.

Die vermeintliche Beschränkung passiver Sterbehilfe auf ein bloßes Unterlassen beziehungsweise die bei Ärzten tief verwurzelte Assoziation von Aktivität mit Strafbarkeit hat zu unbegründeter Zurückhaltung bei der (aktiven) Beendigung oder Begrenzung einer schon eingeleiteten lebenserhaltenden Behandlung geführt« (Schöch et al. 2005, S. 560).

In gleicher Weise empfiehlt der Nationale Ethikrat in seiner Stellungnahme vom 13. Juli 2006, die missverständliche Terminologie von aktiver, passiver und indirekter Sterbehilfe aufzugeben. Stattdessen ließen sich Entscheidungen und Handlungen am Lebensende hinreichend terminologisch mit folgenden Begriffen unterscheiden: »Sterbebegleitung, Therapie am Lebensende, Sterbenlassen, Beihilfe zur Selbsttötung, Tötung auf Verlangen« (Nationaler Ethikrat 2006).

Da aber einerseits der Begriff »Sterbebegleitung« ebenfalls Maßnahmen eines vorzeitig herbeigeführten Todeseintrittes beinhalten kann und andererseits der Begriff »Euthanasie«, wie er im niederländischen und angelsächsischen Sprachraum für »aktive direkte Sterbehilfe« verwendet wird, nicht unumstritten und darüber hinaus durch das nationalsozialistische Euthanasieprogramm diskreditiert ist, soll zum besseren Verständnis der Begriff der »Sterbehilfe« in seiner Bedeutung historisch skizziert werden. Eine ausführliche Darstellung der Begriffsgeschichte zur Sterbehilfe und Euthanasie findet sich an anderen Stellen (Oduncu 2005a, 2007).

Zur Begriffsgeschichte der »Euthanasie« in der Antike

(Medizin)historisch geht der Sterbehilfebegriff zurück auf den Terminus »Euthanasie« in der Antike, im Sinne einer Vorstellung von einem guten und schönen Tod, allerdings außerhalb des medi-zinisch-ärztlichen Kontextes. Der früheste Beleg findet sich beim griechischen Komödiendichter Kratinos (ca. 500–420 v. Chr.). Unter dem Adverb »euthanatos« wird hier der »gute Tod« als »leichter Tod«, als Tod ohne vorhergehende lange Krankheit«, auch als schnelles Sterben beschrieben (vgl. Benzenhöfer 1997).

Beim griechischen Dichter Menandros (ca. 342–292 v. Chr.) kommt erstmals auch das Adjektiv »euthanatos« in der Komödie »Der Fischer« vor: »Als persönlich begehrenswert scheint mir einzig dieser Tod ein guter Tod zu sein, mit dickem Bauch feist auf dem Rücken zu liegen, mit Mühe lallend und kurzatmig, essend und sprechend: »Ich faule vor Lust« (Potthoff 1982, S. 15).

Der »Euthanasiebegriff« in der Bedeutung eines würdigen Todes findet sich bei dem hellenistischen Historiker Polybios (ca. 200–115 v. Chr.): »In dieser Lage und voll schlimmster Erwartungen für das, was ihm bevorstand, entschloss er sich, das Äußerste zu wagen, nicht als ob er auf ein Gelingen gehofft hätte – denn die Aussichten waren in der Tat gering -, vielmehr wünschte er, einen ehrenvollen Tod zu finden und nichts erdulden zu müssen, was seiner und seiner tapferen Taten unwürdig wäre, wohl auch, so scheint mir, weil ihm, wie es bei Männern hohen Sinnes der Fall ist, jene Verse als Wahlspruch vor Augen standen [Ilias 22, 304]: Doch nicht kampflos will ich noch ruhmlos finden mein Ende, // Sondern nach mutiger Tat, von der einst die Enkel noch künden« (zit. n. Benzenhöfer 1997, S. 761).

Eine zentrale Textpassage zur Begriffsbildung liefert der »gute Tod« des Kaisers Augustus im Jahre 14 n. Chr.. Der römische Historiker Sueton (ca. 70–140 n. Chr.) berichtet in seinem Werk »Cäsarenleben« (um 120 n. Chr.) vom letzten Tag des Kaisers, der auf einer Schiffsreise ein schweres »Darmleiden« mit Durchfall erlitt. Der »gute Tod« für Augustus ist ein leichter, schmerzloser und schneller Tod ohne Qualen im Kreise der Familie, hier in den Armen seiner Ehefrau Livia:

»Während er [Augustus] sich bei den eben aus Rom Eingetroffenen nach dem Befinden der kranken Tochter des Drusus erkundigte, verschied er plötzlich in den Armen seiner Gattin Livia mit den Worten: »Livia, gedenke unserer glücklichen Ehe und lebe wohl!« leicht und schmerzlos, wie er es sich immer gewünscht hatte. Denn fast stets, wenn er früher vernommen hatte, dass jemand schnell und ohne Qualen gestorben sei, bat er die Götter für sich und die Seinen um die gleiche »Euthanasie«, denn dies griechische Wort pflegte er zu gebrauchen« (Sueton 1978, S. 107f.).

So blieb der Begriff »Euthanasie« bis zum 19. Jahrhundert überwiegend positiv besetzt (vgl. Bergdolt 2003, S. 100): Im einflussreichen Universal-Lexikon der Zeit von Zedler (1732–1754) wird der Begriff unter Hinweis auf die zitierte Sueton-Stelle als »ein ganz leichter und geringer Tod« definiert, »welcher ohne schmerzhafte convulsiones geschieht«. Im gleichen Sinne spricht die Encyclopédie von Diderot und Alembert (1756) von der »mort heureuse..., sans douleur«.

Zur Begriffsgeschichte der »Euthanasie« im Mittelalter

Im Mittelalter spielte die philosophisch-anthropologische und religiös gefärbte »ars moriendi« (»Kunst des guten Sterbens«) eine zentrale Rolle. Die Annahme von Sterben und Tod und ihre ständige immanente Beheimatung trug zu einem gelingenderen Leben, der »ars (bene) vivendi« bei. Sämtliche Glaubenslehren und Positionen (Christentum, Judentum, Islam, Scholastik) lehnten bei Schwerkranken und Sterbenden eine aktive Tötung wie auch die Selbsttötung ab: »Gleichgültig, ob einer einen Gesunden oder Sterbenskranken erschlägt, ja selbst wenn er einen Sterbenden tötet, ist er des Todes schuldig.« Hat dieser auch nur eine Stunde zu leben, »so ist doch jede Tat verboten, die den Tod dieses Menschen nähren könnte« (zit. n. Bergdolt 2003, S. 103).

Zur Begriffsgeschichte der »Euthanasie« in der Aufklärung

Entgegen der bisherigen Begriffsgeschichte der Euthanasie vorwiegend in der Literatur und Dichtkunst trat auf ärztlicher Seite der »hippokratische Eid« zunehmend in den Vordergrund. Der »Eid« enthielt das explizite Verbot, jemandem ein tödliches Mittel zu verabreichen, auch dann nicht, wenn der Arzt danach gefragt würde. Damit unterstützte dieser ärztlich deontologisch ausgerichtete Eid die Glaubenslehre der Kirche. Im Gegensatz dazu forderte Martin Luther, »einen geistig schwer behinderten »Wechselbalg« – es handelte sich um den konkreten Fall eines zwölfjährigen Kindes aus Dessau – zu ertränken. Er hielt das Kind »für ein Stück Fleisch, eine Masse carnis... da keine Seele innen ist«. Luther unterstellte, dass der Teufel solche Wesen »leiblich besitzet, da sie weder hören, sehen, noch etwas fühlen, er macht sie stumm, taub und blind« (zit. n. Bergdolt 2003, S. 104).

Zur Zeit der Renaissance traten zahlreiche Verfasser von utopischen Gesellschaftsentwürfen in den gesellschaftlichen Mittelpunkt und ließen den Euthanasiegedanken wieder aufleben. Der wohl bekannteste Utopist, Thomas Morus (1478–1535), griff bereits mit seinem berühmten Werk »Utopia« (1516) den heutigen Formen sogenannter passiver und aktiver sowie freiwilliger und unfreiwilliger Sterbehilfe vor:

»Sogar unheilbar Kranken erleichtern sie [die Leute von Utopia] ihr Los, indem sie sich zu ihnen setzen, ihnen Trost zusprechen und überhaupt alle möglichen Erleichterungen verschaffen. Ist die Krankheit aber nicht nur unheilbar, sondern auch andauernd qualvoll und schmerzhaft, so reden Priester und Behörden dem Kranken zu, da er doch allen Anforderungen des Lebens nicht mehr gewachsen, den Mitmenschen lästig und sich selbst unerträglich, seinen eigenen Tod bereits überlebt habe, nicht darauf zu bestehen, das unheilvolle Leiden noch länger zu nähren, und nicht zu zögern zu sterben, zumal das Leben nur noch eine Qual für ihn sei. Er solle sich so getrost und hoffnungsvoll aus diesem bitteren Leben wie aus einem Kerker oder einer Folterkammer befreien oder sich willentlich von anderen herausreißen lassen. Daran werde er klug tun, da ja der Tod nicht Freuden, sondern nur Qualen beende. Wer sich dazu überreden läßt, beendet sein Leben entweder durch freiwilligen Verzicht auf Nahrung, oder er wird eingeschläfert und er geht dahin, ohne es zu merken. Lehnt einer aber ab, so schaffen sie ihn nicht etwa aus der Welt oder behandeln ihn deshalb mit weniger Zuwendung« (Morus 1981).

Die Gleichsetzung von »Euthanasie« und »Sterbehilfe« geht zurück auf das Werk »Euthanasia medica« des englischen protestantischen Philosophen Francis Bacon (1561–1626). Bacon unterschied eine »euthanasia interior« (seelisch-geistige Vorbereitung auf den Tod) von der »euthanasia exterior« (Linderung von Schmerzen im Todeskampf – auch unter Inkaufnahme einer Verkürzung des Lebens als unvermeidbare Nebenfolge). Es sei eine Menschenpflicht, Leiden zu lindern, »wenn ganz und gar keine Hoffnung mehr vorhanden ist, aber durch Linderung der Qualen ein sanfterer und ruhiger Übergang aus diesem in jenes Leben verschafft werden kann. Denn es ist fürwahr kein kleiner Teil der menschlichen Glückseligkeit..., dass man ein sanftes Ende habe.« Die euthanasia exterior zielte also primär nicht auf Tötung, sondern auf Erleichterung der Agonie (Bacon 1963).

In der Folgezeit gab es aber auch eine Reihe namhafter Persönlichkeiten aus Medizin und Theologie, die sich ganz vehement gegen eine aktive Lebensbeendigung aussprachen. Die bekannteste Stellungnahme stammt von Christoph Wilhelm Hufeland (1762–1836), einem der einflussreichsten Ärzte der Epoche. Hufeland, Autor des medizinischen Bestsellers »Makrobiotik oder die Kunst, das menschliche Leben zu verlängern« (1796) mahnte 1806 unter Berufung auf den hippokratischen Eid, der gute Arzt solle nicht nur heilen, »sondern auch bei unheilbaren Krankheiten das Leben erhalten...Selbst im Tode soll er den Kranken nicht verlassen...und wenn er ihn nicht retten kann, ihm wenigstens das Sterben erleichtern.« So heißt es in seiner berühmten und viel zitierten Stellungnahme von 1836:

»Er soll und darf nichts anderes tun als Leben erhalten, ob es ein Glück oder ein Unglück sei, ob es Wert habe oder nicht, dies geht ihn gar nichts an. Und maßt er sich einmal an, diese Rücksicht in sein Geschäft mit aufzunehmen, so sind die Folgen unabsehbar, und der Arzt wird der gefährlichste Mann im Staate. Ist nämlich einmal die Linie überschritten, glaubt sich der Arzt einmal berechtigt, über die Notwendigkeit eines Lebens zu entscheiden, so braucht es nur stufenweise Progressionen, um den Unwert und folglich die Unmöglichkeit eines Menschenlebens auch auf andere Fälle anzuwenden« (Hufeland, 1836).

Zusammenfassend lässt sich feststellen, dass von der Antike bis zum 19. Jahrhundert – von eini-

gen theoretisch-utopischen Gesellschaftsmodellen der Renaissance abgesehen – die aktive Tötung von schwer kranken und sterbenden Menschen in der (deontologisch ausgerichteten) Ärzteschaft verpönt war (Oduncu 2007, S. 28f.).

Zur Euthanasiegeschichte unter dem nazionalsozialistischen Regime

Eine Verwendung des Begriffs »Euthanasie« für aktive Sterbehilfe ist zumindest im deutschen Sprachraum aufgrund der systematischen Ermordung im Rahmen des nationalsozialistischen »Euthanasieprogramms« weitgehend diskreditiert. Mit der Aktion »Euthanasie« wurde die »Vernichtung lebensunwerten Lebens« durch zahllose Tötungen unschuldiger Menschen als »Mitleidstötungen« und »Gnadentod« verschleiert. Eine sehr detaillierte Beschreibung dieser »Euthanasiepraxis« findet sich in der berühmten Schrift von Mitscherlich und Mielke (1962).

Im Zuge einer neu entfachten Diskussion um Tötung auf Verlangen und »Vernichtung lebensunwerten Lebens« um die Jahrhundertwende bedeutete »Euthanasie« die Tötung schwacher und kranker, körperlich missgebildeter und geistig behinderter Neugeborener, verstanden als Maßnahme zur »Erbpflege«, die Tötung von unheilbar Kranken und Behinderten »aus Mitleid« sowie die Tötung der in psychiatrischen Institutionen untergebrachten Langzeitpatienten, die als behandlungsunfähig galten, aus Kostenersparnis (Oduncu 2007, S. 29).

Als Wegbereiter der »Euthanasie« im Dritten Reich lieferte der naturwissenschaftliche Optimismus des 19. Jahrhunderts die Grundlagen des »Sozialdarwinismus« und der »Eugenik«. Darwins Evolutionstheorie begründete biologische Grundprinzipien des Lebens, wie natürliche Zuchtwahl (Selektion) im Kampf um das Dasein, die in der Folgezeit auf die menschliche Gesellschaft übertragen wurde. Sie trafen den Zeitgeist, der von Kolonialisierung (Unterwerfung primitiver Völker) und Industrielle Revolution (Kampf um das nackte Überleben des Proletariats, Klassengesellschaft) geprägt war. Im Zuge dieser Entwicklungen verteidigten namhafte Ärzte, Juristen und auch Theologen die »Vernichtung lebensunwerten Lebens«. Menschen mit chronischer Krankheit und Behinderung wurden als Bedrohung für die »Volksgesundheit« abgestempelt. Allerdings war diese Weltanschauung zu dieser Zeit nicht spezifisch nationalsozialistisch, sondern sie entsprach vielmehr der Stimmung in der Bevölkerung, dem Konsens, dass man in Kranken und Behinderten »Minderwertige« sah (Schmidt 1997).

Ein weiterer bedeutender Wegbereiter des Sozialdarwinismus war der angesehene deutsche Naturforscher Ernst Haeckel mit seinem Werk »Die Lebenswunder« (1904): »Hunderttausende von unheilbar Kranken, namentlich Geisteskranke, Aussätzige, Krebskranke und so weiter werden in unseren modernen Kulturstaaten künstlich am Leben erhalten und ihre beständigen Qualen sorgfältig verlängert, ohne irgendeinen Nutzen für sie selbst oder die Gesamtheit [...] Wieviel von diesen Schmerzen und Verlusten könnte gespart werden, wenn man sich endlich entschließen wollte, die ganz Unheilbaren durch eine Morphium-Gabe von ihren namenlosen Qualen zu befreien.« Haeckel beklagte entschieden, dass Tausende von »Krüppeln«, Taubstummen und Kretins überleben dürfen, wo doch im Neuen Testament ausdrücklich stehe: »Erlöse uns von dem Übel!« So sollten hoffnungslos Kranke und nicht der Norm entsprechende Neugeborene aus der Gesellschaft verschwinden, um die öffentlichen Finanzen zu schonen und die »Rasse« rein zu halten (vgl. Bergdolt 2003, S. 115).

Aber der eigentliche Durchbruch der Euthanasiebewegung in Deutschland gelang erst durch die berühmte und viel zitierte Schrift des Leipziger Strafrechtlers Karl Binding (1841–1920) und des Freiburger Psychiaters Alfred Hoche (1865–1943). In ihrer Schrift »Die Freigabe der Vernichtung lebensunwerten Lebens« (1920) plädierten sie für die Tötung von »unheilbar Blödsinnigen« und »Bewusstlosen«. Die Freigabe zur Vernichtung solcher »Ballastexistenzen der Gesellschaft« sei insbesondere dann zu fordern, wenn es sich nur noch um ein »Dahinvegetieren« »leerer Menschenhülsen« handele. Zudem stelle der »Gnadentod« für diese »Ballastexistenzen« eine Erlösung dar. Die ohnehin begrenzten finanziellen Ressourcen dürften nicht in ihr »elendes Dasein« vergeudet werden, sondern

müssten jenen zukommen, die im Sinne gesellschaftlich wünschenswerter und nützlicher Ziele rehabilitierbar seien. Mit diesem Argument haben später viele der an den Verbrechen der Medizin beteiligten Ärzte ihr Handeln vor dem Gericht zu rechtfertigen gesucht (vgl. Eibach 2000, Mitscherlich u. Mielke 1904, Oduncu 2007).

Das folgende Zitat aus der Schrift von Binding und Hoche zeigt die vorwiegend ökonomische Argumentation für die Tötung von »Ballastexistenzen«:

»Die Anstalten, die der Idiotenpflege dienen, werden anderen Zwecken entzogen; soweit es sich um Privatanstalten handelt, muss die Verzinsung berechnet werden; ein Pflegepersonal von vielen tausend Köpfen wird für diese gänzlich unfruchtbare Aufgabe festgelegt und fordernder Arbeit entzogen; es ist eine peinliche Vorstellung, dass ganze Generationen von Pflegern neben diesen leeren Menschenhülsen dahinaltern, von denen nicht wenige 70 Jahre und älter werden. Die Frage, ob der für diese Kategorien von Ballastexistenzen notwendige Aufwand nach allen Richtungen hin gerechtfertigt sei, war in den verflossenen Zeiten des Wohlstandes nicht dringend; jetzt ist es anders geworden und wir müssen uns ernstlich mit ihr beschäftigen. [...]

Von dem Standpunkte einer höheren staatlichen Sittlichkeit aus gesehen kann nicht wohl bezweifelt werden, dass in dem Streben nach unbedingter Erhaltung lebensunwerten Lebens Übertreibungen geübt worden sind. Wir haben es, von fremden Gesichtspunkten aus, verlernt, in dieser Beziehung den staatlichen Organismus im selben Sinne wie ein ganzes mit eigenen Gesetzen und Rechten zu betrachten, wie ihn etwa ein in sich geschlossener menschlicher Organismus darstellt, der, wie wir Ärzte wissen, im Interesse der Wohlfahrt des Ganzen auch einzelne wertlos gewordene oder schädliche Teile oder Teilchen preisgibt und abstößt« (Binding u. Hoche, 1920, S. 55 f.).

Im Oktober 1939 ermächtigte Hitler mit seinem Euthanasiebefehl die Tötung sog. »lebensunwerten Lebens«. Diese systematische Tötung wurde als »Aktion T 4« mit dem »Gnadentod« verschleiert. Als »lebensunwert« galten demnach vor allem missgebildete Kinder und Menschen mit Geistes- und Erbkrankheiten oder Syphilis, insbesondere wenn sie entsprechend der nationalsozialistischen Rassenkunde einer »minderwertigen Rasse« angehörten (vgl. Klee 1985).

Auf dieser Grundlage bemächtigte sich das Naziregime des Begriffs »lebensunwertes Leben« mit anschließender Umdeutung von »lebensunwert« zu »lebensunwürdig« und schließlich Einführung der Begriffe »Ausmerzung von Ballastexistenzen«. Die Tötung »Geistesgestörter«, »Erbkranker« und »rassisch Minderwertiger« ohne Zustimmung der Betroffenen oder ihrer Angehörigen wurde staatlich programmiert. In einem auf den 1. September 1939 datierten Befehl Adolf Hitlers wurden Parteikanzlei und das Reichskommissariat für das Sanitäts- und Gesundheitswesen angewiesen, die Befugnisse bestimmter Ärzte auf die »Gewährung des Gnadentodes« zu erweitern.

Heute geht man davon aus, dass im Deutschen Reich ca. 160.000 und im damaligen deutschen Herrschaftsgebiet zwischen 250.000 und 300.000 Menschen der NS-Euthanasie zum Opfer fielen, die organisatorisch nur ein Vorspiel für die spätere Massenvernichtung von Juden war (Schott 2005).

Formen ärztlicher Sterbehilfe

Die nationalsozialistischen Verbrechen an der Menschlichkeit haben zu einer Diskreditierung des »Euthanasiebegriffes« geführt. Erst Anfang der 60er Jahre begann in Deutschland zaghaft wieder die Diskussion um Sterbehilfe. Zur Abgrenzung und normativen Bewertung der verschiedenen Formen klinischer Sterbehilfe wurden verschiedene Begriffe eingeführt. Hier hat sich die von Ehrhardt (1966) gewählte grobe Einteilung bewährt und die nachfolgenden Begriffsbildungen der Sterbehilfe maßgebend beeinflusst:

- »reine Sterbehilfe«: Erleichterung des Sterbens ohne Lebensverkürzung,
- »indirekte Sterbehilfe«: Erleichterung des Sterbens mit möglicher nicht beabsichtigter, aber in Kauf genommener Lebensverkürzung,
- »passive Sterbehilfe«: Erleichterung des Sterbens durch Sterbenlassen (Nichteinleiten oder Abbrechen lebensrettender Maßnahmen),
- »aktive Sterbehilfe«: Erleichterung des Sterbens durch gezielte Lebensverkürzung.

In scharfer Abgrenzung zur und Ablehnung der verschleiernden Euthanasiepraxis in der Naziära gilt als unabdingbare Voraussetzung für alle die genannten Formen ärztlicher Sterbehilfe, dass sie nicht gegen den Willen des Patienten erfolgen dürfen. Für eine konstruktive und fruchtbringende gesellschaftliche Debatte um »Sterbehilfe« kann die folgende Definition des Begriffes Sterbehilfe dienen:

»Sterbehilfe« umfasst medizinische Maßnahmen, die bei einem schwer erkrankten Menschen mit fortgeschrittener Krankheit oder lebensbedrohlicher Verletzung und verkürzter Lebenszeit auf seinen Wunsch oder mindestens im Hinblick auf seinen mutmaßlichen Willen zur Anwendung kommen, um ihm ein seinen Vorstellungen entsprechendes menschenwürdiges Sterben und Tod zu ermöglichen« (Oduncu 2007, S. 33).

Auf eine ausführliche Erörterung der verschiedenen Formen der Sterbehilfe in medizinischer, palliativmedizinischer, ethischer und rechtlicher Hinsicht wird an der Stelle verzichtet und diesbezüglich auf aktuell erschienene Schriften verwiesen (Oduncu 2007, Oduncu 2005a u. 2005b).

Resümee

Die Begriffe »Sterbehilfe« und »Euthanasie« werden unkritisch für zahlreiche medizinische Maßnahmen am Ende des Lebens mit unterschiedlicher Intention verwendet. Befragungen selbst unter Ärzten und Vormundschaftsrichtern zeigen die große Unsicherheit und Unklarheit, bisweilen sogar Unkenntnis dieser vielschichtigen Begrifflichkeit. Sterbehilfe geht historisch zurück auf den Begriff »Euthanasie«, der aus der griechischen Komödie stammt. Mit »euthanasia« (eu thanatos = guter Tod) oder einer verwandten Wortbildung wurden verschiedene Bedeutungen ausgedrückt: der leichte Tod ohne vorhergehende Krankheit, der schnelle und schmerzlose Tod, der Tod im übervollen Lebensgenuss, der würdige und ehrenvolle Tod im Kampf. »Euthanasia« war in der Antike ausschließlich ein theoretisches Wunschbild fern ab vom medizinisch-ärztlichen Kontext.

Die unkorrekte verbale Gleichsetzung von Euthanasie und Sterbehilfe geht im Wesentlichen zurück auf das Werk »Euthanasia medica« von Francis

Bacon. Medizinische Tötungen von Schwerkranken und Sterbenden waren im Mittelalter in allen Religionen undenkbar. Krankentötungen wurden erstmals von den Utopisten der Renaissance (Thomas Morus) in theoretischen Gesellschaftskonstrukten vertreten.

Auf der Grundlage von Charles Darwins Theorien und des dominierenden naturwissenschaftlichen Optimismus definierten die Lehren des Sozialdarwinismus und der Eugenik die natürliche Auslese und den Wert des Individuums für die Gesellschaft. Diese weltweiten gesamtgesellschaftlichen Entwicklungen waren schließlich Wegbereiter für die fatale Schrift »Die Freigabe der Vernichtung lebensunwerten Lebens« (1920) des Juristen Binding und des Psychiaters Hoche.

Unter Berufung auf diese Schrift legitimierte das Naziregime im Rahmen seines »Euthanasieprogrammes« die »Ausmerzung von Ballastexistenzen« und Tötung »Blödsinniger«, »Geistesgestörter«, »Erbkranker« und »rassisch Minderwertiger«. Nach den schrecklichen Verbrechen war nicht nur der Begriff »Euthanasie« diskreditiert, sondern auch jedwede Diskussion um Sterbehilfe.

Es dauerte bis in die 60er Jahre, als die Diskussion um Sterbehilfe in Deutschland wieder einsetzte. Zur Abgrenzung der medizinischen, ethischen und rechtlichen Aspekte im Zusammenhang mit »Sterbehilfe« kann die zuerst von Ehrhardt (1966) gewählte Einteilung in »reine«, »indirekte«, »passive« und »aktive Sterbehilfe« zugrunde gelegt werden.

❯ Fazit

Aufgrund der bis heute uneinheitlichen Sterbehilfeterminologie und der damit verbundenen irreführenden Unterscheidung zwischen vermeintlich verbotener aktiver und erlaubter passiver Sterbehilfe verzichten die »Grundsätze der Bundesärztekammer zur Ärztlichen Sterbebegleitung« (1998 und 2004) als auch der jüngste Gesetzesvorschlag »Alternativ-Entwurf Sterbebegleitung (AE-StB) des oben genannten Alternativ-Arbeitskreises vom Oktober 2005 und auch der Nationale Ethikrat in seiner jüngsten Stellungnahme vom 13. Juli 2006 auf die bestehende Begrifflichkeit der Sterbehilfe und schlagen neue Terminologien vor. Auf diese Sterbehilfeterminologien wird in den folgenden Beiträgen eingegangen.

Literatur

Bacon Francis: The Works. Herausgegeben von Spedding J, Ellis RL, Heath DD. 3 Bände. London 1858–1859. Neudruck Stuttgart 1963

Benzenhöfer U (1997): Der »gute Tod«. Zur Begriffsgeschichte der Euthanasie in der Antike. Münch. med. Wschr. 139(51/52): 760–763

Bergdolt K (2003): Historische Reflexionen zur Sterbehilfe. In: Schumpelick V (Hg.), Klinische Sterbehilfe und Menschenwürde. Ein deutsch-niederländischer Dialog. Freiburg u. a., S. 97–119

Binding K, Hoche A (1920): Die Freigabe der Vernichtung lebensunwerten Lebens. Ihr Maß und ihre Form. 2. Auflage Leipzig 1922

Bundesärztekammer (2004): Grundsätze der Bundesärztekammer zur Ärztlichen Sterbebegleitung. Deutsches Ärzteblatt 101: A 1298–1299

Ehrhardt H (1966): Euthanasie. In: Göppinger H (Hg.), Arzt und Recht. München

Eibach U (2000): »Du sollst Menschenleben nicht töten!« – Zwischen aktiver und passiver Sterbehilfe. Medizinrecht 1: 10–16

Haeckel E (1904): Die Lebenswunder. Gemeinverständliche Studien über Biologische Philosophie. Stuttgart

Hufeland CW (1836): Euchiridion medicum oder Anleitung zur medizinischen Praxis. Berlin

Klee E (1985): Euthanasie im NS-Staat. Die Vernichtung lebensunwerten Lebens

Mitscherlich A, Mielke F (1962): Medizin ohne Menschlichkeit. Dokumente des Nürnberger Ärzteprozesses. Hamburg, 2. Aufl

Morus Thomas: Utopia. Aus dem Lateinischen von A. Hartmann. Mit einem Porträt des Autors von Erasmus von Rotterdam. Diogenes Taschenbuch 20420, Basel 1981

Müller-Busch HC, Klaschik E, Oduncu FS, Schindler T, Woskanjan S (2003): Euthanasie bei unerträglichem Leid? Eine Studie der Deutschen Gesellschaft für Palliativmedizin zum Thema Sterbehilfe im Jahre 2002. Zeitschr Palliativmed 4: 75–84

Nationaler Ethikrat (2006): Selbstbestimmung und Fürsorge am Lebensende. Stellungnahme. Berlin 13. Juli 2006 (www.nationalerethikrat.de)

Oduncu FS (2005a): Ärztliche Sterbehilfe im Spannungsfeld von Medizin, Ethik und Recht. Teil 1: Medizinische und rechtliche Aspekte. Medizinrecht 23(8):437–445

Oduncu FS (2005b): Ärztliche Sterbehilfe im Spannungsfeld von Medizin, Ethik und Recht. Teil 2: Palliativmedizinische und medizinethische Aspekte. Medizinrecht 23(9):516–524

Oduncu FS (2007): In Würde sterben. Medizinische, ethische und rechtliche Aspekte der Sterbehilfe, Sterbebegleitung und Patientenverfügung. Vandenhoeck & Ruprecht, Göttingen

Potthoff T (1982): Euthanasie in der Antike. Diss. med. Münster

Schmidt A (1997): Euthanasie – »schöner Tod«. www.buber.de/christl/unterrichtsmaterialien/euthanasie.html

Schöch H, Verrel T et al. (2005): Alternativ-Entwurf Sterbebe-
    gleitung (AE-StB) 2005. Goltdammers«s Archiv für Straf-
    recht 152: 553–586
Schott H (2005): Euthanasie »Ballastexistenzen«. Deutsches
    Ärzteblatt 102: B 703
Sueton: Cäsarenleben. Übertragen und erläutert von Max Hei-
    nemann mit einer Einleitung von Rudolf Till. 7. Aufl. Stutt-
    gart 1986, S. 156–157. Lateinischer Text: Sueton: Opera.
    Vol. I: De vita caesarum. Recensuit Maximilianus Ihm.
    Leipzig, 1908 (Reprint Stuttgart 1978)
Vollmann J (2001): Sterbebegleitung, Gesundheitsberichter-
    stattung des Bundes. In: Robert-Koch-Institut (Hg.), Heft
    01/01
Weber M, Stiehl M, Reiter J, Rittner C (2001): Ethische Entschei-
    dungen am Ende des Lebens – Sorgsames Abwägen der
    jeweiligen Situation. Ergebnisse einer Ärztebefragung in
    Rheinland-Pfalz. Deutsches Ärzteblatt 98: A 3184–3187
Wehkamp K-H (1998): Sterben und Töten. Euthanasie aus der
    Sicht deutscher Ärztinnen und Ärzte. Ergebnisse einer
    empirischen Studie. Berliner Medizinethische Schriften,
    Heft 23

Die aktuelle Situation der Sterbe-hilferegelung in den Niederlanden – Daten und Diskussion

H. Jochemsen

Am 01.04.2002 trat in den Niederlanden das Gesetz zur freiwilligen aktiven Sterbehilfe (FAS) und zum ärztlich begleiteten Suizid (AS) in Kraft. Das neue Gesetz legalisiert FAS/AS im niederländischen Strafgesetzbuch, soweit diese unter den festgelegten Voraussetzungen ausgeführt werden und der Arzt einen Bericht an die zuständige Behörde übermittelt [1].

Ein wichtiger Grund für die niederländische Regierung, FAS/AS zu legalisieren, war, deren Handhabung der Öffentlichkeit zugänglich zu machen und wirksam zu kontrollieren. Im folgenden Beitrag soll untersucht werden, ob dieses Ziel erreicht werden konnte.

Gesetzliche Grundlagen in den Niederlanden

Der Inhalt des Gesetzes zur FAS und AS kann in den folgenden Punkten zusammengefasst werden:

- Euthanasie und Suizidbeihilfe durch den Arzt sind straflos (Art. 293, 294), sofern die bisher geltenden Voraussetzungen erfüllt sind und bei dem Leichenbeschauer Meldung erfolgt.
- Die Voraussetzungen sind
  - Freiwillige und wohlüberlegte Bitte des Patienten.
  - Unakzeptierbares Leiden.
  - Keine Alternative: Arzt und Patient sind sich einig, dass es in der gegebenen Situation keine akzeptable Alternative gibt, um das Leiden des Patienten zu lindern.
  - Beratung: Der Arzt soll einen Kollegen konsultieren. Dieser muss der Sterbebeihilfe zustimmen.
  - Bericht: Alle Fälle von FAS und AS sollen dem Leichenbeschauer gemeldet werden.
- Der Leichenbeschauer meldet die Fälle dem Staatsanwalt und der regionalen Euthanasieprüfungskommission, die alle Fälle der Region überprüft. Waren die Voraussetzungen nicht erfüllt, wird die Meldung des Arztes zusammen mit dem Urteil der Kommission an den Staatsanwalt weitergereicht.
- Für die regionale Euthanasieprüfungskommission (Jurist, Arzt, Ethiker) besteht eine gesetzliche Grundlage.

- Kinder zwischen 12 und 16 Jahren können mit Zustimmung der Eltern bzw. des Vormundes Euthanasie erhalten. Ab 16 Jahre müssen die Eltern nur konsultiert werden.
- Die »Euthanasieerklärung« (eine Art Patientenverfügung), in der ein entscheidungsfähiger Patient um Sterbehilfe ersucht für den Fall, dass er entscheidungsunfähig geworden ist, wird legalisiert.

Bisherige Ergebnisse

In den Jahren 1990, 1995, 2001 und 2005 wurden umfangreiche Untersuchungen durchgeführt, um Aufschluss über die Entscheidungen niederländischer Ärzte über lebensbeendende Maßnahmen zu erhalten [2, 3]. Die letzte Untersuchung beabsichtigte auch eine Evaluation des Gesetzes. Die Ergebnisse wurden 1991, 1996, 2003 und 2007 veröffentlicht. Da die Daten von 2005 erst zur Zeit des Schreibens dieses Textes umfassend veröffentlicht sind, beziehen sich die Schlussfolgerungen hauptsächlich auf die letzten drei vorliegenden Untersuchungen. Danach ergibt sich:

- Die Zahl der Anträge auf FAS/AS stieg von 1990 bis 1995 von 8900 (7 % aller Sterbefälle)) auf 9700 (7,1 %). Die Zahl von Sterbebeihilfe bzw. von begleitendem Suizid stieg in dieser Zeit von 2700 (2,1 %) auf 3700 (2,6 %). Zwischen 1995 und 2001 sind diese Zahlen nicht weiter gestiegen.
- Zwischen 2001 und 2005 ging die Zahl der Anträge und die Zahl der erfolgten FAS/AS zurück, vermutlich zumindest teilweise durch eine bessere Palliativtherapie.
- Ob in einer bestimmten Situation das Leben des Patienten beendet wird oder nicht, ist in der Praxis immer noch eine Entscheidung, die vom Arzt und nicht primär vom Patienten getroffen wird, wobei der Arzt eher zu einer solchen Entscheidung neigt, wenn der Patient nachhaltig darum bittet.
- Das Gesetz fordert die Meldung aller Fälle von FAS und AS. Entgegen den gesetzlichen Vorgaben meldeten Ärzte jedoch im Jahre 2001 mehr als die Hälfte der Fälle von FAS und AS nicht. Fälle von Lebensbeendigung, die ohne aus-

drücklichen Wunsch des Patienten erfolgten (ungefähr 900 Fälle jährlich, für die das Gesetz von 1994 noch gilt), wurden fast gar nicht gemeldet. 2005 ist der Prozentsatz von FAS auf 80% gestiegen.

- Damit wurde den Gesetzesvorgaben weitgehend entsprochen. Allerdings erfolgte in erheblichem Umfang eine tiefe terminale Sedierung (☐ Tab. 22.1). Diese ist der letzte Schritt einer »normalen« Palliativtherapie, die die tiefe Sedierung bei Patienten anwendet, deren Leiden nicht ausreichend beeinflusst werden kann, mit dem Ziel, das Leiden zu beenden. Während dieser Sedierung erhält der Patient normalerweise weder Nahrung noch Flüssigkeit, und wird bei längerer Lebenserwartung versterben als Folge der Sedierung und nicht der Erkrankung. Dies ist der Grund dafür, dass eine rechtmäßige terminale Sedierung nur bei einer Lebenserwartung von längstens 14 Tagen erfolgen darf. Richtig indiziert, verkürzt die tiefe Sedierung nicht das Leben. Andererseits ist sicher, dass sich unter den Patienten von kontinuierlicher tiefer Sedierung auch Fälle befinden, bei denen die Sedierung zur Euthanasie angewendet wurde, ohne dass dies den Aufsichtsbehörden gemeldet wurde. So vermerkt der Evaluationsbericht, dass mit Wahrscheinlichkeit die tiefe Sedierung teilweise mit dem Ziel der Euthanasie erfolgt ist. Dies wiederum bedeutet, dass der Gewinn an Transparenz durch eine höhere Melderate relativ gering ist.Noch immer gibt es eine Grauzone zwischen der Beendigung des Lebens (mit oder ohne ausdrücklichen Wunsch des Patienten) und der vermehrten Anwendung von Schmerzmitteln [4]. Diese Situationen werden nicht gemeldet und entziehen sich damit der Kontrolle der Justizbehörden.
- Ein weiterer Punkt ist bedeutsam: In den Jahren 2001 und 2005 wusste ein Drittel der niederländischen Ärzte nicht, ob es bei einem terminal kranken Patienten, der um Sterbehilfe bittet, gute palliative Behandlungsmöglichkeiten gibt. Die Ärzte empfanden auch, dass die Qualität der Palliativmedizin verbesserungswürdig ist. Zwei Drittel der Ärzte gehen davon aus, dass durch eine Verbesserung der Palliativmedizin ein Rückgang der Euthanasierate erreichbar ist [5].

Tab. 22.1. Daten über Handlungen von Ärzten um das Lebensende

			2005	%	2001	%	1995	%
1	1a	Jährliche Sterbefälle in den Niederlanden	136.402		140.500	100	135.500	100
	1b	Sterbefälle wobei ein Arzt beteiligt war					99.000	73,0
2		Bitten um Sterbehilfe	8.400	6,2	9.700	6,9	9.700	7,1
3		Sterbehilfe durchgeführt	2.325	1,7	3.500	2,5	3.200	2,4
4		Suizidbeihilfe geleistet	100	0,1	300	0,2	300	0,2
5		Lebensbeendung ohne ausdrücklichen Wunsch	550	0,4	1.000	0,7	900	0,7
6		Intensivierung von Schmerz und Symptombehandlung	33.700	25,0	27.800	19,8	20.000	14,8
	6a	mit der ausdrücklichen Absicht, das Lebensende zu beschleunigen			2.100	1,5	2.000	1,5
	6b	mit der Nebenabsicht, das Lebensende zu beschleunigen					3.200	2,4
	6c	mit der Möglichkeit, dass das Leben verkürzt wird			25.800	18,4	14.800	11,0
7		Behandlungsverzicht oder beenden einer Behandlung (einschl. Sondenernährung)	21.300	16	28.500	20,3	27.300	20,1
	7a	auf Bitte des Patienten					5.200	3,8
	7b	ohne explizite Bitte			auf/ohne Bitte			
	7b	1	mit Nebenabsicht oder Absicht, das Lebensende zu beschleunigen		17.900	12,7	14.200	10,5
	7b	2	akzeptierend, dass das Lebensende beschleunigt wird		10.600	7,5	7.900	5,8
		Kontinuierliche tiefe Sedierung	11.200	8,2				

Neue Entwicklungen

Die Legalisierung von FAS/AS hat zu neuen Entwicklungen und Diskussionen auf diesem Gebiet geführt [6]:

FAS/AS bei Demenz

Die Staatsanwaltschaft und die Justizminister entschieden im Jahre 2003, einen Arzt nicht strafrechtlich zu verfolgen, der einem Patienten mit beginnender Demenz beim Selbstmord geholfen hatte. Dies wurde in 2004 bekannt und vom Justizminister vor dem Parlament gerechtfertigt [7]. 2006 gab es 6 Fälle von Sterbehilfe bei Dementen, zumindest in einem Fall handelte es sich um eine beginnende Demenz [8]. Die Untersuchung von Onwuteaka-Philipsen ergaben andererseits, dass aktive Sterbehilfe (Euthanasie) nur selten bei dementen Patienten aufgrund einer Euthanasieerklärung vorgenommen wurde [9].

Beendigung des Lebens schwerstbehinderter Neugeborener

Vor einigen Jahren kündigte das Universitätskrankenhaus in Groningen an, dass es einen Leitfaden für die Behandlung schwerstbehinderter Neugeborener entwickelt hat, deren Eltern um die Beendigung des Lebens des Kindes bitten [10]. Dies führte erneut zu einer Diskussion über die Lebensbeendigung von schwerstbehinderten Neugeborenen und den besten Weg, wie in dieser Situation vorzugehen und das Vorgehen zu kontrollieren ist [11]. 2005 wurde bei etwa 80 schwerstbehinderten Kindern das Leben aktiv beendet [12].

FAS/AS in Fällen bei »Lebensmüdigkeit«

Im Jahre 2003 entschied der Niederländische Oberste Gerichtshof, dass Ärzte FAS oder AS nur vornehmen dürfen, wenn der Patient, der darum bittet, an einer medizinisch klassifizierbaren physischen oder psychischen Krankheit oder Störung leidet; »Lebensmüdigkeit« falle nicht darunter [13]. Dennoch kam das von der KNMG (Niederländische Ärztekammer, die größte Ärzteorganisation in den Niederlanden) gegründete Dijkhuis-Komitee in seinem am 16.12.2004 veröffentlichten Bericht zu dem Ergebnis, dass es keinen Grund gebe, FAS/AS von vornherein Personen vorzuenthalten, die unter »Lebensmüdigkeit« leiden [14]. Damit wurde ein neues Thema in die Diskussion eingebracht, die zu einer gesetzlichen Regelung von FAS/AS in solchen Fällen führen könnte. 2005 ersuchten ungefähr 500 Personen um Euthanasie oder assistierten Suizid wegen Lebensverdruss bzw. Lebensmüdigkeit. Es ist unbekannt, wie oft diesem Verlangen entsprochen wurde, vermutlich jedoch nur in wenigen Fällen [15].

Euthanasie und Palliativtherapie

In den Niederlanden besteht die Tendenz, die Anwendung von Euthanasie und assistiertem Suizid auszuweiten, obwohl andererseits die Palliativmedizin von der Regierung bis Mitte der 90er Jahre des letzten Jahrhunderts gefordert wurde. Die Zahl der Einrichtungen, die eine integrierte palliative Betreuung anbieten, nimmt zu [16]. Überdies sind 5 regionale Zentren zur Erforschung einer Palliativbetreuung eingerichtet und Geldmittel für Untersuchungen zur Verfügung gestellt worden, die die Qualität der Palliativtherapie verbessern sollen.

Die Zahl der Nachfragen bei diesen Zentren steigt ständig. Hinzu kommt, dass die KNMG (niederländische Ärztekammer) mit Unterstützung der Regierung die Möglichkeit geschaffen hat, Ärzte zu beraten und zu unterstützen, die mit dem Wunsch nach Euthanasie konfrontiert werden. Ursprünglich hatte diese Beratung (SCEN: Consultation and Support of Euthanasie in Netherlands) nur juristischen Charakter: Die Ärzte sollten im Zusammenhang mit der Durchführung von Euthanasie die rechtlichen Vorschriften beachten, um eine Strafverfolgung zu vermeiden. Mittlerweile ist zumindest nach meinem Eindruck, die Beratung medizinischer Aspekte mehr und mehr in den Vordergrund gerückt, insbesondere die Frage, ob es im konkreten Fall noch palliative Möglichkeiten gibt.

> 🙂 Wie in anderen Ländern zeigt es sich, dass der Wunsch nach Euthanasie in den meisten Fällen durch gute Palliativbetreuung abnimmt.

Die Verfügbarkeit und die Qualität einer palliativen Betreuung haben sich in den Niederlanden erheblich verbessert. Trotzdem sind auch hier Veränderungen erkennbar: Die ersten vorwiegend durch Privatinitiative gegründeten Hospize in den Niederlanden praktizierten in den meisten Fällen weder FAS noch AS und machten die Erfahrung, dass selbst solche Patienten, die zur FAS eingewiesen wurden, nur in sehr wenigen Fällen darauf bestanden.

Jedoch hat die finanzielle Unterstützung durch die Regierung zusammen mit der Politik, palliative Betreuung im Rahmen der allgemeinen und regulären Gesundheitsfürsorge sowie in Betreuungseinrichtungen und unabhängigen Hospizen anzubieten. dazu geführt, dass eine Vielzahl von Palliativeinheiten zur Verfügung steht, deren Mehrzahl FAS/AS unter bestimmten Bedingungen akzeptiert [17].

Derzeitige Situation in den Niederlanden

FAS/AS ist in den Niederlanden unter bestimmten Voraussetzungen legalisiert worden. Ein beträchtlicher Anteil der praktizierten Euthanasie folgt den gesetzlichen Vorgaben, ein nicht unbedeutender Teil entzieht sich jedoch der gesetzlichen Kontrolle. Einerseits besteht in der Praxis die Tendenz, Euthanasie auszuweiten, andererseits haben die verbesserte Verfügbarkeit und Qualität der Palliativbetreuung die Zahl der Euthanasiefälle verringert. Gleichzeitig ist FAS/AS ebenso wie die Palliativbetreuung in die Gesundheitsfürsorge integriert und wird es vermutlich auch bleiben. Dies wird teilweise als eine positive Entwicklung angesehen. Selbst befürchte ich jedoch, dass diese Situation die ethische Qualität der Grundgesundheitsfürsorge und der Gesellschaft als Ganzes untergräbt.

Grundsätzliche Überlegungen zur Sterbehilfe

In Zusammenhang mit der dargestellten Situation in den Niederlanden sollen einige grundsätzliche Überlegungen zur Euthanasie und zum assistierten Suizid dargelegt werden [18].

Selbstbestimmung

Die Diskussion über Sterbehilfe dreht sich in weiten Teilen um das Thema Selbstbestimmung des Patienten. Ständig und immer wieder wird die Selbstbestimmung als grundlegendes Recht in der modernen Gesellschaft bezeichnet und ist ein zentrales Argument für die Akzeptanz und die Legalisierung der Euthanasie. Im weiteren Sinn ist Selbstbestimmung als Fähigkeit und Recht eines jeden Individuums, selbst zu wählen und zu entscheiden, ein grundlegendes Konzept einer modernen Demokratie und Ethik. In diesem allgemeinen Sinn ist das Konzept der Selbstbestimmung als Wahlfreiheit in allen unseren Gesellschaften unstrittig. Jedoch limitieren andere Interessen, die ebenfalls geschützt werden sollen, diese individuelle Wahlfreiheit.

In diesem Zusammenhang soll nur auf eine mögliche Konsequenz einer stark betonten Autonomie hingewiesen werden. Wenn Autonomie zum Kennzeichen des Menschseins selbst wird, besteht die Gefahr, dass geistig behinderte und demente Menschen, die eben nicht völlig autonom sind oder nie sein werden, nicht als vollständige Menschen angesehen werden. So paradox es auch klingen mag, genau **diese starke Betonung der Autonomie unterminiert den Schutz derjenigen, die nicht fähig sind, ihr Recht auf Selbstbestimmung juristisch auszuüben.**

Autonomie kann nicht die Grundlage für Euthanasie sein

Ein wesentlicher Grund, der gegen die Patientenautonomie als Grundlage für die Legalisierung einer Euthanasie spricht, ist die Notwendigkeit die praktische Umsetzung im Rechtsstaat zu kontrollieren. Der Grund des Ersuchens nach Euthanasie, das Ausmaß der Autonomie und die Unabhängigkeit des Patienten, die Durchführung der Euthanasie und deren legale Kontrolle, all diese Aspekte müssen überwacht und kontrolliert werden. In einem Staat, der aufgrund der Gesetzgebung funktioniert, ist es undenkbar, einer bestimmten Gruppe von Menschen – den Ärzten – ohne eine weitere Kontrolle zu erlauben, das Leben anderer zu beenden. Patientenautonomie kann bestenfalls eine Vorbedingung sein, die bestimmt, ob das Leben einer Person beendet wird. Andere Menschen mit ihren Rechten und Vorstellungen sind ebenfalls beteiligt und limitieren die Autonomie des einzelnen Individuums.

Dynamik der Euthanasiepraxis

Das Problem von Autonomie und Gesundheitsversorgung bringt noch eine weitere Dialektik mit sich. In den Diskussionen über eine legalisierte Euthanasie wird oft auf das Recht zur Selbstbestimmung Bezug genommen, das die Existenz autonomer Subjekte voraussetzt. Als zweites Argument wird das Leiden angeführt, das Schwerkranke in ihrer letzten Lebensphase möglicherweise erdulden müssen. Die Euthanasiepraxis in den Niederlanden zeigt, dass für die Ärzte nicht die Autonomie oder die Nachfrage des Patienten der zentrale Grund für die Durchführung der Euthanasie sind, sondern der Zustand des Patienten. Wenn dem so ist, entbehrt es nicht einer gewissen Logik, dass Ärzte, die eine explizite Anfrage des Patienten im Grundsatz akzeptieren, auch das Leben eines Patienten beenden, der schwer leidet, selbst aber nicht mehr in der Lage ist, um Euthanasie zu bitten.

Die Dynamiken der Euthanasiepraxis in den Niederlanden – und dies ist ein strukturelles Merkmal der gesamten Euthanasiefrage in modernen Gesellschaften – bedingen bereits heute eine Tendenz, von der freiwilligen Euthanasie, wenn sie einmal akzeptiert ist, zur unfreiwilligen überzugehen.

Die Entwicklungen in den Niederlanden demonstrieren dies auch auf der Ebene der Richtlinienpolitik. Relativ kurz nach Legalisierung der freiwilligen Euthanasie in den Niederlanden, begann erneut die Debatte um Lebensbeendigung geschäftsunfähiger Patienten. Mittlerweile haben Gerichte de facto akzeptiert, dass das Leben schwerstbehinderter Neugeborener beendet wird, und die Regierung hat ein Protokoll akzeptiert, das es den Ärzten erlaubt, das Leben schwerstbehinderter oder kranker Neugeborener zu beenden [19]. Jede Debatte über Legalisierung von Euthanasie sollte diese sich ergebenden Dynamiken berücksichtigen.

Neue Handlungsoptionen

Eine favorisierte Argumentation ist, dass Sterbehilfe und Sterbebegleitung nicht als sich gegenseitig ausschließende Optionen anzusehen sind. Aktive Euthanasie könne das letzte Stadium einer guten Palliativtherapie sein. Viele in den Niederlanden und Belgien unterstützen diese Sicht. In diesen Ländern, selbst in Hospizen und anderen Institutionen der Palliativtherapie, ist auch Euthanasie eine Option. Sie wird i. Allg. als allerletzter Ausweg angesehen.

Aus meiner Sicht ist diese Einstellung höchst problematisch. Die Akzeptanz von Euthanasie verändert die gesamte Situation grundlegend. Wenn Euthanasie unter bestimmten Konditionen eine akzeptierte Option ist, dann wird in schwierigen Situationen, die diese Konditionen erfüllen, **Euthanasie auch ohne ausdrücklichen Wunsch des**

Patienten ganz logisch zu einer **Option.** Dies kann aber auch Patienten in Situationen versetzen, sich dafür rechtfertigen zu müssen, wenn sie **nicht** um Euthanasie bitten.

Auf lange Sicht ist es sehr wahrscheinlich, dass die erlaubte Euthanasie die ethische und soziale Atmosphäre für die terminal Kranken verändern wird, insbesondere in Institutionen, die nicht auf palliative Pflege spezialisiert sind. Die Erfahrung von Ärzten und Schwestern in den Niederlanden zeigen, dass Patienten sich gelegentlich durchaus subtil oder ganz offen genötigt fühlen, um Euthanasie nachzufragen. Das Ausmaß dieses Drängens ist unbekannt.

Es ist dennoch offensichtlich, dass jene Krankheitssituationen und Argumente, die als Begründung für eine Euthanasie akzeptiert werden, stufenweise erweitert werden. Die aktuelle Debatte in den Niederlanden über die Frage, ob assistierter Suizid/ Euthanasie bei Patienten erlaubt sind, die »am Leben leiden« (früher als »mit dem Leben abgeschlossen haben« bezeichnet), zeigt genau diese Entwicklung. Wenngleich in der niederländischen Gesellschaft nicht allgemein akzeptiert, so ist doch die Tatsache, dass in der Niederländischen Ärztevereinigung heute im Grundsatz diese Möglichkeit akzeptiert wird – während dies zuvor immer abgelehnt worden war -, ein deutliches Zeichen dieser Tendenz.

Selbstbestimmung und Zivilgesellschaft

Unsere postmoderne Gesellschaft zeigt eine ambivalente Haltung gegenüber dem Konzept der Autonomie und der Selbstbestimmung. Einerseits scheint der Anspruch, dass das beste Leben eines ist, in dem man für sich selbst in allen Belangen wählen kann, weithin akzeptiert zu sein. Gleichzeitig aber scheint im praktischen Leben das Ideal der Wahlfreiheit und der Lebensgestaltung an seine Grenzen zu geraten. Es ist, als ob die Menschen spüren, dass diese Orientierung zu einer weiteren Fragmentierung der Gesellschaft und zur Isolation des Individuums führen könnte, die den Einzelnen im Ergebnis einsam zurück lässt. In unserer Gesellschaft offenbart sich denn auch der Wunsch, der Gemeinschaft anzugehören und hierdurch Lebenssinn zu erfahren.

Dieser Wunsch nach Zugehörigkeit und Sinn zeigt sich auch in neuen Formen ehrenamtlicher Tätigkeit, wie sie in der Hospizbewegung zu finden ist. Dazu gehört eine Ethik der Sorge, die menschliche Beziehungen, Verantwortungen und Tugenden mehr betont, als Rechte und rationelle Entscheidungen. In dieser Hinsicht ist die Hospizbewegung ein sehr wichtiges gesellschaftliches Beispiel, das die zukünftigen Entwicklungen entscheidend verändern kann. Dies wird umso wichtiger, wenn ökonomische Belange, wie die Ressourcenknappheit mit dem Problem der Euthanasie verbunden werden.

Bürger werden den ökonomischen Druck auf die Gesundheitsaufgaben fühlen und könnten um Euthanasie bitten – aus Angst, verlassen zu werden.

Was ist der Mensch?

Ein grundsätzlicher Gesichtspunkt, der eine entscheidende Rolle hinter den öffentlichen Euthanasiedebatten spielt, ist die Sicht auf den Menschen. Idealtypisch können wir zwischen zwei kontrastierenden Sichten auf den Menschen und der menschlichen Würde unterscheiden. Die historisch erste Sichtweise steht dafür, dass Würde und voller Schutz jedem Wesen gewährt werden sollte, das der menschlichen Gattung angehört, einfach, weil es ein menschliches Wesen ist. Würde ist hier wesentlicher Bestandteil von Humanität, vom Menschsein.

Die andere Sichtweise gründet menschliche Würde und volle Humanität auf beobachtbare Qualitäten und Merkmale des Individuums. Menschliche Würde basiert auf Bewusstsein seiner selbst und auf anderen aktuellen Konditionen des Lebens. Im ersten Ansatz ist menschliche Würde moralischer Ausgangspunkt für menschliche Beziehungen, während sie im zweiten lediglich eine mögliche Schlussfolgerung aus Beobachtungen und Erfahrungen und deshalb von bestimmten Umständen abhängig ist.

Ich denke, das Ergebnis des Konfliktes dieser beiden Sichtweisen wird wesentlich das zukünftige Gesicht unserer Kultur bestimmen. Die Euthanasiedebatte ist eine der Hauptfronten in diesem Konflikt.

Literatur und Anmerkungen

1. Jochemsen Cf H., Sterbehilfe: Wirkt das niederländische Modell? Journal für Anästhesie und Intensivbehandlung 2007; 4: 123-128
2. Van der Wal, G., et al. Medische Besluitvorming aan het einde van het leven. De praktijk en de toetsingsprocedure euthanasie. [Medical decisionmaking at the end of life. Practice and review procedure] Utrecht: De Tijdstroom 2003; sehe auch Anm. 1 und dort genannte Literatur.
3. Onwuteaka-Philipsen, B. D., et al. Evaluatie wet toetsing levensbeeindiging op verzoek en hulp bij zelfdoding. [Evaluation Termination of Life on Request and Assisted Suicide (Review Procedures) Act]. Den Haag: ZonMw 2007.
4. Onwuteaka-Philipsen BD et al. p. 132-135, 141, 221-223; see also Sheldon T. Dutch doctors choose sedation rather than euthanasia. BMJ 2004; 329: 368
5. Van der Wal et al. 2003, p. 99; Onwuteaka-Philipsen et al. p. 140.
6. Ausführlicher in: Jochemsen H. Die jüngsten Entwicklungen der Euthanasie-Debatte in den Niederlanden. Die Hospiz-Zeitschrift 2, 2004; 6, 4: 72-74.
7. Euthanasie bij dementie [Euthanasie bei Demenz]. Pro Vita Humana 2004; 71: 121-122. Sheldon T. euthanasia endorsed in Dutch patient with dementia. BMJ 1999; 319, nr. 7202: 75; also BMJ 2005; 330, nr. 7499: 1041-2.
8. Regionale toetsingscommissies euthanasie. Jaarverslag 2006. Regionale toetsingscommissies euthanasie. [regionale Euthanasieprüfungskommissionen]. Den Haag 2007: 5.
9. Onwuteaka-Philipsen et al. p. 223.
10. Verhagen E, Sauer JJ. New Engl J Med 2005;352: 959-969.
11. Sheldon T. Dutch doctors call for new approach to report in mercy killings. BMJ 2004; 329: 591.
12. Onwuteaka-Philipsen et al. p. 122.
13. Sheldon T. Being »tired of life« is not grounds for euthanasia. BMJ 2003;326, nr. 7380: 71, 72.
14. Duijkhuis, JH et al. Op zoek naar normen voor het handelen van artsen bij vragen om hulp bij levensbeëindiging in geval van lijden aan het leven. [Looking for norms for the actions of physicians in cases of request for FAS or AS due to »suffering of life«]. Utrecht: KNMG, 2004; sehe auch http://knmg.artsennet.nl/uri/?uri=AMGATE_6059_100_TICH_R144638358841695.
15. Onwuteaka-Philipsen et al. p. 224.
16. Sehe www.palliatief.nl/nationaal, which has an English section.
17. Francke AL, Speet M. Beleidsontwikkelingen [policy developments]. website http: //www.palliatief.nl/nationaal/index.htm?mid=289.
18. Untenstehender Text ist vorher etwas ausführlicher veröffentlicht auf der Internetseite der Friedrich-Ebert-Stiftung als: Humane Sterbebegleitung versus aktive Sterbehilfe: http: //library.fes.de/pdf-files/asfo/03628.pdf.
19. http://blogger.xs4all.nl/wdegroot/articles/16952.aspx.

Liberalisierung der Sterbehilfe – Erfahrungen aus der Schweiz

G. Bosshard

> Vor dem Hintergrund einer mit Deutschland durchaus vergleichbaren Rechtslage toleriert die Schweiz eine offene Praxis der Suizidbeihilfe. Dabei kommt Sterbehilfeorganisationen wie Exit oder Dignitas eine zentrale Rolle zu. Mittlerweile zählt die Schweiz mehrere hundert assistierte Suizide pro Jahr. Fast die Hälfte davon betrifft aus dem Ausland zugereiste Personen.

Der Ruf nach einer engeren Kontrolle dieser Praxis hat in den letzten Jahren stark zugenommen. Die Schaffung einer Registrierungs-, Bewilligungs- und Aufsichtspflicht für Sterbehilfeorganisationen in den nächsten Jahren erscheint wahrscheinlich. Damit könnte die Schweiz zum ersten Land der Erde werden, welches die Rolle von Nichtärzten in der Sterbehilfe explizit gesetzlich festlegt.

Entwicklung des Schweizer Modells der Sterbehilfe

In der Schweiz ist Beihilfe zum Suizid nicht illegal, solange sie ohne selbstsüchtige Motive erfolgt [1].

Die Schweizer Rechtslage betreffend Suizidbeihilfe ist damit ähnlich (und strenggenommen durch die einschränkende Bedingung des Fehlens selbstsüchtiger Motive sogar restriktiver) als diejenige in Deutschland, wo die Suizidbeihilfe im Strafgesetzbuch nicht spezifisch geregelt ist, in Analogie zum Suizid aber grundsätzlich nicht unter den Strafbestand der Tötungsdelikte fällt [2].

Auch in einigen anderen europäischen Staaten wie z. B. Frankreich oder Schweden ist Suizidbeihilfe nicht generell strafbar [3]. Nur in der Schweiz aber entwickelte sich aus dieser offenen Rechtslage heraus eine weitgehende Toleranz gegenüber einer offenen Sterbehilfepraxis.

Der Grund dafür ist nicht hinreichend geklärt. Fest steht, dass der sog. »harm reduction approach«, d. h. eine **Strategie**, die eher auf »mitfühlenden Pragmatismus statt moralischen Paternalismus« setzt [4], **in der Schweiz** durchaus **Tradition** hat. Dies zeigt unschwer ein Blick auf die Schweizer Drogenpolitik, deren Offenheit im europäischen Vergleich noch am ehesten mit dem niederländischen Approach vergleichbar ist [5].

Es gibt aber auch gewichtige Unterschiede zwischen dem holländischen und dem schweizerischen Modell der Sterbehilfe. Entscheidend ist die Tatsache, dass in den Niederlanden die Sterbehilfe vollständig medikalisiert ist, während in der Schweiz nicht nur dem untersuchenden und rezeptierenden Arzt, sondern auch den freiwilligen Mitarbeitern von Sterbehilfeorganisationen eine wichtige Rolle zukommt. Dabei geht es nicht so sehr um die Frage »physician-assisted suicide or non-physician-assisted suicide?« [6], sondern vielmehr um die Frage des »allowing a role for non-physicians?« [7].

Am Anfang der Entwicklung in der Schweiz stand eine zentrale Entscheidung der Sterbehilfeorganistion Exit kurz nach der Gründung im Jahre 1982: Man einigte sich darauf, anders als die Sterbehilfeorganisationen in fast allen westlichen Ländern nicht primär auf eine Gesetzesänderung im Bereiche der aktiven Sterbehilfe auf Verlangen hinzuarbeiten, sondern vielmehr den bestehenden Freiraum der Schweizer Gesetzgebung im Bereiche der Suizidbeihilfe zu nutzen [8].

Während der ersten Jahre nach der Gründung sandte Exit an alle Neumitglieder drei Monate nach Eintritt ein sog. »Suizidmanual«. Dieses enthielt präzise Instruktionen, um dem eigenen Leben nach Einnahme eines spezifischen Medikamentencocktails mit Hilfe eines selber über den Kopf zu stülpenden Plastiksackes ein Ende zu setzen. Die Mitglieder wurden instruiert, sich bei Bedarf die nötigen Medikamente bei verschiedenen Ärzten dadurch zu erschleichen, dass sie vorgaben, an Schlaflosigkeit zu leiden.

Allerdings erwies sich diese Form der Sterbehilfe aus verschiedenen Gründen als wenig praktikabel. Deshalb ging Exit seit den späten 80er Jahren dazu über, die sterbewilligen Mitglieder durch Freiwillige beim Suizid zu begleiten. Als Suizidmittel wurde zunehmend eine ärztlich verschriebene letale Dosis Natriumpentobarbital verwendet – die Entwicklung hatte gezeigt, dass sich in der Schweiz doch immer wieder einzelne Ärzte fanden, die bereit waren, sich in diesem Bereich zu engagieren. Gleichzeitig stieg aber dadurch auch die Mitverantwortung der Sterbehilfeorganisation selber an den assistierten Suiziden erheblich an.

Mittlerweile hat sich aus diesen Anfängen eine gut eingespielte und weitgehende etablierte Praxis entwickelt. Dabei sind für einige der verschiedenen Schritte vom ersten Verlangen eines Sterbewilligen nach Sterbehilfe bis zur allfälligen Durchführung derselben ausschließlich Ärzte zuständig, für an-

◻ **Tab. 23.1.** Verantwortlichkeiten von Arzt, Sterbehilfeorganisation und anderen im Schweizer Modell der Suizidbeihilfe. (Mod. nach [9])

	Tätigkeit	Verantwortlichkeit		
		Arzt	Sterbehilfeorganisation	Andere
1	Erstkontakt, erste Beurteilung	×	×	
2	Information über Diagnose, Prognose, Behandlungsmöglichkeiten inkl. Palliative Care	×		
3	Bestätigen von Urteilsfähigkeit, Wohlerwogenheit des Sterbewunsches, Fehlen von äusserem Druck	×	×	
4	Verschreiben der letalen Substanz	×		
5	Abgabe der letalen Substanz			Apotheker
6	Aufbewahrung der letalen Substanz		×	Angehörige
7	Hilfe vor Ort bei der Vorbereitung und Durchführung der Selbsttötung	(×)	×	
8	Meldung an die Behörden		×	

dere aber auch oder ausschließlich die Mitarbeiter der Sterbehilfeorganisationen (◙ Tab. 23.1).

Strafrechtlicher Rahmen der Sterbehilfe in der Schweiz

Die Tötung auf Verlangen ist in der Schweiz durch Art. 114 des Strafgesetzbuches geregelt und, ähnlich wie in Deutschland, grundsätzlich strafbar. Die Beihilfe zum Suizid ist spezifisch durch Art. 115 StGB geregelt: »Wer aus selbstsüchtigen Beweggründen jemanden zum Selbstmord verleitet oder ihm dazu Hilfe leistet, wird, wenn der Selbstmord ausgeführt oder versucht wurde, mit Zuchthaus bis zu 5 Jahren oder mit Gefängnis bestraft« (◙ Tab. 23.2, Zeile 1).

Das bedeutet, dass die Beihilfe zum Suizid einer urteilsfähigen Person dann *nicht* strafbar ist, wenn dem Sterbehelfer keine selbstsüchtigen Beweggründe nachgewiesen werden können. Da der Nachweis solcher Motive sehr schwierig ist, waren Strafuntersuchungen oder gar Verurteilungen wegen selbstsüchtiger Suizidbeihilfe in der Schweiz bisher sehr selten. Die Entgegennahme einer Spesenentschädigung durch einen Sterbehelfer gilt nach gängiger Rechtspraxis noch nicht als selbstsüchtige Suizidbeihilfe.

Um Beihilfe zum Suizid (und nicht Tötung auf Verlangen) handelt es sich allerdings nur solange, als der Sterbewillige die Tatherrschaft über die zum Tode führende Handlung selber innehat. Hierbei ist die Rechtspraxis in der Schweiz heute so, dass auch die Verwendung von Hilfsmitteln wie Infusionen oder Magensonden noch als Beihilfe – und damit als straffrei – eingeordnet wird, wenn der Sterbewillige den letzen Akt der zum Tode führenden Handlung, also beispielsweise das Öffnen des Infusionshahns oder des Zugangs zur Magensonde, selber ausführt [10, 11].

Medizinalrechtlicher Rahmen

Durch die ärztliche Beteiligung am assistierten Suizid kommen eine Reihe weiterer einschränkender Bestimmungen der Suizidbeihilfe dazu. Diese speziell die Ärzteschaft betreffenden Bestimmungen stellen angesichts des sehr weiten Rahmens, den das Straffrecht in diesem Bereich vorgibt, das eigentliche Nadelöhr des Zugangs zur Suizidbeihilfe in der Schweiz dar.

Das zur Suizidbeihilfe verwendete Natrium-Pentobarbital untersteht sowohl der Betäubungsmittelverordnung wie auch dem Heilmittelgesetz. Es darf also nur von Ärzten, welche zur selbständigen Berufsausübung zugelassen sind, verschrieben werden. Diese haben sich dabei an die anerkannten Regeln der medizinischen Praxis zu halten (◙ Tab. 23.2, Zeile 2 und 3).

◙ **Tab. 23.2.** Gesetzliche und standesrechtliche Regulierung der Sterbehilfe in der Schweiz

Regulierung	Gilt für	Aussage*
Strafrecht (Art. 115 und 114)	Jedermann	– Selbstsüchtige Beihilfe zum Suizid ist strafbar – Tötung auf Verlangen ist strafbar
Betäubungsmittelgesetz (Art. 11)	Ärzteschaft	– Ärzte haben sich bei der Verschreibung, der Abgabe oder dem Gebrauch von Medikamenten an die anerkannten Regeln der Medizinischen Praxis zu halten
Gesundheitsrecht (kantonal)	Ärzteschaft	– Ärzte müssen ihren Beruf gemäß den anerkannten Regeln der Medizinischen Praxis ausüben
Standesethische Richtlinien der Schweizerischen Akademie der Medizinischen Wissenschaften (SAMW)	Ärzteschaft	– Suizidbeihilfe nur am Lebensende; Behandlungsoptionen (»palliative care«) angeboten – Zweitmeinung betreffend Urteilsfähigkeit und Absenz von äußerem Druck

* Alle diese Regulierungen verlangen implizit oder explizit, dass die um Sterbehilfe ersuchende Person urteilsfähig sein muss.

Was das im Kontext der Rezeptierung von Natrium-Pentobarbital zum Zweck der Suizidbeihilfe bedeutet, wurde in den letzten Jahren anhand mehrerer Rechtsfälle vor kantonalen Verwaltungsgerichten herausgearbeitet. Darin wird festgehalten, dass die Rezeptierung von Natrium-Pentobarbital mit dem Ziel, einem Patienten die Selbsttötung zu ermöglichen, eine den Regeln der ärztlichen Berufs- und Sorgfaltspflichten entsprechend vorgenommene Diagnose, Indikationsstellung und ein Aufklärungsgespräch verlangt. Des Weiteren ist die Prüfung und Dokumentation der Urteilsfähigkeit des Patienten für seinen Sterbewunsch zentral (◘ Tab. 23.2, Zeile 3).

Die kantonalen Verwaltungsgerichte haben in ihren Entscheidungen immer auch auf die medizinisch-ethischen Richtlinien der Schweizerischen Akademie der Medizinischen Wissenschaften (SAMW) über die Betreuung von Patienten am Lebensende Bezug genommen [12]. Gemäß diesen Richtlinien ist die **Beihilfe zum Suizid nicht Teil der ärztlichen Tätigkeit,** weil sie den Zielen der Medizin widerspreche. Die Entscheidung eines einzelnen Arztes, aufgrund einer persönlichen Gewissensentscheidung dennoch Beihilfe zum Suizid zu leisten, **sei aber zu respektieren.** In einem solchen Fall verlangen die Richtlinien die Prüfung der folgenden Voraussetzungen (◘ Tab. 23.2, Zeile 4):
- Die Erkrankung des Patienten rechtfertigt die Annahme, dass das Lebensende nahe ist.
- Alternative Möglichkeiten der Hilfestellung wurden erörtert, und soweit gewünscht, auch eingesetzt.
- Der Patient ist urteilsfähig, sein Wunsch ist wohlerwogen, ohne äußeren Druck entstanden und dauerhaft. Dies wurde von einer unabhängigen Drittperson überprüft, wobei diese nicht zwingend ein Arzt sein muss.

Seit 2006 liegt zur Frage der ärztlichen Sterbehilfe nun auch ein vielbeachteter Bundesgerichtsentscheid vor [13]. Anders als die Richtlinien der SAMW sieht allerdings das Bundesgericht die Möglichkeit der ärztlichen Suizidbeihilfe nicht auf Patienten am Lebensende beschränkt. Es schließt sogar die ärztliche Beihilfe zum Suizid bei psychisch Kranken nicht generell aus, verlangt hier aber »äußerste Zurückhaltung«. Es müsse dabei unterschieden werden »zwischen einem Sterbewunsch, der Ausdruck einer therapierbaren psychischen Störung ist und nach Behandlung ruft, und dem selbstbestimmten, wohlerwogenen und dauerhaften Entscheid einer urteilsfähigen Person (»Bilanzsuizid«)«. Zu Letzterem könnten grundsätzlich auch Personen mit der Vorgeschichte einer psychischen Erkrankung gelangen. Die Unterscheidung dieser beiden Situationen könne nicht ohne ein vertieftes psychiatrisches Fachgutachten getroffen werden.

Empirische Befunde zur Sterbehilfe in der Schweiz

Die EURELD-Studie, die größte empirische Studie zur Sterbehilfe in Europa der letzten zehn Jahre, zeigte, dass Sterbehilfe im weiteren Sinne resp. medizinische Entscheidungen am Lebensende ganz überwiegend in der Form von Behandlungsverzicht und –abbruch oder aber als indirekte Sterbehilfe vorkommt (je ca. 20% aller Todesfälle).

Sterbehilfe im engeren Sinne kommt vor allem, aber nicht ausschließlich dort vor, wo sie auch legal ist: Aktive Sterbehilfe auf Verlangen war in Holland im Jahre 2001 mit 2,6% aller Todesfälle von den untersuchten 6 Ländern (Belgien, Dänemark, Holland, Italien, Schweden, Schweiz) am häufigsten, Suizidbeihilfe mit 0,4% aller Todesfälle in der Schweiz. In fast allen Fällen von Suizidbeihilfe in der Schweiz war eine Sterbehilfeorganisation involviert [14].

Gemäß aktuellen Angaben von Exit Deutsche Schweiz assistierte die Organisation im Jahre 2006 bei 154 Todesfällen, wobei es sich dabei fast ausschließlich um in der Schweiz wohnhafte Personen handelte [15]. Diese Zahl liegt nahe bei den in den vorhergehenden Jahren von Exit gemeldeten Zahlen. Auch die Anzahl Sterbebegleitungen durch die Schwesterorganisation in der französischsprechenden Schweiz, Exit A.D.M.D. (Association pour le droit de mourir dans la dignité) scheint stabil bei etwa 50 Fällen pro Jahr zu liegen [16].

Demgegenüber hat sich die Anzahl der Suizide unter Beihilfe der auf den »Sterbetourismus« fokussierenden Sterbehilfeorganisation Dignitas in den letzten Jahren vervielfacht: Ging es dabei noch vor wenigen Jahren um Einzelfälle, wurde im Jahre 2006 eine Höchstmarke von 192 Fällen errreicht, wobei es sich bei 118 der Verstorbenen um Deutsche handelte [15, 16]. Neben Dignitas leistet auch noch eine sehr kleine Splittergruppe von Exit, »Exit International«, Sterbehilfe bei nicht in der Schweiz wohnhaften Personen. Ein Überblick über die Entwicklung der assistierten Suizide in der Schweiz seit 1990, gestützt auf die Literatur [15, 16, 17] sowie auf persönliche Kommunikation zwischen den verschiedenen Instituten für Rechtsmedizin in der Schweiz, findet sich in ◘ Abb. 23.1.

Die Anzahl von Anfragen um Beihilfe ist wesentlich höher als die effektiv durchgeführten Suizidbegleitungen. Gemäß Angaben von Exit erfüllen etwas mehr als die Hälfte der um Suizidbeihilfe Ersuchenden die formalen Kriterien der Organisation. Wieder in etwa der Hälfte dieser Fälle, also etwa einem Viertel der ursprünglich Anfragenden, kommt es dazu, dass ein Arzt ein Rezept für die tödliche Substanz ausstellt. Nicht alle diese Personen machen in der Folge von der Möglichkeit der Beihilfe Gebrauch [18].

Über Einzelheiten der mit Hilfe von Exit Verstorbenen gibt eine Studie aus den 90er Jahren detailliert Auskunft [17]. Unter den 748 Fälle von Suizidbeihilfe durch Exit zwischen 1990 und 2000 fanden sich Personen im Alter zwischen 18 und 101 Jahren, das mediane Alter betrug 72 Jahre, 54% waren Frauen. 47% der Verstorbene hatten an Krebs gelitten, 12% an einer kardiopulmonalen Krankheit, 7% an HIV/Aids, 12% an neurologischen Krankheiten wie multiple Sklerose oder amyotropher Lateralsklerose. In weiteren 21% der Fälle waren nicht zum Tode führende Diagnosen wie Osteoporose, Arthrose oder Schmerzsyndrome, in 3% der Fälle ein chronisches psychiatrisches Leiden (zumeist eine chronische Depression) als Grund für den Sterbewunsch genannt worden.

In der Studie hatten sich keine Fälle gefunden, wo das verabreichte Natriumpentobarbital nicht zu schneller Bewusstlosigkeit und später zum Tode geführt hätte. Die Zeit zwischen Verabreichung der Substanz und Todeseintritt war allerdings in 12% der Fälle größer als eine Stunde, in einem Fall dauerte es fast 18 Stunden bis zum Todeseintritt. Alle in der Studie untersuchten Fälle waren korrekt den Behörden zur Abklärung vorgelegt worden.

❯ Fazit

Die Rolle des Arztes in der Sterbehilfe ist eine äußerst delikate. Zum einen besteht unter den meisten Experten Einigkeit, dass die in diesem Bereich nötigen Auswahlverfahren nicht ohne medizinische Expertise durchgeführt werden können. Auf der anderen Seite lässt sich fragen, warum man ausgerechnet die Berufsgruppe der Ärzte mit einer spezifischen »licence to kill« ausstatten soll. Tatsächlich wurde die Frage nach der adäquaten Rolle des Arztes in der Sterbehilfe in den letzten Jahren zunehmend auch in der rechtlichen und ethischen Fachliteratur gestellt [9, 19, 20, 21, 22]. In diesem Spannungsfeld ist der Weg der Schweiz, Sterbehilfe zuzulassen, ohne sie gleichzeitig zu medikalisieren, zweifellos von Interesse. Dabei ist es aber zu früh, die Erfahrungen abschließend zu beurteilen. Mittlerweile scheint die Praxis der »alteingesessenen« Sterbehilfeorganisationen Exit Deutsche Schweiz und Exit A.D.M.D. (Exit Suisse Romande) in der Schweiz weitgehend akzeptiert und kaum mehr kontrovers.
Demgegenüber haben die Praktiken der Sterbehilfeorganisation Dignitas, welche primär Personen, die zum Zwecke der assistierten Selbsttötung in die Schweiz einreisen, ihre Dienste anbietet

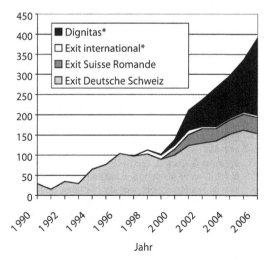

◘ **Abb. 23.1.** Anzahl assistierte Suizide in der Schweiz seit 1990 (die mit * bezeichneten Organisationen leisten hauptsächlich bei aus dem Ausland eingereisten Personen Suizidbeihilfe)

(»Sterbetourismus«), in den letzten Jahren hohe Wellen geworfen. Sie waren es, die den Ruf nach einer strengeren Regulierung der Suizidbeihilfe in der Schweiz haben lauter werden lassen, wobei dem vom Sterbetourismus hauptsächlich betroffenen Kanton Zürich eine Schlüsselrolle zukam. Noch stellt sich zwar der Bundesrat gegen eine solche Regelung, der Druck im Parlament nimmt aber stetig zu [23]. Bemerkenswerterweise ist fast unbestritten, dass eine solche Regulierung auf die Sterbehilfeorganisationen fokussieren soll, nämlich durch Einführung einer Registrierungs-, Bewilligungs- und Aufsichtspflicht. Damit könnte die Schweiz in absehbarer Zeit das erste Land der Erde werden, welches die Rolle von Nichtärzten in der Sterbehilfe in einem Gesetz explizit regelt, was gleichzeitig auch eine Form der Legitimierung dieser Rolle bedeutet. Ein solches Gesetz erscheint angesichts der gesellschaftlich doch weit etablierten Praxis der konsequente nächste Schritt.

Sowenig aber das holländische Sterbehilfegesetz, das 2002 in Kraft getreten ist, Ruhe in die holländische Sterbehilfedebatte gebracht hat, so wenig wird das auch in der Schweiz durch ein solches Gesetz der Fall sein. Die Diskussion um den guten Tod des Menschen in der postmodernen Gesellschaft und die adäquate Rolle der Ärzteschaft dabei wird weitergehen, in den Ländern mit einer toleranten ebenso wie in denjenigen mit einer restriktiven Regulierung.

Literatur

1. Schwarzenegger C (Hrsg). Schweizerisches Strafgesetzbuch. 4. Auflage, Liberalis Verlag, Zürich, 2006.
2. Schöch H, Verrel T. Alternativ-Entwurf Sterbebegleitung. Goltdammer's Archiv für Strafrecht 2005; 152: 553–624
3. Wernstedt T, Mohr M, Kettler D. Sterbehilfe in Europa. Eine Bestandsaufnahme am Beispiel von zehn Ländern unter besonderer Berücksichtigung der Niederlande und Deutschlands. Anästhesiol Intensivmed Notfallmed Schmerzther 2000; 35: 220–231
4. Duncan DF, Nicholson T, Clifford P, Hawkins W, Petosa R. Harm reduction: an emerging new paradigm for drug education. J Drug Educ 1994; 24: 281–290
5. Nordt C, Stohler R. Incidence of heroin use in Zurich, Switzerland: a treatment case register analysis. Lancet 2006; 367: 1830–1834
6. Battin M. Ending life. Oxford University Press, Oxford, 2005
7. Hurst SA, Mauron A. Assisted suicide and euthanasia in Switzerland: allowing a role for non-physicians. BMJ 2003; 326: 271–273
8. Bosshard G, Fischer S, Bär W. Open regulation and practice in assisted dying. How Switzerland compares with the Netherlands and Oregon. Swiss Med Wkl 2002; 132: 527–534
9. Ziegler SJ, Bosshard G. Role of non-governmental organisations in physician assisted suicide. BMJ 2007; 334: 295–298
10. Schwarzenegger C. Strafbare Handlungen gegen Leib und Leben. In: Niggli M, Wiprächtiger H (Hrsg). Basler Kommentar zum Strafgesetzbuch Art.111–401 StGB. Verlag Helbing und Lichtenhahn, Basel, 2003, 1–69
11. Bosshard G, Jermini D, Eisenhart D, Bär W. Assisted suicide bordering on active euthanasia. Int J Legal Med 2003; 117: 106–108
12. Schweizerische Akademie der Medizinischen Wissenschaften. Betreuung von Patienten am Lebensende. Medizinisch-ethische Richtlinien. Schweiz Ärztezeitung 2005; 86: 172–176
13. Schweizerisches Bundesgericht. Entscheide 2A.48/2006 und 2A.66/2006
14. Van der Heide A, Deliens L, Faisst K et al. End-of-life decision-making in six European countries: descriptive study. Lancet 2003; 362: 345–350
15. Baureitel U. Die Freitodhilfewilligen. Die Wochenzeitung, 7. Juni 2007, 23
16. Anonymus. Sterbehilfe und Palliativmedizin – Handlungsbedarf für den Bund? Stellungnahme des Eidgenössischen Justiz- und Polizeidepartements, Januar 2006
17. Bosshard G, Ulrich E, Bär W. 748 cases of suicide assisted by a Swiss right-to-die organisation. Swiss Med Weekly 2003; 133: 310–317
18. Bosshard G. Euthanasia and Law in Switzerland. In: Griffiths J, Weyers H, Adams M (Hrsg) Euthanasia and the Law in Europe. Hart Publishing, Oxford, 2008, 463–482
19. Schöne-Seifert B. Ist Assistenz zum Sterben unärztlich? In: Holderegger A (Hrsg). Das medizinisch assistierte Sterben. 2. Auflage, Universitätsverlag, Freiburg, 2000, 98–118
20. Bosshard G, Broeckaert B, Bär W. Sterbeassistenz und die Rolle des Arztes. Überlegungen zur aktuellen Debatte um die Regelung von Suizidbeihilfe und aktiver Sterbehilfe in der Schweiz. Aktuelle Juristische Praxis 2002; 11: 407–413
21. Bosshard G, Clark D, Gordijn B, Materstvedt LJ, Müller-Busch C. A role for doctors in assisted dying? An analysis of legal regulations and medical professional positions in six European countries. J Med Ethics 2008; 34: 28–32
22. Appel JM. A suicide right for the mentally ill? A Swiss case opens a new debate. Hastings Cent Rep 2007; 37: 21–23
23. Anonymus. Motion Stadler Hansruedi (Nr. 07.3163). Gesetzliche Grundlage für die Aufsicht über die Sterbehilfeorganisationen (Juni 2007)

Das Recht der sogenannten Sterbehilfe

Terminologische Unterscheidungen, kategoriale Klassifikationen und normative Maßstabskriterien

W. Höfling

I. Problemaufriss und Problemkontext

Die öffentliche und fachöffentliche Auseinandersetzung um die sog. Sterbehilfe hat – nicht nur – in Deutschland in den zurückliegenden Jahren an Dynamik gewonnen. Zahlreiche Kommissionen und konzeptionelle Entwürfe haben sich der Thematik angenommen: von der Bioethik-Kommission Rheinland-Pfalz über die Arbeitsgruppe »Patientenautonomie am Lebensende« des Bundesjustizministeriums, die Enquete-Kommission »Ethik und Recht der modernen Medizin« bis zur Stellungnahme des Nationalen Ethikrates, den überarbeiteten Grundsätzen der Bundesärztekammer, den Verhandlungen des 66. Deutschen Juristentages und den unterschiedlichen Entwürfen für eine gesetzliche Regelung zur Patientenverfügung.[133]

Die rechtswissenschaftliche und forensische Beschäftigung mit der Frage nach Integritätsschutz und Patientenautonomie am Lebensende stehen dabei in einem wechselseitigen Bezugs- und Be-

einflussungsverhältnis zum allgemeinen Diskurs. Doch die vielfältigen Diskussionsbeiträge und ebenso die (vermeintlichen) Leit- und Grundsatzentscheidungen des Bundesgerichtshofs haben nicht für Konsens und Klarheit sorgen können.

Dies gilt für die höchstrichterliche Strafrechts- wie Zivilrechtsjudikatur gleichermaßen. Der Strafrechtssprechung ist es bei aller Bemühung um eine Absicherung der Kasuistik zulässiger Sterbebegleitung nicht gelungen, ein für Juristen, Ärzte, Patienten und Angehörige gleichermaßen transparentes und geschlossenes Regelungssystem zu entwickeln,[134] und auch die Entscheidungen der Zivilgerichte, namentlich der Beschluss des 12. Zivilsenats des BGH vom 17. März 2003[135] hat hier eher zu Irritationen über die Bedeutung und

---

[133] Zu einem Überblick über die reformpolitische Diskussion siehe *Wolfram Höfling/Anne Schäfer*, Leben und Sterben in Richterhand?, 2006, S. 29 ff.

[134] So die zusammenfassende Bewertung durch *Torsten Verrel*, Patientenautonomie und Strafrecht bei der Sterbebegleitung (Gutachten für den 66. DJT), in: DJT, Verhandlungen des 66. Deutschen Juristentages, Bd. I, Gutachten, 2006, C 118, dort C 13ff. auch eine instruktive Bestandsaufnahme der Entwicklung der letzten 20 Jahre.

[135] Siehe dazu die eingehende Kritik bei *Wolfram Höfling/Stephan Rixen*, Vormundschaftsgerichtliche Sterbeherrschaft?, JZ 2003, 884 ff.

Reichweite des Selbstbestimmungsrechts am Lebensende geführt.

Inzwischen hat sich das juristische »Kategoriengeklapper«[136] zu einem für viele unverständlichen Stimmen- und Meinungswirrwarr verdichtet.

Passive Sterbehilfe, quasi-passive Sterbehilfe, aktiv-indirekte Sterbehilfe, aktiv-direkte Sterbehilfe, Hilfe im Sterben, Hilfe beim Sterben, Hilfe zum Sterben usw. – für die existentiell betroffenen **Patienten** wie für die ebenfalls intensiv einbezogenen **Ärzte** und **Pflegenden** sind **all diese terminologischen Differenzierungen wenig hilfreich.** Die Grenzen scheinen so fließend, dass man – so nicht zuletzt auch Verfechter der sog. aktiven Sterbehilfe – auch kategoriale normative Unterschiede leugnen zu können glaubt.

Vor diesem Hintergrund ist eine Vergewisserung über die verfassungsrechtlichen Wertungsvorgaben und ein Problemzugriff angezeigt, der die Rechtsordnung als Integritäts- und Würdeschutzordnung ernst nimmt und dabei zugleich die Aufgaben sowie Grenzen ärztlichen Handelns angemessen erfasst. Dabei sind **Selbstbestimmung** und **Integrität** die **zentralen Orientierungs- und Maßstabskriterien ärztlichen Handelns.** Art. 2 Abs. 2 Satz 1 des Grundgesetzes garantiert beide als grundrechtliche Schutzgüter.[137]

II. Ethische und rechtliche Unterscheidungen

Zunächst lassen sich drei zentrale Überlegungen und Unterscheidungen formulieren[138]:

(1) Die erste betrifft die moralische Signifikanz, die normative Asymmetrie zwischen Töten und Sterbenlassen. Sie erweist sich vor allem im Blick auf die Kausalität, die Intentionalität und die Motivation ärztlichen Handelns. Dieses vollzieht sich an einem Organismus als einem sich selbst erhaltenden Ganzen. Gerät er in eine Phase der irreversiblen Desintegration, so spricht man vom Sterben. Wer dies geschehen lässt, verhält sich fundamental anders als derjenige, der tötet. Von »Tötung« kann man dort sprechen, wo der Organismus eines Betroffenen von einer äußeren Einwirkung gleichsam überwältigt wird. Das ärztliche Handeln koppelt sich vom Krankheitsprozess ab und wendet sich gegen den Organismus.

(2) Der zweite Punkt betrifft jene Konfliktkonstellation, die man – keineswegs einheitlich – mit Begriffen wie passive Sterbehilfe, Hilfe beim Sterben bzw. Hilfe zum Sterben zu bewältigen versucht. Doch die geläufige Dychotomie von aktiver und passiver Sterbehilfe insinuiert einerseits eine intentionale Parallele, die nicht existiert, und setzt mit dem Modus der Handlung auf ein phänomenologisches Unterscheidungskriterium (Tun oder Unterlassen), dem als solches die inhaltliche Überzeugungskraft fehlt. Zum einen markiert der Unterschied zwischen Tun und Unterlassen nicht schon die Grenze zwischen strafbarem und straflosem Verhalten; zum anderen scheinen die Ärzte – wie Praxiserfahrungen und internationale Untersuchungen immer wieder zeigen – weitgehend damit überfordert, bestimmte (Nicht-) Interventionen, etwa das viel bemühte Abstellen der Beatmungsgeräte, einer der Kategorien zuzuordnen. Aber auch die durch die Begrifflichkeit nahegelegte Vorstellung, bei der sog. passiven Sterbehilfe ziele der Arzt auf die Lebensbeendigung ab, beabsichtige er den Tod des Patienten, verfehlt die Situation.

Befindet sich der Betroffene in der Sterbephase, so ist die kurative Medizin an ihre Grenzen gelangt. Intensivmedizinische Maßnahmen beispielsweise sind nicht mehr indiziert. Das Ziel der ärztlichen Tätigkeit ändert sich. Therapiebegrenzung und Übergang zu palliativer Versorgung sind nunmehr angezeigt, um ein möglichst erträgliches Sterben zu ermöglichen.

Derartiges ärztliches Handeln aber als Sterbehilfe im Sinne einer beabsichtigten Lebensbeendigung zu qualifizieren, ist mehr als nur missverständlich.

---

[136] So *Karl Engisch*, Konflikte, Aporien und Paradoxien bei der rechtlichen Beurteilung der ärztlichen Sterbehilfe, in: Festschrift für Dreher, 1977, S. 309 (314 f.).

[137] Siehe dazu etwa *Höfling/Rixen*, Recht auf Leben und Verbot der Todesstrafe, in: Heselhaus/Nowak (Hrsg.), Handbuch der Europäischen Grundrechte, 2006, S. 361 ff.; aus der Rechtsprechung des Bundesverfassungsgerichts: BVerfGE 89, 120 (130); 52, 171 (175).

[138] Hierzu und zum folgenden *Wolfram Höfling*, Integritätsschutz und Patientenautonomie am Lebensende, DMW 130 (2005), 898 ff. m.w.N.

Ähnliche Überlegungen gelten für jenen Fall, der zunehmend als Hilfe zum Sterben charakterisiert wird. Hier liegt der Patient nicht im Sterben, allerdings tritt der Tod ein, wenn eine bestimmte medizinische und/oder pflegerische Maßnahme (z. B. Dialyse-Behandlung, Beatmung, aber auch sog. künstliche Ernährung) unterbleibt oder nicht fortgeführt wird. Ist diese Nicht(weiter)behandlung Ausdruck der gebotenen Beachtung eines entsprechenden validen Patientenwillens – sei er aktuell geäußert oder durch eine aussagekräftige Patientenverfügung manifestiert –, so endet insoweit das ärztliche Mandat, nicht aber beendet der Arzt das Leben. Bricht er indes eine lebenswichtige Funktionen substituierende Maßnahme ab (z. B. Ernährung über eine PEG-Sonde bei einem sog. Wachkomapatienten), ohne hierzu durch den Patienten legitimiert zu sein, dann hilft er nicht »zum Sterben«, er tötet.

Dies mag manchen als allzu alarmistische Formulierung erscheinen, und man wird ganz grundsätzlich einwenden, dass ja »eigentlich« und zunächst die ärztliche Behandlung als solche der Legitimation durch den Patientenwillen bedarf. Das ist richtig und wird inzwischen auch in der Rechtsprechung zunehmend so gesehen. Fraglich aber ist, ob diese Grundregel auch den gar nicht seltenen Konfliktfall lösen kann, in dem ein **hinreichend klarer Patientenwille nicht ermittelt** werden kann:

sei es, weil der Patient aktuell nicht einwilligungsfähig ist, sei es, weil eine valide Patientenverfügung nicht vorliegt,

sei es, dass auch ein sog. mutmaßlicher Wille nicht mit der erforderlichen »Eindeutigkeit« ermittelt werden kann.

In einer solchen Konstellation spricht die grundgesetzliche Integritäts- und Würdegarantie, so (nicht nur) meine Auffassung, für eine tutioristische, d. h. vorsichtig bewahrende Position, also für den Vorrang des Lebensschutzes. In der konkreten Dilemmasituation – entweder behandelt der Arzt weiter, ohne *hierzu* und damit zu einem Übergriff auf die körperliche Unversehrtheit legitimiert zu sein, oder er verzichtet auf eine (weitere) Behandlung und führt damit den Tod herbei, ohne sich hierbei auf den Patientenwillen stützen zu können, ja vielleicht sogar entgegen einem nicht zu erken-

nenden Behandlungswunsch –, also in dieser Dilemmasituation erscheint mir das zu vermeidende »größere Übel« der irreversible Verlust des Lebens als der vitalen Basis aller Grundrechte.

Hinzu kommt ein weiterer wichtiger Aspekt: Art. 1 Abs. 1 GG, die Menschenwürdegarantie der Verfassung, schützt bedingungs- und voraussetzungslos den unantastbaren Eigenwert jedes Menschen.

Unabhängig vom Status, auch vom jeweiligen pathophysiologischen Zustand werden alle als gleich würdige Mitglieder der Rechtsgemeinschaft anerkannt; kein Dritter soll über die Zugehörigkeit auf Grund von fremdbestimmenden Mutmaßungen entscheiden dürfen.[139] Mit dieser Grundentscheidung wäre es nicht vereinbar, die eben umschriebene Dilemmasituation auf der Grundlage von Drittbewertungen zulasten des auch für die Würde fundamentalen Lebensrechts (»vitale Basis der Menschenwürde«)[140] aufzulösen.

(3) Schließlich und vor allem jedoch sollte **die Kategorie der sog. indirekten Sterbehilfe verabschiedet werden.** Der BGH und die herrschende Strafrechtslehre verstehen unter der sog. indirekten Sterbehilfe eine ärztliche gebotene schmerzlindernde Medikation, durch die – unbeabsichtigt, aber in Kauf genommen – als unvermeidbare Nebenfolge der Todeseintritt beschleunigt werden kann. Indes: Eine solche Sicht der Dinge transportiert verbreitete Vorurteile, verkennt die Sinnstruktur ärztlichen Handelns und verfehlt die normativen Wertungen. Zunächst wird ein Befund aus der Frühzeit der Schmerztherapie vorgetragen, der mit der – arztrechtlich geschuldeten – kunstgerechten, modernen Palliativmedizin kaum noch etwas zu tun hat. Nach neueren Erkenntnissen verlängert eine solche Behandlung wahrscheinlich die Lebenszeit der Betroffenen; nur in ganz seltenen Fällen kann es zu einem kurzzeitigen früheren Todeseintritt kommen. Doch dieses Risiko liegt

---

[139] S. hierzu *Hillgruber*, Die Würde des Menschen am Ende seines Lebens – Verfassungsrechtliche Anmerkungen, ZFL 2006, S. 70 ff.; *Höfling*, Wachkoma – eine Problemskizze aus verfassungsrechtlicher Perspektive, in: Höfling (Hrsg.), Das sog. Wachkoma – Rechtliche, medizinische und ethische Aspekte, 2005, S. 1 ff.

[140] BVerfGE 39, 1 (42).

weit unterhalb jeder Mortalitätsquoten, die mit zahlreichen anderen medizinischen Interventionen einhergehen. So wie jene Todesraten (selbst bei einer harmlosen Gallenblasenoperation etwa 0,1–0,5 %) im Interesse eines therapeutischen Erfolges in Kauf genommen werden (ohne dass jemand auch nur auf die Idee käme, bei einem Misslingen über indirekte Sterbehilfe zu sprechen), so sollte auch der Arzt, der seiner Pflicht nachkommt, den Leidenszustand seines Patienten zu lindern, nicht in die Nähe von »Todesengeln« gerückt werden.[141]

Mehr noch: Ein Arzt, der die durch den pathophysiologischen Zustand des Patienten indizierte und von dessen Einverständnis getragene, angemessene **palliative Versorgung nur unzureichend** oder **gar nicht übernimmt**, macht sich (u U.) der **Körperverletzung** schuldig. Eine indizierte palliativmedizinische Intervention aber wendet sich gerade nicht – wie beim Töten – gegen den Organismus des Betroffenen, sondern setzt bei dessen Krankheit und ihren Symptomen an und ist unmittelbar therapeutisch motiviert. **Wer aber überdosierte, schmerzlindernde Injektionen verabreicht, um den Tod** des Betroffenen **herbeizuführen**, der macht sich eines **Tötungsdelikts** schuldig.

III. Ein (vereinfachtes) Prozessschema zum Entscheidungsverlauf

Überführt man die vorstehend skizzierten Überlegungen in ein vereinfachtes Prozessschema, das den Entscheidungsablauf an den beiden zentralen verfassungsrechtlichen Maßstabskriterien – Autonomie und Integrität – ausrichtet, so ergibt sich das in ◘ Abb. 24.1 dargestellte Szenario.

IV. Möglichkeiten und Grenzen des Instruments der Patientenverfügung

Vor dem Hintergrund der vorstehenden Erwägungen werden auch Bedeutung und Brisanz eines »kompensatorischen« Entscheidungsinstruments deutlich, das in den letzten Jahren z. T. geradezu kampagneartig propagiert worden ist, die sog. *Patientenverfügung.* Ihr sind die folgenden Überlegungen gewidmet, die im Wesentlichen auf einem Gesetzentwurf beruhen, den ich für die Deutsche Hospiz Stiftung verfasst habe.[142]

Der Gesetzentwurf beruht auf einem dreistufigen, aufeinander abgestimmten **Entscheidungsablauf:**

▰ Für jene Fälle, in denen zweifelsfrei eine strengen Anforderungen (Schriftlichkeit, Beratung, Aktualität, Konkretheit) genügende Patienten-

---

Vereinfachte Skizze des Entscheidungsablaufs

(1) Patient ist einwilligungsfähig

Sein Wille entscheidet (im Rahmen der ärztlichen Indikation) über Art und Umfang der Behandlung, auch: Ablehnung jeder Behandlung

(2) Patient ist nicht mehr kommunikationsfähig

a) Es liegt eine valide (= verbindliche) Patientenverfügung vor:

wie (1)

b) Es liegt keine valide Patientenverfügung vor:

Es ist der mutmaßliche Wille zu ermitteln

c) Lässt er sich ermitteln:

analog (1)

d) Lässt er sich nicht ermitteln: Soweit ärztlicherseits indiziert, ist weiter zu behandeln (Integritätsschutz) bis zum Eintritt des »Sterbeprozesses« Dann: palliativmedizinisch begleitet sterben lassen

---

[141] S. hierzu etwa *Sahm*, Sterbehilfe in der aktuellen Diskussion – ärztliche und medizinisch-ethische Aspekte, ZfL 2005, S. 45 (48).

[142] *Höfling*, Gesetz zur Sicherung der Integrität von Patienten am Lebensende (Patientenautonomie- und Integritätsschutzgesetz), MedR 2006, S. 25 ff.

verfügung vorliegt, entfaltet diese für alle Beteiligten strikte Bindungswirkung. Eine derartige Patientenverfügung wird damit einer aktuellen Willensäußerung eines einwilligungsfähigen Patienten gleichgestellt; eine Reichweitenbegrenzung ist nicht veranlasst. Für die zusätzliche Einschaltung des Vormundschaftsgerichts besteht kein Anlass (**erste Stufe**).

- In allen anderen Fällen muss der mutmaßliche Wille ermittelt werden. Gerade weil diese Konstellation auch in Zukunft die zentrale Problematik von Entscheidungen am Lebensende betreffen wird, versucht der Gesetzentwurf *erstmals*, die Ermittlung des mutmaßlichen Willens im Interesse von Autonomie *und* Integrität normativ zu steuern.

- Lässt sich nach übereinstimmender Einschätzung von Arzt und Bevollmächtigtem/Betreuer der strikt auf Äußerungen des Betroffenen selbst fixierte mutmaßliche Wille nach Maßgabe des § 3 Abs. 2-4, ggf. unter Einbeziehung eines beratenden Gremiums, ermitteln, ist er Grundlage des weiteren Vorgehens (**zweite Stufe**).

- Verbleiben insoweit Meinungsverschiedenheiten zwischen Arzt und Bevollmächtigtem/Betreuer, ist das Vormundschaftsgericht einzuschalten (**dritte Stufe**).

- Lässt sich der mutmaßliche Wille nicht ermitteln, so darf eine ärztlicherseits indizierte, lebenserhaltende Behandlung nicht unterlassen werden (s. oben).

❯ Fazit

Der Gesetzgeber ist aufgerufen, sich der anspruchsvollen Aufgabe zu stellen, ein Sterben – und Leben! – in Würde unter angemessener Berücksichtigung der grundrechtlichen Vorgaben zu ermöglichen. Ein Gesetz über Patientenverfügungen kann insoweit nur ein erster, aber notwendiger Schritt sein.

Palliativmedizin statt aktiver Sterbehilfe bei Krebskranken

I. Jonen-Thielemann

❯ Krebskrankheit im Endstadium wird auch heute noch oft in Verbindung mit unerträglichem Leiden gesehen. Gefühle von Angst und Verzweiflung lassen nach vorzeitiger Beendigung dieser Lebenszeit fragen. Doch das, was wir »Leiden« nennen, ist wie ein Mosaik zusammengesetzt aus Bausteinen körperlicher, seelischer, geistiger, spiritueller und sozialer Art, für das es – dem einzelnen Kranken angepasst – verschiedenste Zugangswege der Hilfe gibt. Dies belegen mehr als zwei Jahrzehnte gelebte Palliativmedizin.

Definitionen

Palliativmedizin meint im weitesten Sinne Linderung von Leiden, wenn Heilung nicht mehr möglich ist. Das Wort pallium (lat.: Mantel) ist eine Metapher für die umfassende Sorge, den Schutz, die Hilfe und Geborgenheit, die in dieser letzten, höchst schwierigen Zeit benötigt wird.

Palliativmedizin widmet sich dem unheilbar kranken Menschen mit fortgeschrittener Krankheit unabhängig von der Diagnose. Hierzu gehören neben der Krebskrankheit u. a. auch fortgeschrittene Lungen-, Herz- oder Nierenerkrankungen, neurologische Erkrankungen wie multiple Sklerose (MS) oder neurodegenerative Erkrankungen wie z. B. amyotrophe Lateralsklerose (ALS), M. Parkinson und Demenz, weiter Infektionserkrankungen wie z. B. Aids.

❷ Palliativmedizin bedeutet möglichst ganzheitliche, individuelle Behandlung, Pflege und Begleitung des Schwerkranken und Sterbenden, sowie die Unterstützung der Angehörigen auch über den Tod des Patienten hinaus.

Die **Deutsche Gesellschaft für Palliativmedizin e. V.** (DGP) gibt 1994 – in Anlehnung an die Definitionen der Weltgesundheitsorganisation (WHO) und der European Association for Palliative Care (EAPC) – in ihrer Satzung folgende Definition und Zielsetzung der Palliativmedizin:

»Gegenstand der Palliativmedizin ist die Behandlung und Begleitung von Patienten mit einer

nicht heilbaren, progredienten und weit fortgeschrittenen Erkrankung mit begrenzter Lebenserwartung.

Die Palliativmedizin bejaht das Leben und sieht
Sterben als einen natürlichen Prozess. Sie lehnt aktive Sterbehilfe in jeder Form ab.

Die Palliativmedizin arbeitet multidisziplinär
und basiert auf der Kooperation der Ärzte verschiedener Disziplinen, des Krankenpflegeper-
sonals und anderer Berufsgruppen, die mit der
ambulanten und stationären Betreuung unheilbar
Kranker befasst sind.

Durch eine ganzheitliche Behandlung soll Leiden umfassend gelindert werden, um dem Patienten und seinen Angehörigen bei der Krankheits-
bewältigung zu helfen und ihm eine Verbesserung
der Lebensqualität zu ermöglichen« [5].

Organisationsformen

Palliativmedizin kann grundsätzlich an jedem Ort
verwirklicht werden. Die Umsetzung der Idee ist
jedoch in spezialisierten Einrichtungen leichter
möglich [8, 11, 12, 15].

In Deutschland haben sich derzeit verschiedene Organisationsformen im stationären und ambulanten Bereich ausgebildet.

Einrichtungen unter ärztlicher Leitung in Klinik/
Krankenhaus sind:
- die Palliativstation als eine Station der Klinik
  mit dem besonderen Behandlungsziel der umfassenden Palliation unheilbarer, schwerkranker Menschen,
- der Palliativbereich mit Betten zur palliativmedizinischen Behandlung innerhalb einer anderen Klinikstation,
- der Konsiliardienst Palliativmedizin mit dem
  Angebot palliativmedizinischer Mitbehandlung
  auf den verschiedenen Stationen der Klinik.

Das stationäre Hospiz ist dagegen eine eigenständige Einrichtung für Schwerkranke mit nur kurzer
Lebenserwartung, bei denen eine stationäre Behandlung in der Klinik nicht (mehr) notwendig ist
und eine ambulante Palliativversorgung bzw. die
Pflege zu Hause nicht ermöglicht werden kann.

Das Hospiz bietet Palliativpflege im weitesten
Sinne einschließlich Sterbebegleitung. Für die palliativmedizinische Behandlung sind niedergelassene Ärzte zuständig.

Das Wort Hospiz, von hospitium (lat.: Gast-
freundschaft, Herberge), gilt in der Hospizbewegung unserer Zeit als Metapher für die Begleitung
auf der »letzten Reise« – zum eigentlichen Ziel des
Lebens, dem Tod.

So bedeutet Hospiz nicht unbedingt ein Ge-
bäude, sondern meint die Betreuung Schwerkranker und Sterbender: ambulant, stationär oder teil-
stationär.

Ort des Sterbens sollte, wenn irgend möglich, das
Zuhause des sterbenden Menschen sein. So ist
es ein erklärtes Ziel der Palliativmedizin, auch
Schwerkranke, bei denen stationäre Behandlung
nicht mehr zwingend erforderlich ist, nach Hause
zu entlassen und ihre Versorgung dort durch ambulante Dienste zu unterstützen [2, 6].

Im ambulanten Bereich arbeitende Dienste
sind:
- der ambulante Palliativdienst für die umfassende Pflege und Betreuung des schwerkranken Menschen und die Mitbegleitung seiner
  Angehörigen durch Pflegende mit Kompetenz
  in Palliativpflege,
- der ambulante Hospizdienst zur persönlichen
  Betreuung des Kranken sowie seiner Angehörigen vorwiegend durch ehrenamtliche Mitarbeiter.

In den Zentren für Palliativmedizin sind mehrere
Organisationsformen gleichzeitig angesiedelt.

Aufgaben der Palliativstation

Das Ziel der Palliativmedizin ist es, die Patienten
so zu behandeln, zu pflegen und zu begleiten, dass
der Schwerkranke wieder Lebensfreude empfinden
kann und auch noch in dieser höchst schwierigen
Lebensphase Sinn erkennt.

»Leben (wollen) bis zuletzt« soll ermöglicht
werden, bis zur Annahme eines natürlichen Endes.

So sind die Aufgaben einer Palliativstation viel-
gestaltig (◻ Tab. 25.1). Nach dem Konzept der Pal-

◘ **Tab. 25.1.** Ziel und Aufgaben der Palliativmedizin

Palliativmedizin		
Ziel	Erhalt/Verbesserung der Lebensqualität unheilbar Kranker	
Aufgaben	Sorge um den physischen Zustand	symptombezogene medizinische Behandlung (»symptom control«)
		Palliativpflege
	Kommunikation	
	weitere Unterstützung	psychisch, mental, spirituell, sozial
	Sterbebegleitung	
	Mitbetreuung und Trauerbegleitung der Angehörigen	
	Aus-, Weiter- und Fortbildung, Information	
	Forschung	

liativmedizin – mit dem Anspruch einer möglichst ganzheitlichen, individuellen Sicht des Kranken – umfassen sie die untrennbaren Bereiche des Körperlichen, Seelischen, Geistigen, Spirituellen und Sozialen.

Diese umfassende Betreuung erfordert die Zusammenarbeit von Mitarbeitern unterschiedlicher Professionen: aus den Bereichen Medizin – möglichst mit Zusatz-Weiterbildung Psychotherapie und Palliativmedizin –, Krankenpflege, Physiotherapie, Sozialarbeit, Theologie (»multiprofessionelles Team«). Und die interdisziplinäre Beratung mit Ärzten verschiedener Fachrichtungen kann die Qualität der palliativmedizinischen Behandlung sehr steigern. Gut eingegliederte ehrenamtliche Mitarbeiter sind eine weitere Bereicherung der Palliativstation.

Symptomkontrolle

Grundlage aller Bemühungen um den Kranken ist zunächst die Sorge um seinen physischen Zustand. Das bedeutet, kompetente medizinische Symptomkontrolle zur Linderung der körperlichen Beschwerden auf ein erträgliches Maß, ist die erste notwendige Aufgabe des Arztes. Einen weiteren wesentlichen Baustein im Rahmen der Palliativ-

versorgung stellt die Palliativpflege dar: ein besonderes Pflegekonzept mit möglichst ganzheitlicher Sicht des Kranken und sorgsamer Beachtung seiner Symptome und individuellen Bedürfnisse [10].

Alle nur möglichen Symptome können von Krebskranken im fortgeschrittenen Stadium entwickelt werden. Meist leidet ein Patient unter mehreren Symptomen gleichzeitig.

Die vorwiegenden körperlichen Beschwerden bei Palliativpatienten mit malignen Organtumoren sind in abnehmender Häufigkeit: allgemeine Schwäche, Schmerzen, Appetitlosigkeit, Übelkeit und Erbrechen, Obstipation, Dyspnoe, Schlafstörung, Ödeme, Husten, Miktionsbeschwerden, Dysphagie, neurologische Störungen, Aszites, Tumorblutung [7]. Weitere Beschwerden können sein: Mundtrockenheit, Durst, Diarrhö, Ikterus, Pruritus, Fieber, Singultus, Schwindel, Schwitzen, pathologische Fraktur, sichtbare Haut- und Schleimhautveränderungen, starke Geruchsbildung, motorische Unruhe u. a.

Jedes einzelne Symptom ist Ausdruck des Leidens und kann in starker Ausprägung das Leben des Kranken so beeinträchtigen, dass es für ihn unerträglich wird.

Aber furchtbare, nicht auszuhaltende Schmerzen müssen bei sachkundiger Schmerztherapie nicht sein, und auch fast alle anderen Symptome können auf ein zu ertragendes Maß vermindert werden. Dazu sind spezielle Kenntnisse und Erfahrungen in Schmerztherapie bzw. Symptomkontrolle zu erwerben. So gibt es z. B. bewährte, von der WHO empfohlene Grundregeln zur medikamentösen Schmerztherapie: möglichst orale Verabreichung der Analgetika, regelmäßige Gabe nach festem Zeitplan (»antizipativ«), Anwendung des WHO-Stufenschemas, individuelle Dosierung [14].

Zur Symptomkontrolle werden neben der medikamentösen Therapie bei entsprechender Indikation auch Verfahren der palliativen Chirurgie oder Strahlentherapie eingesetzt sowie seltener eine zytostatische Chemotherapie, Immun- oder Hormontherapie.

Letzte Lebensphasen

Die medizinische Indikation für die Art und das Ausmaß der palliativmedizinischen Behandlung ist abhängig vom Zustand des Kranken. Auch noch in der Palliativmedizin gibt es sehr verschieden weit fortgeschrittenes Krankheitsgeschehen, dargestellt in den 4 Lebensendphasen (◨ Tab. 25.2). Diese werden definiert durch die noch möglichen Aktivitäten des Patienten und seine (fremd) eingeschätzte zeitliche Prognose [9].

So wird in der **Rehabilitationsphase** oft eine palliative Krebstherapie – z.B. auch Operation oder Strahlentherapie – eingesetzt, um durch Tumorverkleinerung bestehende Symptome zu beheben oder zu lindern und möglichst auch eine Lebensverlängerung zu erreichen.

In der **Präterminalphase** ist meist nur eine Linderung der Beschwerden angezeigt, wobei die Ursache der Symptome, z.B. die Krebskrankheit, nicht beeinflusst wird. Zu dieser »Symptomkontrolle« gehört auch die Schmerztherapie.

In der **Terminalphase** ist die Symptomkontrolle dem Krankheitsverlauf weiter anzupassen. Oft sind in den letzten Lebenstagen die bis dahin bewährten Pharmaka einzuschränken auf wenige Mittel, die dann genügen.

◨ **Tab. 25.2.** Lebensphasen in der Palliativmedizin

Phase		Aktivität	Prognose
1.	Rehabilitationsphase	Weitgehend normales gesellschaftliches Leben trotz fortgeschrittener Krankheit	Viele Monate, manchmal Jahre
	↕		»die letzten Monate/Jahre«
2.	Präterminalphase	Eingeschränkte Möglichkeiten des aktiven Lebens	Mehrere Wochen bis Monate
	↕		»die letzten Wochen«
3.	Terminalphase	Bettlägerigkeit, oft Rückzug nach innen oder Ruhelosigkeit	Wenige Tage bis eine Woche
	↕		»die letzten Tage«
4.	Final-/Sterbephase	Zustand »in extremis«, Mensch »ad finem«, »liegt im Sterben«, Bewusstsein nicht auf Außenwelt gerichtet	Einige Stunden bis ein Tag
	↓		»die letzten Stunden«
	Tod		
	↓		
5.	Trauerphase der Angehörigen		

Und in der **Finalphase**, in ihrer Sterbestunde, benötigen manche Kranke, die dem Tod ruhig entgegensehen, keine Medikamente mehr.

Fast alle anderen Sterbenden kommen meist mit wenigen Mitteln aus, die als sog. »Notfallmedikation« (Morphin, Lorazepam, Scopolamin, Diazepam) zusammengestellt sind. Diese Medikamente werden abhängig von der bestehenden Symptomatik gemäß ihrem Wirkungsspektrum einzeln oder in Kombination gegeben und – wenn erforderlich – wiederholt eingesetzt. Die klinische Erfahrung zeigt, dass sich hiermit nahezu alle schwierigen Situationen in der Sterbephase so gut wie möglich ertragen lassen.

Die sedierend wirkenden Medikamente werden auf der Kölner Palliativstation sorgfältig dosiert. Bei starker Unruhe und Angst soll durch intermittierende, oberflächliche Sedierung nur ein überaktives Bewusstseinsniveau auf das normale Maß zurückgeführt werden, wobei Gespräche möglich bleiben. Die Angst des Sterbenden wird vielmehr auf der nichtkörperlichen Ebene gesehen und mit menschlichem Beistand beantwortet. »Terminale Sedierung« als kontinuierliche, tiefe Sedierung mit Senkung des Bewusstseinsniveaus bis zur »Bewusstlosigkeit« [13] sollte nur ausnahmsweise einem Patienten mit schwersten therapierefraktären Symptomen für einen bestimmten Zeitraum vorbehalten bleiben.

Kommunikation, weitere Unterstützung über die Symptomkontrolle hinaus

Die Linderung der körperlichen Symptome kann zufrieden stellend nur dann gelingen, wenn die Wahrnehmung des Kranken weit gefasst ist und auch die seelische, geistige, spirituelle und soziale Dimension einbezieht. Das ist die eigentliche Herausforderung für **alle** Mitarbeiter einer Palliativstation. In diesem Schwierigen liegt auch die hohe Kunst der Medizin und – wenn sie gelingt – der Moment der Gnade des Arztseins.

Kommunikation bedeutet Gespräche mit dem Kranken über alles, was ihn bewegt. Hierzu gehören verschiedene Ebenen:

- der emotionale Aspekt, der die Gefühle des kranken Menschen umfasst, z.B. Angst, Verzweiflung, Traurigkeit, Depression oder Hoffnung, Vertrauen;

- der kognitiv-intellektuelle Bereich, der für die verstandesmäßige Bearbeitung der Krankheit und der persönlichen Lebensgeschichte steht, auch die Verantwortlichkeit für das eigene Leben übernimmt;

- die spirituell-metaphysische Dimension, welche den Glauben berührt, die Bewusstseinsqualität, die Religiosität, – die »religio« im ursprünglichen Sinne meint: Rückbindung an einen transzendenten Hintergrund in uns, das Universum, an Gott;

- die soziale Situation, die bestimmt ist durch die Art der Familienbindung, der Freundschaften und anderer Sozialkontakte, des Berufslebens sowie der materiell-finanziellen Sicherheit.

So gibt es auf der Palliativstation viele Gespräche, die über die Krankheit hinausgehen bis hin zu den »letzten Fragen« nach dem Sinn des Lebens, Leidens und Sterbens, nach Gott, aber auch Erzählen der ganz alltäglichen Dinge, die das Leben erleichtern im Augenblick.

Doch Kommunikation geschieht auch nonverbal, immer und überall. Unser ganzes Sosein hat Mitteilungscharakter und Wirkung auf jedes Gegenüber. Diese stille Kommunikation wird auf der Palliativstation ebenfalls bewusst gelebt: einfach durch Dasein, Hinhören, einen freundlichen Blick, miteinander Lachen – und Mitaushalten des Nichtänderbaren, Schweigen, Berühren, die innere Haltung, die ausstrahlt. Und natürlich auch Beistand in der Sterbestunde sowie den Angehörigen Stütze sein in dieser Zeit und danach.

Das Ausmaß an Kommunikation bestimmt weitgehend der Patient. Er hat das Recht auf Wissen, aber auch auf Nichtwissen, auf Träume und Rückzug.

Der Wille des Kranken, Patientenverfügung

❽ **»Voluntas aegroti suprema lex est« – der Wille des Kranken ist oberstes Gebot.**

Die Zeit des »Salus aegroti suprema lex est« ist vergangen, in der das Wohl des Kranken und das Prinzip der Fürsorge des Arztes an höchster Stelle standen. Zu den Grundrechten unseres Landes gehört die Unverletzlichkeit der Freiheit der Person, das Recht auf Leben und körperliche Unversehrtheit (Art. 2, Grundgesetz). So ist auch der ärztliche (Heil)eingriff eine Körperverletzung im Sinne des Strafrechts, wenn der Patient nicht in die Behandlung einwilligt. Voraussetzung für die Entscheidungsfähigkeit des Patienten ist eine ausführliche Beratung mit dem Arzt.

Das Prinzip der Selbstbestimmung des Patienten gilt natürlich auch in der Palliativmedizin, also bis zu seinem Lebensende.

Die Ermittlung des Patientenwillens ist auf der Palliativstation vergleichsweise einfach. Arzt und einwilligungsfähiger Patient sind hier in einer fast kontinuierlichen Kommunikation. Im vertrauensvollen Gespräch erkennt der Arzt, welches Ausmaß an Therapie der Kranke sich noch wünscht, und hilft ihm zu verstehen, welche Art Behandlung zu diesem Zeitpunkt noch sinnvoll erscheint. Dann weicht die Sorge um ein Zuviel an Therapie – oder um deren Zuwenig.

Auch wenn beim Palliativpatienten die große Entscheidung zur Änderung des Therapieziels von Kuration nach Palliation bereits gefallen ist, gibt es doch innerhalb der Palliativmedizin noch die Möglichkeit der Wahl zwischen unterschiedlich eingreifenden Behandlungsarten. So wird z. B. die künstliche Nahrungs- und Flüssigkeitszufuhr in den letzten Lebenstagen von manchen Patienten unbedingt gewünscht, während andere Kranke ausdrücklich »keine Schläuche« wollen und gelegentlich kleine Schlucke Wasser trinken. Das diesbezügliche Vorgehen kann nur bei jedem einzelnen Patienten unter Berücksichtigung seines klinischen Zustandes und seiner besonderen persönlichen Umstände individuell mit ihm entschieden werden.

In den Grundsätzen der Bundesärztekammer zur ärztlichen Sterbebegleitung wird in Punkt IV (Ermittlung des Patientenwillens) das Selbstbestimmungsrecht des einwilligungsfähigen, angemessen aufgeklärten Patienten zur Ablehnung einer Behandlung und auch zur Beendigung schon eingeleiteter lebenserhaltender Maßnahmen zum Ausdruck gebracht [3].

Schriftliche Patientenverfügungen, manchmal auch Vorsorgevollmachten, werden in den letzten Jahren zunehmend häufig bei der Aufnahme auf Palliativstation abgegeben, haben aber wegen der aktuellen Äußerungsfähigkeit der Patienten hier kaum Bedeutung.

Höchst schwierig ist dagegen die Situation auf der Intensivstation, wenn beim einwilligungsunfähigen Patienten eine Entscheidung zur Beibehaltung oder Änderung des Therapieziels getroffen werden soll. Hier ist die für die konkrete Krankheitssituation verfasste eindeutige Patientenverfügung für den Arzt bindend (Grundsätze der BÄK, Punkt IV) [3,4].

Doch sollte auch der »natürliche Wille« des Patienten, den dieser mit seiner Körpersprache ausdrückt und der gegen die eigene Vorausverfügung sprechen kann, beachtet werden.

Es ist für einen Menschen nicht einfach, vorausschauend festzulegen, was er zu anderer Zeit dann wirklich empfindet und will. Und noch problematischer ist es, den mutmaßlichen Willen eines anderen zu ergründen. Nach meiner Wahrnehmung will ein Komapatient (noch) leben.

Die verschiedenen Arten der Sterbehilfe

❽ »Aktive Sterbehilfe«, »passive Sterbehilfe« und »indirekte Sterbehilfe« sind unklare, bei den Menschen in unserem Land Verwirrung stiftende Begriffe, die geändert werden sollten.

»Aktive Sterbehilfe«, auch als Euthanasie bezeichnet, ist »eine gezielte Lebensverkürzung durch Maßnahmen, die den Tod herbeiführen oder das Sterben beschleunigen sollen. Sie ist unzulässig und mit Strafe bedroht, auch dann, wenn sie auf Verlangen des Patienten geschieht« [3]. Klare Definitionen hierfür sind im Strafgesetzbuch gegeben: **Tötung auf Verlangen** (§ 216), anderenfalls **Totschlag** (§212).

Auf der Kölner Palliativstation hat kein Krebskranker ernsthaft und nachhaltig um Tötung auf Verlangen gebeten. Manche Patienten hatten bei Aufnahme diesen Wunsch, der aber nach wenigen Tagen palliativmedizinischer Behandlung nicht mehr geäußert wurde. Dagegen gab es oft Fragen nach weiteren Behandlungsmöglichkeiten der Krebskrankheit, um das Leben noch etwas verlängern zu können.

»Passive Sterbehilfe« wird aus juristischer Sicht definiert als Verzicht oder Abbruch lebensverlängernder Maßnahmen.

In den Grundsätzen der BÄK (Punkt II. Verhalten bei Patienten mit infauster Prognose) werden diese Begriffe vermieden. Es wird dagegen dargestellt, dass bei Patienten mit weit fortgeschrittener Krankheit, die nach ärztlicher Erkenntnis aller Voraussicht nach in absehbarer Zeit sterben werden, eine Änderung des Behandlungsziels indiziert sein kann, wenn lebenserhaltende Maßnahmen Leiden nur verlängern würden **und** sofern die Änderung des Therapieziels dem Willen des Patienten entspricht. »An die Stelle von Lebensverlängerung und Lebenserhaltung treten dann palliativmedizinische Versorgung einschließlich pflegerischer Maßnahmen.«

❽ Angemessene Bezeichnungen für dieses Vorgehen im Umfeld des Lebensendes sind anstatt »passiver Sterbehilfe«: Palliativmedizin oder natürlicher Sterbeverlauf.

Palliativmedizin grenzt sich klar ab von Lebensverkürzung durch Tötung auf Verlangen oder begleiteter Selbsttötung, aber auch von versuchtem Lebenserhalt um jeden Preis durch eine intensivmedizinische Behandlung, die nicht (mehr) indiziert ist. Doch der Wille des Patienten ist allein entscheidend für den weiteren Verlauf der Behandlung.

»Indirekte Sterbehilfe« meint eine unvermeidbare Lebensverkürzung, die als Nebenfolge einer Leidenslinderung hingenommen werden darf (nach § 34 StGB: Rechtfertigender Notstand).

Seit Einführung einer qualifizierten Schmerztherapie und Symptomkontrolle gibt es diesen Tatbestand praktisch nicht mehr. Die Erfahrungen auf der Kölner Palliativstation zeigen, dass angemessene palliativmedizinische Behandlung zur Leidenslinderung das Leben nicht verkürzt, aber oft verlängert. Andere Zentren kamen zu gleichen Ergebnissen [1].

Um die Grundkenntnisse der Ärzte in diesem Bereich zu verbessern, muss Palliativmedizin als Pflichtlehr- und Prüfungsfach in das Medizinstudium aufgenommen werden.

»Assistierter Suizid«, die **Beihilfe zur Selbsttötung**, ist gegeben, wenn der Patient die letzte, eigentliche Tötungshandlung selbst vornimmt. Selbsttötung und Beihilfe zur Selbsttötung sind in Deutschland straffrei. Nach Standesrecht widerspricht »die Mitwirkung des Arztes bei der Selbsttötung dem ärztlichen Ethos und kann strafbar sein« (Grundsätze der BÄK, Präambel).

Beihilfe zur Selbsttötung ist außer Frage eine Tat der Verzweiflung von Patient **und** Arzt.

Auf der Kölner Palliativstation gab es in mehr als zwei Jahrzehnten keine Selbsttötung und auch keine Frage nach Beihilfe zur Selbsttötung.

Nur ein Patient unserer Station hatte vor seiner Aufnahme schon Verbindung mit einer Sterbehilfeorganisation in der Schweiz aufgenommen und geplant, von der Palliativstation dorthin zu reisen. Nach bestmöglicher Symptomkontrolle und Versöhnung innerhalb seiner Familie bestand dieser Wunsch nicht mehr. Er starb friedlich eines natürlichen Todes.

❯ Fazit

Die eindrückliche Erfahrung, gewonnen in mehr als zwei Jahrzehnten Arbeit auf einer Palliativstation, führt zu der Feststellung: Palliativmedizin ist die Königsalternative zur aktiven Sterbehilfe. Palliativmedizin bedeutet jedoch nicht nur die Behandlungsform auf einer Palliativstation, sondern sollte selbstverständlicher Teil der Medizin sein und von jedem Arzt angewandt werden können, wenn es für seinen Patienten keine Kausaltherapie mehr gibt: auf jeder Station einer Klinik und v. a. im ambulanten Bereich, damit für mehr Menschen wieder Sterben zu Hause möglich wird.

Doch bei allen Diskussionen um die Themen Palliativmedizin, Patientenverfügung, Sterbehilfe geht es letztlich um das nackte Sterben, dem Unvermeidlichen in jedem Leben. Eine romantische Darstellung dessen ist graue Theorie. Die Erfahrung zeigt: Sterben ist das zutiefst ernste Geschäft, denn unser ganzes Leben steht auf dem Prüfstand. Das macht uns die Angst. Hier hilft nur Versöhnung mit sich selbst, allen andern und mit dem Höchsten. Dann ist Sterben einfach.

Aber: Töten, sich selbst oder andere, ist die schlechteste Lösung von allen.

Das alte memento mori früh hinein nehmen in das eigene Leben und mit Blick darauf Haltung und Handeln entscheiden, ist wohl ein guter Weg zu einem friedlichen natürlichen Sterben.

Literatur

1. Borasio GD: Ohne Dialog gibt es keine guten Entscheidungen. Interview. Dtsch Arztebl 2007; 104(5):C 200–202
2. Brenn J: Ambulante Palliativversorgung in NRW auf den Weg gebracht. Rhein Arztebl 2007; 61 (7):12
3. Bundesärztekammer: Grundsätze der Bundesärztekammer zur ärztlichen Sterbebegleitung. Neufassung. Dtsch Arztebl 2004; 101 (19): B 1076–1077
4. Bundesärztekammer: Empfehlungen der Bundesärztekammer und der Zentralen Ethikkommission bei der Bundesärztekammer zum Umgang mit Vorsorgevollmacht und Patientenverfügung in der ärztlichen Praxis. Dtsch Arztebl 2007; 104 (13): C 759–764
5. Deutsche Gesellschaft für Palliativmedizin e.V.: Satzung. Dr. Mildred Scheel Haus, Universitätsklinikum, Köln 1994
6. Hoppe J-D: Die Palliativmedizin gehört zum Aufgabenbereich jedes Arztes. Interview. Dtsch Arztebl 2007; 104 (22):C 1313–1316
7. Jonen-Thielemann I, Pichlmaier H: Palliativmedizin, Palliativstation – ein Bekenntnis zum Menschen. Münch med Wschr 1994; 136 (40): 605–609
8. Jonen-Thielemann I: Palliativmedizin. In: Hontschik B (Hrsg): Psychosomatisches Kompendium der Chirurgie. Marseille, München 2003; 188–199
9. Jonen-Thielemann I: Terminalphase. In: Aulbert E, Nauck F, Radbruch L (Hrsg): Lehrbuch der Palliativmedizin. 2. Aufl. Schattauer, Stuttgart, New York 2007; 1019–1028
10. Kern M: Patientenzentrierte Pflege und Aufgaben in Schmerztherapie und Symptombehandlung. In: Aulbert E, Nauck F, Radbruch L (Hrsg): Lehrbuch der Palliativmedizin. 2. Aufl. Schattauer, Stuttgart, New York 2007; 961–971
11. Klinkhammer G: Quantensprung für die Versorgung Schwerstkranker. Dtsch Arztebl 2007; 104 (25): C 1522–1523
12. Pichlmaier H, Jonen-Thielemann I: Die Station für palliative Therapie. In: Pichlmaier H, Müller JM, Jonen-Thielemann I (Hrsg): Palliative Krebstherapie. Springer, Berlin Heidelberg New York 1991; 274–279
13. Radbruch L, Nauck F: Terminale Sedierung. In: Aulbert E, Nauck F, Radbruch L (Hrsg): Lehrbuch der Palliativmedizin. 2. Aufl. Schattauer, Stuttgart, New York 2007; 1029–1036
14. World Health Organization: Cancer pain relief. With a guide to opioid availability. 2nd ed. World Health Organization, Geneva 1996
15. Zielinski HR: Station für Palliative Therapie. Ein Projekt der Deutschen Krebshilfe e.V. an der Chirurgischen Universitätsklinik Köln. In: Zielinski HR (Hrsg): Prüfsteine medizinischer Ethik VI. Arbeitsgemeinschaft für Medizinische Ethik und Gesellschaftsbildung e. V., Grevenbroich 1986; 3–55

VII

Teil VII Forschung in Grenzsituationen der Intensivmedizin

Forschung in Grenzsituationen der Intensivmedizin

C.-F. Vahl

> Ein guter akademischer Lehrer hat den Anspruch, den jüngeren Ärzten nicht nur Therapieschemata beizubringen (die diese dann akzeptieren), sondern ihnen v. a. die Mittel an die Hand zu geben, kritisch mit diesen Therapiekonzepten umzugehen und sie ggf. sogar abzulehnen.

Gerade die klinische Tätigkeit im Grenzbereich der Intensivmedizin zwingt jeden Arzt und jeden Wissenschaftler, sich immerwährend neu zu definieren. Die Begriffe Gesundheit und Krankheit werden von der Tradition, welcher der Gesunde oder Kranke und sein Arzt angehören, wesentlich bestimmt. Der klassische Hausarzt, der seine Patienten, ihre Eigenheiten und ihre Überzeugungen kannte, wusste, was seine Patienten brauchten, und seine ärztliche Aufgabe bestand darin, sie damit zu versorgen. Aber wie ist die Situation auf der Intensivstation, die dadurch charakterisiert ist, dass der Arzt über diese Kenntnisse seines Patienten zunächst nicht verfügt? Ist es wirklich so abwegig, wissenschaftlich interessierte Ärzte zu erleben »wie faschistische Diktatoren, die den Patienten ihre eigenen Ideen von Krankheit und Gesundheit unter dem Deckmantel einer Therapie aufzwingen« [8]?

Die Gefahr des Aufzwingens einer Therapie, des Erprobens eines wissenschaftlich begründeten Konzeptes, erscheint besonders groß, wenn der Patient am wehrlosesten ist: unter Intensivbedingungen im Grenzbereich von Leben und Tod. Angesichts der Gegenwart des Todes erfährt der behandelnde Arzt etwas Wesentliches, das ich allen jüngeren Kollegen weiterzugeben versuche: dass er verantwortlich ist, dass er sich nur auf sich selbst verlassen kann und dass er sich v. a. von Experten innerhalb und außerhalb seines Fachgebietes nicht von seinen inneren Überzeugungen abbringen lassen darf. Denn es gibt Wichtigeres als die Meinung von Spezialisten, und ganz sicher gibt es v. a. Wichtigeres als Forschungsergebnisse.

Forschungsaktiver Anspruch der Medizin im Grenzbereich zwischen Leben und Tod

So lange nicht eine neue, vielleicht ganz andere Definition des Todes vorliegt, wird es Gegenstand der Diskussion bleiben, wann das Leben aufhört und der Tod anfängt. Vielleicht wird es gelingen, über molekulare Prozesse oder Applikation molekularbiologischer Begriffe wie z. B. unumkehrbare Apoptose eine gewisse Sicherheit auf diesem Terrain zu erreichen. Bis dieses gelingt, dürfte die Rolle der forschungsaktiven Medizin in Grenzsituationen zwischen Leben und Tod von Momenten des Unbehagens begleitet bleiben.

Die forschungsaktive Medizin in Grenzsituationen hat und hatte immer Züge des Anrüchigen: Paracelsus lernte von Hexen, die nicht mit dem Kodex der seinerzeit allein selig machenden römisch-katholischen Kirche konform gingen. Die aufkommende wissenschaftliche Medizin mit ihrem emanzipatorischen Anspruch gegenüber der Kirche machte gerade vor dem Tod nicht halt und säkularisierte den Körper. Der noch nicht zu Staub gewordene menschliche Körper wurde zum wissenschaftlichen Projekt anatomischer Forschung und studentischer Ausbildung.

Um an genügend Ausbildungs- und Versuchsobjekte heranzukommen, sollen in London im frühen 19. Jahrhundert rund 200 haupt- und nebenberufliche Grabräuber auf Friedhöfen umhergeschlichen sein, um frisch beerdigte Körper auszugraben, die sie an Anatomieschulen verkauften [1]. Die Wissenschaft war exquisit: gegen 1820 war der Preis für einen frisch Verstorbenen hoch: ungefähr 20 Pfund.

Die »bodysnatchers« machten sich seinerzeit keiner Straftat schuldig, weil – wie heute – in der Rechtsprechung niemand Eigentumsrechte an dem Körper des Verstorbenen geltend machen konnte [17]. Wer es sich leisten konnte, sicherte daher die Leiche seines Angehörigen vor dem Zugriff der Wissenschaft und erwarb eine spezielle Leichenraub-Schutz-Stahlkonstruktion, die unter dem Begriff »Mortsafe« vermarktet wurde [14]. Sogar Studiengebühren konnten an manchen schottischen Universitäten wahlweise in Geld oder Leichen bezahlt werden [6].

Je näher der Zeitpunkt zwischen dem Tod und der anatomischen Analyse aneinander rückte, desto interessanter für die Wissenschaft. So ist der durch Burke und Hare ausgelöste Skandal von perfider Logik: Burke und Hare gingen so weit, 16 Menschen zu ermorden, um die Anatomen mit frischen Körpern für die Wissenschaft zu bedienen. Erst dieser Skandal führte 1832 zu einer gesetzlichen Regelung [17].

Barbarische Tests am Übergang von Leben und Tod

So skandalös sich diese Berichte im Dienste einer voranschreitenden medizinischen Wissenschaft lesen, so sind es hier – nach heutigem Verständnis – zweifelsfrei Tote, an denen sich die Forschung vollzog. Das darf nicht dazu verführen zu glauben, dass der Grenzbereich zwischen Leben und Tod und damit der Würde und dem Respekt vor dem Menschenwesen, das dem Wissenschaftler für Analysezwecke ausgeliefert war, für die Medizin nicht immer schon mit erheblichen definitorischen Schwierigkeiten assoziiert war.

Die im christlichen Abendland verbreiteten 3 Tage nach dem Tod, in denen die Würde des Toten als Mensch weiterbesteht, und die einen Übergang von Leben zum Tod beschreiben, werden sogar noch übertroffen von indonesischen Gebräuchen, über die W. Fuchs berichtet: »die Leiche wird im ersten Grab gewissermaßen nur deponiert. Die Zeit zwischen diesem ersten Begräbnis und der endgültigen Bestattung variiert bei den indonesischen Völkern zwischen mehreren Monaten und mehreren Jahren ... Die Zeit zwischen provisorischer und endgültiger Bestattung entspricht dem Übergang des Gestorbenen aus der realen Gesellschaft der Lebenden in die imaginäre der Toten« [9].

Die wissenschaftlichen Interventionen der Anatomen des 18. Jahrhunderts waren damit in ähnlicher Weise im Grenzbereich zwischen Leben und Tod angesiedelt, wie die heute diskutierten medizinischen Maßnahmen einer wissenschaftlich ausgerichteten Intensivmedizin.

Es sind nicht unzufällig Ärzte, die angesichts dieser Unsicherheit des Todeseintrittes eine Vielzahl von barbarisch anmutenden Tests entwickelten, um den Tod festzustellen: nicht nur Tabakeinläufe in Tote in Pariser Leichenhallen oder das Einführen spitzer Nadeln unter die Fingernägel werden von Mary Roach als Versuche beschrieben, diese Sicherheit zu gewinnen [16]. Die Todesfeststellung war hier wirklich nur noch ein wissenschaftliches Phänomen: Die Würde, die vor derartigen barbarischen Prozeduren Halt geboten hätte, hatten die Verstorbenen offensichtlich bereits verloren. Jean Baptiste Vincent Laborde erklärte, dass die fehlende Reaktion auf ein über drei Stunden während des, rhythmisches Ziehen an der Zunge eines mutmaßlich Toten, ein sicheres Todeszeichen sei. Er erfand – als konsequenter Wissenschaftler – ein Gerät, das ihn bei der Bestimmung des Todes unterstützte: eine kurbelbetriebene Zungenziehmaschine [16].

Auch heute ist in der aktuellen Literatur die Debatte um den Tod des Menschen und das Kriterium des Hirntodes nicht abgeschlossen, sodass Linus Geisler feststellt, dass nach den »Harvard-Kriterien« die Diagnose des Hirntodes in Deutschland in einigen Fällen nicht haltbar wäre [10].

Angesichts dieser Unsicherheiten stellt sich die Frage:

Braucht man Forschung im Grenzbereich?

Auf diese Frage kann man grundsätzlich auf **zwei Weisen** antworten.

Einerseits kann man aus medizinischer Sicht eine Vielzahl von Fragestellungen und Beispielen anbieten, die illustrieren, wie nützlich diese Art Forschung für die Wissenschaft ist und in welchem Ausmaß die aus diesen Aktivitäten zu erwartenden Forschungsergebnisse für andere Menschen von Nutzen sein können.

Andererseits kann man die Frage von vorneherein verneinen und argumentieren, die Wissenschaft selbst sei eine Art alles umfassende Staatsreligion, eine moderne westliche Ideologie, sodass man darauf drängen müsse, dass man zumindest dem Sterbenden dadurch seine Würde lässt oder zurückgibt, dass man ihn dem Zugriff der Wissenschaftsideologie zumindest in den Momenten des Sterbens entzieht.

Auf beide Aspekte werde ich eingehen.

Die erste Antwort: ein nützlicher Ansatz

Zunächst einmal ist zu klären, warum Menschen im Grenzbereich zwischen Leben und Tod für die medizinische Forschung so interessant sind. Vor allem, weil sie als physiologisches Gesamtsystem betrachtet noch wesentliche Funktionen erfüllen. Ich werde dieses stellvertretend für viele

andere medizinische Fragestellungen an einem Beispiel darstellen: In einem aktuellen und auf der Homepage der Universität Freiburg veröffentlichen Forschungsprojekt beschreibt M. Trepel seine Forschungsziele (2007: www.uniklinik-freiburg.de/medizin1):

»Alle Zelltypen und Gewebe des Körpers, einschließlich krankhafte Gewebe wie z. B. Tumore, tragen für das jeweilige Gewebe spezifische Zelloberflächenproteine (Marker oder Rezeptoren). Der Schwerpunkt der Arbeitsgruppe liegt in der Identifizierung solcher zelltyp-, organ- und tumorspezifischen Rezeptoren und ihrer Liganden. Neben grundlagenwissenschaftlichem Interesse ist das Ziel auch die Nutzung dieser Liganden/Rezeptorstrukturen für die Entwicklung von gewebe- oder zelltypspezifischen Therapien (z. B. Gentherapie oder Chemotherapie). Damit können therapeutische Agenzien nach systemischer Applikation spezifisch auf erkranktes Gewebe gelenkt werden, um dort einen besonders hohen Wirkungsgrad zu erreichen, während gesundes Gewebe von Nebenwirkungen weitgehend verschont bleibt.«

Diese Forschungsziele sind für jeden Arzt nachvollziehbar und dürften inhaltlich allseitige Unterstützung erfahren.

Zu den Kooperationspartnern der Gruppe gehört als herausragender Wissenschaftler, der Krebsforscher Wadih Arap aus Houston (Texas, USA). Dieser Onkologe injizierte sterbenden (hirntoten) Patienten eine Suspension von Viren, die er genetisch verändert hatte und die er – wie oben beschrieben bei den Forschungszielen der Freiburger Gruppe – mit einem Peptid ausgestattet hatte [2]. Dieses Peptid ist – laienhaft gesprochen – so etwas wie ein Spürhund für spezielles Gewebe, auf das es abgerichtet ist. Diese Peptide erfüllen dementsprechend die Funktion, dass sie die modifizierten Viren zielgerichtet zu bestimmten Organen lenken sollen. Wadih Arap musste seine Viren für sein Experiment nicht nur injizieren. Er musste am lebenden Patienten v. a. eine Erfolgskontrolle durchführen und überprüfen, ob die von ihm genetisch veränderten Viren ihre Zielorgane auch tatsächlich gefunden hatten. Kurz vor Beendigung aller intensivmedizinischen Maßnahmen spritzte Wadih Arab den Patienten ein Schmerzmittel und entnahm eine Reihe von Biopsien aus unterschiedlichen Gewebearten. Er fand tatsächlich die Viren in der Haut, im Muskel, im Knochenmark, in der Prostata, im Fett und in der Leber.

An Leichen ohne ein intaktes kardiozirkulatorisches Gesamtsystem wären diese Forschung und die auf sie aufbauenden Projekte nicht möglich gewesen. Auch ein Tierversuch kann hier nicht als Ersatz dienen, da die Peptide ja gerade an menschliche Rezeptoren binden sollen. Ein klassisches Laborexperiment ohne lebenden Organismus kann dieses Experiment auch nicht ersetzen. Und ich kann mir keine Ethikkommission vorstellen, die ein derartiges Experiment bei einem gesunden Menschen zugelassen hätte.

Der mutmaßliche Nutzen dieser Forschungsrichtung erscheint unmittelbar plausibel. Wie lange der Weg bis zu einer tatsächlichen für Patienten nützlichen Therapieform ist, bleibt unklar. Der Nutzen für die beteiligten Wissenschaftler ist im Einzelfall auch offenkundig, da sie auf der Grundlage derartiger Experimente konkrete neue Forschungsprojekte definieren können, für die sich Forschungsgelder einwerben lassen, mit denen die Bürgergemeinschaft diese Projekte weiter finanziert. Projekte, die dem Ruf der akademischen Institution und nicht zuletzt der Reputation der beteiligten Wissenschaftler dienlich sind. Die Vorstellung löst Unbehagen aus, dass gerade ein skrupelloser Forscher bei der gegebenen Rivalität unter Wissenschaftlern einen Wettbewerbsvorteil haben könnte.

Die zweite Erwiderung:
Muss in Grenzsituationen überhaupt etwas erforscht werden?

Die Durchführung des oben skizzierten Projektes ist erfolgreich durchgesetzt worden, aber sie ruft auch unverändert Unbehagen hervor: bei den betroffenen Ärzten, Pflegern und Angehörigen, aber auch in der »scientific community« selbst. Muss diese – oder eine wie auch immer gut begründete – Art von Forschung in Grenzsituationen überhaupt gegen die allseits spürbaren Widerstände durchgesetzt werden? Schließlich ist Wissenschaft unser Produkt, nicht unser Beherrscher. Wissenschaft sollte uns untertänig sein und nicht zum

Determinator unserer Wünsche und Interessen werden. Sie sollte nicht unsere Ethik verbiegen, sondern sich ihr unterwerfen. Nach W. Trillhaas besteht die Gefahr, dass unsere genuinen ethischen Vorstellungen ihren korrigierenden Charakter im beruflichen Arbeitsfeld verlieren, da er eine zunehmende Dissoziation zwischen Berufsethik und persönlichen Werten konstatiert, indem er feststellt: »Das entscheidende Problem der Berufsethik in der Gegenwart besteht darin, dass die Berufsethik von der persönlichen Welt des Menschen immer deutlicher getrennt wird. Das bedeutet, dass die Berufsethik, wie immer man sie auch fassen mag, die persönliche Welt des Menschen nicht mehr betrifft« [19].

Gerade als Ärzte und Wissenschaftler müssen wir in dem von Routineabläufen geprägten Alltag darauf Acht geben, uns nicht von unserer eigenen berufsbezogenen Geschichte hereinlegen zu lassen – oder, wie es Houellebecq formuliert [11], »noch heimtückischer, von der Persönlichkeit, von der man annimmt, dass es die eigene sei«. So läuft ein Arzt mit intensivmedizinischen Forschungsinteressen Gefahr, von seiner angenommenen wissenschaftlich-intensivmedizinischen Berufung hereingelegt zu werden.

Die Verführungsmöglichkeit ist gerade in diesem durch »High-tech«-Applikation charakterisierten Bereich groß. Denn mir scheint, dass gerade im täglichen Versorgungsablauf auf Intensivstationen ein wohl allgemeingesellschaftlich bedingter monströser Mangel sichtbar wird, der sich durch die permanente Präsenz von Extremsituationen demaskiert. Es demaskiert sich etwas, was man als eine deutliche Leerstelle wahrnimmt. Einen Mangel an Affektion, an Sozialem, an Religion, an Metaphysik. Das »burn-out«- Syndrom von Ärzten und Pflegekräften in der Hochleistungsmedizin hat bereits die Zeitschriften erreicht. Gerade diese Allgegenwart eines Mangels öffnet den Raum für eine möglicherweise unmenschliche Wissenschaft, die die Rolle eines Surrogats für Wahrheit und Verlässlichkeit einnimmt, und doch nur Kälte und Unmenschlichkeit zurückgeben kann. Aber nicht einmal diese wird eindeutig wahrgenommen, da der menschliche Umgang auf Intensivstationen an manchen Tagen von dem Gefühl einer echten, allgemeinen Ermüdung geprägt ist.

Diese Situation, diese Stimmung auf der Intensivstation, unter der sich konkrete Forschung praktisch vollzieht, steht in einem deutlichen Kontrast dazu, wie sich die medizinische Wissenschaft selbst feiert. Die Wissenschaft ist zur Religion geworden. Was sich in der Religion vollzieht, sind großartige wissenschaftliche Offenbarungen. Was außerhalb passiert, ist Barbarei und Unsinn. Sogenannte wissenschaftliche Entdeckungen werden von Wissenschaftlern als bedeutsame Ereignisse gefeiert. Und selbst wenn die wissenschaftlichen Ergebnisse sich dann doch als nicht so bedeutsam erweisen [13], stabilisiert das wechselseitige Feiern doch das wissenschaftliche Gesamtsystem, nicht unähnlich den Wundern in der römisch- katholischen Kirche.

Wer darf über Forschung im Grenzbereich entscheiden?

Damit scheinen beide Aussagen plausibel: es lassen sich nachvollziehbare medizinische Fragestellungen für die Forschung im Grenzbereich der Intensivmedizin formulieren. Andererseits gibt es Argumente, die Wissenschaft als ein sich selbst bestätigendes System wahrzunehmen, das den Kontakt zu den Interessen der Menschen nicht immer erhalten hat. Anders ausgedrückt: Wissenschaftler können Forschungsprojekte formulieren und sie dürfen und müssen Forschungsziele verfolgen. Aber die Entscheidung, ob sie diese Forschungsziele, die das Basisverständnis des Menschen von sich selbst, seiner Würde, seiner Heiligkeit, unmittelbar berühren, auch umsetzen dürfen, darf nach meinem Verständnis nicht in den Händen der beantragenden Wissenschaftler liegen.

Eine Intensivstation, ein Krankenhaus dient primär den Bürgern einer Gemeinde. Und es muss den Bürgern (bzw. ihren Vertretern in der Gemeinde) überlassen bleiben zu entscheiden, was eine Grenzsituation ist (wann sie beginnt), wer in Grenzsituationen die Entscheidungsverantwortung hat und ob in Grenzsituationen, die die Würde des Menschen unmittelbar berühren, Forschung statthaft ist. Es ist die Entscheidung der Bürger, die das Krakenhauswesen finanzieren, zu entscheiden, ob sie sich der Wissenschaftsideologie beugen, oder ob sie andere Vorstellungen darüber haben, wie

Grenzsituationen in ihrem Sinne oder im Sinne ihrer Angehörigen gestaltet werden sollen. Und selbst wenn eine Gemeinde entscheiden würde – in Anlehnung an Paracelsus, der von Hexen lernte – Laien, Wunderheiler, Priester oder Hexen an die Seite von Ärzten zu stellen, verdiente eine solche Entscheidung Respekt und müsste befolgt werden. Auch von den Wissenschaftlern, die eine solche Entscheidung als abwegig und irrational geißeln würden.

Die Rolle der Rationalität

Nicht immer sind es so konkrete Forschungsprojekte, wie sie in anhand von W. Arap formuliert waren [2]. Forschung unter intensivmedizinischen Bedingungen kann sich auch ad hoc, beinahe zufällig ereignen. Ist das Personal auf der Intensivstation auf diese Art von Forschung vorbereitet?

Die Forschung unter intensivmedizinischen Randbedingungen, insbesondere die Forschung innerhalb von Grenzsituationen, gestaltet sich anders als die Forschung unter Laborbedingungen oder in klinischen Studien. Wissenschaftliche Methodik ist nicht gleich wissenschaftliche Methodik. Zwar sind die in Ärzteschaft und Pflege arbeitenden Menschen durch ihr Studium, durch ihre Lehre trainiert, rational zu argumentieren und im Zweifel, dem rational nachvollziehbaren Argument zu folgen. Ein rationales Gedankengerüst, das von allen konsentiert ist, hat die Eigenschaft auch in solchen Situationen Einvernehmen herzustellen, die emotional kaum zu bewältigen wären. So sind Ärzte und Pflegekräfte darauf eingestimmt, von äußeren Sachverhalten zu abstrahieren, und sich auf die Logik der Argumente zu konzentrieren.

Die Erfahrung zeigt jedoch, dass diese Strategien in Grenzsituationen auf der Intensivstation nicht mehr greifen: die Präsenz des Kranken, die Präsenz des Extremen, die plötzlich offenkundige Möglichkeit, dramatische Richtungsentscheidungen zu erzeugen, zwingt die Betroffenen, die Berechtigung eines rationalen Zuganges (einer rationalen Auseinandersetzung) eher in Zweifel zu ziehen, als diese zum Ausgangspunkt therapeutischer oder wissenschaftlicher Überlegungen zu machen. So wird erklärbar, dass manche Therapieversuche auf der Intensivstation »Bauchentscheidungen« sind, dass man mit verzweifelter Hoffnung etwas probiert, dass man etwas probiert, von dem man gelesen hat, dass es Erfolg hatte, auch wenn die Eingangskriterien der Applikation des therapeutischen Schrittes eben gerade nicht der Literatur entsprechen etc.

Ich will damit sagen, dass der Impuls für Therapieversuche trotz der nachfolgenden wissenschaftlichen Analyse vielfach irrationale Momente enthält.

Wissenschaft als Entscheidungsgrundlage in Grenzsituationen

Diese irrationalen Momente mögen erstaunen, da doch von Ärzten Wissenschaftlichkeit gefordert wird. Kann die wissenschaftliche Medizin hier alleinige Entscheidungsgrundlage sein, wie es eine rationale Medizin fordern würde? Jeder Arzt erlebt, dass es in den zurückliegenden 20 Jahren für eine Vielzahl von Medikamenten geänderte Indikationsbereiche gibt. War vor 20 Jahren beim sterbenskranken herzinsuffizienten Patienten die Therapie mit β-Blockern absolut obsolet, so werden diese Medikamente heute zur Herzinsuffizienztherapie empfohlen. Die anerkannte wissenschaftliche Auffassung ist die, die zurzeit im Vorteil ist und sich in Leitlinien abbildet. Sei es, aufgrund irgendeines marktstrategischen Aspektes, berufspolitischer Entscheidungen, pragmatischer Kompromisse oder aufgrund eines wirklichen Verdientes oder einer wissenschaftlichen Wahrheit. Der Arzt erlebt, dass sich die anerkannten Auffassungen ändern.

Die Eignung der Wissenschaft, Entscheidungsgrundlagen in Grenzsituationen anbieten zu können, wird durch die eigene Historie relativiert. Angesichts von Grenzsituationen, von Todeserfahrungen muss sich der Arzt daher die Frage wieder stellen, ob wissenschaftlich begründete Entscheidungen für seinen Patienten wirklich geeigneter sind als z. B. theologische. Die Wissenschaft ist allgegenwärtig, in der Schule, in der Erziehung, in der Ernährung, in der Liebe, in der Politik, kurz: in allen Detailaspekten unseres Lebens. Aber es könnte sein, dass uns Ärzten gerade in Grenzsituationen etwas anderes nützen könnte: das Studium der Magie, die Legenden, der Mythen, der Bilder, der Träume, der Orakel, die Inspiration, die Empathie, das Gefühl für die Heiligkeit der Natur.

Dennoch ist die Wissenschaft nützlich: Sie erlaubt es dem Arzt, sich wissenschaftlicher Begriffe zu bedienen, um sein Handeln zu legitimieren. Sie gibt den Angehörigen Argumentationsfiguren an die Hand, die Heilserwartungen zu verstehen, die bestanden und die Gründe zu akzeptieren, warum sie nicht erfüllbar waren.

Reicht das medizinische Wissen, um Forschung in Grenzsituationen zu legitimieren?

Werden Ärzte in Grenzsituationen genügend Einsicht in die Komplexität der Situation ihres Patienten haben, den sie zum Teil nur wenige Stunden kennen, um in der Lage zu sein, zu brauchbaren Schlussfolgerungen zu kommen? Ich fürchte, nein. Gerade unter den Bedingungen der Intensivmedizin muss der Konsens jeden Tag neu errungen werden. Und auch für eine Forschungsaktivität muss der Konsens hergestellt werden. Gerade in der Intensivmedizin stimmen Experten oftmals in fundamentalen Fragen nicht überein. Der Anschein der Übereinstimmung ist oft eher das Ergebnis von Konformismus, als das Rekurrieren auf eine gemeinsame Wahrheit.

Das hängt damit zusammen, dass sich Intensivmediziner vorzugsweise nur mit bestimmten Aspekten des Menschen befassen. Sie konzentrieren sich auf die physische Seite und diese auch wieder partikularisiert durch das Fachgebiet, das sie vertreten. Daher ist es ist nicht auszuschließen, dass ihnen wesentliche Erkenntnisse fehlen oder das diese übersehen werden, die vielleicht sogar von Nicht-Fachleuten wahrgenommen werden würden. Gerade weil Intensivmediziner hoch qualifizierte Experten sind, denen es gelingt, hochkomplexe Behandlungsprojekte zu entwickeln, differenzierte Therapiekonzepte umzusetzen, haben sie auch das Potential, schwere Fehler zu begehen. Ihnen fehlt gerade in Extremsituationen gelegentlich die Bindung an den schwer kranken Menschen. Und sei es auch nur, weil die Empathie, die jeder zu leisten in der Lage ist, Grenzen hat und weil eine sachliche

Distanz sogar für den Erkrankten manchmal ein Vorteil sein kann. Ein schwerer Fehler könnte es sein, einen derartigen ihnen anvertrauten Kranken einem Forschungsprojekt einer anderen Fachdisziplin anzubieten, selbst wenn es sich um ein so faszinierendes Projekt wie das von W. Arap handeln würde [2].

Automatismen als Instrument der Forschung

Die Forschungsaktivität von außen gelangt nicht nur über konkrete Projekte anderer Wissenschaftler zu dem intensivmedizinisch betreuten Patienten. Fachfremde Forschungsaktivitäten finden Eingang in die Intensivmedizin durch etwas, das ich als »klinische Automatismen«, die für interdisziplinäre Kooperation typisch sind, bezeichnen werde.

Die Verfügbarkeit komplexer apparativ-technischer Ausstattung führt dazu, dass die verfügbare Technik im Sinne einer diagnostisch therapeutischen Optimierung auch eingesetzt wird. Gelegentlich zu Lasten einfacherer, in ihrer Aussagekraft gleichwertiger Untersuchungstechniken. Für den Chirurgen entsteht manchmal der Eindruck, als würden Patienten als Durchgangsstationen wahrgenommen z. B. für Radiologen, die Spezialuntersuchungen durchführen und ohne Kenntnis (und damit ohne Rücksicht auf den Zustand) des Patienten als Ganzem Empfehlungen für weitere Spezialuntersuchungen aussprechen, deren Durchführung sie gemäß der bestehenden und allseits akzeptierten Leitlinien einfordern. Werden diese Untersuchungen durch den Chirurgen, der seinen Patienten intensivmedizinisch betreut, nicht zeitnah veranlasst, kann man als Arzt durchaus in den Fokus der Spezialisten geraten, die die Durchführung ihrer Untersuchungstechnik einfordern oder eine Unterlassung unterstellen, wenn die apparativen Möglichkeiten nicht genutzt werden. Nicht selten entsteht auf diese Weise eine Situation, in der der betreuende Chirurg seinen sterbenskranken Patienten vor dem Zugriff der wissenschaftlichen Medizin schützen muss.

Ich bin davon überzeugt, dass ähnliche Situationen in allen Kliniken der Supramaximal-

versorgung vorkommen, vielleicht sogar für sie typisch sind. Der hohe Organisationsgrad der Kliniken der Maximalversorgung, das hochspezifische Fachwissen führen in der Regel dazu, dass für den Standardpatienten höchst bewährte, therapeutisch sinnvolle und hochwirksame Entscheidungsalgorithmen etabliert sind. Diese für den Standardpatienten segensreichen Ablaufalgorithmen führen zu klinischen Automatismen: Diese auf einer eigenen Dynamik beruhenden Abläufe sind trotz aller Sorgfalt nicht immer zu verhindern oder zu bremsen. Die Darstellung unterstreicht die Notwendigkeit, dass jeder Patient gerade im Kontext der Hochleistungsmedizin »seinen Kapitän« braucht. Und dass ungeachtet aller Leitlinien und Handlungsalgorithmen der im interdisziplinären Therapieprozess beteiligten Disziplinen, der Chirurg gemeinsam mit den Angehörigen des Patienten die abschließende Instanz bleibt.

Es muss also die Lehre gezogen werden, dass der Patient seine eigene Behandlung überwachen muss und dass dies – wenn er es selbst nicht mehr kann – von seinen Freunden und Verwandten übernommen werden muss. Der in diesem Beispiel angesprochene möglicherweise bestehende Erkenntnisgewinn für einen wissenschaftlich orientierten Spezialisten (der eine akademisch sinnvolle, ärztlich überflüssige Untersuchung erwartet), mag zwar vorhanden sein, dürfte aber zumeist ein derartiges Handeln an einem Sterbenden nicht legitimieren.

Wissenschaftlicher Informationstransfer: Wie soll berichtet werden?

»Jeder Forschungstätigkeit liegt ein wissenschaftliches Weltbild (Paradigma) zugrunde, von dem die erkennenden Subjekte – oft unbewusst – als ein Leitfaden ihrer Tätigkeit ausgehen. Dieses Weltbild liefert ihnen eine grobe Vorstellung ihres Forschungsgegenstandes und seiner fundamentalen Eigenschaften und gibt zugleich auch die methodologischen Kriterien vor, an denen sich die Resultate der wissenschaftlichen Tätigkeit messen lassen müssen« stellt Kurt Bayertz fest [4]. Die bisherige Darstellung stellt in Frage, ob medizinische

Forschung im Grenzbereich durch die Paradigmatisierung hinreichend charakterisiert ist.

Ich habe gezeigt, dass es mindestens zwei Muster von Forschungstätigkeit in diesem Bereich gibt: auf der einen Seite stehen experimentelle Serien, wie sie anfangs beschrieben sind, die durchaus eine eigene Systematik haben. Die wissenschaftliche Problematik ergibt sich bei diesen Forschungsprojekten daraus, dass der zentrale Parameter für alle kontrollierten wissenschaftlichen Studien fragwürdig ist: das Eingangskriterium, die Selektionskriterien. Beeinflusst der Vorgang des Sterbens selbst die Ergebnisse? Stirbt man am Versagen von Herz, Leber, Niere, Hirn, Lunge oder Immunsystem wirklich auf vergleichbare Weise?

Die andere Erfahrung beruht auf im weitesten Sinne irrationalen Momenten in der Intensivmedizin, im wie auch immer begründetem Moment des »Ausprobierens«: man tut oder verabreicht etwas in Grenzsituationen und beobachtet einen Effekt. Man wiederholt seine Aktion und beobachtet das Gleiche oder auch nicht. Es gibt eine Akkumulation von Erfahrungswissen, die in Erkenntnisse mündet.

Da alle Wissenschaftler vorbestehende Begriffe von Wissenschaft [7] haben, halten sie sich in ihren eigenen Berichten an das, was sie für Wissenschaft halten und die dadurch vorgegebene Systematik. Die Praxis der Forschungsarbeit – nicht nur der hier angesprochenen Forschung in Grenzsituationen – sieht aber oft anders aus als es die Berichte darstellen: während der Forschungsarbeiten selbst wird die strenge Methodik oft relativiert, das Messprotokoll muss korrigiert werden, es wird von vorne begonnen, Geräte werden gewechselt, Einschlusskriterien werden modifiziert etc. Damit sind die Darstellungen über wissenschaftliche Erkenntnisse zwar schlüssig zu lesen, sie stehen aber gelegentlich mit dem tatsächlichen Ablauf der Forschungstätigkeit selbst nur in einer lockeren Assoziation. Ich bin nicht sicher, ob medizinische Wissenschaft wirklich von geordneten Regeln bestimmt wird. Es wäre daher absurd, diese geordneten Regeln gerade für ein Handeln in Grenzsituationen zu erwarten. Daher spricht aus meiner Sicht nichts dagegen, auch über diese wissenschaftlich weniger exakt kontrollierte Art der Forschungstätigkeit zu publizieren.

Perspektiven und Schlussfolgerungen

An den Anfang der Schlussfolgerungen möchte ich meine anfängliche Ermutigung für den auf der Intensivstation tätigen Arzt wiederholen: dass er für seinen Patienten verantwortlich bleibt und er sich von keinem noch so wichtigem Spezialisten einschüchtern lassen darf, wie wichtig die klinischen und wissenschaftlichen Interessen auch sein mögen.

Was ist in Deutschland erlaubt?

Auch in Deutschland ist Forschung im Grenzbereich zwischen Leben und Tod nicht grundsätzlich verboten. So scheint die Forschung auch am Hirntoten dann statthaft, wenn der Verstorbene zuvor sein Einverständnis erklärt habe. Hat der Versterbende keine Erklärung hinterlassen, so könnten die nächsten Angehörigen eine Entscheidung treffen, die sich an dem mutmaßlichen Willen des Sterbenden orientieren solle [5, 6, 18]

Notwendigkeit der Absicherung: Einführung geeigneter Kommissionen

Die üblicherweise eingerichteten Ethikkommissionen sind mit den Fragestellungen der Intensivmedizin überfordert. Das wird bereits daran deutlich, dass die üblichen Fragen der Ethikkommissionen (ob das Risiko besteht, dass ein Mensch durch die Forschungsaktivitäten geschädigt wird) sich beim Hirntoten oder vor dem Versterben stehenden nicht mehr in dieser Schärfe stellen, wie das Beispiel der Forschungsaktivitäten von W. Arap illustriert [2].

Eine Absicherung im Kollegenkreis wird ohnehin zumeist vorgenommen. Allerdings kennt der Fragende zumeist seinen Kollegen und, indem er seinen Kollegen, dem er seine Frage stellt, selektiert, wählt er seine Antwort. Anstelle einer eigenen Entscheidung tritt eine Alibientscheidung im Sinne von Erwartungen.

Eine Alternative nach Art der Ethikkommission erscheint mir notwendig. So hat die Universität Pittsburgh bereits im Jahr 2002 ein spezielles Komitee, CORID genannt, zur Überwachung von

Forschung an Toten eingerichtet. Jeder Bürger kann die universitäre Internetseite aufrufen und findet folgende lakonische Erklärung: »The University of Pittsburgh has a committee (CORID) that considers research projects on patients who have recently died and have volunteered their bodies for such research in the hope that the research would one day help the living. If you are a researcher who would like to submit a new research project to CORID click here. If you are a researcher who would like to modify, renew or submit a final report on an already approved CORID project click here«. (www.clinicalresearch.pitt.edu/irs/corid/index.cfm).

Mir selbst scheint eine systematisierte Forschung in Grenzsituationen der Intensivmedizin auf Dauer nur legitimierbar, wenn diese ohne Heimlichtuerei und damit im öffentlichen Interesse stehend und von der Öffentlichkeit kontrolliert durchgeführt werden kann. Eine Einrichtung von entsprechenden Komitees an Universitätskliniken erscheint mir daher erstrebenswert. Nicht zuletzt auch, um etwas von der Bürde, welche die in diesem Bereich arbeitenden Ärzte und Pfleger haben, zu teilen und abzunehmen. Forschungsinhalte, bei denen ein Arzt fürchten muss, dass der Bürger erfährt, was er erforscht, sind nach meinem Verständnis absurd.

Plädoyer für eine menschliche Sprache

Forschung auf der Intensivstation im Grenzbereich muss verständlich sein. Sie ist verbunden mit der Notwendigkeit, mit Laien zu reden und die Gründe zu erläutern, warum bestimmte therapeutische Schritte, die auch Forschungsschritte sein können, notwendig sein könnten. Hochleistungsmedizin ist Wissenschaft und Wissenschaft ist Hochleistungsmedizin. Gerade die Forschung in Grenzsituationen und das Gespräch darüber mit den Angehörigen und Bürgern wird die intensivmedizinisch tätigen Forscher zwingen, eine Sprache zu entwickeln (bzw. wieder zu finden), die sie schon fast vergessen und durch einen abstrusen akademischen Kauderwelsch ersetzt haben. Die Sprache auf Intensivstationen wird auf diese Weise wahrscheinlich menschlicher werden, sie wird die Intensivmedizin selbst humaner machen und dadurch auch die in diesem Bereich arbeitenden Ärzte und Pflegekräfte.

Reife und wissenschaftliche Aktivität in Grenzsituationen

Reife wächst nicht an Bäumen, sie muss erlangt werden. Man lernt Reife nicht in Kliniken, auch nicht in Universitätskliniken. Reife in der akademischen Medizin wird erlangt durch aktive Teilhabe an Entscheidungen, die noch offen stehen. Teilhabe an klinischen Entscheidungen, Teilhabe an wissenschaftlichen Konzepten, Teilhabe an der komplexen Interaktionen auf der Intensivstation. Und Reife ist gerade in Grenzsituationen wichtiger als Spezialwissen.

Es verlangt Reife, um in Grenzsituationen zu entscheiden, wie die Formen des klinischen und wissenschaftlichen Spezialwissens angewendet werden sollen, wie weit man ihnen trauen kann, und v. a. was ihr Verhältnis zu den allgemeinen Vorstellungen eines würdigen menschlichen Lebens ist. Und zu der Reife im Kontext intensivmedizinischer Forschung gehören möglicherweise nicht mehr die allgegenwärtigen »männlichen« Werte des Wettbewerbs und der Rivalität.

In Anlehnung an Houellebecq erhoffe ich hier eine stärkere Präsenz »femininer« Werte: »Die femininen Werte waren geprägt von Selbstlosigkeit, Liebe, Mitgefühl, Treue und Sanftheit. Auch wenn diese Werte ins Lächerliche gezogen worden sind, muss man deutlich sagen: Es sind Werte einer höheren Kultur, deren völliges Verschwinden eine Tragödie wäre [11]. Ich plädiere für Großzügigkeit und Zeit, die jedem Intensivmediziner zugestanden werden muss, um diese Art Reife zu erreichen [3, 12].

Der Laie entscheidet

Ich bin davon überzeugt, dass Ärzte in Grenzsituationen sogar in Spezialfragen ihres Fachgebietes zu wissenschaftlichen und klinischen Fehleinschätzungen gelangen können. Umgekehrt bin ich davon überzeugt, dass der interessierte Laie das Wissen erlangen kann, das er braucht, um medizinische und wissenschaftliche Entscheidungen mitzutragen, Richtungsentscheidungen zu unterstützen oder zu treffen. Er kann auch andere Experten hinzuziehen und deren Ratschläge berücksichtigen. Die endgültige Entscheidung muss aber bei dem Patienten selbst oder den Menschen, denen er vertraut, liegen. Anders als der Arzt wird und sollte der Angehörige die Chance wahrnehmen, sich innerhalb und außerhalb der wissenschaftlichen Medizin zu informieren.

❶ Ich bin überzeugt, dass man als Arzt in medizinischen Grenzsituationen seine Patienten vor den Segnungen der wissenschaftlichen Hochleistungsmedizin schützen muss und dass in diesen Situationen ein gut informierter Angehöriger von unschätzbarem Wert ist: Für die Absicherung der ärztlichen Entscheidung und für das Wohl des Kranken.

— Ich plädiere damit ausdrücklich gegen Forschungsfreiheit im Grenzbereich von Leben und Tod auf Intensivstationen.
— Ich plädiere ausdrücklich für die Notwendigkeit einer wirksamen Forschungskontrolle durch Laien und Bürger und für die Einrichtung geeigneter Kommissionen [5].

❷ Fazit

Schlussworte mit Rudolf Nissen

Ein Aufsatz erscheint mir nicht als optimale Form der Annäherung an die adressierte Fragestellung. Ich würde es vorziehen, mich über das Thema zu unterhalten. Um diesem Text nicht die Merkmale oder den Anspruch von etwas Endgültigem zu geben, müssen wir uns zunächst einmal vergegenwärtigen, dass es wichtigere Dinge in unserem Leben, auf der Welt gibt, als Krankheiten zu besiegen, die Wissenschaft weiterzubringen oder die Wahrheit zu finden. Zu diesen Fragen gehören persönliche Antworten, die sich jeder (nicht nur jeder Arzt) selbst geben muss, auf die Frage, wie man angesichts des Todes zu leben vermag. Antworten, die zu Haltungen führen, die wiederum das ärztliche Tun mehr bestimmen dürften als jede wissenschaftliche Analyse.

»Ein Chirurg«, schreibt Nissen [15], »ist im Spiegel seiner eigenen Kritik niemals erfolgreich; sicherlich nicht der einsichtsvolle Chirurg, der die Unzulänglichkeiten seines Faches und seiner eigenen Leistung so empfindet, wie sie empfunden werden sollen: als Vorwurf und Ansporn ...Wer so unmittelbar Werkzeug der Behandlung ist wie der

Chirurg, der kann sich, wenn er Selbstkritik besitzt oder sich bewahrt hat, nicht freimachen von der Vorstellung, dass in dem ein oder anderen Falle eine Änderung des technischen Vorgehens, die Unterlassung einer Operation, den tödlichen Ausgang abgewendet hätte.«

Diese Bemerkungen bleiben gültig. Sie werden zwanglos ergänzt durch die hier geschilderten Aspekte der Forschung im Grenzbereich der Intensivmedizin.

Literatur

1. Adams Norman (1972) Dead and Buried: The Horrible History of Body Snatching. Abderdeen
2. Arap W, Kolonin MG, Trepel M et al (2002): Stepps toward mapping the human vasculature by phage display. Nature Medicine 8: 121–127
3. Bachmeier H, Lang B (1997) Die Zeit der Zukunft, Regenbogen Verlag, Konstanz
4. Bayertz Kurt, Wissenschaft als historischer Prozess, S 213)
5. Deutsch E, Taupitz J (Hrsg) 2000, Forschungsfreiheit und Forschungskontrolle in der Medizin – zur geplanten Revision der Deklaration von Helsinki
6. Eberle Ute (2005): Forschung am Sterbebett . Die Zeit
7. Feyerabend Paul Wissenschaft als Kunst, Edition Suhrkamp, 1984
8. Feyerabend P (1995) Über Erkenntnis, Fischer Verl, S 54 ff.
9. Geisler L (2006) Die Zukunft des Todes – Überlegungen zum »Hirntod«. Chirurgische Allgemeine 7: 238–242
10. Fuchs W (1973) Todesbilder in der modernen Gesellschaft, Suhrkamp, S 40 ff
11. Houellebecq M (2001) Die Welt als Supermarkt, Rowohlt, Reinbeck b. Hamburg
12. Jonas H (1990) Technik, Medizin und Ethik. Zur Praxis des Prinzips Verantwortung. Insel Verlag, Frankfurt, S 228 ff
13. Kuhn (1969) Die Struktur wissenschaftlicher Revolutionen. Suhrkamp Verlag, Frankfurt
14. Love Dane (1989) Scottish Kirkyards (London)
15. Nissen Rudolf (1969): Helle Blätter – dunkle Blätter. Deutsche Verlags-Anstalt GmbH
16. Roach Mary (2005) Die Fabelhafte Welt der Leichen. DVA, ISBN 342105584 X
17. Ross Ian (1996) Body Snatching in Nineteenth Century Britain in British Journal of Law and Society 6
18. J Taupitz (2001) Dt. Ärzteblatt 98 A 2413–2420 Forschung am Menschen: Die neue Deklaration von Helsinki
19. Trillhaas W (1970): Ethik, de Gruyter, Berlin 1970, 3. Auflage, S 402

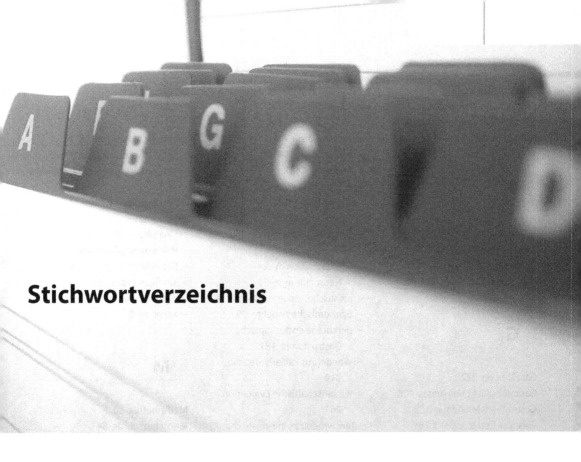

Stichwortverzeichnis

V

W

Druck: Krips bv, Meppel, Niederlande
Verarbeitung: Stürtz, Würzburg, Deutschland